U0188724

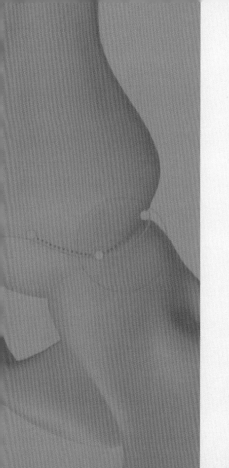

肩肘运动损伤

Sports Injuries to the Shoulder and Elbow

主 编　Jin–Young Park

主 译　李中正　方镇洙　庞清江　陆志剀

主 审　陈世益　崔国庆　夏　冰

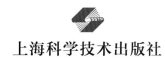

上海科学技术出版社

图书在版编目（CIP）数据

　　肩肘运动损伤 /（韩）朴秦永（Jin-Young Park）主编；李中正等主译 . — 上海：上海科学技术出版社，2019.6

　　ISBN 978-7-5478-4385-7

　　Ⅰ.①肩… 　Ⅱ.①朴… ②李… 　Ⅲ.①肩关节 - 运动性疾病 - 外科手术 ②肘关节 - 运动性疾病 - 外科手术 Ⅳ.① R687.4

　　中国版本图书馆 CIP 数据核字（2019）第 046169 号

Translation from the English language edition:
Sports Injuries to the Shoulder and Elbow
edited by Jin-Young Park
Copyright © Springer-Verlag Berlin Heidelberg 2015
This work is published by Springer Nature
The registered company is Springer-Verlag GmbH
All Rights Reserved

上海市版权局著作权合同登记号　图字：09-2017-256 号

肩肘运动损伤
主　编　Jin-Young Park
主　译　李中正　方镇洙　庞清江　陆志剀
主　审　陈世益　崔国庆　夏　冰

上海世纪出版（集团）有限公司
上 海 科 学 技 术 出 版 社　出版、发行
（上海钦州南路 71 号　邮政编码 200235　www.sstp.cn）
浙江新华印刷技术有限公司印刷
开本 889×1194　1/16　印张 22.5　插页 4
字数：650 千字
2019 年 6 月第 1 版　2019 年 6 月第 1 次印刷
ISBN 978-7-5478-4385-7/R·1811
定价：248.00 元

本书如有缺页、错装或坏损等严重质量问题，
请向承印厂联系调换

内容提要

Sports Injuries to the Shoulder and Elbow 由韩国著名的肩肘外科专家 Jin-Young Park 教授主编，详细阐述了常见肩肘关节运动损伤的机制、体格检查、影像学诊断、保守治疗与外科治疗方法以及康复过程，为读者在临床实践中遇到不同的患者选择合适的治疗方案提供重要帮助。本书邀请了多位世界知名肩肘外科专家参与编写，为读者整理了世界各国专家的不同见解，同时也融入了主编二十余年的肩肘外科实践经验和最新的技术。因此，本书适合骨科与运动医学专业医师，以及康复师、理疗师、运动医学相关从业人员阅读与参考。

译者名单

主　审　陈世益　崔国庆　夏　冰
主　译　李中正　方镇洙　庞清江　陆志剀
副主译　顾耀东　李豪杰　曾　春　余　霄　李新科

参译人员（按姓氏笔画排序）

卫雍绩　国家体育总局运动医学研究所
　　　　中国国家女子排球队队医
王玉聪　宁波市第九医院
王学斌　中国科学院大学宁波华美医院
王诚浩　中国科学院大学宁波华美医院
方镇洙　宁波市第九医院
孔明祥　浙江省人民医院
石　林　中国科学院大学宁波华美医院
冯晓飞　同济大学附属东方医院
朱迎春　宁波市第一医院
刘雨薇　宁波大学大健康研究院
李中正　宁波市第九医院
李跃红　宁波市第九医院
李新科　宁波市第九医院
李豪杰　吉林体育学院运动健康技术学院
杨　鸣　吉林体育学院体育教育学院
杨　凯　宁波市第九医院
杨　荣　宁波市第九医院
杨　骥　中国科学院大学宁波华美医院

杨骐宁　浙江大学金华医院

吴浩波　浙江大学附属第二医院

邱斌松　浙江省人民医院

余　霄　中国科学院大学宁波华美医院

宋　杨　宁波大学大健康研究院

张迪峰　中国科学院大学宁波华美医院

陆志剀　解放军联勤保障部队第 906 医院

陈先军　中国科学院大学宁波华美医院

陈启旺　宁波市第九医院

苗　帅　解放军联勤保障部队第 906 医院

金日龙　浙江大学附属第一医院

庞清江　中国科学院大学宁波华美医院

宓云峰　宁波市第一医院

赵　辉　宁波市第九医院

赵小雪　宁波大学大健康研究院

相亮亮　宁波大学大健康研究院

柳　丹　宁波市第九医院

贾学文　宁波市第一医院

顾耀东　宁波大学大健康研究院

倪　硕　浙江大学金华医院

黄　承　解放军联勤保障部队第 906 医院

黄　晨　解放军联勤保障部队第 906 医院

黄信嘉　特乐扩运动防护研究院

曹　力　浙江省人民医院

章宏华　宁波市体育局体育训练工作大队

傅凤琴　宁波大学大健康研究院

舒　帆　宁波市第九医院

曾　春　南方医科大学第三附属医院

谢登辉　南方医科大学第三附属医院

穆　倩　宁波市第九医院

编者名单

主编

Jin-Young Park, MD, PhD
The Global Center for Shoulder, Elbow & Sports at NEON Orthopaedic Clinic, Gangnam-gu, Seoul, Republic of Korea
Department of Orthopaedic Surgery, The Center for Shoulder & Elbow, Konkuk University Medical Center, Seoul, Republic of Korea

参编人员

Nandoun Abeysekera, BE, MBChB
Shoulder, Elbow and Orthopaedic Sports Medicine, Department of Orthopaedic Surgery and Traumatology, Inselspital, University of Bern, Bern, Switzerland

Gregory J. Adamson, MD
Department of Orthopaedic Surgery, USC Keck School of Medicine, Los Angeles, CA, USA
Congress Medical Associates, Inc., Pasadena, CA, USA

Christopher S. Ahmad, MD
Department of Orthopedic Surgery, Center for Shoulder, Elbow, and Sports Medicine, Columbia University, New York, NY, USA

Answorth Allen, MD
Sports Medicine and Shoulder Service, Hospital for Special Surgery, New York, NY, USA

Asheesh Bedi, MD
Sports Medicine and Shoulder Surgery, Department of Orthopaedic Surgery, University of Michigan, Ann Arbor, MI, USA

Samy Benchouk, MD
Division of Orthopaedics and Trauma Surgery, La Tour Hospital, Geneva, Switzerland Bettina Bertschy, Department of Physiotherapy, Inselspital, University of Bern, Bern, Switzerland

Eugene W. Brabston, MD
Department of Orthopedic Surgery, Center for Shoulder, Elbow, and Sports Medicine, Columbia University, New York, NY, USA

Edward S. Chang, MD
Department of Orthopaedic Surgery, Rothman Institute at Thomas Jefferson University Hospital, Philadelphia, PA, USA

Seok Won Chung, MD
Department of Orthopaedis Surgery, The Center for Shoulder and Elbow at Konkuk University Medical Center, Seoul, Republic of Korea

Steven B. Cohen, MD
Department of Orthopedic Surgery, Sydney Kimmel School of Medicine at Thomas Jefferson University, Rothman Institute, Philadelphia, PA, USA

Patrick J. Denard, MD
Southern Oregon Orthopedics, Medford, OR, USA
Department of Orthopaedics and Rehabilitation, Oregon Health and Science University, Portland, OR, USA

Joshua S. Dines, MD
Sports Medicine and Shoulder Service, Hospital for Special Surgery, Uniondale, NY, USA

Christopher C. Dodson, MD
Sports Medicine Service, Rothman Institute of Orthopaedics at Thomas Jefferson University, Philadelphia, PA, USA

Simon A. Euler, MD
Center for Outcomes based Orthopaedic Research, Steadman Philippon Research Institute, Vail, CO, USA
Department of Trauma Surgery and Sports Traumatology, Medical University Innsbruck, Innsbruck, Austria

Kelly Fitzpatrick, DO
The Shoulder Center at Baylor University Medical Center, Dallas, TX, USA

Brody A. Flanagin, MD
The Shoulder Center at Baylor University Medical Center, Dallas, TX, USA

Simon Fogerty

Department of Orthopaedic, ALPS Surgery Institute, Clinique Générale d`Annecy, Annecy, France

Calderdale and Huddersfi eld NHS Foundation Trust, Huddersfi eld, UK

Brian Forysthe, MD

Department of Orthopedic Surgery, Rush University Medical Center, Midwest Orthopedics at RUSH, Chicago, IL, USA

Rachel M. Frank, MD

Department of Orthopedic Surgery, Rush University Medical Center, Midwest Orthopedics at RUSH, Chicago, IL, USA

Lennard Funk, BSc, MSc, FRCS(Tr&Orth)

Upper Limb Unit, Wrightington Hospital, Appley Bridge, Wigan, UK

Kozo Furushima, MD, PhD

Department of Orthopedics, Keiyu Orthopaedic Hospital, Sports Medical Center, Tatebayashi, Gunma, Japan

Balazs Galdi, MD

Department of Orthopedic Surgery, Center for Shoulder, Elbow, and Sports Medicine, Columbia University, New York, NY, USA

Raffaele Garofalo, MD

Shoulder Service, Miulli Hospital, Acquaviva delle fonti-Ba, Italy

Brian Grawe, MD

Sports Medicine and Shoulder Reconstruction, University of Cincinnati Academic Health Center, Cincinnati, OH, USA

Eric J. Hegedus, PT, MHSc, OCS

Department of Physical Therapy, School of Health Sciences, High Point University, High Point, NC, USA

Jung-Taek Hwang

Department of Orthopedic Surgery, Chuncheon Sacred Heart Hospital, Hallym University Medical College, Chuncheon, Gangwon-do, Republic of Korea

Yoshiyasu Itoh, MD, PhD

Department of Orthopedics, Keiyu Orthopaedic Hospital, Sports Medical Center, Tatebayashi, Gunma, Japan

Eiji Itoi, MD, PhD

Department of Orthopaedic Surgery, Tohoku University School of Medicine, Aoba-ku, Sendai, Japan

Shohei Iwabu, MD, PhD

Department of Orthopedics, Keiyu Orthopaedic Hospital, Sports Medical Center, Tatebayashi, Gunma, Japan

Timothy J. Jackson, MD

Congress Medical Associates, Inc., Pasadena, CA, USA

John Jennings, MD

Department of Orthopaedic Surgery and Sports Medicine, Temple University School of Medicine, Philadelphia, PA, USA

W. Ben Kibler, MD

Lexington Clinic, Department of Shoulder Center of Kentucky, Lexington, KY, USA

Yang-Soo Kim, MD, PhD

Department of Orthopedic Surgery, Seoul St. Mary's Hospital, The Catholic University of Korea, Seoul, Republic of Korea

Dirk Kokmeyer, PT, DPT, SCS, COMT

Department of Howard Head Physical Therapy, The Steadman Clinic, Vail, CO, USA

Nathan J. Kopydlowski, BA

Department of Medical School, University of Michigan Medical School, Ann Arbor, MI, USA

Sumant G. Krishnan, MD

The Shoulder Center at Baylor University Medical Center, Dallas, TX, USA

Alexandre Lädermann, MD

Division of Orthopaedics and Trauma Surgery, La Tour Hospital, Geneva, Switzerland

Faculty of Medicine, University of Geneva, Geneva, Switzerland

Division of Orthopaedics and Trauma Surgery, Department of Surgery, Geneva University Hospitals, Geneva, Switzerland

Laurent Lafosse

Department of Orthopaedic, ALPS Surgery Institute, Clinique Générale d`Annecy, Annecy, France

Hyo-Jin Lee, MD

Department of Orthopedic Surgery, Wonkwang University Sanbon Hospital, Wonkwang University, Jeollabuk-do, Republic of Korea

Jae-Hyung Lee, MD

Department of Orthopaedic Surgery, The Global Center for Shoulder, Elbow & Sports at Neon Orthopaedic Clinic, Gangnam-gu, Seoul, Republic of Korea

Thay Q. Lee, PhD

Orthopaedic Biomechanics Laboratory, VA Long Beach Healthcare System, Long Beach, CA, USA

Department of Orthopaedic Surgery, University of California Irvine, Irvine, CA, USA

Department of Biomedical Engineering, University of California Irvine, Irvine, CA, USA

Michelle H. McGarry, MS

Orthopaedic Biomechanics Laboratory, VA Long Beach Healthcare System, Long Beach, CA, USA

Elliot S. Mendelsohn, MD

Sports Medicine Service, Rothman Institute Orthopaedics, Thomas Jefferson University Hospital, Philadelphia, PA, USA

Michael O. Schär, MD

Shoulder, Elbow and Orthopaedic Sports Medicine, Department of Orthopaedic Surgery and Traumatology, Inselspital, University of Bern, Bern, Switzerland

Teruhisa Mihata, MD, PhD

Department of Orthopedic Surgery, Osaka Medical College, Takatsuki, Osaka, Japan

Orthopaedic Biomechanics Laboratory, Long Beach VA Healthcare System and University of California, Irvine, CA, USA

Department of Orthopedic Surgery, Dai-ichi Towakai Hospital, Osaka, Japan

Department of Orthopedic Surgery, Katsuragi Hospital, Osaka, Japan

Peter J. Millett, MD, MSc

Steadman Philippon Research Institute, Vail, CO, USA

The Steadman Clinic, Vail, CO, USA

Puneet Monga,

Upper Limb Unit, Wrightington Hospital, Appley Bridge, Wigan, UK

Gi-Hyuk Moon, MD

The Shoulder Center at Baylor University Medical Center, Dallas, TX, USA

Young-Min Noh, MD

Department of Orthopedic Surgery, Konkuk University Chungju Hospital, Chungju, Republic of Korea

Michelle A. Noreski, DO

Temple University, Philadelphia, PA, USA

Kyung-Soo Oh MD, PhD

Department of Orthopaedic Surgery, The Center for Shoulder and Elbow at Konkuk University Medical Center, Seoul, Republic of Korea

Maxwell C. Park, MD

Department of Orthopaedic Surgery, Southern California Permanente Medical Group, Woodland Hills Medical Center, Kaiser Foundation Hospital, Woodland Hills, CA, USA

Andrew J. Riff, MD

Department of Orthopedic Surgery, Rush University Medical Center, Midwest Orthopedics at RUSH, Chicago, IL, USA

Claudio Rosso

ALPS Surgery Institute, Clinique Générale d'Annecy, Annecy, France

ALTIUS Swiss Sportmed Center, Shoulder and Elbow Unit, Rheinfelden, Switzerland and University of Basel, Basel, Switzerland

Rachel Schneider, BA

Department of Orthopaedic Surgery, Rothman Institute at Thomas Jefferson University Hospital, Philadelphia, PA, USA

Aaron Sciascia, MS, ATC, PES

Lexington Clinic, Department of Shoulder Center of Kentucky, Lexington, KY, USA

Jon K. Sekiya, MD

Department Orthopaedic Surgery, Medsport–University of Michigan, Ann Arbor, MI, USA

J. Milo Sewards, MD

Department of Orthopaedic Surgery and Sports Medicine, Temple University School of Medicine, Philadelphia, PA, USA

Hiroyuki Sugaya, MD

Department of Orthopaedic Surgery, Funabashi Orthopaedic Shoulder and Elbow Center, Funabashi, Japan

Eric P. Tannenbaum, MD

Department of Orthopaedic Surgery, University of Michigan, Ann Arbor, MI, USA

T. David Tarity, MD

Department of Orthopaedic Surgery, Rothman Institute at Thomas Jefferson University Hospital, Philadelphia, PA, USA

Robert Z. Tashjian

Department of Orthopaedics, University of Utah School of Medicine, Salt Lake City, UT, USA

Department of Orthopaedics, University of Utah Orthopaedic Center, Salt Lake City, UT, USA

Rick Tosti, MD

Department of Orthopaedic Surgery and Sports Medicine, Temple University School of Medicine, Philadelphia, PA, USA

Tracy Webber, MD

Department of Orthopaedic Surgery, University of Connecticut Health Center, Farmington, CT, USA

Jennifer Moriatis Wolf, MD

Department of Orthopaedic Surgery, New England Musculoskeletal Institute, University of Connecticut Health Center, Farmington, CT, USA

Nobuyuki Yamamoto, MD, PhD

Department of Orthopaedic Surgery, Tohoku University School of Medicine, Aoba-ku, Sendai, Japan

Yon-Sik Yoo, MD, PhD
Department of Orthopedic Surgery, Shoulder and Sports Trauma Center, Hallym University Hospital, Dongtan, Republic of Korea

Matthias A. Zumstein, MD
Shoulder, Elbow and Orthopaedic Sports Medicine, Department of Orthopaedic Surgery and Traumatology, Inselspital, University of Bern, Bern, Switzerland

英文版序一

运动是生活中重要的一方面。随着我们平均寿命的延长，参与体育锻炼的人数正急剧增长。因此，对于专业和业余的运动员来说，治疗运动损伤是一件重要而紧迫的事情。

现在有很多关于运动损伤的书籍。本书不仅介绍了肩关节和肘关节的运动损伤，同时也概括了主要的治疗和康复方法。本书的作者均是运动医学专家，这些遍及全球的专家共同合作，帮助专业和业余运动员提高他们的成绩，并帮助他们了解各种运动损伤的病理生理及治疗。

本书不仅适用于医生和运动员，对于教练员、物理治疗师、运动相关专业护理专家及其他体育相关专家同样非常有用。本书介绍了每种损伤的相关病理解剖（生物力学）、临床表现、基本的体格检查、特异性的临床和关节镜下表现，并且针对每一种疾病或损伤提供了治疗及康复方案。在书的后半部分也介绍了每一块肌肉的康复，这将有助于医疗团队和教练员帮助运动员在运动损伤后继续参加运动。

我要感谢所有对此书做出贡献的医生，他们的奉献将为运动员参加运动保驾护航，并帮助他们的医疗团队和教练员更好地了解各种运动损伤。特别感谢 Jin-Young Park 教授对本书的创作、整理和修改。

我真心希望本书能够对运动损伤方面的诊疗人员、专业和业余的运动员以及教练员提供重要帮助。

Gilles Walch, MD

英文版序二

目前，肩关节和肘关节运动损伤的诊断、治疗仍然非常具有挑战性。从青少年到老年人，运动损伤有一个很大的年龄跨度。我们必须了解肩关节和肘关节的复杂生物力学和病理生理学，以便能够进行准确的诊断，才能为患者制订合适的治疗方案，选择保守治疗或手术治疗。

本书详细介绍了关于上肢运动损伤的病因、诊断及治疗等方面最新且有深刻见解的内容。本书的作者均是著名的运动医学专家，分享了他们在处理这些复杂问题时的思维和经验，对教练员、治疗师和医生在处理肩肘运动损伤时会有很大帮助。

Louis U.Bigliani,MD
Lila Wallace Acheson Professor
Emeritus Chairman
Department of Orthropaedic Surgery
Columbia University
New York, NY, USA

英文版前言

专业运动员在康复和比赛过程中会经常咨询运动医学专家。然而，由于缺乏专业的医学设备和康复中心，非专业团队的运动员在比赛过程中就要忍受疼痛。考虑到运动员需要更多的运动医学帮助，通过阅读 Wrightington 医院 Lennard Fun 博士所写的康复训练手册，我很受启发并希望编写一本。我相信外科医生、康复医生、物理治疗师、其他医疗从业者和教练员通过阅读这本书，可以更深刻了解关于肩部、肘部的运动损伤，从而可以让运动员以更好的状态重返运动场。很多专家支持我的想法，这本书也应运而生。我感谢所有参与这本书写作的人，他们所列举的运动员治疗成功的案例让我倍受鼓舞。

当运动员在比赛中受伤或在诊所接受治疗时，我们应该考虑多方面的因素。一些关节疼痛主要来自关节本身，但是很多时候关节疼痛是身体其他部分的问题造成的。这本书综合考虑了多种因素来解释单个疾病或损伤。对于每个疾病或损伤，我们为读者整理和收集了诸多专家的各种不同观点。然而，对于大多数疾病或损伤的治疗，都是类似或者有交叉联系的，读者通过阅读本书中多位专家介绍的治疗方案并能加以采用，我相信在治疗运动员时将受益匪浅。

最后，我要感谢曾经教授并指导我成为肩关节外科医师的 Louis U. Bigliani 教授，同时也非常感谢 Kyung-soo Oh 副教授、Suk-Won Chung 副教授、Young-Min Roh 副教授、NEON 骨科医院的 Jae-Hyung Lee 副院长，感谢他们对本书出版做出的贡献。

Jin-Young Park, MD, PhD
Seoul，Republic of Korea

中文版前言

　　随着社会的发展和运动健康理念的普及，涉及上肢活动的工作和运动越来越多，肩肘关节运动损伤的发病率也随之增高。近年来，由于国内肩肘运动损伤治疗领域的各项技术飞速发展，业内亟需一本将此类疾病的损伤机制与诊断、治疗、康复等技术紧密整合的专著，为相关从业人员提供参考。

　　《肩肘运动损伤》（*Sports Injuries to the Shoulder and Elbow*）是由国际知名肩肘外科专家 Jin-Young Park 教授主编的肩肘外科专著。主编先后任职韩国肩肘外科学会主席、世界肩肘外科大会主席、韩国奥林匹克委员会首席医务官、韩国棒球联盟医务主席，有先进的专业理念和丰富的临床经验，曾指导和培训来自中国及世界各地的近百名肩肘外科医师，为全球肩肘外科事业发展做出了一定贡献。

　　本书将每一种肩肘运动损伤的功能解剖学、临床诊断学、病理学、治疗方法及康复方案做了系统整合，同时收集整理了世界范围内本专业领域顶级专家的不同观点，不仅适用于临床医生，也可供康复师、队医、教练员、运动员等相关从业人员参考，甚至对提高运动员的竞技水平有一定帮助。

　　作为主编的学生，本人有幸参与了本书英文版的前期编辑工作，之后萌生了翻译此书的想法。为全面、精准展现作者的原意，中文版邀请的参译人员集中了临床医生、运动防护师、队医等行业专家，其中多数与主编相识。我们逐字推敲，逐句揣摩，但仍可能存在一些疏漏，恳请读者给予指正。

　　希望中文版的出版对国内肩肘运动损伤专业发展起到一定的推动作用。

　　感谢 Jin-Young Park 教授和方镇洙教授，引领我等进入肩肘外科的殿堂。感谢为此书出版付出辛苦和努力的朋友们。

李中正

2018 年 10 月 6 日

目 录

肩部生物力学：
肩部运动的稳定性和运动学、投掷运动学

Gregory J. Adamson, Timothy J. Jackson, Michelle H. McGarry, and Thay Q. Lee

1.1 骨科学中的牛顿运动定律

艾萨克·牛顿爵士的名言经常在肩部手术中被引用："如果我看得远，那是因为我站在巨人的肩膀上"。这是他于1676年2月5日致信罗伯特·胡克中所言（图1.1）。牛顿定律适用于被理想化为点的物体，并且它非常适用于在日常生活的规模和速度下描述肌肉骨骼系统的结构和功能。这需要忽略物体的大小和形状[1]。因此，骨科学中的牛顿定律主要用于描绘关节的自由体图或用来近似肌肉骨骼系统中的主要力量成分。同样需要注意的是，牛顿运动定律并不适用于超小尺度、高速或非常强的引力场。

■ 牛顿定律的中文表述

第一定律：任何物体都要保持静止或者匀速直线运动状态，除非外力迫使它改变运动状态为止。

第二定律：物体动量的变化与作用于物体的冲量成正比，并且沿着冲量的直线方向。

第三定律：对于任何作用力，总是有一个方向相反大小相等的反作用力，或者说两个物体之间的相互作用力，总是大小相等方向相反。

在发展他的运动定律过程中，艾萨克·牛顿爵士将第一定律的形成归功于伽利略。最初，古希腊哲学家亚里士多德观察到并且相信，对于静止的物体来说，要想以恒定的速度在直线上运动，必须得有外力来保持这个恒定的速度。几个世纪以后，伽利略意识到需要用外力来改变物体的速度，这被定义为加速度，但是不需要用力来保持其速度。物体抵抗运动变化的倾向就是伽利略所说的"惯性"。后来牛顿将它精练并改编成"牛顿第一定律"，也被称为"惯性定律"。所以说牛顿的第一定律是对伽利略描述的"惯性定律"的再次声明。虽然这并不广为人知，但牛顿还是适当地将牛顿第一定律归功于伽利略。

关于肩部的生物力学，更好地理解牛顿运动定律从而进一步理解肩部的功能，并且理解各个组织结构复杂的生物力学特征以及它们在提供稳定性和功能时出现的复杂相互作用是非常重要的。

1.2 肩部的生物力学

1.2.1 肩部运动的稳定性和运动学

肩部能为身体的各个关节提供最大的运动范围，但是具有不稳定的倾向。这种独特的功能十分重要，因为它能够确保肩膀摆出日常生活所需的多种姿势。它产生于肩部的主动和被动稳定器之间错综复杂的协调作用。肩部运动由许多关节组成，主要是肱骨和肩胛胸廓关节。肩胛骨平面上的外展是由这两个关节在称为"肩胛肱骨节律"的运动中产生的。在盂肱和肩

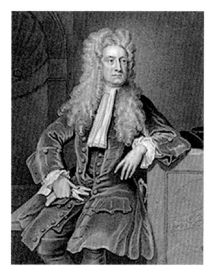

图 1.1　艾萨克·牛顿爵士在担任皇家学会会长期间的一张画像

胛胸之间的运动中，我们以 2∶1 的比例描述肩胛骨平面上的肩部外展[2, 3]，并且发现在外展前 30° 有一些变化（图 1.2）[2, 4, 5]。即胸锁关节和肩锁关节在剧烈运动时发生移动。肩部运动可以分解成 3 个平面的运动：在冠状面内的外展和内收，在矢状面的屈曲和伸展以及围绕肱骨长轴的旋转。手臂的外展具有大约 0~180° 的运动弧，屈曲和伸展也约为 180°，内旋和外旋大约 150°。正如所有动关节，在盂肱关节中，存在 6 个自由度，3 个平移和 3 个旋转。旋转、滑动和滚动是能够最好地描述肩功能的 3 个动作。当肱骨头的接触点正在发生改变而关节盂上的接触点保持不变时会发生旋转作。滑动是关节盂上肱骨头的纯平移。盂肱关节的平移出现在剧烈运动时的某些不稳定关节中。

在这种情况下，关节盂上的接触点正在移动，而肱骨的接触点保持不变。第三个动作——滚动，它也可能发生在盂肱关节。滚动是将肱骨头的平移和相对于关节盂的旋转这两个动作组合起来形成的动作，并且此时关节盂和肱骨头的接触点都发生了改变[6]。这 3 个旋转运动可能发生在盂肱关节的 3 个正交轴上的位置。

1.2.2 被动骨稳定器系统

我们可以把肱骨头与关节盂各自直径的相对比例表示为它们之间的解剖关系，称为盂肱指数（图 1.3）。该盂肱指数是指关节盂的最大直径除以肱骨头的最大直径。据研究发现，这个指数在矢状面大约为 0.75，在横截面大约为 0.6[7]。肱骨的稳定性通常用稳定性比率来表示，稳定性比率是指将肱骨头从关节盂中分

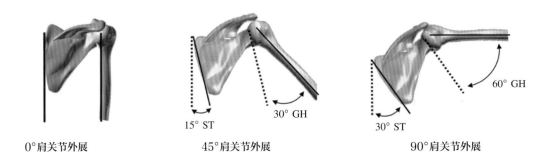

| 0°肩关节外展 | 45°肩关节外展 | 90°肩关节外展 |

图 1.2　肩关节运动由许多关节组成，主要是盂肱关节（GH）和肩胛胸骨关节（ST）。肩胛骨平面上的外展是在被称为"肩胛肱骨节律"的运动中由两个关节的作用产生的

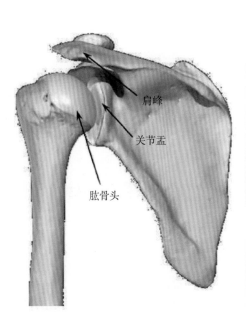

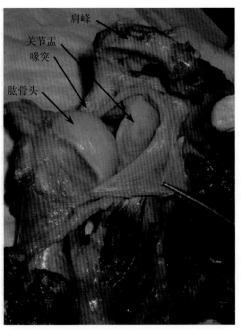

图 1.3　显示盂肱关节骨稳定性的图像

离出去所需的力除以压缩载荷[8, 9]。该稳定性比率取决于关节盂的深度，并且随着关节盂深度的增加而增加。盂唇通过加大关节盂的凹面深度来增大稳定性比率。已有研究表明，如果关节盂唇被去除甚至是进一步伴有软骨缺失，这个比率会下降大约20%[10]。与外展相比，肱骨在上下平面的内收比在前后平面内收的稳定性比率更高。同时在相同的报告中也有提出，盂唇对稳定性比率的贡献只有10%[11]。

1.2.2.1 肱骨头

在任何给定的解剖位置，只有25%~30%的肱骨头被关节盂覆盖。有研究表明，肱骨的位置会影响到肱骨头和关节盂之间的接触面积。随着外展增加，它们之间的接触面积以及一致性都有所提高[12]。这是由于内收时关节面失配。肩部内旋时，肱骨关节面的接触点向前下方移动。肩部外旋时，肱骨关节面的接触点向后下方移动。这两种方式都会影响肱骨头和关节盂之间的接触面积[7]。随着肩部的水平伸，接触点会在肱骨表面上快速移动[13]，然后关节盂的接触面会向后移动。水平伸时的肱骨接触点从下方移动到后上方，并且在水平伸120°时出现最大接触面积[14]。最终发现，肱骨头之所以能提供稳定性，其原因在于它能够与关节盂保持一致的能力，它是投掷运动中一种基本的功能位置并且在水平伸中达到最大值。

1.2.2.2 关节盂

在冠状平面中，关节盂向上倾斜，有研究显示它的平均倾斜度为4.2°（倾斜范围在-7°~15.8°）。在矢状平面中，关节盂后倾（1.2±3.5）°（从轴平面测量，范围为前倾9.5°至后倾10.5°）[15]。由关节盂提供的较小稳定性来自于深度、位置和倾斜三方面。过度后倾会导致关节盂的位置发生很大变化，并且这种过度后倾会造成后方的不稳定[16]。有关肩关节置换的研究表明，当关节盂部分发生后倾（这是一种在骨关节炎中很常见的现象），此时关节盂上会有明显的偏心力，这种偏心力可能会导致松动[17]。过度后倾或前倾对肩关节稳定性造成的确切影响及其程度尚不清楚。

当结合上关节囊以及上盂肱韧带，盂关节面轻微的向上倾斜是防止肱骨下脱位的一个原因[18]。面向下方的关节盂与多方向不稳定性有关。Itoi等的生物力学研究证明了肩胛骨倾斜与下方不稳定性之间的关系[19]。这项研究表明，当肩胛骨内收使得关节盂面向下方时，肩部会发生下脱位。随着肩胛骨的继续内收，关节盂变得更加倾斜，从而减轻了肱骨的脱位。结合上关节囊韧带结构，肩胛骨倾斜的机制可以说是由关节盂和肱骨的几何结构确定的一种凸轮

效应。这在关节盂成形术的生物力学研究中得到了证实，这个关节盂成形术将斜率从0.55±0.07增加到0.83±0.12，并将后部稳定性比率从0.47±0.10增加到0.81±0.17[20]。

1.2.3 被动软组织稳定器系统

被动软组织稳定器包括关节盂唇和盂肱韧带（图1.4）。这些稳定器结构经常是通过位置来限制盂肱关节旋转和平移。被动软组织稳定器特别是盂肱韧带对肩功能的作用已经得到广泛的研究。在被动软组织稳定器结构中，下盂肱韧带（IGHL）的中间盂肱韧带和前纤维组织互相配合可以阻止盂肱外展到45°时出现的脱位。并且，下盂肱韧带自身可以阻止关节在外展90°时的前脱位[21]。已有研究证明，对于前部稳定性，下盂肱韧带的前上部分主要用来限制关节囊[22]。在本节中，我们将运用解剖学和生物力学来讨论被动软组织稳定器系统。

1.2.3.1 关节盂唇

盂唇是围绕关节盂的纤维软骨组织的三角形边缘。它将关节盂的上下平面平均加深9 mm，前后平面平均加深5 mm。这占关节盂总深度的50%。如同Bankart损伤一样，去除盂唇就会将深度从5.0 mm降低到2.4 mm[23]。在一个尸体实验中，将盂唇去除但是保持关节囊的完整会使内收位置的松弛度有所增加[24]。将盂唇切除会使得稳定性比率下降20%，并且

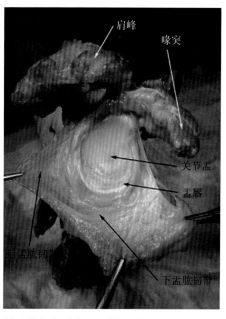

图1.4　被动软组织稳定器包括关节盂唇和盂肱韧带。中部盂肱韧带没有在图中表示出来

如果伴随软骨缺损的话，比率将会进一步下降[10]。

由于肱二头肌长头腱的插入，上盂唇与其他部分的盂唇的解剖结构明显不同。上盂唇是肱骨头的一个被动稳定器系统。在一个尸体实验中，手术造成Ⅱ型肩部SLAP损伤会导致运动总量、外旋、内旋、前后平移和下平移显著增加。利用关节镜修复后，这些值就恢复正常了[25]。然而，盂肱的运动学特性并没有因为手术产生的第二类肩部SLAP撕裂而发生显著变化[26]。

1.2.3.2 下盂肱韧带复合体（IGHLC）

前下盂肱韧带是外展和外旋90°时最重要的稳定器系统[21]。应变测量证明了这一点，显示前束带在外展和外旋时是紧张的，后束在外展和内旋时是紧张的[27]。腋窝（6点钟位置）同样是手臂在外展和外旋时一个重要的前稳定器[28]。此外，下盂肱韧带的前带是手臂在肩胛骨平面外展时最主要的前稳定器[29]。需要注意的是，在反复不稳定的病理性肩部存在盂肱下韧带的塑性变形。在一篇关于循环过载的研究中显示，重复的亚故障应变会造成盂肱下韧带的过度使用损伤[30]。然而，已有研究证明，下盂肱韧带的永久拉伸是相当小的（小于1 mm），这表明在初次不稳定性损伤后要恢复囊状解剖结构仅需要轻微的折叠[31, 32]。在另外一个尸体研究中证明了下盂肱韧带的前韧带长度，肱骨的外旋以及前平移之间存在着正线性相关性[33]。已有研究表明，对于由关节囊松弛造成的前部不稳定，关节镜下10 mm前下折叠术有助于减少前平移和外旋，但同时也会使得盂肱旋转中心向后下方移动[34, 35]。

盂唇－下盂肱韧带复合物对盂肱关节反作用力没有任何显著的作用。在一个尸体研究中，将前下方的关节囊以及盂唇切除对关节反作用力并没有显著的影响，这表明肩部的凹陷压缩效应受动态稳定器系统的影响较大[36]。但是，下盂肱韧带复合体对盂肱关节的被动稳定器系统影响最大，并且它的功能取决于肩部的姿势。基于对尸体的一些研究，我们发现关节镜技术有可能恢复关节囊和盂唇正常的被动稳定功能，但也会显著改变盂肱关节接合的路径，并可能引发盂肱关节的骨性关节炎。

1.2.3.3 盂肱上韧带和盂肱中韧带

结合前关节盂的倾斜，前盂肱上韧带可以阻止下半脱位[18, 37, 38]。在手臂内收和外旋时，盂肱上韧带的应变力达到最大。盂肱中韧带主要用来限制前肱骨的位移，并且它在外展、外旋时收紧[21]。当手臂在外旋时，盂肱中韧带的应变力在外展的0°和45°时达到最大值，但在外展的90°时下降[39]。盂肱中韧带确实会

使肱骨头的偏移增加，但通常不会导致不稳定，而且它对前部稳定性有一定的贡献，同时它也不是在前部不稳定中必然会受到损伤的韧带[37]。

1.2.3.4 肩袖间隙

伴有肩袖间隙病变的肩部表现为手臂在内旋时的不稳定性[40]。已有研究表明，肩袖间隙会造成下后方的不稳定，但折叠可以抵制下后方的平移[41]。在一个更详细的研究中表明，仅仅在外旋时喙肱韧带（CHL）才会限制下平移。在内旋和中立位时，由一个完整的肩袖间隙关节囊提供的负关节内压力可以保证上下的稳定性[42]。肩袖间隙闭合包括从冈上肌到肩胛下肌关节囊的折叠，有研究表明它可以改善多方向的不稳定性[43]。更加具体的是，在盂肱关节外展到60°时，内侧－外侧肩袖间隙闭合可以将运动范围恢复到完整的状态，并且比上侧－下侧肩袖间隙闭合更有效地减少后平移[44]。此外还有研究表明，肩袖间隙闭合会减少平移、外展、屈曲和外旋[45, 46]。但是，在多方向不稳定治疗中，如果要把肩袖间隙闭合和关节囊折叠结合起来，需在手术前对每个患者进行单独评估，从而避免在进行这两种手术时过度紧缩[47]。

1.2.3.5 喙肩韧带

喙肩（CA）韧带从前外侧肩峰一直延续到喙突。它包括前外侧带和后内侧带，前外侧带覆盖整个前肩峰下表面。已有研究表明，喙肩韧带可以作为肱骨头稳定器，并且它可以对盂肱关节的静态限制起到一定的作用。它可以提供支撑功能，并且它还可以通过和喙肩韧带的相互作用来限制前下方的平移[48]。然而，其在肩袖病理学中的功能尚不清楚。与正常肩部相比，在肩袖撕裂的肩部中，喙肩韧带的循环载荷在峰值应力时下降很大，然而应力松弛反应却没有什么差异。这是由于载荷环境的改变导致的韧带内超微结构的变化。然而，我们还是无法知道这是否是肩袖撕裂的结果或者是否是肩袖疾病的发病机制[49]。目前在肩袖病理学中的对喙肩韧带的理解方面仍存在争议，需要进一步的研究。

1.2.4 主动稳定系统

肩部的主动稳定器是提供肩部稳定性和功能的肌腱复合物。其中包括肩袖、肱二头肌、三角肌、胸大肌和背阔肌。自1884年以来，研究人员已经意识到了肩部肌肉对肩部稳定性的影响[50]。肩部肌肉对肩部的基本功能有至关重要的作用[51, 52]。这些肌肉会产生一个关节的压缩力，并且这个压缩力与被动限制组合起来保证关节的稳定性[8, 51]。当关节囊和盂肱韧带处

于松弛状态时，肌肉力量大概是肩部运动中期最重要的因素。然而，当肩关节外展并完全外旋时，肩部肌肉仍是活跃的[53, 54]。主动和被动稳定器的相互作用对于盂肱关节稳定性至关重要。肩部肌肉的增强有助于提高关节的稳定性并且具有能够为肩部运动产生较大力量的功能[55]。在正常的肩部，肌肉通过施加压力可以有效增强关节稳定性。这个压力是与关节窝相垂直的盂肱关节力的一个分量，它可以使得肱骨头被压缩到关节窝。最初的研究报告显示，当被动限制处于松弛状态时，制造出"凹陷压缩"这一活动在肩关节抬高中期维持关节稳定性很重要[8]。在手臂抬高时处于活跃状态的肌肉包括肩袖肌肉。除了肩袖肌肉之外，任何穿过盂肱关节的肌肉也都有助于凹陷压缩[56-60]。根据功能需求，当肩部肌肉之间错综复杂的作用发生改变时，肩部的力量环境也会发生改变。最终会促使肩部异常的力量环境引发一系列随之而来的肩部病变。在本节中，我们将讨论由主动稳定器提供的稳定性以及肩袖及其周围肌肉组织的一些功能（图1.5）。

1.2.4.1 肩袖

肩袖通过凹陷压缩和阻隔效果维持稳定[61-63]。主动稳定系统比被动稳定系统发挥的作用更大一些[64]。然而，有研究表明肩袖的前向稳定性比肩袖的后稳定性发挥的作用更大一些[65]。肩胛下肌内收并最后使肱骨旋转。肩胛下肌发挥着外展肌的作用，先向前屈30°然后协助三角肌外展90°。冈上肌并不是单一的梭肌或者肌腱，而是在不同前后部位有着更为复杂的结构[66-69]。与前部相连的肌腱较厚且多为管状，而与后部相连的肌腱较薄且平直（图1.6）。前肌腱还通过插入较大的结节和分支形成纤维框架从而进一步扩展内侧，而后肌腱并没有这种纤维组织。前后区域的肌肉

尽管有类似的肌腱横截面积，但是两者的肌肉生理横截面面积（PCSAs）却不尽相同[67]。冈上肌的功能很复杂。它除了引发肩外展和稳定肩关节，还有助于肱骨旋转。然而，它在肱骨旋转中的作用是取决于肱骨的初始位置[70]。在肩胛骨平面，冈上肌的前部在前后旋转中都发挥作用，并取决于肱骨初始的位置，而后部只在外旋发挥作用。冈下肌和小圆肌在肱骨外旋时发挥作用并且在肱骨外展时活动最强[70]。

1.2.4.2 肱二头肌长头腱（LHBT）

肱二头肌长头腱的功能很难得到证实，主要是因为它缠绕着盂肱关节和肱尺关节。有研究表明肱骨头的下牵肌可协助旋转和平移稳定性[71, 72]。人的尸体模型在外旋时肱二头肌长头腱的持续负载极大地减少可以表明这一点，并且整个移动的过程都受到了观测。各个方向的盂肱平移也都极大地缩小了。肱二头肌（二头肌）在内旋转负载最大和外旋转在30°~60°时肱骨头随之移动。在外旋转最大时，二头肌负载转移到肱骨头前部。这些研究成果支持了这种观点：肱二头肌长头腱或许在极限运动期间有助于将肱骨头集中在盂肱关节[73]。也有研究表明二头肌也有像冈上肌、冈下肌和小圆肌一样的稳定器功能，因为二头肌在肩关节不稳定时比肩袖肌肉更重要一些[74]。在肩袖撕裂中，二头肌的积极作用防止了肱骨头的极大移动，几乎正常化了盂肱关节的运动学[75]。在尸体的研究中，袖口有缺陷的肩关节有较大的肱二头肌长头腱肥大，而并没有肌肉肥大现象。这种肌腱肥大表明这是像撞击或者是二次稳定这样的病理结果，而不是代偿现象或者是肌肉肥大[76]。

1.2.4.3 三角肌

三角肌的主要功能是作为肩关节的外展肌和前向屈肌。一个肌电图研究表明三角肌在肩胛面动态稳定

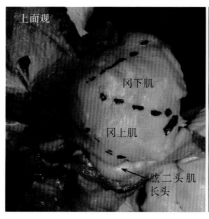
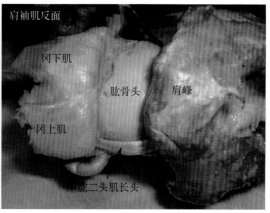

图 1.5　肩袖肌肉为肩关节提供了很大的稳定性，它几乎包围了关节的关节盂

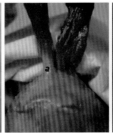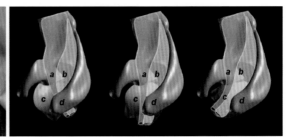

图 1.6 肱骨不同旋转位置上冈上肌足印区的走向（a，前冈上肌；b，后冈上肌；c，肱骨头；d，肩峰）

性分向量的 5 个不同区域有着极大的差异[77, 78]。在外展中已经显示了三角肌的前稳定性，尤其是旋转位置[79]。三角肌大而有力的特性对正常的肩部运动和稳定性都有着较大的影响。

1.2.4.4 力偶

想要搞清楚肩袖的综合功能，那么必须要了解力偶的概念。力偶被定义为引起物体旋转的两种力。为了达到平衡状态，一个物体的总受力必须在方向上相反，在大小上相等。两对主力偶必须协同作用在盂肱关节：一个在冠状面而另一个在横断面。作用在冠状面的力由三角肌和肩袖前部产生的力矩组成（冈下肌、小圆肌和冈上肌)[2]。三角肌的移动曲线要比旋转中心高，而下肩袖移动曲线低于旋转中心，平行于肩胛骨外侧缘。

这种力偶对产生稳固的冈上肌外展来说是非常重要的。它们也是重要的贡献者，胸大肌和背阔肌都含有这种力偶。由下肩袖产生的下牵肌移动对三角肌移动的反作用力很小。然而，胸大肌和背阔肌两者都与三角肌有着类似的下牵肌力矩[80]，因此，有人认为在冠状面的力偶中它们和下肩袖一起工作[81]。最近的运动生物力学研究表明，胸大肌和背阔肌产生的运动是为了创造出一个更符合解剖学的肩部构造[80-86]。

横断面的力偶是由前面的肩胛下肌和后面的小圆肌产生的力矩组成，如果横断面力偶的稳定性得不到维持，那么会导致肱骨头向前后平移。在涉及冈下肌和小圆肌（或者是后动差）极大的肩袖撕裂的情况时，由肩胛下肌产生的较大的力矩会导致肱骨头向前平移。这种力之间的不对称导致盂肱运动有一个不稳定的支点。

当力偶紊乱时，力的不平衡出现在肩部进而影响肩部的稳定性和肩部的运动学。在尸体研究中，通过模拟受损的肩胛下肌（就像在投掷者中看到的一样）分析盂肱关节的运动学和接触压力[87]。在这个研究中，作者反复做了许多肩袖、三角肌、胸大肌和背阔肌的牵引线。他们总结认为肩胛下肌受力较小会导致在外旋转和盂肱后上方的接触压力极大增加。他们认为这是手臂的冈下肌力矩太大而导致使横状面力偶紊乱，最终导致前后力量不平衡的结果。通常由于肩胛下肌的限制，现在有相对较强的力矩臂是由于肩胛下肌力矩臂削弱了，导致向后上移动。

1.3 投掷运动学

投掷的运动学由于肩部的参与而变得极其复杂。投掷运动需要从下肢和上肢的中心快速地转移力量。这些巨大的力量和速度使肩部有着极大的受伤风险，尤其是在不恰当的力学情况中。肩胛骨、肱骨、肩胛肱骨肌肉和肩胛胸肌肉极其复杂的相互作用来保持盂肱关节在整个投掷过程的稳定性。过顶投掷可以划分为 5 个阶段：摆臂、扬手前期、扬手后期、加速和完成后的减速（图 1.7）。

1.3.1 摆臂期

摆臂时先跨步走，远离本垒，手臂上举，通常过头顶。随着力量转移到中枢脚，中枢脚旋转时应当与颈部平行。球离开手套，并且身体在中枢脚达到平衡时这一阶段结束。在摆臂期间，肩胛带和上肢的肌电图活动很小。相反，为了储存要转移到投掷手臂的能量，躯干和下肢的肌电图活动很大。在这个阶段的最后时刻，臀中肌维持单脚站立的稳定性。这一点对于所有的投手来说非常重要，因为它能发动投掷和减小身体前后摆动。

1.3.2 扬手前期

在扬手前期，在扬手和加速阶段准备伸展期间中枢腿的臀部轻微弯曲。臀大肌对提供这种推力来说非常重要。中枢腿推动跨步腿、非惯用上肢和躯干向前。这对投手在旋转之前跨步来说很重要。这种骨盆

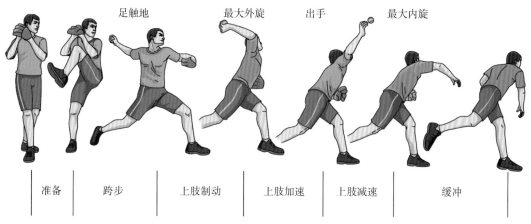

准备　　跨步　　上肢制动　　上肢加速　　上肢减速　　缓冲

图 1.7　投掷运动员旋转弧的适应 [112]

的"打开"使躯干随身体转移而不是向前推动。腿和躯干中会出现这种力量转移和推动，前锯肌和斜方肌构成力偶向上旋转和伸展肩胛。这种肩胛运动对把关节盂放在稳固位置并对肱骨头外展和旋转很重要。如果肩胛骨的位置放置不合适，会出现撞击 [89]。三角肌和冈上肌肌肉协同作用来使肱骨外展。三角肌提供外展力量的同时，冈上肌微调肱骨头在关节盂的位置，由于缺少应用在肱骨的旋转力量，在这一阶段肩袖肌肉的剩余部分活动很小 [90]。在手臂竖起晚期随着跨步腿落地，随着肘部弯曲二头肌适度活动，手应当放在球的上面，防止过早向外旋转和仰转而减缓速度。

1.3.3　扬手后期

当跨步腿接触地面且躯干快速向前移动时的晚些时候，手臂竖起开始 [88]。非过肩向前旋转且靠近身体前部引臂缩小了这种肩部的水平外展。它通过使更多的组织靠近盆骨旋转中心优化了向心力。肱骨头继续外展，并且向外旋转高达 170° [91, 92]。在手臂达到最大向外旋转之前，测得内旋转扭矩为 67 nm，肩部压缩力 1 090 N，前力 380 N。静态和动态约束结合起来稳定这些力。在这个位置肱盂关节主要的静态前稳定器是下盂肱韧带复合体的前带 [21]。当肱骨停止外展时，三角肌和冈上肌的活动减弱，而肩胛下肌作为动态稳定器，其活动增强来协助控制肱骨头 [30]。肩胛肌作为一个屏障以防向前平移，并连同胸大肌和三角肌。这些肌肉作为一个动态的吊索拉伸前下盂肱韧带。背阔肌和大圆肌主要的偏心作用可以防止肱骨异常内旋活动。冈下肌和大圆肌向外旋转肱骨时其肌电活动增强。此外，后肩袖作为控制器防止过度前脱位。肩胛胸壁肌肉继续活动为肱骨头提供了一个稳固的平台 [89]。斜方肌中部、菱形肌和肩胛提肌对肩胛的稳定

来说非常重要。前锯肌对防止肩胛骨回缩也非常重要。

1.3.4　加速期

加速阶段在肱骨达到最大外旋时开始，在球释放时结束。肱骨内旋角速度达到 7 000°/s 时旋转力矩为 14 000 磅 [91]。这一阶段仅持续 50 ms [91, 92]。加速期间巨大的扭矩和加速角速度是从躯干转移过来的，并且背阔肌和胸大肌使其进一步扩大。背阔肌比胸大肌的活动更大一些。这两种肌肉对增加球速非常重要。一个临床研究表明投掷速度和肩部外展扭矩峰值呈正相关 [93]。肩胛下肌，尤其是上部，在加速阶段非常活跃并和胸大肌、背阔肌一起工作 [53]。由于胸大肌和背阔肌是原发肱骨旋转，肩胛下肌作为控制肌正好把肱骨头放在盂关节。小圆肌也非常的活跃，且小圆肌像缰绳一样在加速期间控制前部的不稳定，肱二头肌活动很弱而三角肌随着肘部外展变得更为活跃。

1.3.5　减速和后续动作期

后续动作出现在球释放之后，并且可以划分为前期和后期 2 个阶段。后续动作包括肌肉积极活动使上肢复合体减速。在减速阶段发达肌肉的肌肉环肌力很大 [89]。在这一阶段肩袖异常活动 [53, 54]。这时肩袖损伤的风险最大，因为处于减速的手臂和身体吸收的能量不能转移到球上。最初，盆骨和优势下肢向前旋转，而肩部继续外展并最终旋转到 30°。在肩部的减速为 500 000°/s²，而肱骨外旋的扭矩接近 15 000 磅 [88]。斜方肌、前锯肌和菱形肌都证明有着高或者很高的活性。三角肌很活跃，尤其是三角肌的后部和中部，都定位于限制上肢运动。肩关节肌中小圆肌的活性最强，小圆肌一直是后稳定的控制器。在这一阶段，后盂肱关节稳定器受损变得异常明显。后续动作的后期是非关键阶段，并且所

有的肌肉在这一阶段活动都减弱了[89]。

1.4 投掷运动员的肩部适应

投掷运动员肩部的旋转弧随外旋方向改变，接着发展成肱骨后倾和软组织适应（图 1.8）。

1.4.1 软组织适应

在过顶运动员中发展为更大的外旋。这与他们的投掷弧相适应。随着这个在外旋中的增加，通常也会伴随着内旋的减少。有人认为后关节囊挛缩导致了这些变化，引起内旋减少，进而在投掷中出现前关节囊松弛，导致盂唇和肩袖损伤。尸体模型可用来研究盂肱平移和运动中的这种后关节囊挛缩和前松弛的效应（图 1.9）[94]。10 具冷冻尸体测试前和测试后前囊伸展超过了正常外旋的 30%，并且通过形成一个 1 cm 后关节囊褶皱可以模拟出一个类似的后关节囊结构。在生物力学测试中，在前后上下方向外旋 90° 时盂肱定位和平移承受的负荷在 25~20 N。伸展超过正常外旋的 30% 之后关节外旋极大地增加（18.2°，$P < 0.001$）而内旋在后关节囊褶皱之后减少。随着肱骨达到最大外旋，在关节囊正常的情况下肱骨头出现一个正常的移位，但带有关节紧张，肱骨头位置有一个极大的转移（1.95 mm，$P = 0.013$）（图 1.10 和图 1.11）。作者认为在投掷运动员中模拟的这些关节囊变化在投掷的后竖起阶段并不允许肱骨外旋正好到它的后位。相反假设肱

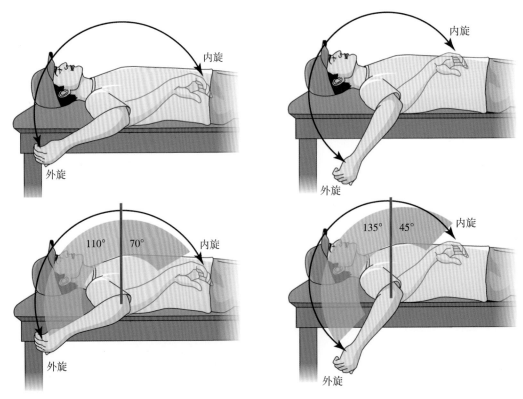

图 1.8　投掷运动员旋转弧的适应（Limpisvasti 等 [112]）

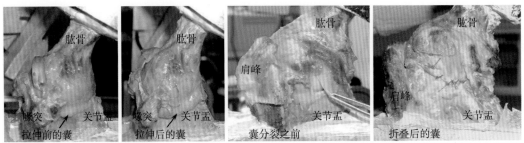

图 1.9　模拟尸体的盂肱关节的前松弛和后关节囊结构来制作投掷运动员的肩部模型。在解剖时移除肩袖肌肉

骨头有一个后位，或许能解释Ⅱ型SLAP损伤的病因和投掷运动员的肩袖损伤。有专家报道过类似的研究成果：低至5%的"GIRD"（肩关节内旋障碍）导致超常平移，受损百分比甚至更高[95]。

1.4.2 投掷运动员的肩关节适应

投掷运动员外旋增加而内旋减少解释了肱骨后倾的差异和软组织的改变。在学院的棒球手研究中，CT扫描评估19名男性大学棒球投手的后倾，并进行被动肩关节外展0°和90°外旋与外展90°内旋时运动评估[96]。优势肩与非优势肩相比有着明显较大的肱骨后倾。优势和非优势外展0°和90°外旋与外展90°内旋之间有着显著差异。肱骨后倾和主手臂外展0°和90°外旋之间有着极大的关联。这些研究表明肱骨后

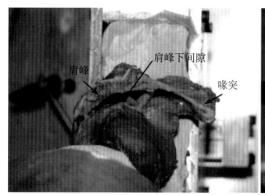 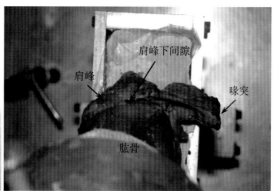

最大外旋时的正常肩关节　　　　　　　最大外展时的投掷者模型

图 1.10　肱骨头上移位和肩峰下间隙空间的减少，以及模拟前松弛和模拟肱骨最大外旋时的包膜挛缩

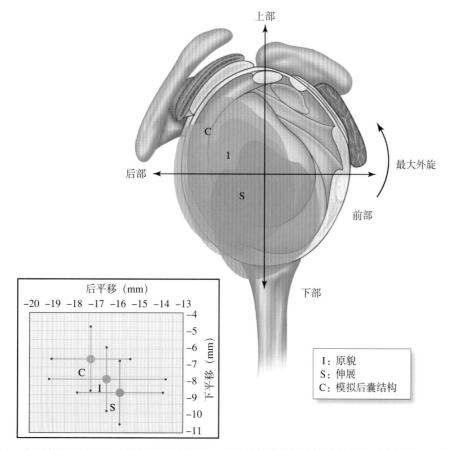

I：原貌
S：伸展
C：模拟后囊结构

图 1.11　本图表示肱骨从中心转移到最大外旋，表明随着模拟前囊松弛和模拟后囊结构，肱骨有着较大的移动[94]

倾的左右差异与外展 90° 外旋时的左右差异相比有着较大的关系，所以他们认为投掷肩的旋转改变是由于骨和软组织的适应造成的。

这发生在发展较慢的扭旋而不是后倾的积极增加。在一个超声研究中，对肱骨近端相当于肘（肱二头肌前臂角）的旋转角度进行测量来确定肱骨后倾与小学和初中棒球运动员优势肩和非优势肩的生长之间的关系[97]。优势肩的肱二头肌前臂角与非优势肩相比非常小，表明优势肩的后倾角度比非优势肩的大。年龄和优势肩与非优势肩的肱二头肌前臂角之间有适度的正相关，表明肱骨后倾角度随着年龄减少，并且优势肩减少得更多。这些研究者认为成长期间反复的投掷运动并没有增加肱骨头后倾而是在生长期间限制了肱骨头的生长发育过程。

1.5 肩关节损伤类型

1.5.1 肩关节损伤的力学机制

肩关节撞击综合征，是投掷运动员最常见的肩关节疾病，最初损伤机制可能是由肩关节相关肌群的疲劳，引起肩关节肌力不平衡所致[98]。撞击综合征最初被定义为肱骨头和喙肩弓两者在空间上的妥协[99]。在经典案例中，当肩关节向前屈曲，喙肩韧带和肩峰前 - 内部会相互挤压来对抗肩袖的滑膜囊。有一点比较重要，滑囊炎经常和肩关节其他问题有着密切的联系。35 年以来，几乎都认为撞击综合征与盂肱关节前部的不稳定性有关[100]。

尸体研究表明，通过模仿后部关节腔的结构，测量肱骨头的活动度，肱骨的最大旋转角度和盂肱关节接触压力，以及在关节盂唇和肩袖后部或上部区域的接触压力可得出人体内部撞击的存在[101]。研究者得出这样的结论：当肩关节后部关节腔处于收缩的环境下，进行最大限度外旋时会产生明显的撞击。内部撞击会导致肩袖后旋肌群肌腱功能性障碍和 SLAP 损伤。

1.5.2 上肢位置的作用

上肢的位置对于内部撞击的产生起到重要作用[102]。通过绘制冈上肌和冈下肌插入关节盂的位置和测量关节盂后上部 1/4 处接触压力来评估内部撞击。研究者得出结论：肩关节水平外展导致的压力超过冠状面所增加的折叠度和冈上肌和冈下肌肌腱与关节盂接触的压力。这表明投掷机制，尤其是肱骨过度水平外展，均会产生内部撞击，造成 SLAP 损伤和肩袖旋转肌群的撕裂。

肩胛骨的位置，关节盂位置的转动，也会对肩关节的稳定性产生较大的影响[103]。作者的研究发现：随着肩关节延长度的增加，会使 IGHL 带前部紧张度增加。这表明肩关节重复延长可能会导致盂肱关节内部韧带过度紧张和前束紧张性不足。在投掷所导致肩关节前部不稳定的康复过程中对于这一点的理解是非常重要的。量化盂肱关节接触压力和冲撞位置的尸体研究中，肩关节的位置和它与内部撞击的联系已经确定[104]。调查报告显示：随着肩关节内旋的增加，盂肱关节接触压力和内部撞击也在增加。研究者通过模仿投掷动作的过程得出这样的结论：增加肩关节内旋和减少肩关节上旋，可以使最大的肱骨头和关节盂间的肩袖肌腱撞击增加。这一点对于投掷运动员内部撞击的预防和治疗是很重要的。

1.6 投掷运动的常见损伤机制

1.6.1 SLAP 损伤

肱二头肌长头腱损伤和关节盂上部损伤被称为 SLAP 损伤，这可能是由肱骨头上部的半脱位导致[105]。SLAP 损伤可分为 5 种类型：第 1 种损伤类型为关节唇上部边缘退变磨损，但关节唇边缘仍旧坚固地附着在关节盂周围，类似于肱二头肌肌腱附着在盂上结节。第 2 种损伤类型为关节唇上部撕裂，关节唇和肱二头肌肌腱附着处从关节窝开始撕裂。第 3 种损伤类型为肱二头肌长头保护性机制导致关节唇桶柄样撕裂。第 4 种损伤类型为肱二头肌肌腱被分离，部分附着在盂上结节，除部分附着盂上结节外，这种损伤与第 3 种损伤类型相似。第 5 种损伤类型是上述 4 种类型损伤的结合。对已发表的研究讨论发现：当肱骨进行前后[106]和上下方向[107]负荷传递时，肱二头肌长头腱起到阻止肱骨头上移的作用。因此表明肱二头肌的长头和短头腱都有助于肩部前面的稳定，尤其是在肩盂损伤导致关节不稳定情况下更为明显[52]。

进行投掷动作时，肩关节关节唇上部表现出明显的张力。Pradhan 等发现，当上肢进行外展和外旋动作时，关节唇后上部表现出很大的张力[108]。投掷运动员在 SLAP 损伤和肩关节前部非稳定状态下，单独进行 SLAP 损伤修复不能使前移关节复原。尽管 SLAP 损伤修复，投掷运动员也会因前部关节囊的松弛使肩关节继续发生位移。

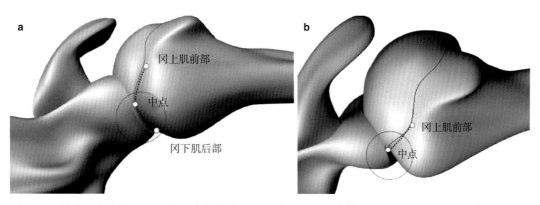

图 1.12　关节插入点的重叠部分和内部撞击发生点在一个周期中的位置。a. 后视图；b. 俯视图。本图未呈现出冈下肌的位置 [102]

1.6.2 肩关节前部不稳定和内旋障碍（GIRD）

对投掷运动员肩部软组织适应性观察最先从尸体研究中进行 [94]。研究中肩关节前部松弛和肱骨外旋由完整的前部关节囊的无损拉伸所模拟 [33]，后部关节囊的挛缩由关节囊折叠术所模拟。对于投掷运动员所增加的外旋和减少的内旋，则通过尸体模型模拟外展弧度进行观察。研究最终得出：这种前方不稳定导致肩部内的病理改变与内撞击有关。

1.6.3 关节盂内部的撞击

关节盂内部的撞击是由关节盂和肩袖连接处非常态的对抗所致（表 1.12）。这种情况是在 GIRD 生物力学发生变化的情况下发生的，表现出肩关节前部过于松弛而后部过于紧张。患有内部撞击综合征的投掷运动员常抱怨肩部后上方疼痛，这与投掷动作有密切的联系。这种疼痛可以通过休息得到恢复，但当运动员重新开始投掷动作时，疼痛会再次出现。这表明轻微地增加肩关节向前移动，便会产生内部撞击 [109]。投掷运动员肩关节模型展示了肩部制动后期，肱骨采取后上位姿势，可能是造成投掷运动员 SLAP 第 2 型损伤和肩袖旋转障碍的原因 [94]。另外，这还表明肱骨过度水平外展时，肩袖旋转会与关节盂后上方边缘发生撞击（图 1.13）[102]。

1.6.4 肩袖损伤

肩袖损伤在投掷运动员人群中有较高的发生率，冈上肌是肩袖肌腱损伤最易发生的部位。肩袖损伤在 GIRD 环境下是很常见的，损伤主要是由内部撞击和关节盂对肩袖的挤压造成的。最近开展了对肩关

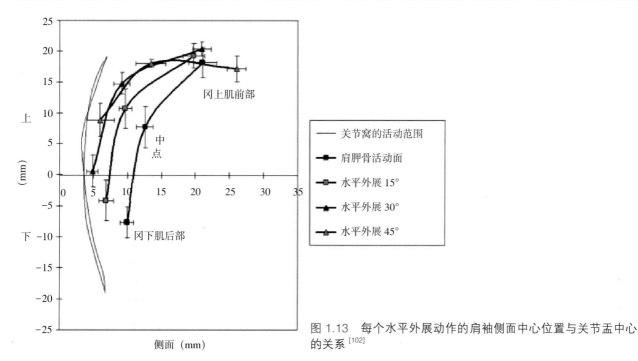

图 1.13　每个水平外展动作的肩袖侧面中心位置与关节盂中心的关系 [102]

节前部松弛和冈上肌撕裂生物力学机制的研究[110]。研究者发现，患有肩袖损伤的患者与正常人相比会表现出明显的关节活动幅度，较小的用力即可导致关节脱位。这可通过冈上肌关节唇修补手术修复关节活动幅度和增加导致关节脱位的力度实现。然而，这种修复却会导致肱骨头在关节移动范围内出现中部向后移动。

1.7 结论

总的来说，这些研究已呈现出 GIRD 的损伤机制和这些机制的变化可能对肩关节病理机制造成的影响。通常运用静态和动态的稳定动作预防肩关节前部

的不稳定，但是在肩关节外展状态下，投掷中向外的旋转动作中，肩袖距离关节盂后上部过近，使得肩关节对于变化的动作几乎没有耐受性。在投掷的加速阶段，肱骨外展幅度的增加会使肩关节后部产生制动，因此会导致内部撞击的产生。肩关节前移的增加会使肩关节后部紧张性增加，增加了肩袖和关节盂边缘的内部撞击。

盂肱关节关节镜评估揭示当保守治疗失败时，冈上肌后部肌腱损伤被认为是撞击所致的典型特征。关节盂后上缘的损伤也是特征之一。该特征的诊断需要运用关节镜对肩关节后部进行检查，需要受试者进行最大幅度的外展和外旋。综上所述，内部撞击是肩袖过于靠近关节盂后缘所致[111, 112]。

参 · 考 · 文 · 献

1. Truesdell CA, Becchi A, Benvenuto E.Essays on the history of mechanics: in memory of Clifford Ambrose Truesdell and Edoardo Benvenuto. New York:Birkhauser;2003. p. 207.

2. Inman VT, Saunders JB, Abbott LC. Observations of the function of the shoulder joint. 1944. Clin Orthop Relat Res. 1996;330:3–12.

3. Laumann U. Kinesiology of the shoulder joint. In:Kouelbel R, Helbig B, Blauth W, editors. Shoulder replacement. Berlin: Springer;1987. p. 23–31.

4. Doody SG, Freedman L, Waterland JC. Shoulder movements during abduction in the scapular plane.Arch Phys Med Rehabil. 1970;51:595–604.

5. Freedman L, Munro RR. Abduction of the arm in the scapular plane: scapular and glenohumeral movements. A roentgenographic study. J Bone Joint Surg Am. 1966;48:1503–10.

6. Morrey BF, Itoi E, An KN. Biomechanics of the shoulder. In: Rockwood CA, Matsen III FA, editors. The shoulder. Philadelphia: WB Saunders Company;1998. p. 241.

7. Saha AK. Dynamic stability of the glenohumeral joint. Acta Orthop Scand. 1971;42:491–505.

8. Lippitt SB, Vanderhooft JE, Harris SL, Sidles JA, 2nd Harryman DT, 3rd Matsen FA. Glenohumeral stability from concavity-compression: a quantitative analysis. J Shoulder Elbow Surg. 1993;2:27–35.

9. Lippitt S, Matsen F. Mechanisms of glenohumeral joint stability. Clin Orthop Relat Res. 1993;291:20–8.

10. Lazarus MD, Sidles JA, Harryman 2nd DT, Matsen 3rd FA. Effect of a chondral-labral defect on glenoid concavity and glenohumeral stability. A cadaveric model.J Bone Joint Surg Am. 1996;78:94–102.

11. Halder AM, Kuhl SG, Zobitz ME, Larson D, An KN.Effects of the glenoid labrum and glenohumeral abduction on stability of the shoulder joint through concavity-compression: an in vitro study. J Bone Joint Surg Am. 2001;83-A:1062–9.

12. Warner JJ, Bowen MK, Deng XH, Hannafin JA, Arnoczky SP, Warren RF. Articular contact patterns of the normal glenohumeral

joint. J Shoulder Elbow Surg. 1998;7:381–8.

13. Howell SM, Galinat BJ, Renzi AJ, Marone PJ. Normal and abnormal mechanics of the glenohumeral joint in the horizontal plane. J Bone Joint Surg Am. 1988;70:227–32.

14. Soslowsky LJ, Flatow EL, Bigliani LU, Pawluk RJ, Ateshian GA, Mow VC. Quantitation of in situ contact areas at the glenohumeral joint: a biomechanical study. J Orthop Res. 1992;10:524–34.

15. Churchill RS, Brems JJ, Kotschi H. Glenoid size, inclination, and version: an anatomic study. J Shoulder Elbow Surg. 2001;10:327–32.

16. Hurley JA, Anderson TE, Dear W, Andrish JT, Bergfeld JA, Weiker GG. Posterior shoulder instability. Surgical versus conservative results with evaluation of glenoid version. Am J Sports Med. 1992;20:396–400.

17. Spencer Jr EE, Valdevit A, Kambic H, Brems JJ, Iannotti JP. The effect of humeral component anteversion on shoulder stability with glenoid component retroversion. J Bone Joint Surg Am. 2005;87:808–14.

18. Basmajian JV, Bazant FJ. Factors preventing downward dislocation of the adducted shoulder joint. An electromyographic and morphological study. J Bone Joint Surg Am. 1959;41-A:1182–6.

19. Itoi E, Motzkin NE, Morrey BF, An KN. Scapular inclination and inferior stability of the shoulder. J Shoulder Elbow Surg. 1992;1:131–9.

20. Metcalf MH, Duckworth DG, Lee SB, Sidles JA, Smith KL, Harryman 2nd DT, Matsen 3rd FA. Posteroinferior glenoplasty can change glenoid shape and increase the mechanical stability of the shoulder. J Shoulder Elbow Surg. 1999;8:205–13.

21. Turkel SJ, Panio MW, Marshall JL, Girgis FG.Stabilizing mechanisms preventing anterior dislocation of the glenohumeral joint. J Bone Joint Surg Am. 1981;63:1208–17.

22. O'Brien SJ, Neves MC, Arnoczky SP, Rozbruck SR, Dicarlo EF, Warren RF, Schwartz R, Wickiewicz TL.The anatomy and histology of the inferior glenohumeral ligament complex of the

shoulder. Am J Sports Med. 1990;18:449–56.

23. Howell SM, Galinat BJ. The glenoid-labral socket. A constrained articular surface. Clin Orthop Relat Res.1989;243:122–5.

24. Pouliart N, Gagey O. The effect of isolated labrum resection on shoulder stability. Knee Surg Sports Traumatol Arthrosc. 2006;14:301–8.

25. Panossian VR, Mihata T, Tibone JE, Fitzpatrick MJ, McGarry MH, Lee TQ. Biomechanical analysis of isolated type Ⅱ SLAP lesions and repair. J Shoulder Elbow Surg. 2005;14:529–34.

26. Youm T, Tibone JE, ElAttrache NS, McGarry MH, Lee TQ. Simulated type Ⅱ superior labral anterior posterior lesions do not alter the path of glenohumera articulation: a cadaveric biomechanical study. Am J Sports Med. 2008;36:767–74.

27. Jerosch J, Moersler M, Castro WH. The function of passive stabilizers of the glenohumeral joint–a biomechanical study. Z Orthop Ihre Grenzgeb. 1990;128: 206–12.

28. Urayama M, Itoi E, Hatakeyama Y, Pradhan RL, Sato K. Function of the 3 portions of the inferior glenohumeral ligament: a cadaveric study. J Shoulder Elbow Surg. 2001;10:589–94.

29. O'Brien SJ, Schwartz RS, Warren RF, Torzilli PA.Capsular restraints to anterior-posterior motion of the abducted shoulder: a biomechanical study. J Shoulder Elbow Surg. 1995;4:298–308.

30. Pollock RG, Wang VM, Bucchieri JS, Cohen NP, Huang CY, Pawluk RJ, Flatow EL, Bigliani LU, MowVC. Effects of repetitive subfailure strains on the mechanical behavior of the inferior glenohumeral ligament. J Shoulder Elbow Surg. 2000;9:427–35.

31. McMahon PJ, Tibone JE, Cawley PW, Hamilton C, Fechter JD, Elattrache NS, Lee TQ. The anterior band of the inferior glenohumeral ligament: biomechanical properties from tensile testing in the position of apprehension. J Shoulder Elbow Surg. 1998;7:467–71.

32. McMahon PJ, Dettling JR, Sandusky MD, Lee TQ. Deformation and strain characteristics along the length of the anterior band of the inferior glenohumeral ligament. J Shoulder Elbow Surg. 2001;10:482–8.

33. Mihata T, Lee Y, McGarry MH, Abe M, Lee TQ. Excessive humeral external rotation results in increased shoulder laxity. Am J Sports Med. 2004;32:1278–85.

34. Schneider DJ, Tibone JE, McGarry MH, Grossman MG, Veneziani S, Lee TQ. Biomechanical evaluation after five and ten millimeter anterior glenohumeral capsulorrhaphy using a novel shoulder model of increased laxity. J Shoulder Elbow Surg. 2005;14:318–23.

35. Alberta FG, Elattrache NS, Mihata T, McGarry MH, Tibone JE, Lee TQ. Arthroscopic anteroinferior suture plication resulting in decreased glenohumeral translation and external rotation. Study of a cadaver model. J Bone Joint Surg Am. 2006;88:179–87.

36. McMahon PJ, Eberly VC, Yang BY, Lee TQ. Effects of anteroinferior capsulolabral incision and resection on glenohumeral joint reaction force. J Rehabil Res Dev. 2002;39:535–42.

37. Schwartz E, Warren RF, O'Brien SJ, Fronek J.Posterior shoulder instability. Orthop Clin North Am.1987;18:409–19.

38. Warner JJ, Deng XH, Warren RF, Torzilli PA. Static capsuloli-gamentous restraints to superior-inferior translation of the glenohumeral joint. Am J Sports Med. 1992;20:675–85.

39. O'Connell PW, Nuber GW, Mileski RA, Lautenschlager E. The contribution of the glenohumeral ligaments to anterior stability of the shoulder joint. Am J Sports Med. 1990;18:579–84.

40. Nobuhara K, Ikeda H. Rotator interval lesion. Clin Orthop Relat Res. 1987;223:44–50.

41. Harryman 2nd DT, Sidles JA, Harris SL, Matsen 3rd FA. The role of he rotator interval capsule in passive motion and stability of the shoulder. J Bone Joint Surg Am. 1992;74:53–66.

42. Itoi E, Berglund LJ, Grabowski JJ, Naggar L, Morrey BF, An KN. Superior-inferior stability of the shoulder: role of the coracohumeral ligament and the rotator interval capsule. Mayo Clin Proc. 1998;73:508–15.

43. Wolf RS, Zheng N, Iero J, Weichel D. The effects of thermal capsulorrhaphy and rotator interval closure on multidirectional laxity in the glenohumeral joint: a cadaveric biomechanical study. Arthroscopy. 2004;20:1044–9.

44. Farber AJ, ElAttrache NS, Tibone JE, McGarry MH, Lee TQ. Biomechanical analysis comparing a traditional superior-inferior arthroscopic rotator interval closure with a novel medial-lateral technique in a cadaveric multidirectional instability model. Am J Sports Med. 2009;37:1178–85.

45. Plausinis D, Bravman JT, Heywood C, Kummer FJ, Kwon YW, Jazrawi LM. Arthroscopic rotator interval closure: effect of sutures on glenohumeral motion and anterior-posterior translation. Am J Sports Med.2006;34:1656–61.

46. Yamamoto N, Itoi E, Tuoheti Y, Seki N, Abe H, Minagawa H, Shimada Y, Okada K. Effect of rotator interval closure on glenohumeral stability and motion:a cadaveric study. J Shoulder Elbow Surg. 2006;15:750–8.

47. Shafer BL, Mihata T, McGarry MH, Tibone JE, Lee TQ. Effects of capsular plication and rotator interval closure in simulated multidirectional shoulder instability. J Bone Joint Surg Am. 2008;90:136–44.

48. Lee TQ, Black AD, Tibone JE, McMahon PJ. Release of the coracoacromial ligament can lead to glenohumeral laxity: a biomechanical study. J Shoulder Elbow Surg. 2001;10:68–72.

49. Soslowsky LJ, An CH, DeBano CM, Carpenter JE. Coracoacromial ligament: in situ load and viscoelastic properties in rotator cuff disease. Clin Orthop Relat Res. 1996;330:40–4.

50. Cleland J. Notes on raising the arm. J Anat Physiol. 1884;18:275–8.

51. Blasier RB, Guldberg RE, Rothman ED. Anterior shoulder stability: contributions of rotator cuff forces and the capsular ligaments in a cadaver model. J Shoulder Elbow Surg. 1992;1:140–50.

52. Itoi E, Kuechle DK, Newman SR, Morrey BF, An KN. Stabilising function of the biceps in stable and unstable shoulders. J Bone Joint Surg Br. 1993;75:546–50.

53. Jobe FW, Moynes DR, Tibone JE, Perry J. An EMG analysis of the shoulder in pitching. A second report. Am J Sports Med. 1984;12:218–20.

54. Jobe FW, Tibone JE, Perry J, Moynes D. An EMG analysis of the shoulder in throwing and pitching. A preliminary report. Am J Sports Med. 1983;11:3–5.

55. Cain PR, Mutschler TA, Fu FH, Lee SK. Anterior stability of the glenohumeral joint. A dynamic model.Am J Sports Med.

1987;15:144–8.

56. Alpert SW, Pink MM, Jobe FW, McMahon PJ, Mathiyakom W. Electromyographic analysis of deltoid and rotator cuff function under varying loads and speeds. J Shoulder Elbow Surg. 2000;9:47–58.

57. Basmajian J. The upper limb. In: Muscles alive.Baltimore: Williams and Wilkins;1974. p. 189–212.

58. Colachis Jr SC, Strohm BR, Brechner VL. Effects of axillary nerve block on muscle force in the upper extremity. Arch Phys Med Rehabil. 1969;50:647–54.

59. Debski RE, McMahon PJ, Thompson WO, Woo SL, Warner JJ, Fu FH. A new dynamic testing apparatus to study glenohumeral joint motion.J Biomech.1995;28:869–74.

60. McMahon PJ, Debski RE, Thompson WO, Warner JJ, Fu FH, Woo SL. Shoulder muscle forces and tendon excursions during glenohumeral abduction in the scapular plane. J Shoulder Elbow Surg. 1995;4:199–208.

61. Ovesen J, Sojbjerg JO. Posterior shoulder dislocation.Muscle and capsular lesions in cadaver experiments.Acta Orthop Scand. 1986;57:535–6.

62. Ovesen J, Nielsen S. Posterior instability of the shoulder. A cadaver study. Acta Orthop Scand. 1986;57:436–9.

63. Ovesen J, Nielsen S. Anterior and posterior shoulder instability. A cadaver study. Acta Orthop Scand.1986;57:324–7.

64. Labriola JE, Lee TQ, Debski RE, McMahon PJ.Stability and instability of the glenohumeral joint: the role of shoulder muscles. J Shoulder Elbow Surg.2005;14:32S–8.

65. Debski RE, Sakone M, Woo SL, Wong EK, Fu FH, Warner JJ. Contribution of the passive properties of the rotator cuff to glenohumeral stability during anterior-posterior loading. J Shoulder Elbow Surg.1999;8:324–9.

66. Gagey N, Gagey O, Bastian G, Lassau JP. The fibrous frame of the supraspinatus muscle. Correlations between anatomy and MRI findings. Surg Radiol Anat. 1990;12:291–2.

67. Roh MS, Wang VM, April EW, Pollock RG, Bigliani LU, Flatow EL. Anterior and posterior musculotendinous anatomy of the supraspinatus. J Shoulder Elbow Surg. 2000;9:436–40.

68. Vahlensieck M, an Haack K, Schmidt HM. Two portions of the supraspinatus muscle: a new finding about the muscles macroscopy by dissection and magnetic resonance imaging. Surg Radiol Anat. 1994;16:101–4.

69. Volk AG, Vangsness Jr CT. An anatomic study of the supraspinatus muscle and tendon. Clin Orthop Relat Res. 2001;384:280–5.

70. Gates JJ, Gilliland J, McGarry MH, Park MC, Acevedo D, Fitzpatrick MJ, Lee TQ. Influence of distinct anatomic subregions of the supraspinatus on humeral rotation. J Orthop Res. 2010;28:12–7.

71. Saha AK. The classic. Mechanism of shoulder movements and a plea for the recognition of "zero position"of glenohumeral joint. Clin Orthop Relat Res.1983;173:3–10.

72. Warner JJ, McMahon PJ. The role of the long head of the biceps brachii in superior stability of the glenohumeral joint. J Bone Joint Surg Am. 1995;77:366–72.

73. Youm T, ElAttrache NS, Tibone JE, McGarry MH, Lee TQ. The effect of the long head of the biceps on glenohumeral kinematics. J Shoulder Elbow Surg.2009;18:122–9.

74. Itoi E, Newman SR, Kuechle DK, Morrey BF, An KN.Dynamic anterior stabilisers of the shoulder with the arm in abduction. J Bone Joint Surg Br.1994;76:834–6.

75. Kido T, Itoi E, Konno N, Sano A, Urayama M, Sato K.The depressor function of biceps on the head of the humerus in shoulders with tears of the rotator cuff. J Bone Joint Surg Br. 2000;82:416–9.

76. Toshiaki A, Itoi E, Minagawa H, Yamamoto N, Tuoheti Y, Seki N, Okada K, Shimada Y. Crosssectional area of the tendon and the muscle of the biceps brachii in shoulders with rotator cuff tears: a study of 14 cadaveric shoulders. Acta Orthop.2005;76:509–12.

77. Michiels I, Bodem F. The deltoid muscle: an electromyographical analysis of its activity in arm abduction in various body postures. Int Orthop. 1992;16:268–71.

78. Lee SB, An KN. Dynamic glenohumeral stability provided by three heads of the deltoid muscle. Clin Orthop Relat Res. 2002;400:40–7.

79. Kido T, Itoi E, Lee SB, Neale PG, An KN. Dynamic stabilizing function of the deltoid muscle in shoulders with anterior instability. Am J Sports Med. 2003;31:399–403.

80. Kuechle DK, Newman SR, Itoi E, Morrey BF, An KN.Shoulder muscle moment arms during horizontal flexion and elevation. J Shoulder Elbow Surg.1997;6:429–39.

81. Halder AM, Zhao KD, Odriscoll SW, Morrey BF, An KN. Dynamic contributions to superior shoulder stability. J Orthop Res. 2001;19:206–12.

82. Huffman GR, Tibone JE, McGarry MH, Phipps BM, Lee YS, Lee TQ. Path of glenohumeral articulation throughout the rotational range of motion in a thrower's shoulder model. Am J Sports Med. 2006;34:1662–9.

83. Oh JH, Jun BJ, McGarry MH, Lee TQ. Does a critical rotator cuff tear stage exist? Biomechanical study of rotator cuff tear progression in human cadaver shoulders. J Bone Joint Surg Am. 2011;93(22):2100–9

84. Schamblin M, Gupta R, Yang BY, McGarry MH, McMaster WC, Lee TQ. In vitro quantitative assessment of total and bipolar shoulder arthroplasties: a biomechanical study using human cadaver shoulders. Clin Biomech (Bristol, Avon). 2009;24:626–31.

85. Shapiro TA, McGarry MH, Gupta R, Lee YS, Lee TQ.Biomechanical effects of glenoid retroversion in total shoulder arthroplasty. J Shoulder Elbow Surg.2007;16:S90–5.

86. Yu J, McGarry MH, Lee YS, Duong LV, Lee TQ.Biomechanical effects of supraspinatus repair on the glenohumeral joint. J Shoulder Elbow Surg. 2005;14:65S–71.

87. Mihata T, Gates J, McGarry MH, Lee J, Kinoshita M, Lee TQ. Effect of rotator cuff muscle imbalance on forceful internal impingement and peel-back of the superior labrum: a cadaveric study. Am J Sports Med.2009;37:2222–7.

88. Gainor BJ, Piotrowski G, Puhl J, Allen WC, Hagen R.The throw: biomechanics and acute injury. Am J Sports Med. 1980;8:114–8.

89. Digiovine NM, Jobe FW, Pink M, Perry J. An electromyographic analysis of the upper extremity in pitching. J Shoulder Elbow Surg. 1992;1:15–25.

90. Saha AK. Mechanics of elevation of glenohumeral joint. Its application in rehabilitation of flail shoulder in upper brachial plexus injuries and poliomyelitis and in replacement of the upper humerus by prosthesis. Acta Orthop Scand. 1973;44:668–78.

91. Dillman CJ, Fleisig GS, Andrews JR. Biomechanics of pitching with emphasis upon shoulder kinematics.J Orthop Sports Phys Ther. 1993;18:402–8.

92. Pappas AM, Zawacki RM, Sullivan TJ. Biomechanics of baseball pitching. A preliminary report. Am J Sports Med. 1985;13:216–22.

93. Bartlett LR, Storey MD, Simons BD. Measurement of upper extremity torque production and its relationship to throwing speed in the competitive athlete. Am J Sports Med. 1989;17:89–91.

94. Grossman MG, Tibone JE, McGarry MH, Schneider DJ, Veneziani S, Lee TQ. A cadaveric model of the throwing shoulder: a possible etiology of superior labrum anterior-to-posterior lesions. J Bone Joint Surg Am. 2005;87:824–31.

95. Gates JJ, Gupta A, McGarry MH, Tibone JE, Lee TQ.The effect of glenohumeral internal rotation deficit due to posterior capsular contracture on passive glenohumeral joint motion. Am J Sports Med. 2012;40:2794–800.

96. Osbahr DC, Cannon DL, Speer KP. Retroversion of the humerus in the throwing shoulder of college baseball pitchers. Am J Sports Med. 2002;30:347–53.

97. Yamamoto N, Itoi E, Minagawa H, Urayama M, Saito H, Seki N, Iwase T, Kashiwaguchi S, Matsuura T. Why is the humeral retroversion of throwing athletes greater in dominant shoulders than in nondominant shoulders? J Shoulder Elbow Surg.2006;15:571–5.

98. Burnham RS, May L, Nelson E, Steadward R, Reid DC. Shoulder pain in wheelchair athletes. The role of muscle imbalance. Am J Sports Med. 1993;21:238–42.

99. Neer 2nd CS. Anterior acromioplasty for the chronic impingement syndrome in the shoulder: a preliminary report. J Bone Joint Surg Am. 1972;54:41–50.

100. Matsen Ⅲ FA, Thomas SC, Rockwood CA. Anterior glenohumeral instability. In: Matsen Ⅲ FA, editor.The shoulder. Philadelphia: WB Saunders Co;1990.p. 526–622.

101. Mihata T, Gates J, McGarry MH, Neo M, Lee TQ.Effect of posterior shoulder tightness on internal impingement in a cadaveric model of throwing.Knee Surg Sports Traumatol Arthrosc.2015;23:548–54.

102. Mihata T, McGarry MH, Kinoshita M, Lee TQ.Excessive glenohumeral horizontal abduction as occurs during the late cocking phase of the throwing motion can be critical for internal impingement. Am J Sports Med. 2010;38:369–74.

103. Weiser WM, Lee TQ, McMaster WC, McMahon PJ.Effects of simulated scapular protraction on anterior glenohumeral stability. Am J Sports Med.1999;27:801–5.

104. Mihata T, Jun BJ, Bui CN, Hwang J, McGarry MH, Kinoshita M, Lee TQ. Effect of scapular orientation on shoulder internal impingement in a cadaveric model of the cocking phase of throwing. J Bone Joint Surg Am. 2012;94:1576–83.

105. Snyder SJ, Karzel RP, Del Pizzo W, Ferkel RD, Friedman MJ. SLAP lesions of the shoulder.Arthroscopy. 1990;6:274–9.

106. Pagnani MJ, Deng XH, Warren RF, Torzilli PA, O'Brien SJ. Role of the long head of the biceps brachii in glenohumeral stability: a biomechanical study in cadavera. J Shoulder Elbow Surg. 1996;5:255–62.

107. Itoi E, Motzkin NE, Morrey BF, An KN. Stabilizing function of the long head of the biceps in the hanging arm position. J Shoulder Elbow Surg.1994;3:135–42.

108. Pradhan RL, Itoi E, Hatakeyama Y, Urayama M, Sato K. Superior labral strain during the throwing motion. A cadaveric study. Am J Sports Med.2001;29:488–92.

109. Davidson PA, Elattrache NS, Jobe CM, Jobe FW.Rotator cuff and posterior-superior glenoid labrum injury associated with increased glenohumeral motion: a new site of impingement. J Shoulder Elbow Surg. 1995;4:384–90.

110. Shin SJ, Yoo JC, McGarry MH, Jun BJ, Lee TQ.Anterior capsulolabral lesions combined with supraspinatus tendon tears: biomechanical effects of the pathologic condition and repair in human cadaveric shoulders. Arthroscopy. 2013;29:1492–7.

111. Fleisig GS, Barrentine SW, Zheng N, Escamilla RF, Andrews JR. Kinematic and kinetic comparison of baseball pitching among various levels of development. J Biomech. 1999;32:1371–5.

112. Limpisvasti O, ElAttrache NS, Jobe FW. Understanding shoulder and elbow injuries in baseball. J Am Acad Orthop Surg. 2007;15:139–47.

2

运动员肩关节损伤的基础知识

Michelle A. Noreski and Steven B. Cohen

2.1 引言

肩关节损伤分为急性和慢性损伤，是在运动员中一种发生率很高的损伤[1]。棒球投掷手、橄榄球四分卫、游泳运动员、排球运动员和网球运动员都被纳入对运动员自身肩关节施加很大压力的群体。有一点值得注意：运动员可以产生 7 000°/s 的角速度，这是人体动作中最快的角速度[2, 3]。正因为如此，投掷运动员被运动医学定为最具有挑战性的患者。有效的投掷动作，必须在肩关节松弛和肢体末端动作之间保持平衡，速度会由手或球拍产生并最终传递给球，但这要求有足够的稳定性去阻止关节脱位或不稳定[8]。这被认为是投掷运动员最矛盾的地方。固有的压力理应由人体的稳定结构像盂肱关节、肩胛骨和肩袖、肩胛胸壁关节周围肌肉群、纤维软骨和关节腔等这些起到稳定性功能的软组织承担[2]。投掷运动中明确这些关节承受力对于肩关节损伤的诊断和治疗是很必要的[8]。因此，在赛季中和赛季外参加一些抗阻型拉伸和力量练习对提高运动员运动表现和预防运动损伤至关重要[7]。

不幸的是，并非所有的肩关节损伤都可以避免；肌肉的疲劳或虚弱，不良的机制和状况，稳定性的改变均可导致肩关节损伤的产生[4-6]。然而，在精英运动员中的很多肩关节损伤是很普遍的和可预测的，但关于确切的损伤机制研究仍有一些争议[1]。在本章节中，我们将重新回顾投掷的生物力学机制和投掷主导肩的适应性变化。我们还将对运动员肩关节损伤机制的评估与治疗进行讨论。

2.2 肩关节的生物力学和损伤的解剖学机制

2.2.1 投掷动作的动作时相 / 力学

进行一个最大水平的外展和外旋的投掷动作时，运动员经常使他们的肩关节处于不稳定状态。对于特殊肩关节结构生物力学受力机制的深刻理解是很重要的，因为这与投掷动作的动作时相的划分有关[8]。在能量向球传递的过程中，考虑腿和躯干在张力产生过程中所起到的作用也是有必要的。关节盂为肱骨头旋转提供一个稳定的平台可更好地为末端肢体在运动范围内运动提供援助。这属于"动力链观念"的一部分。一个投掷动作的描述由 6 部分组成，每个投掷动作大概耗时 2 秒，第 1 章已经对它进行了详细描述，但在本章节还会进行简要地回顾（图 2.1）。

第一阶段为准备阶段，这个阶段肩关节承受很小

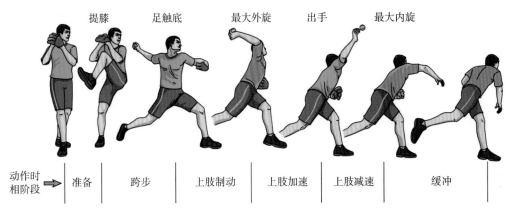

| 提膝 | 足触底 | 最大外旋 | 出手 | 最大内旋 |

| 动作时相阶段 → | 准备 | 跨步 | 上肢制动 | 上肢加速 | 上肢减速 | 缓冲 |

图 2.1 投掷动作的动作时相

的压力。该阶段结束时，主导肩会稍微内旋和外展。

第二阶段为制动早期阶段，该阶段首先募集三角肌肌纤维，其次是冈上肌、冈下肌和小圆肌。肩关节此时90°，肘关节略靠后于身体冠状面。

第三阶段为制动晚期阶段，该阶段需要立稳，前腿跨步，肩关节达到最大外展水平大约170°~180°。肩胛骨开始回缩，为肱骨头的稳定提供帮助。结合最大的外旋，肩关节仍可外展90°~100°，肱骨头开始向关节盂前部移动。此时，三角肌的张力开始减少，冈上肌、冈下肌和小圆肌的募集达到顶点。当躯干旋转向前，冈上肌募集开始停止。在外展水平达到最大时肱二头肌、胸大肌、背阔肌、前锯肌开始激活。

第四阶段为加速阶段，肩关节内旋90°朝向球出手方向。在这个阶段，当身体开始向前移动时，肩胛骨延长并继续为肱骨头提供稳定的基础。此时前部肌肉功能由离心向向心转换，而后部肌肉功能由向心向离心转换。在本阶段三角肌被提前募集，时间略在胸大肌、背阔肌和前锯肌之后。

第五个阶段是减速缓冲阶段，由于此阶段是剩余动力学能量向球释放的阶段，因此在投掷周期中该阶段速度达到最大。球出手后，肱骨复原。肩关节外展100°，内收增加到35°。所有肌群开始离心收缩来降低上肢的旋转。

第六个阶段为最后阶段，也被称为随挥阶段。在这个阶段，身体随着胳膊向前移动直到动作停止。发力肌群开始降低到安静水平，加载在关节的负荷也开始减少。

投掷动作不同时相的描述比棒球投掷更为详细。虽然两者比较相似，但在不同项目中进行掷和投的比较时，两者还存在稍许不同。在橄榄球中，球重量的增加提供了可改变的机制（图2.2）。它清晰呈现出橄榄球四分卫运动员肩关节的快速旋转。投掷动作的早期，这被认为肩关节达到最大外旋。在开始内旋时，则需要更多的时间进行加速。同时，在第二阶段，肩关节水平外展开始增加，肘关节达到最大弯曲水平。这样可使肩关节减少所加载的负荷。在橄榄球传球时，上肢的速度降低，因为四分卫运动员必须需要一个直立的姿势。一个完整的随挥动作在棒球投掷中被观察到，但在橄榄球中并未观察到。当进行投球时，由于发力的减小，肩关节损伤并不普遍。

2.2.2 投掷主导肩的适应性

由于上肢的重复运动和投掷动作对肩关节的极大压力，两者共同作用造成肩关节适应性改变，最终影响肩关节结构的稳定性。在运动员中，肱骨头外旋能力对提高球速非常重要。因此导致了肱骨头回转的增加和相关关节囊的松弛。很多高水平的投掷运

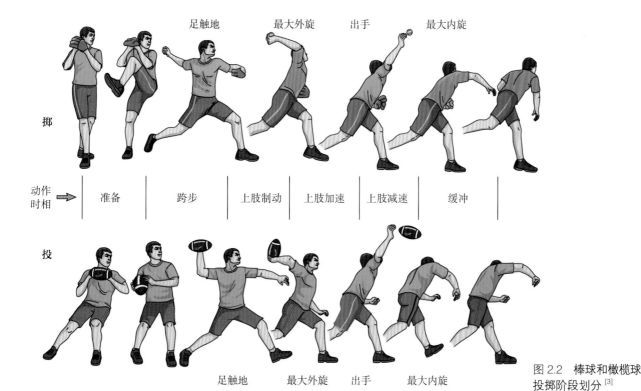

图 2.2　棒球和橄榄球投掷阶段划分 [3]

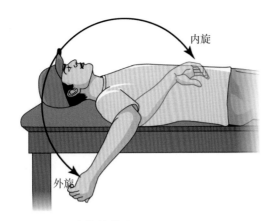

内旋

外旋

图 2.3　最大旋转范围

动员都表现出主导肩外旋的增加和外展时内旋减少。这些变化是由于 AIGHL 的松弛，在外展和外旋时限制上肢的前移。CHL 在另一侧也起到一个限制外旋的作用，这也可能导致松弛，尤其是棒球投掷手，沟槽作为增加的结果可能被肉眼看到。投掷运动员肱骨头回旋也被发现，可能导致主导肩关节外旋的增加。外旋增加范围从 9° 到 16°。然而，仍存在外旋的增加并不能弥补内旋损失的例子。这是运动员职业生涯后期的典型案例（图 2.3），主要是由于主导肩关节旋转动作的受损形成的，是 GIRD 形成和进一步发展的结果。

投掷运动员主要上肢肌肉的变化也被观察到。肩带肌头的肥大是很正常的，然而冈下肌却出现萎缩的现象。外旋的力量通过冈下肌和小圆肌呈现出来，而在这方面主导上肢却弱于非主导上肢。相反，用于内旋的肌肉，比如冈上肌、背阔肌、胸大肌和大圆肌，在主导投掷臂表现出很强的力量。

2.3 临床表现与查体

2.3.1 病史

要获得肩关节准确的诊断和治疗，必须获得详细的病史。获取损伤的机制、持续时间、位置和症状出现的特定时间都将会给诊断提供线索。患者的年龄也可为鉴别诊断提供相应信息帮助。例如，年轻的运动员经常会出现骨骺的损伤、盂唇病变或不稳定。另一方面，年纪大的患者更多地出现肩袖的病理性变化。运动员在他们职业生涯的中段可能会患肩袖的松弛与病理性疾病。

询问运动员特殊病史这一点也很重要，比如在投掷周期中常会发生一些病症。盂唇病变、内撞击或

不稳定可能会导致制动阶段疼痛。在制动后期阶段或加速阶段，前部的不稳定可能被发现。后部盂唇病变或不稳定发生在随挥阶段，并伴随着疼痛。减速或球出手阶段的疼痛可作为肩袖病理性疾病诊断的一个线索。比赛中即刻的症状，对投掷速度下降的抱怨，投掷中缺乏控制，最近比赛中掷球数量的下降都可作为诊断的可能性指标。询问运动员开始参与投掷运动的时间和赛季之间休息的时间也很重要。肌肉麻木、刺痛感、颜色的退变与病症的关系很大可能与神经系统疾病或血管疾病有关。

2.3.2 体格检查

2.3.2.1 视诊

肩部的检查应从观察定位和对称性开始，尤其是肩胛骨部位，以及任何明显的严重畸形部位。如本章前面所讨论的，肩部主要肌肉组织的过度发育是很常见的。冈上肌和冈下肌在其对应的窝内萎缩，虽然通常萎缩幅度很微小，但也可以通过检查来检测到。对肩胛骨定位的评估也很重要，当肩部受伤时，肩胛骨通常处于持续凹陷的状态。

2.3.2.2 运动的触诊和范围

应触诊所有骨突出和关节压痛部位，包括肩关节、肩锁关节、喙突、肱骨结节间沟、肩峰、肩胛骨、颈椎和锁骨。应在盂肱关节和肩胛骨胸壁关节进行运动范围的评估。检查者应寻找肩胛骨的不对称部位或翼状部位（肩胛骨运动障碍部位）。这可能是继发于肩胛肌肉无力，或者是尽管罕见但也有可能的神经损伤。投掷者应特别评估其坐姿和仰卧位的内旋和外旋。肩关节外展时，由于后部关节囊的紧张度可能导致内旋减少和外旋增加，可能会造成运动的总体丧失。被动和主动运动范围的差异可能提示肌肉功能障碍或继发于疼痛的限制。

2.3.2.3 强度测试

在体格检查期间对肩袖肌肉，肩胛肌和三角肌的强度的测试也很重要。肩胛下肌的测试包括抬离试验和压腹检查。在抬离试验中，患者把手背放在臀部上。当肩胛下肌功能障碍时，则无法在此位置将手从臀部抬起。压腹测试也将引起内旋强度的限制。当患者肩胛下肌功能障碍时，他们不能保持手肘向前稳定的这个姿势按压下腹部。可以通过使患者的手臂靠在外侧旋转并被外力旋转 90°，从而评估其在外旋中的强度。与非优势臂相比，过顶运动员通常是优势臂内旋的强度提高。这也可能与外旋和外展的强度略有下降一致。

评估冈上肌是要求评估对象手臂在 90°前屈和手掌旋前拇指朝下。检查者向下施力，如果出现疼痛和力弱则表明冈上肌有功能障碍、炎症或被撞击的可能。也可用落臂试验来评估冈上肌。患者的手臂屈曲 90°，充分旋转，检查者则抬起患者手臂让其自然放下。当患者不能将手臂保持在测试位置时，应注意患者是否存在力量不足。

还应该对肱二头肌进行评估。可以通过速度（Speed）测试，将患者手臂向前屈曲并抬高到 90°时。若出现疼痛并伴有抵抗感则提示可能为肱二头肌肌腱炎。Yergason 测试也用于评估肱二头肌肌腱炎。此测试将患者的肘关节屈曲、前臂旋前。检查者将患者前臂抗阻力旋后。本次测试局限于结节间沟区域的疼痛，也可能提示肱二头肌长头腱的病理变化。

肩胛缩回强度可以通过挤压试验进行测试。如果患者保持肩胛骨等长收缩，不能超过 15 秒，无疼痛或烧灼感，这可能表示肩胛肌肉衰弱。通常，肩胛骨在优势肩与非优势肩相比，更持久和向前旋转。

2.3.2.4 特殊测试

为了得到更准确的诊断，还开发了具体的测试来评估肩部的某些病理状况，稳定性测试应在肩关节的前、后、下方向进行评估。分别在患者坐姿，站立和仰卧位进行。沟槽试验是在患者坐位，臂内收的状态下进行。广义的松弛是指下部位的转变和过度的流动性。肱骨试验用来评估肩胛骨抬高和肱骨头周围的不稳定性。当测试期间感觉与症状相符的沉闷声时，则为阳性测试结果。

在肩外展外旋至最大值时进行肩关节的恐惧试验。这可能引起疼痛症状与投掷感觉重现。当施加后向力到外展和外旋的肩部，不稳定的感觉停止，则迁移测试结果呈阳性。

O'Brien 测试是用来评估盂唇病变。手臂向前弯曲至 90°和内收 10°。当前臂充分旋转时，受到来自向下的有抵抗感的压力而感觉到疼痛时，则呈阳性反应。当在前臂旋后并进行相同的测试，疼痛减轻。

激发试验也用于评估肩袖撞击。当手臂向前弯曲和内旋时引发疼痛，Neer 撞击征呈阳性。当肩关节前屈 90°，肘关节屈曲 90°，旋内并强制施加压力，出现疼痛时，Hawkin 撞击征呈阳性。

更要注意的是，颈椎也应在每次肩部检查中进行评估。肩关节的疼痛也有可能提示颈椎以及周围结构的病理变化。同时还应进行彻底的神经血管检查以评估其他更重要的病理变化。

2.3.3 影像学评估

2.3.3.1 X 线

肩部的 X 线片应至少包括肩部前后、腋位和肩胛骨冈上肌出口位。评估更具体病理的其他视图也可以添加到其中。采用 Stryker Notch 位以评估后肱骨的病变，例如 Bennett 病变（肩关节盂后缘下缘的关节外骨化）和 Hill-Sachs 病变。为了识别 Bankart 病变，可以使用西点位。Zanca 位也可用于评估肩锁关节。

2.3.3.2 CT

CT 扫描通常不用于过顶运动员的肩部损伤诊断。然而，有时候为了进一步评估骨性 Bankart 或 Hill-Sachs 病变，和对盂唇撕裂程度的评定，会使用 CT 扫描对比研究。

2.3.3.3 MRI

MRI 是评估投掷者肩部损伤最常见的影像学检查。它能使肩袖、盂唇损伤以及肌肉退化可视化。钆增强关节造影术是进一步观察关节内损伤，特别是盂唇撕裂、肩袖部分撕裂的有效辅助手段。需要注意的是，许多投掷者在 MRI 上看到的肩部异常可能没有症状，所以临床相关检查是非常必要的。

2.4 过顶运动员的肩关节损伤机制

2.4.1 肩袖疾病与撞击

一个功能正常的，能在极端外力下做正常投掷运动的肩袖是必不可少的。肩袖损伤包括撞击、肌腱炎、肩袖撕裂。肩袖撕裂可以分为部分厚度撕裂、内部撕裂和全厚度撕裂。在投掷者中发生的肩袖损伤通常为部分撕裂和关节面处撕裂。这是由于经常投掷而导致的反复多次的微小创伤造成的。对于运动员人群，肩袖撕裂常继发于不稳定的环境中，而在老年人群中，它们更常发生在慢性退化和外力撞击（Gomoll）的环境中。过顶运动员可能抱怨肩关节上的弥漫性疼痛，而肩部的活动会加重这种疼痛。他们也可能会注意到肩部的力弱和投掷的速度降低。

肩袖肌肉的功能在投掷的后期阶段最高，可以帮助肩部运动至外旋最大处。因为在关节处有明显的剪切力，所以在减速阶段，肩袖的肌肉也会被剧烈运动激活。冈上肌腱肱骨大结节止点被认为是一个血流量减少的分水岭，因此，它容易受到重复的压力的影响。这些投掷的压力可能会随着时间的推移而增加。尽管如此，肩袖的全厚度的撕裂在过顶运动员中并不常见。很不幸的是，当这些情况出现的时候，很少有球员能够重返比赛，即使是在修复后。这就是为什么包括肩袖调理和适当的力学在内的预防措施，对过顶运动员来说如此重要。当肩袖确实发生损伤时，针对肩部肩胛骨肌肉和肩胛骨骨骼的专门的加强和康复计划，以及启动一个间隔投掷项目，有了这些可能就不需要外科手术干预，并能让运动员重返赛场。

外力撞击在过顶运动员中也是一种常见的肩伤。在文献中已经描述了几种类型的撞击。Neer 首次将肩峰下撞击进行分类。撞击是由喙肩弓和肱骨头之间的肩袖收缩造成的。这种撞击通常是继发于钩状或倾斜肩峰处以及肩锁关节关节炎伴随的下骨赘的延伸处，在大龄的投掷运动员中更常发生。肩峰下撞击可能会由于肩袖无力或功能障碍，以及随之而来的肱骨头向上位移而进一步恶化。许多患者在服用非甾体类抗炎药（NSAIDs），肩峰下注射糖皮质激素和主要针对肩袖、肩胛骨和核心部位的物理治疗后有所好转。对于那些不愿采取保守疗法的患者，则采用肩峰下减压术和肩袖清创术的关节镜检查。

次级撞击，也称为非出口撞击，其结果显示当肩峰正常下拱时，肱骨头太靠近拱起处，并压迫肩袖的关节囊侧。这可能导致肩胛部的运动障碍，以及后关节囊的紧张。肩胛肌无力导致肱骨抬高期间肩胛骨旋转不足。因此，肩袖内的可用空间变窄，引起撞击症状。另一个引起继发性撞击的原因是大结节的移位性骨折的畸形愈合。此外，大的肩袖撕裂可导致肱骨头向上移位和后续冲击。继发性撞击的治疗原则是基于主要的病因，无论是肩袖撕裂、肩胛部运动障碍或关节囊源性病变。

当肩胛下肌腱在较小的结节和喙突尖端被压迫时，导致喙突受到撞击。这继发于术后变化、创伤、前路不稳定或特发性原因。这通常是被排除在外的诊断。患者最常将疼痛定位于喙突，在前屈、内收和内旋位出现疼痛。保守治疗的措施有局部麻醉剂的诊断注射，通常可以缓解喙突的撞击。然而，如果这些治疗失败（Gomoll），则可以采用喙突成形术。

当肩关节最大限度地外旋和外展，肩袖底面或关节面与后上盂唇接触时，会发生内撞击。这可能是由于复发性微创伤，部分厚度的肩袖撕裂，前盂韧带的膨胀和后囊的挛缩重合引起的，可能与 SLAP 病变（稍后讨论）一致。在过顶运动员中占有较大比例的是肩袖、盂唇损伤。内撞击也可能是由于肱骨从肩胛骨平面向外移位而导致的肩胛带肌肉疲劳，这被称为过度弯曲。内部撞击的运动员可能经常抱怨后期拉紧

阶段和早期加速阶段的后肩痛。内部撞击的保守管理应该包括改善投掷力学、加强核心强化、肩胛骨运动、内旋拉伸，以及增强肩袖。如果这些治疗失败的话，就需要手术治疗修复关节盂唇部，清除部分厚度的撕裂，或者减少前下盂肱韧带（Braun）松弛。

2.4.2 肩关节内旋障碍（GIRD）

GIRD 的概念用于描述主要肩关节内旋的缺失，可以大于 25°，是过顶运动员的常见现象。它基于投掷者的后关节囊挛缩和下盂肱韧带后带的增厚。当这些挛缩形成时，肱骨关节盂的接触点向后移动，导致相对伸展到关节囊的前侧。这为大结节提供了更多的间隙，并导致过度的外旋。二头肌也被张力"剥离"，导致关节囊前方的进一步松弛（称为"连续剥离机制"）。这些变化最终导致肩袖的旋转失败，并可能导致关节侧部分厚度撕裂以及过顶运动员肩部常见的 SLAP 损伤。

投掷者中 GIRD 的治疗通常是保守的康复治疗计划，其重点是拉伸紧张的后关节囊（睡眠者拉伸）。那些不采取保守治疗的患者可能会选择接受关节镜下关节囊切开术，并对下盂肱韧带的后部区域进行处理。

2.4.3 松弛与不稳定

盂肱韧带的不稳定和与之相连的内部冲击力已经有了很好的研究，但对过顶运动员的肩关节损伤成因还了解得不够完全。更重要的是，松弛度是不稳定的一个独立个体。松弛度被定义为关节处在特定方向上的过度运动。它可能是该关节上软组织的正常特性，也可能是发生的一种适应证。虽然有些松弛是运动员不可避免的，但过度松弛会导致损伤的发展，如关节盂唇和 / 或肩袖撕裂。

当关节盂内有肱骨头的平移时，会产生不稳定，并且通常伴有疼痛和不舒服，它可能发生在原发性、创伤后或微不稳定时。原发性失稳发生在广义韧带松弛的时候。创伤后的不稳定是一个截然不同的创伤事件的结果。微不稳定是由重复的压力造成的，特别是在投掷的突然冲击和加速阶段。前关节囊的伸展和不伸展以及肱骨头的平移都是通过时间推移而发生，这可能最终导致关节盂唇撕裂、肩峰下撞击征、肌腱间隙松弛以及肩袖撕裂。

2.4.4 关节囊损伤机制

盂唇是围绕并加深关节盂的纤维软骨结构。它是肱二头肌长头，以及中、上盂肱韧带的附着部位。关

节唇的上下部分最容易受伤。盂唇的撕裂可能会影响到许多过顶运动员，尤其当涉及关节上盂唇和二头肌的时候，会出现力弱。这些被称为肩关节上盂唇前后部的损伤（SLAP 损伤）。

SLAP 损伤分为 10 种类型。Ⅰ型损伤常见于投掷运动员在极端力量下外旋的肩关节。肱二头肌腱锚的增加发生在晚期发力阶段，增加了 SLAP 损伤的可能。肱二头肌的长头确实有助于限制外展手臂中的最大外旋。已经注意到，SLAP 损伤的发生率增加，特别是在投掷者中由于内旋缺失，幅度大于外旋，而导致的运动的整体范围减少（如本章前面所讨论的）。Ⅱ型损伤定义为肱二头肌上的肱二头肌的真正撕裂，发生的概率较低。Ⅱ型损伤进一步分化为ⅡA（前）型、ⅡB（后）型和ⅡC型（前／后部）。Ⅲ型损伤被定义为完整的肱二头肌的桶柄状撕裂，并且最常发生在伸出手臂下降时。Ⅳ型 SLAP 是伸展的肱二头肌的桶柄状撕裂。Ⅴ型损伤既可以作为一种具有延伸性的 Bankart 病变，也可以是前下延伸的 SLAP 损伤。Ⅵ型代表前后瓣撕裂。Ⅶ型 SLAP 撕裂涉及中度盂内韧带延伸，最常见于急性创伤或前脱位。Ⅷ型类似于ⅡB型，但异常更广泛，并且最常见于急性创伤或后脱位之后。Ⅸ型涉及球面关节唇的异常，并伴有外伤。Ⅹ型损伤涉及肩袖间期的延长以及关节面异常。

SLAP 损伤在优势肩中呈现模糊的疼痛，有时在后部关节线上，由于过顶运动而加重疼痛。投掷者通常会在投掷的后期阶段表现出痛苦症状，并且总体上的速度下降。有时会出现绞锁、弹响及不稳定等机械症状。放射学检查应包括放射照片和 MRI 关节造影，以更好地显示关节盂唇。

SLAP 损伤的治疗应从休息和保守的康复治疗开始。如果这些治疗方法不能使运动员恢复投掷动作，则可能需要进行外科手术。手术治疗 SLAP 损伤从肩关节镜开始。如果肱二头肌关节盂唇被撕开，用锚钉将其清除并缝合到关节盂。如果仅存在小的磨损并且附着于肱二头肌上，则进行简单的关节盂唇清创。在一段时间的固定之后，一个专注于投掷力学的康复计划是重要的。肱二头肌脱位的患者可在 6~9 个月返回赛场。然而，回到先前的投掷水平可能需要 1 年。外科手术后恢复稳定肱二头肌的患者，只要经过简单的关节唇清创术，通常可以在 8~12 周的物理治疗后恢复。

2.4.5 Bennett 病变

Bennett 病变被定义为后关节盂的钙化，大约占联盟主要投手的 20%[2]。它被认为是由下盂肱韧带和后关节囊的改变引起的。Bennett 病变可能会导致运动员投掷时感到疼痛，发生在后盂唇和肩袖撕裂之后。症状包括后肩部的疼痛，特别是在投掷的后期阶段。对于那些反复疼痛的患者，可以最初先尝试保守治疗，后进行关节镜清理术。

2.4.6 肩胛骨运动障碍

在评估投掷者的肩关节时，要考虑肩胛骨的动力学，这是很重要的。肩胛骨在旋转和抬高过程中为肱骨头提供了稳定的平台。它为肩袖在肩关节发挥作用并开展上肢运动提供了一个基础。它还有助于将动能从腿部和躯干转移到主要的上肢。

肩胛骨运动障碍是肩胛骨周围肌肉不平衡时出现的肩胛骨位置和运动的异常。这可能是由于疲劳、直接创伤或不频繁地对胸长神经的损伤引起的。这些因素可直接影响肩部功能。可能会导致肩胛骨角度变化和关节盂前倾角的增加，使得前关节囊有可能在随后的损伤中发生危险。肩胛骨运动障碍也导致运动速度的损失，因为肩胛骨在投掷期间会转移从躯干中产生的能量，这样会对肩部施加压力，因此肩部会试图弥补这种力量的损失。大多数与肩胛骨相关的问题可以通过稳定肩胛骨来进行康复治疗。

2.4.7 肩部神经血管病变

运动员受伤通常很少有血管损伤的，一般多见于重大创伤。但是，当血管损伤这种情况发生时，可能导致某些疾病。肌肉紧张后血栓虽然不常见于普通人，但在运动员中，也包括过顶运动员这种情况还是很常见的。在开始的前几天，他表现出疲劳，沉重和肿胀的症状，特别是在主导手臂中。体征可能包括轻微变色，静脉充血，以及与对侧臂相比的大小差异。静脉造影或 MRI 可能在第一肋处显示锁骨下静脉的血栓形成。它是由于第一肋骨和锁骨之间的脉管系统的压缩而引起的，特别是当手臂被最大限度的外展和外旋时。治疗通常需要介入导管溶栓、静脉球囊成形术或切除第一肋骨。结果良好的话，通常能在 6~36 个月内回到伤前运动水平。

胸廓出口综合征（TOS）是穿过胸廓出口，包括锁骨、第一肋骨、前斜角肌的血管神经（例如，臂丛和锁骨下动脉）受压迫引起的一系列症状。过顶运动员的 TOS 继发于运动障碍引起的过度肌肉发育或动力障碍造成的肩胛骨的衰弱。症状包括疼痛、感觉异常、下臂丛神经分布的感觉减弱。血管症状很罕见，如果发生包括活动相关的跛行或脉搏、血压的变化，诊断测试一般是非特异性的，因此一般采用临床诊断。手臂在最大外展和外旋时，以上症状可能会再次出现。Adson测试用于患病情况下的TOS患者。检查者在患者上肢外展、伸直和外旋时，触诊患者的桡动脉搏动。然后患者将头朝向患侧，同时吸气后屏气。桡动脉脉搏减少或不存在则呈阳性。保守治疗包括改善活动、非甾体类抗炎药和康复训练。对于那些不采取保守治疗措施的人，可以对第一肋骨进行手术减压。

四边孔综合征是投掷运动员可能发生的另一种神经疾病。即旋肱后动脉和腋神经在四边孔处受压后所引起的一系列临床症状。四边孔是小圆肌、大圆肌、肱三头肌和肱骨外科颈内侧缘组成的解剖间隙。肩关节后外侧部分的症状通常为钝痛或烧灼性疼痛。这些症状随着活动的增加而增加，特别是当手臂外展和外旋时，例如在投掷运动中，特别是在后期阶段。体格检查结果可能包括三角肌的萎缩和畸形，四边孔周围肌肉疼痛，外展和外旋时的症状再次出现。血管造影可用于确定旋肱后动脉是否闭塞。肌电图可能显示三角肌和三角肌内去神经支配。治疗可以从保守治疗开始，对于顽固性病例可进行外科手术治疗，并释放压迫的神经血管结构。

2.5 少年投掷肩

2.5.1 少年 Leaguer 肩

少年 Leaguer 肩被定义为肱骨近端骨骺骨折，在13~16岁的投掷者中最常见。肩袖肌附着在附近端骨骺和胸大肌、三角肌和肱三头肌。少年棒球联盟队员在投掷中出现侧肩痛。在休息过程中，患处出现隐隐的钝痛。在肩关节的 AP 视图中，影像学发现是外旋骨骺侧的加宽（图 2.4）。这种情况通常是良性和身体的自我保护。但是，更重要的是要劝告运动员休息一段时间，直到症状消失，再返回投掷赛场。包括加强肩袖的康复，之后再重新回到专为骨骼发育不成熟的投掷者设计的投掷项目去。这可能需要3个月的时间。

2.6 投掷者肩部训练程序和康复方案

从之前的章节可以看出，过顶运动员肩部病理学存在巨大复杂性。伤害的预防应落实到每一个投掷计划中去。训练中应包括核心部位和下肢的锻炼。在正常投掷力学中，下肢力量和耐力的任一缺失都会对上肢力量产生很大的影响。核心稳定性也应考

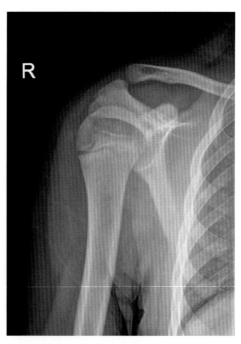

图 2.4 14岁的男棒球投手少年 Leaguer 肩（Rothman Institute Philadelphia, PA）

虑到动力链。如果链中任何一点存在不平衡，可能导致病理变化。

赛季外的准备也是康复的一个重要方面。赛季外是一段宝贵的休息和休养的时间，但也必须有力量和耐力的训练，使运动员有足够的身体素质能够返回到比赛，以防止受伤。赛季外也可以是一个可能出现伤病的时间，所以也要注意防止受伤。

2.6.1 康复治疗进展

当投掷肩关节受伤时，重要的是恢复患者的活动、肌肉力量、稳定性、本体感受和耐力，这是一步一步循序渐进的过程。康复从受伤的急性期或手术后开始，最初的目标是减轻疼痛和炎症。进一步的步骤包括提高灵活性、强度和动态稳定性。康复的形式有离子电泳、声电刺激、电刺激和冷冻疗法。运动仅限于闭链运动。

要想进入下一阶段，首先，运动员必须只有轻微的疼痛和炎症，能完成肩部正常的内旋和内收，以及基础肌肉力量的恢复且不感觉疲劳。中间阶段可以通过加强锻炼、恢复肌肉平衡和保持灵活性来实现。如果恢复良好，还可以实施完整的肩部肌肉旋转和肩胛骨肌力训练等计划。在这一阶段，运动员可能还会开始进行开链式练习和双手的投掷练习。

要想进一步的恢复，运动员必须做好充分的、无痛的肩部运动以及力量训练等准备工作，并且不感

到疲劳。第三阶段是强化阶段，包括增强拉伸、力量、对神经肌肉控制、耐力以及能做到轻度单手投掷运动。

最后一个阶段是返回运动阶段，一旦达到足够的动态稳定和本体感受良好，就可以开始这一阶段的康复了。在之前的基础上，实施以完整的肩部康复和测量学为基础的投掷训练计划，以及开展允许患者能返回赛场的投掷训练。投掷训练应从较短的距离和较低的强度开始，最终练习后达到最远距离、最大力量和最快速度。

参·考·文·献

1. Braun S, Kokmeyer D, Millett PJ. Shoulder injuries in the throwing athlete. J Bone Joint Surg Am. 2009;91:966–78.

2. Gomoll AH, Hatch GF, Millett PJ. Shoulder injuries in throwing athletes. In: Sports medicine. Philadelphia:Lippincott Williams and Wilkins;2006. p. 200–13.

3. Meister K. Injuries to the shoulder in the throwing athlete. Part one: biomechanics/pathophysiology/classification of injury. Am J Sports Med. 2000;28(2):265–75.

4. Meister K. Injuries to the shoulder in the throwing athlete. Part two: evaluation/treatment. Am J Sports Med. 2000;28:587–601.

5. Napolitano R, Brady DM. The diagnosis and treatment of shoulder injuries in the throwing athlete.J Chiropr Med. 2002;1:23–30.

6. Reinold MM, Gill TJ. Current concepts in the evaluation and treatment of the shoulder in overhead-throwing athletes, part 1: physical characteristics and clinical examination. Sports Health. 2010;2:39–50.

7. Reinold MM, Gill TJ, Wilk KE, Andrews JR. Current concepts in the evaluation and treatment of the shoulder in overhead-throwing athletes, part 2: injury prevention and treatment. Sports Health. 2010;2:101–15.

8. Seroyer ST, Nho SJ, Bach BR, Bush-Joseph CA, Nicholson GP, Romeo AA. The kinetic chain in overhand pitching: its potential role for performance enhancement and injury prevention. Sports Health.2009;1(2):108–20.

肩关节和肘关节的体格检查与骨科特殊检查

Eric J. Hegedus

3.1 体格检查

  肩或肘的体格检查是所有执业医师的关键技能。特别是对于初学者来说，体格检查只能靠实践来掌握，其涉及一系列定义和步骤，这些步骤能帮助我们系统地收集与患者有关的数据，从而提高效率和做出有效的决策。

  体格检查是由明确的步骤组成的手工技能，需要反复学习。随着时间的推移，患者身体状况会发生变化，需要重复的体格检查。无论是初步检查或复查，都需要按系统的步骤检查，从患者的病史、观察患者和运动测试来决定进一步查体，然后通过触诊、肌肉检查和特殊检查来得出结论[1]。

3.2 病史

3.2.1 开始发病的情况

  如果相关的既往病史已收集和回顾，高效的检查者应着眼于外伤史。一般来说，根据损伤的开始发病情况，可把患者的病史进行分类，分为潜在性损伤和急性损伤。潜在性损伤往往由于过度使用引起，并伴有如肌腱炎的病理改变（如肩袖损伤、网球肘、高尔夫球肘）和反复微损伤引起的不稳定（如盂肱关节、尺侧副韧带）。急性损伤常常是创伤（如骨折、脱位）。盂唇撕裂本质上既可以是急性损伤也可以由退行性改变引起，难以用体格检查进行诊断。

3.2.2 共同征象

  无论是潜在性或急性发作，几乎总存在一个普遍的症状，导致患者就医，这种症状被称为共同征象。共同的征象往往是疼痛，但也可能包括麻木或刺痛、无力或感觉异常，并且常伴有关节不稳定，如绞锁和半脱位。

  有很多方法来评估疼痛。最常见的是 11 级（患者自己评估疼痛在 0~10 级中的等级）数字评分法；"轻度""中度""严重"的疼痛分级标准；10 cm 视觉模拟评分法。五级水平评分法可能是最佳的评定量表[2]：

- 稍许
- 轻微
- 中等
- 严重
- 无法忍受

  为了进一步阐明疼痛是如何影响患者的生活，临床医生常常要求患者在休息时、在不同的时间和活动时进行疼痛评分。为了了解疼痛症状的易激性，有益的询问将解决因活动而加重的疼痛，制定疼痛缓解的策略，以及一旦疼痛被刺激并达到最高点所持续的时间。

3.2.3 患者功能的自我评估

  除了对疼痛及焦虑的评估外，临床医生也必须了解他们的患者损伤后的功能情况。有很多量表用来评估患者对自己功能的感知，这些量表可以诊断特殊的疾病（如肩袖撕裂），特定的部位（如上肢）或特定的关节（如肩）。对于繁忙的检查者来讲，通用的功能测量可能是最好的选择，因为其可在最短的时间内完成和易于使用。两个信息通用的自我评分量表分别是单向评价数值评估表（SANE）[3] 和患者特殊功能评定量表（PSFS）[3]。SANE 提问患者："用百分比来评价你的肩关节（或肘部）功能（0~100%，100% 为正常）？"PSFS 则需要患者确认 3 项由于损伤而不能完成和很难完成的活动，并对各项活动评分：0（无法执行的活动）~10（能够在受伤前进行的活动）。在早期诊断过程中，详细询问患者关于疼痛的问题和获得患者对疼痛和损伤如何影响其功能的印象是两个重要的点。

3.3 视诊

当医生开始用一般方式和进行更具体、局部检查时，视诊往往是最有效的。其目的是观察肩肘等疼痛症状是系统性的还是区域性的，如导致肩痛的类风湿关节炎是系统性疾病，而区域性的神经根型颈椎病也能引起肩关节疼痛，特别是神经根性疾病导致手臂无力的情况。即使这些疾病是局限性的，但可能有区域性的影响。例如，胸椎后凸的患者，其肩关节撞击症状可能会变得严重。另外，锁骨下静脉的局部深静脉血栓形成（DVT）、Paget Schroetter 综合征等，可引起手臂肿胀、温度和颜色变化。

局部视诊最常用来观察骨和软组织是否对称，是否有瘀斑。因此在肩部，最常能发现的症状之一是肩胛骨运动障碍引起的不对称。肩胛运动障碍是在肩胛之间运动模式的差异。运动障碍最好的评估方法是将 3~5 磅（1 磅 =0.45 kg）重的物体用手臂反复抬高[4]（图 3.1）。然而，运动障碍不是肩关节特殊状态的诊断，但这经常出现在投掷运动员中，在治疗过程中也是需要重点解决的问题。

视诊的诊断价值仅参照耸肩征的报道[5]，其表现为当试图抬高手臂时，整个肩胛带也会随之抬高[5]（图 3.2）。如果耸肩征阴性，肩关节骨关节炎、肩周炎和严重的肩袖肌腱病可基本排除。

3.4 筛查

有效筛查的目的是提高怀疑和帮助排除非肌肉骨骼来源的疼痛，也有助于集中于多关节症状的体格检查。标准的筛选检查部位，包括肩关节和肘上 1/4。结合颈椎的主动运动、联合肩肘关节的运动（图 3.3 a、

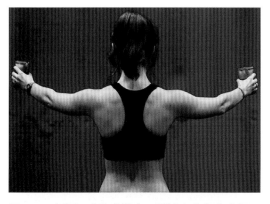

图 3.1 肩胛运动障碍评定。受试者在每个肩胛面上反复屈曲 3~5 次进行观察

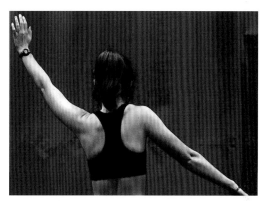

图 3.2 耸肩征。图中患者右肩耸肩征阳性

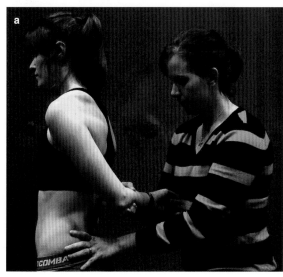

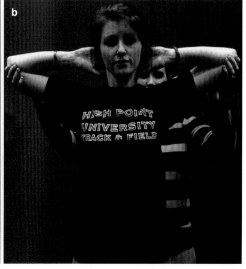

图 3.3 a. 肩、肘超压联合运动。肩外展、内收和内旋。b. 肩、肘超压联合运动。肘关节屈曲，肩外展和外旋

b）对上运动神经元检查，并对皮区、肌肉功能和反射弧进行检查（表3.1）。检查者可以进一步施加压力

检查主动运动。更详细的检查可以包括两点辨别觉、振动觉测试和血管检查。

表 3.1 上肢部分皮区、肌肉功能和反射弧

	C1~C3	C4	C5	C6	C7	C8	T1
皮区	一侧面部	肩胛上区	三角肌区	拇指和示指	中指	手尺侧缘	上臂内侧缘
肌肉功能	颈椎旋转	耸肩	肩外展	屈肘、伸腕	伸肘	拇指伸展	手指外展
反射弧	无	无	肱二头肌、肱桡肌	肱二头肌、肱桡肌	肱三头肌	肱三头肌	无

在主动运动和联合运动中再次出现共同征象，表明应对累及的关节进行更彻底的检查（见本章以下部分）。

对皮区、肌肉功能和反射弧的联合检查，特别对感觉减退、虚弱和反射减弱的发现，应注意双侧对比，检查者也应注意神经根型颈椎病存在的可能。

在肘上1/4处对上运动神经元损伤进行检查（脊髓或脑），最佳的检查方法为 Hoffman 征，以拇指迅速弹刮患者的中指指甲，引起拇指或其余手指掌屈反应则为阳性（呈"爪"样）。

3.5 运动功能检查

3.5.1 主动运动

肩部典型的活动是屈伸、外展、水平内收、内旋和外旋。肩膀处于外展90°时内旋和外旋的动作更像是在模仿投掷物体。肘关节主动运动包括屈伸，前臂旋前和旋后。因创伤导致患者无法充分屈曲、充分伸展、充分旋前或旋后是非常典型的骨折征象[6]。无论检查肩关节还是肘部的主动活动，或者两者都检查，应与对侧手臂进行对比，共同征象的出现是重要的发现。

3.5.2 被动运动

在肘部进行被动运动和主动运动相似，有如下的原因：注意限制和过度（不稳定），观察共同征象。全方位的肩关节无法被动运动高度提示肩周炎[7]。肩部的被动运动也和主动运动相同，除了大多数临床医生对肩关节进行独立的屈曲、外展，内、外旋90°。盂肱关节运动能独立运动的原因是因为在肩部的全部运动，总是伴随有其他关节的运动，如肩锁关节和胸锁关节，以及邻近区域的运动，如肩胛胸壁关节和胸椎。独立的盂肱关节（图3.4a、b）提供

了一个更好的比较局限在肩盂肱关节症状中可能产生的共同征象。过度外展试验就是一个能发现独立外展运动的很好例子[8]，它可以用来检测关节是否松弛或不稳定（图3.5）。另一个例子是许多投掷运动员表现为盂肱关节单纯的过度外旋，而单纯的内旋功能丧失。

3.5.3 附加运动

附加运动是指在关节自身及周围组织允许范围内被动完成的运动，是最后的运动测试，也称为稳

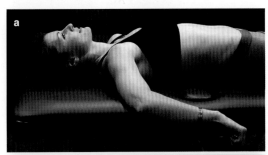

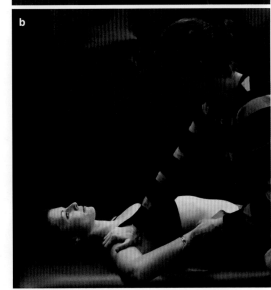

图 3.4 a. 肩关节完全内旋，肩胛骨完成前倾。b. 盂肱关节的独立运动。当肩胛骨前倾被限制，内旋角度变小

定性测试，关节向标记方向侧的推或拉。例如，盂肱关节的后到前的附加运动意味着肱骨头运动相对于关节盂被动向前运动。过度运动与附加运动测试，尤其是当伴随着患者的恐惧时，这将导致临床医生怀疑关节前部不稳定。附加运动结果的其他例子和对这些发现的解释可以参见表3.2。除了在测试过程中的局限性或过度运动，临床医生还应注意共同征象的出现。

表 3.2　附加运动实例及结果解释

附加运动与发现	解释
盂肱前到后 → 受限	后囊紧张——患者常存在撞击性疼痛
盂肱关节上下（手臂侧）→ 过度或痛苦	向下松弛或不稳定——上盂唇、肱二头肌、喙肱韧带损伤
盂肱关节上下（手臂外展90°）→ 过度或痛苦	向下松弛或不稳定——关节囊下部韧带损伤
肱桡侧滑动 → 过度或痛苦	桡骨头松弛或不稳定——环状韧带断裂或桡骨近端骨折

3.6　触诊

　　触诊应在系统检查之后进行，并且应根据病史、视诊、筛查和运动试验的结果进行。虽然许多临床医生试着去发现两个上肢骨和软组织结构的差异，但到目前为止无论是肩或肘，都还没有研究支持这种方法的价值。然而，对肱二头肌长头腱（肌腱病）[9]、冈上肌（腱病）[9]和肩锁关节（AC）[10]仍然有触诊价值，因为它们对查体敏感。因此，当没有疼痛时，触诊有助于排除其他相关疾病。

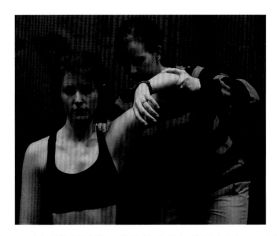

图 3.5　过度外展试验。当单纯肩关节外展大于 105° 时表示关节松弛

3.7　肌力测试

　　传统上，肌力测试是运动的基本平面上进行的手动肌肉测试，并在疼痛和力量方面进行双侧比较。肩关节的屈曲、外展、内旋、外旋最常被测试，而肘关节则是屈曲、旋前和旋后。

　　如果肩部检查显示有临床意义的肩胛运动障碍，许多临床医生将会对肩胛骨的肌肉肌力，前锯肌、菱形肌和斜方肌进行手动肌肉力量测试。

　　在进行力量测试时，应更接近于生理功能的模仿，上肢的身体性能测试已经发展起来。一个身体性能测试评估整个上肢肌肉协调活动的一个例子是闭式运动上肢稳定性试验（CKCUEST）[11]。然而，物理性能测试没有被用于诊断，而是用于量化损伤或手术后的恢复评估。

3.8　特殊检查

　　在之后的查体中，医师应该在一些相近、类似的疾病中进行鉴别诊断。而特殊检查就应用于此时。有些特殊查体能从阳性体征中确定诊断，而有些查体能从阴性查体中排除疾病，但只有少数特殊查体既能排除也能确诊。因此，检查者应熟悉有哪些查体阳性结果有意义，而哪些查体阴性结果有意义。通过高水平的研究和诊断精度的最大度量来决定最佳的查体方法，总结于表3.3（肩）和表3.4（肘）。这些测试的照片可以在别处找到[24]。肱二头肌的特殊测试，虽然已经提出了许多，但还缺乏决定性的证据支持。另外，内上髁和外上髁缺乏特殊查体。

3.9　结论

　　总之，通过临床查体来对疾病进行诊断是一个宝贵的技能，对临床医师受益匪浅。查体可以帮助我们做出有价值的临床诊断和转诊决定，确定需要进一步的影像检查和实验室检查，并能指导护理。最好的诊断是有序而系统的查体，并有最佳的证据支持诊断。

表 3.3　最佳肩部特殊试验及其使用

试验名称	试验简述	病理表现	阳性意义	阴性意义
突击试验 [12]	患者仰卧位与肩关节 90° 外展，肘关节在 90° 屈曲。患者表现出疼痛或不识，然后检查者在肩上施加前 – 后用力，减轻疼痛或忧虑。检查者突然释放肱骨头，患者再次出现疼痛或不适	前方不稳定	√	√
冲击试验 [13]	当检查者将患者的手臂从水平外展到水平内收时，沿肱长轴的力保持不变。阳性表现是疼痛伴或不伴关节声响	后盂唇撕裂	√	
被动压缩试验 [14]	患者侧卧位。检查者外旋肩关节外展 30° 推挤肱骨头近端到肩弓，并保持在这个位置，检查者伸展患者肩膀寻找重现疼痛	上盂唇前到后撕裂（SLAP）	√	√
改良动态盂唇剪切 [15]	患者站立，检查者将肩部置于投掷位置（120° 仰角，末端距离外旋）。保持这个位置，同时降低手臂从 120° 到 60° 试图引起疼痛	盂唇撕裂	√	
外侧 Jobe 试验 [16]	患者坐位，患者的肩部在 90° 外展和内旋与肘关节在 90° 屈曲。检查者试图在患者抵抗的时候把患者的胳膊向上推。阳性表现是痛苦，无力，或无法完成检查	肩袖撕裂	√	√
压腹试验 [17]	患者站立并将手掌置于腹部。当患者的手放在腹部时，检查者通过抬高肘部使患者的手臂进入最大的内旋。当手被释放时，阳性表现是患者不能保持手掌在腹部	肩胛下肌腱炎	√	√
肩锁关节抗拉伸试验 [18]	患者的肩关节和肘关节在屈曲和内收 90° 水平。检查者抵抗患者的动作，使关节水平外展。肩锁关节（AC）疼痛是阳性表现	肩锁关节病变	√	√
恐惧试验 [19]	患者在手臂 45° 外展位坐位。随着检查者引导手臂，在患者肩部 45° 位外旋时记录患者的恐惧或疼痛	骨性不稳定	√	√
鹰嘴柄敲击试验 [20]	患者取坐姿并双臂交叉。检查者将听诊器放在患者的胸骨柄，并轻敲肘部，更柔和的声音表示骨折或脱位发生在肘关节和胸骨柄之间的某个地方，表明需要进行 X 线拍片	骨折 / 脱位	√	

表 3.4　最佳肘部特殊试验及其使用

试验名称	试验简述	病理表现	阳性意义	阴性意义
肘关节屈曲试验 [21]	患者坐位，完全屈曲肘关节，并使腕关节外展，阳性表现为出现尺神经症状	肘管综合征	√	
Tinel 征 [21]	检查者反复轻敲患者肘部近肘管处。阳性表现为出现尺神经症状	肘管综合征	√	
移动外翻应力试验 [22]	患者坐位，肩关节外展 90°，并充分的外部旋转及手肘弯曲 120°	尺侧副韧带不稳定	√	
肱二头肌挤压试验 [23]	患者手臂放于膝盖上，并呈轻度旋前，检查者挤压肱二头肌，阳性表现为前臂不能旋后	远端肱二头肌腱断裂	√	√

参 · 考 · 文 · 献

1. Hegedus EJ, Stern B, Reiman MP, Tarara D, Wright AA. A suggested model for physical examination and conservative treatment of athletic pubalgia. Phys Ther Sport. 2013;14:3–16.

2. Sriwatanakul K, Kelvie W, Lasagna L, Calimlim JF, Weis OF, Mehta G. Studies with different types of visual analog scales for measurement of pain. Clin Pharmacol Ther. 1983;34:234–9.

3. Williams GN, Gangel TJ, Arciero RA, Uhorchak JM, Taylor DC. Comparison of the Single Assessment Numeric Evaluation method and two shoulder rating scales. Outcomes measures after shoulder surgery. Am J Sports Med. 1999;27:214–21.

4. Uhl TL, Kibler WB, Gecewich B, Tripp BL. Evaluation of clinical assessment methods for scapular dyskinesis. Arthroscopy.

2009;25:1240–8.

5. Jia X, Ji JH, Petersen SA, Keefer J, Mcfarland EG. Clinical evaluation of the shoulder shrug sign. Clin Orthop Relat Res. 2008;466:2813–9.

6. Darracq MA, Vinson DR, Panacek EA. Preservation of active range of motion after acute elbow trauma predicts absence of elbow fracture. Am J Emer Med. 2008;26:779–82.

7. Malhi AM, Khan R. Correlation between clinical diagnosis and arthroscopic findings of the shoulder. Postgrad Med J. 2005;81:657–9.

8. Gagey OJ, Gagey N. The hyperabduction test. J Bone Joint Surg Br. 2001;83:69–74.

9. Toprak U, Ustuner E, Ozer D, Uyanik S, Baltaci G, Sakizlioglu SS, Karademir MA, Atay AO. Palpation tests versus impingement tests in Neer stage Ⅰ and Ⅱ subacromial impingement syndrome. Knee Surg Sports Traumatol Arthrosc. 2013;21:424–9.

10. Walton J, Mahajan S, Paxinos A, Marshall J, Bryant C, Shnier R, Quinn R, Murrell GA. Diagnostic values of tests for acromioclavicular joint pain. J Bone Joint Surg Am. 2004;86-A:807–12.

11. Goldbeck T, Davies G. Test-retest reliability of the closed kinetic chain upper extremity stability test. J Sports Rehabil. 2000;9:35–45.

12. Gross ML, Distefano MC. Anterior release test. A new test for occult shoulder instability. Clin Orthop Relat Res. 1997;339:105–8.

13. Kim SH, Park JS, Jeong WK, Shin SK. The Kim test: a novel test for posteroinferior labral lesion of the shoulder–a comparison to the jerk test. Am J Sports Med. 2005;33:1188–92.

14. Kim YS, Kim JM, Ha KY, Choy S, Joo MW, Chung YG. The passive compression test: a new clinical test for superior labral tears of the shoulder. Am J Sports Med. 2007;35:1489–94.

15. Ben Kibler W, Sciascia AD, Hester P, Dome D, Jacobs C. Clinical utility of traditional and new tests in the diagnosis of biceps tendon injuries and superior labrum anterior and posterior lesions in the shoulder. Am J Sports Med. 2009;37:1840–7.

16. Gillooly JJ, Chidambaram R, Mok D. The lateral Jobe test: a more reliable method of diagnosing rotator cuff tears. Int J Shoulder Surg. 2010;4:41–3.

17. Bartsch M, Greiner S, Haas NP, Scheibel M. Diagnostic values of clinical tests for subscapularis lesions. Knee Surg Sports Traumatol Arthrosc. 2010;18:1712–7.

18. Chronopoulos E, Kim TK, Park HB, Ashenbrenner D, Mcfarland EG. Diagnostic value of physical tests for isolated chronic acromioclavicular lesions. Am J Sports Med. 2004;32:655–61.

19. Bushnell BD, Creighton RA, Herring MM. The bony apprehension test for instability of the shoulder: a prospective pilot analysis. Arthroscopy. 2008;24: 974–82.

20. Adams SL, Yarnold PR, Mathews JJT. Clinical use of the olecranon-manubrium percussion sign in shoulder trauma. Ann Emerg Med. 1988;17:484–7.

21. Novak CB, Lee GW, Mackinnon SE, Lay L. Provocative testing for cubital tunnel syndrome. J Hand Surg. 1994;19:817–20.

22. O'driscoll SW, Lawton RL, Smith AM. The "moving valgus stress test" for medial collateral ligament tears of the elbow. Am J Sports Med. 2005;33:231–9.

23. Ruland RT, Dunbar RP, Bowen JD. The biceps squeeze test for diagnosis of distal biceps tendon ruptures. Clin Orthop Relat Res. 2005;(437):128–31.

24. Cook C, Hegedus EJ. Orthopedic physical examination tests: an evidence-based approach. Upper Saddle River: Prentice Hall; 2011.

肩关节镜入路：常规入路与非常规入路

Yang-Soo Kim and Hyo-Jin Lee

4.1 引言

近来，关节镜已经取代了大多数传统的肩关节手术。关节镜作为肩关节的主要治疗方式，与传统的开放手术相比有许多优势。小切口的微创手术使三角肌损伤少，术后疼痛减轻，术后恢复快 [4, 17]。在操作过程中，对关节的彻底可视化，可使诊断更精确，同时发现伴随的病理改变。

恰当的手术入路能提高关节内的手术视野、减少手术器械造成的损伤及提高受伤组织的解剖重建水平，最终使手术成功施行。本章将内容分为 2 个部分：常规手术入路和非常规手术入路。

4.2 常规手术入路

4.2.1 后入路

后入路是肩关节镜手术的第一个入路。其方便并且安全，能看清整个盂肱关节。后入路是在肱骨头和关节盂之间的软点处进入，该垂直的小切口位于肩峰后外侧角下方 2~3 cm，偏内侧 1~2 cm 处 [1]。有些外科医生喜欢做更下方的切口，因当手术时出现软组织水肿，该切口可能会向上偏移。在这种情况下，过于接近肩峰后侧的切口，会使肩峰下空间的显露角度较差。进入盂肱关节时，套管针的方向建议向着喙突。当套管穿透关节囊进入关节时，可感觉到突破感。通过触诊肱骨头定位关节线，可感知通过该入路已正确进入盂肱关节内。正确放置套管后，可以进行诊断性关节镜检查。

即使后入路能安全地建立，仍存在邻近神经或血管损伤的风险。腋神经和肩胛上神经是在建立后入路时最常损伤的神经。从腋神经到后入路进针点平均距离为 49 mm，当其可以被发现时则接近 30 mm [12]。而后入路内侧点与肩胛上神经平均只有 29 mm 的距离。距离最近、风险最大的解剖结构是肩胛上动脉，平均距离 27 mm [12]。

入路的位置可根据潜在的病变或者有明确损伤部位而改变。相比于肩袖损伤修补术，较低的后入路位置更适合于盂唇修补 [16]。对于巨大的肩袖撕裂修复，我们建议选择内侧入路，使缝合器械能更容易地缝合伤口。

4.2.2 前入路

前入路可以通过"由外向内"或"由内向外"的技术建立。"由外向内"的技术可在关节镜直视下进行。喙突是前入路手术的重要标志。套管针由肩峰前外侧角的内下方 1~2 cm 进针穿刺位于喙突尖外侧。注意不要损伤臂丛神经和位于内下方的腋血管 [16]。更下方的前入路进针点可能会损伤肌皮神经和头静脉。根据 Lo 等 [11] 研究发现，肌皮神经位于喙突尖下方平均 (33 ± 6.2) mm 的地方。

"由内向外"的技术应用时，关节镜向肩袖间隙推进，在肱二头肌肌腱下穿过关节盂。牢固地握住套管，取出关节镜，并通过后入口插入交换棒。棒的插入会导致皮肤的皱褶，所以需在其进入处做一小切口使交换棒通过皮肤切口进入。将套管插入交换棒，轻轻推进直到刺穿关节囊。

根据手术医生的偏好或已被发现的病变等在肩袖间隙内改变前入路的手术位置。入路位置选择较上，可以用于修复上盂唇前后（SLAP）损伤，因其能从较容易的角度插入到关节盂的上方。外侧位是 Bankart 损伤修复的首选，而内侧的位置更适合于前壁和下壁关节囊松解。根据手术医生的偏好，也可以在肩袖间隙内做两个独立的前入路切口。

4.2.3　外侧入路

外侧入路最常用来进入肩峰下间隙。前外侧的入路位置通常是用于解决肩锁关节的病理改变包括锁骨远端切除肩峰成形术（肩峰下减压）（前外侧入路）。如果不必行肩峰成形术，可行后方位置的入路，其取决于肩袖肌腱撕裂的位置和形状。皮肤切口可在肩峰外侧缘约 2~3 cm 处。对于肩峰成形术来说，最重要的是入路要与肩峰前外侧面底面平行。事先插入套管针有助于手术入路的定位。太低的入路位置可能会损伤腋神经，它位于肩峰前外侧缘远端大约 3 cm 处 [5, 15]。而较高的位置则会难以进入肩峰或肩锁关节。

通常外侧入路是操作入口，但在诸如肩峰成形术切除时，也可以作为观察入口。

4.2.4　后外侧入路

根据其位置，后外侧切口可作为观察切口或操作切口。肩峰外侧缘的下方 2~3 cm 的切口是用来作为肩峰成形术、肩袖修补的观察切口。

后观察入口是指当关节镜对后唇撕裂进行手术时，观察入路位置在距外侧缘 1 cm 处 [9]。后观察入口能提供肩袖撕裂下关节面的良好视野。做切口时应注意，过低的位置可能导致腋神经损伤。为了避免在肩峰下空间的器械拥挤，距操作切口至少需要 2 cm 的距离建立另一个操作切口 [9]。

4.3　非常规手术入路

4.3.1　Neviaser 入路

此手术入路是 Neviaser TJ 在 1987 年最先实施并以其名字命名 [14]，也被称为锁骨上窝入路，其提供前关节盂的良好视野并使锚钉更方便地应用于 SLAP 损伤的修复。该入路位于锁骨后方、肩峰内侧和肩胛冈前方，在软组织外侧进针。入路的方向可以根据手术医生的偏好稍加改变，做肩峰内侧缘内侧 1 cm 的皮肤切口。我们建议 SLAP 损伤的手术修复锚钉位置位于二头肌腱下方。也可使用弧形过线装置用于冈上肌的修复，如 Banana Suture Lasso（Arthrex，Naples，FL）。肩胛上神经和动脉应予保护，这些结构距离盂上结节只有 3 cm [3]。

4.3.2　5 点钟位置入路

5 点钟位置入路由 Davidson 等建立 [7]，为了能在

Bankart 损伤修复时方便地在较低的位置放置锚钉。它可在脱离的关节囊的直角区域接近关节盂缘。入路通常利用"由内向外"的技术，建立在关节盂 5 点钟的位置，即盂肱下韧带的前缘、肩胛下肌腱下方和联合腱外侧。入路安全性是由于其邻近腋神经/动脉、肌皮神经、头静脉，故一直备受争议 [12, 17]。腋神经和动脉位于该入路 15 mm 内，而头静脉则可以接近至 2 mm。当患者侧卧位，入路位置可能发生侧偏，从而减少对相邻结构损伤的风险（图 4.1）。

4.3.3　7 点钟位置入路

7 点钟位置入路，也称为后下入路，其用于关节松解和后下盂唇的固定 [6]。使用外到内的技术，在标准后侧入路位置的下方做 2~3 cm 的皮肤切口，位置位于邻近关节盂后下角的下方。而"由内到外"的技术，应将交换棒插入并通过位于 7 点钟位置的前入口，然后穿过关节囊，在此过程中肩胛上神经和动脉、腋神经和旋肱后动脉存在损伤风险。

4.3.4　腋窝入路

腋窝入路可直接进入整个盂肱下隐窝并为关节镜器械提供良好的视野 [2]。入路的建立需要套管针从外侧肩峰角下缘向下 2~3 cm 处穿刺，在外侧约 2 cm 处建立后观察入口并与轴面向内侧倾斜约 30°。7 点钟位入路和辅助后侧入路有以下几点优势。神经血管结

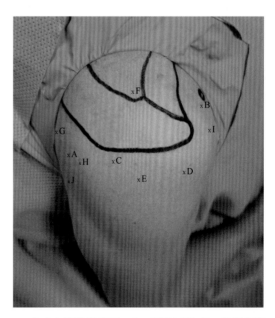

图 4.1　右肩入路位置标记。A，后侧入路；B，前侧入路；C，后外侧入路；D，前外侧入路；E，跨肩袖入路；F，Neviaser入路；G，辅助后内侧入路；H，腋窝入路；I，5 点钟位入路；J，7 点钟位入路

构的损伤风险低于其他由于较高的或外侧入路引起的损伤风险。盂肱下韧带后束以上的入路可防止神经或韧带纤维的直接损伤。同时，入路外侧位置可更好地进入盂肱下隐窝并防止后入路内侧的过度拥挤。

4.3.5 跨肩袖入路

该入路位置随病变部位而改变，为了在关节盂后上方给锚钉提供稳定角度。由 Morgan 等[13] 描述的 Wilmington 入路，是最值得注意的用于 SLAP 损伤修复的跨肩袖入路。该入路在肩峰后外侧角的前、外侧做 1 cm 的切口。其能使锚钉在关节盂后上面 45° 进行固定。尽管前后位置可根据手术医生的偏好有所不同，但我们建议靠近肌腱止点处的内侧，因为外侧容易损伤腋神经。

4.3.6 辅助后内侧入路

辅助后内侧入路特别适用于包括冈下肌和小圆肌等的后袖撕裂[8]。它通过肌腱穿透装置，而不是使用弯曲或有角度的缝线转换装置，使缝线能在理想的位置过线，从而简化和加快肩袖撕裂后的修复。入路入口位置在肩峰后外侧角内侧约 4~5 cm 和肩胛冈下方 2 cm 处。我们建议肩峰下间隙内侧和后侧可进行直视下的入针点，进行扩大的滑囊切除术。然而，距内侧太远的滑囊切除术可致肩胛上动脉损伤。

4.3.7 肩胛上神经入路（Lafosse）

该入路首先由 Lafosse 等提出[10]，这个特殊的入路是为肩胛上神经减压而行上横韧带切开术所建立。入路位于锁骨和肩胛骨之间，肩峰外侧缘内侧约 7 cm。它距离 Neviase 入路内侧 2 cm。通过关节镜直接可视化（"由外到内"技术）操作。套管针通过斜方肌和喙锁韧带内面的上方，并对准冈上肌的前缘进针。使用套筒时，我们建议对肩胛上神经和动脉周围的脂肪组织进行分离，并进一步明确肩胛横韧带的边界。

参·考·文·献

1. Andrews JR, Carson Jr WG, Ortega K. Arthroscopy of the shoulder: technique and normal anatomy. Am J Sports Med. 1984;12(1):1–7.
2. Bhatia DN, de Beer JF. The axillary pouch portal: a new posterior portal for visualization and instrumentation in the inferior glenohumeral recess. Arthroscopy. 2007;23(11):1241.e1–5.
3. Bigliani LU, Dalsey RM, McCann PD, April EW. An anatomical study of the suprascapular nerve. Arthroscopy. 1990;6(4):301–5.
4. Bishop JY, Sprague M, Gelber J, et al. Interscalene regional anesthesia for shoulder surgery. J Bone Joint Surg Am. 2005;87(5):974–9.
5. Burkhead Jr WZ, Scheinberg RR, Box G. Surgical anatomy of the axillary nerve. J Shoulder Elbow Surg. 1992;1(1):31–6.
6. Davidson PA, Rivenburgh DW. The 7-o'clock posteroinferior portal for shoulder arthroscopy. Am J Sports Med. 2002;30(5):693–6.
7. Davidson PA, Tibone JE. Anterior-inferior (5 o'clock) portal for shoulder arthroscopy. Arthroscopy. 1995;11(5): 519–25.
8. Glenn Jr RE, McCarty LP, Cole BJ. The accessory posteromedial portal revisited: utility for arthroscopic rotator cuff repair. Arthroscopy. 2006;22(10):1133.e1–5.
9. Kim SH, Ha KI, Ahn JH, Park JH. Differential arthroscopic portal placement for rotator cuff repair. Arthroscopy. 2002;18(8):E43.
10. Lafosse L, Tomasi A, Corbett S, Baier G, Willems K, Gobezie R. Arthroscopic release of suprascapular nerve entrapment at the suprascapular notch: Technique and preliminary results. Arthroscopy, 2004; 23:34–42.
11. Lo IK, Burkhart SS, Parten PM. Surgery about the coracoid: neurovascular structures at risk. Arthroscopy. 2004;20(6):591–5.
12. Meyer M, Graveleau N, Hardy P, Landreau P. Anatomic risks of shoulder arthroscopy portals: anatomic cadaveric study of 12 portals. Arthroscopy. 2007;23(5):529–36.
13. Morgan CD, Burkhart SS, Palmeri M, Gillespie M. Type Ⅱ SLAP lesions: three subtypes and their relationships to superior instability and rotator cuff tears. Arthroscopy. 1998;14(6):553–65.
14. Neviaser TJ. Arthroscopy of the shoulder. Orthop Clin North Am. 1987;18(3):361–72.
15. Nottage WM. Arthroscopic portals: anatomy at risk. Orthop Clin North Am. 1993;24(1):19–26.
16. Paxton ES, Backus J, Keener J, Brophy RH. Shoulder arthroscopy: basic principles of positioning, anesthesia, and portal anatomy. J Am Acad Orthop Surg. 2013;21(6):332–42.
17. Pearsall AW, Holovacs TF, Speer KP. The low anterior five-o'clock portal during arthroscopic shoulder surgery performed in the beach-chair position. Am J Sports Med. 1999;27(5):571–4.
18. Yamaguchi K, Levine WN, Marra G, Galatz LM, Klepps S, Flatow EL. Transitioning to arthroscopic rotator cuff repair: the pros and cons. Instr Course Lect. 2003;52:81–92.

运动员肩袖撕裂：病因学机制

Robert Z.Tashjian

5.1 引言

肩袖功能障碍是与肩关节相关致残的最常见原因 [1]。在美国，每年有超过 7.5 万例患者行肩袖修补术。肩袖撕裂在 60~80 岁的个体中发生率高达 30%，在 80 岁以上的患者中可高达 50% [2, 3]。尽管其普遍存在，但肩袖疾病的确切病因仍是未知的，尽管它已被认为可能是由包括各种内在因素和外在因素在内的多因素构成。在对肩袖功能障碍的研究中逐渐认识到的这些因素包括肌腱内血管分布的减少，肩峰下的机械撞击和内在变性。运动员肩袖损伤的病因与非运动员人群相似，但也存在超负荷拉伤和内部冲击的作用，这是该患者群体特有的，特别对于过顶投掷者而言。本章的目的是回顾损伤的各种病因学机制，包括遗传因素、内在因素和外在因素以及过顶投掷导致的超负荷拉伤和内部冲击等。

5.2 遗传因素

总体而言，只有非常初步的证据表明遗传因素会导致肩袖损伤。Harvie 等回顾性分析了 205 例全层肩袖撕裂患者的 129 名兄弟姐妹，经超声检查以确定该同胞人群肩袖撕裂的患病率 [4]。使用 150 例患者的配偶作为对照人群，患者的兄弟姐妹与配偶对照组的全层肩袖撕裂的相对风险 (*RR*) 为 2.42 (95% CI 1.77–3.31)，而与对照组相比，兄弟姐妹出现全层肩袖撕裂症状的相对风险为 4.65 (95% CI 2.42–8.63)。这种在兄弟姐妹中撕裂风险的显著增加可能意味着遗传因素在全层肩袖撕裂发展中起主要作用。Harvie 研究的缺陷包括回顾性质、仅限近亲的限制，以及与相当高百分比的患者失访带来的偏差。

Tashjian 等利用独特的家族数据库将患者信息与家族谱系联系起来，研究了肩袖疾病发展的家族倾向 [5]。作者分析了 3 091 名患者的诊断或代表肩袖手术或肩袖撕裂的疾病代码，发现肩袖疾病患者的亲属进行肩袖手术或发生一度撕裂 (*RR* = 2.4，*P* <0.000 1) 和二度撕裂 (*RR* = 1.24，*P* = 0.018) 的风险与没有肩袖损伤的对照组相比更大。这些结果表明遗传因素对肩袖损伤倾向的作用，他们还分析了部分遗传作用风险更高的人群 [40 岁以前诊断的患者 (*N* = 652)]。在这个高危人群中，他们观察到患者亲属发生三度撕裂的风险显著升高 (*RR* = 1.81，*P* = 0.047 9)，强烈支持了肩袖撕裂的遗传倾向。Harvie 等和 Tashjian 等的数据高度暗示了肩袖疾病发展的遗传倾向。

5.3 内在因素

5.3.1 低灌注

在冈上肌腱止于大结节处周围 1~2 cm 的区域被认为是血管减少的区域 [6]。该区域的低灌注被认为是肩袖损伤开始的一个可能因素。尽管有这样的推测，但有其他文献认为这个区域不太可能低灌注，而且更可能是血管吻合的区域 [7, 8]。然而，导致全组织灌注不全的全身性疾病，包括吸烟、心血管疾病和肺部疾病，仍有可能是肩袖撕裂发展的危险因素 [9, 10]。此外，肩袖的血管分布已经显示随着年龄的增长而降低，这与年龄相关的肩袖退化的潜在机制相对应 [11]。

5.3.2 年龄相关退化

肩袖撕裂的发生率随年龄增长而增加。这已被多位学者研究，并支持年龄相关性退化作为肩袖撕裂的可能病因。有研究者对无症状的患者进行 MRI 和超声检查，以确定肩袖撕裂的可能性。Sher 等用 MRI 检查发现无症状个体中肩袖撕裂的患病率为 35%∶15% 全层撕裂，20%部分撕裂 [3]。在 60 岁以上的患者中，分别在 28%和 26%的个体中发现全层和部分的肩袖撕裂。在 40~60 岁的患者中，分别在 4%和 24%的个体中发现全层和部分的肩袖撕裂。最后，40 岁以下的患者中，只有 4%有部分撕裂，而没有全层撕裂发生。Tempelhof 等用超声检查发现 80 岁以上的无症状个体中有 51%存在肩袖撕裂，其中有 23%的全层撕裂 [12]。这些研究支持了肩袖撕裂发生，在一定程度上是随着老化而增加的 "正常" 退变过程的理论。

5.3.3 细胞凋亡

有些学者评估了细胞凋亡在肩袖撕裂发展中的作用。Yuan 等首先报告使用免疫组化发现存在撕裂的冈上肌腱，相比对照组的肩胛下肌，细胞的凋亡有所增加 [13]。退行性改变的肩袖中凋亡细胞的百分比显著高于对照组（34% vs. 13%）。自这项初步研究以来，许多研究者已经评估细胞凋亡作为肩袖撕裂的潜在起始因子。潜在基因 *p53* 和 *HIF-1α* 的上调与凋亡增加相关 [14, 15]。凋亡的潜在触发因素包括缺氧损伤。这种损伤可能发生在肩袖的灌注随着老化而下降，这表明年龄相关的肩袖退变的潜在机制。

5.4 肩峰下撞击

肩袖的肩峰下撞击最初由 Neer 提出，被认为是外在肩袖变性的主要原因 [16]。Neer 假设肩袖在肩峰下面的碰撞是导致肩袖撕裂的主要病理因素。支持这一理论的初步研究表明，肩峰形状更偏向于 "钩状" 与肩袖撕裂发生率较高有关 [17]。最近的临床研究确定肩峰形状的可靠性很差，因此肩峰形状作为肩袖撕裂的因果因素有限 [18]。另一方面，在尸体研究中显示，与老化相关的肩峰形成可以可靠地在影像图片上识别，并且已被证明与肩袖撕裂相关 [18, 19]。因此，肩峰骨刺形成和肩袖撕裂的发展可能是重合的，但不是因果关系，因为两者都与年龄相关。Soslowsky 进一步支持这一理论，显示在动物模型中，外在压力本身无法引起肩袖肌腱病变 [20]。虽然外来压迫可能在肩袖撕裂中发挥作用，特别是存在表面损伤的情况下，但不太可能是损伤的主要来源，而只是造成肩袖功能不全的许多原因之一。肩峰撞击可发生在过顶投掷运动员中。撞击的原因可以是肩袖本身或肩胛周围肌肉组织的软弱和功能障碍。过顶投掷运动员需要最大限度的外展和外旋才能进行投掷，这种重复性的动作需要肩袖通

过喙突下方。肩袖的无力可以通过肱骨头抬高加速肩峰撞击。由于肩袖产生的力减少，导致三角肌强拉力的抵抗力降低，导致肩峰撞击。

肩胛骨功能障碍是运动员肩峰撞击的另一种机制。Burkhart 等提出了 SICK 肩胛骨综合征（肩胛骨上错位、内侧边缘突出、喙突疼痛和错位，以及肩胛骨运动障碍），并且这是肩袖损伤和冲击的潜在来源 [21]。该综合征在检查时呈现 "下降" 的肩胛骨，是肩胛骨伸展、侧向移位和外展的结果。与撞击相关的最常见的是 Ⅲ 型，即与肩胛骨高内侧缘突出相关。作为 SICK 综合征的结果，肩峰会在持续撞击的同时发生肩胛骨错位。需要旋转肩胛骨以使肱骨结节通过肩峰下，并且由于投掷期间的运动障碍而未能达到此目的，将导致肩袖损伤。胸肌肌肉和后肩袖的胸大肌紧张度和无力程度通常是致病因素。一旦出现运动障碍，伴有肩胛周围组织无力，投掷机能不佳通常会导致肘关节在晚期扬起和早期加速阶段下降，并且在肩胛骨平面之后而不是在肩胛骨平面上成角度，导致肩胛骨进一步减小旋转和仰角，从而加剧了撞击 [21]。需要矫正投掷力学以及肩袖和肩胛周围组织无力来治疗肩峰撞击。

5.5 拉力过载

部分或内部的肩袖撕裂是非常常见的，并且在被诊断为上盂唇撕裂的投掷伤者中发生率可达 1/3。肩袖大幅度偏心收缩以及增加的拉力负荷被认为是过顶投掷运动员肩袖损伤的原因。在甩臂减速阶段，稳定肱骨头的过程中产生了大量的偏心拉力 [22]。如果该力不足以抵抗该减速力，则会产生肩袖内的异常拉力，并可能导致过载和失效 [23]。重复性偏心收缩和拉力负荷过载的结合会使过顶投掷者肩袖损伤的风险增加。

5.6 内部撞击

过顶投掷运动员内部撞击的病理状况是独特的，其特征在于手臂呈外旋姿势时，肱骨大结节与后上关节盂的重复接触。这种情况是由肱骨和关节盂引起的肩袖和盂唇碰撞的结果，导致下表面肩袖撕裂和后盂唇撕裂（图 5.1a~c）。这通常在投掷或过顶投掷运动员中发生，他们的手臂被定位在外旋的位置，并进行重复的过顶投掷运动。虽然存在关于这是正常或病理现象的争议，但是重复的内部撞击可以导致运动肩关节

的结构损伤和临床损伤。Walch 等首先报道了 17 例接受肩关节镜检查的后上关节盂冈上肌后部和冈下肌前部的深表面的撞击 [24]（图 5.2）。关节镜检查结果包括关节面肩袖和后盂唇撕裂，无任何其他关节内病变。Walch 假设这种现象发生在所有被固定在外旋位置的肩关节中，但由于重复的撞击可能在患者身上发生病理变化。Jobe 认为，前囊松弛是内部撞击发展的主要因素，因此推荐对前囊折叠术进行治疗 [25]。目前的数据实际上支持相反的理论，即前盂肱关节半脱位的前松弛可能减轻内部撞击而不是加重 [26]。

最近，Burkhart 等提出后关节囊挛缩和内旋损失是内部撞击发展的主要因素 [27]。Burkhart 等假设后关节囊由于在投掷减速阶段产生的重复拉力而损伤和增厚 [27]。这种后关节囊收缩导致肩关节的旋转中心更向上和表浅移动，导致肩部被固定并外旋变得不稳定。后上位移允许肱骨超内旋转，其对后关节囊的后上唇和扭转应力施加剪切应力，导致冈上肌、冈下肌的后部和上盂唇撕裂 [27]（图 5.3）。随着盂内旋转中心的后移，减少了肱骨近端对前囊和韧带的空间占有作用，导致冗余。支持前向不稳定作为内部撞击根源的先前理论可能会将多余的盂内韧带误解为微稳定性。病理性内部撞击的治疗集中在后关节囊拉伸上，以减少内旋旋转以及加强后袖，以帮助抵抗减速和后续阶段的牵引力。

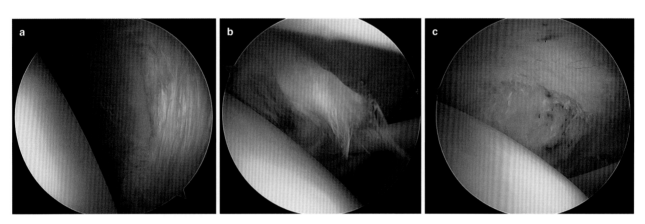

图 5.1　后上盂唇撕裂的关节镜图像（a）和冈上肌后部部分关节面内的肩袖撕裂的关节镜图像（b），以及对一名有内部撞击过顶投掷运动员经清创后的关节镜图像（由 Brian Wolf MD 提供）

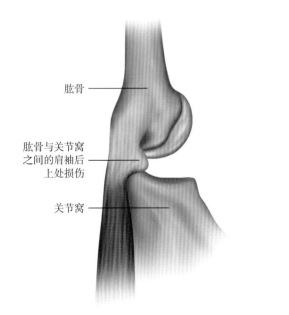

图 5.2　最大外展和外旋时肱骨和关节盂之间的后肩袖的内部撞击

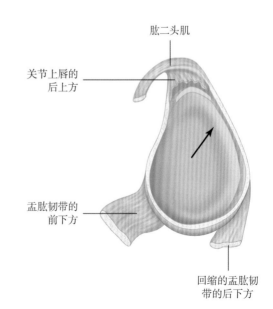

图 5.3　在后上方向的盂内关节旋转中枢（箭头所示）位置的变化是由后囊膜下挛缩引起的，导致前囊和韧带的冗余，引起肱二头肌肌腱固定处对上盂唇的剪切力增加，最终导致上盂唇撕裂

参·考·文·献

1. Chakravarty K, Webley M. Shoulder joint movement and its relationship to disability in the elderly. J Rheumatol. 1993;20:1359–61.

2. Milgrom C, Schaffler M, Gilbert S, van Holsbeeck M. Rotator-cuff changes in asymptomatic adults. The effect of age, hand dominance and gender. J Bone Joint Surg Br. 1995;77(2):296–8.

3. Sher JS, Uribe JW, Posada A, Murphy BJ, Zlatkin MB. Abnormal findings on magnetic resonance images of asymptomatic shoulders. J Bone Joint Surg Am. 1995;77:10–5.

4. Harvie P, Ostlere SJ, The J, McNally EG, Clipsham K, Burston BJ, Pollard TC, Carr AJ. Genetic influences in the aetiology of tears of the rotator cuff. Sibling risk of a full-thickness tear. J Bone Joint Surg Br. 2004;86(5):696–700.

5. Tashjian RZ, Farnham JM, Albright FS, Teerlink CC, Cannon-Albright LA. Evidence for an inherited predisposition contributing to the risk for rotator cuff disease. J Bone Joint Surg Am. 2009;91(5):1136–42.

6. Blevins F, Djurasovic M, Flatow E, Vogel K. Biology of the rotator cuff. Orthop Clin North Am. 1997;28:1–15.

7. Moseley HF, Goldie I. The arterial pattern of the rotator cuff of the shoulder. J Bone Joint Surg Br. 1963;45: 780–9.

8. Levy O, Relwani J, Zaman T, Even T, Venkateswaran B, Copeland S. Measurement of blood flow in the rotator cuff using laser Doppler flowmetry. J Bone Joint Surg Br. 2008;90(7):893–8.

9. Carbone S, Gumina S, Arceri V, Campagna V, Fagnani C. Postacchini. The impact of preoperative smoking habit on rotator cuff tear: cigarette smoking influences rotator cuff tear size. J Shoulder Elbow Surg. 2012;21:56–60.

10. Harryman 2nd DT, Hettrich CM, Smith KL, Campbell B, Sidles JA, Matsen 3rd FA. A prospective multipractice investigation of patients with full-thickness rotator cuff tears: the importance of comorbidities, practice, and other covariables on self-assessed shoulder function and health status. J Bone Joint Surg Am. 2003;85:690–6.

11. Rudzki JR, Adler RS, Warren RF, Kadrmas WR, Verma N, Pearle AD, Lyman S, Fealy S. Contrastenhanced ultrasound characterization of the vascularity of the rotator cuff tendon: age- and activity-related changes in the intact asymptomatic rotator cuff. J Shoulder Elbow Surg. 2008;17(1 Suppl):96s–100.

12. Tempelhof S, Rupp S, Seil R. Age-related prevalence of rotator cuff tears in asymptomatic shoulders. J Shoulder Elbow Surg. 1999;8:296–9.

13. Yuan J, Murrell GA, Wei AQ, Wang MX. Apoptosis in rotator cuff tendinopathy. J Orthop Res. 2002;20: 1372–9.

14. Lundgreen K, Lian OB, Engebretsen L, Scott A. Tenocyte apoptosis in the torn rotator cuff: a primary or secondary pathologic event? Br J Sports Med. 2011;45:1035–9.

15. Millar NL, Reilly JH, Kerr SC, Campbell AL, Little KJ, Leach WJ, Rooney BP, Murrell GA, McInnes IB. Hypoxia: a critical regulator of early human tendinopathy. Ann Rheum Dis. 2012;71:302–10.

16. Neer 2nd CS. Anterior acromioplasty for the chronic impingement syndrome in the shoulder: a preliminary report. J Bone Joint Surg Am. 1972;54(1):41–50.

17. Bigliani LU, Morrison DS, April EW. The morphology of the acromion and its relationship to rotator cuff tears. Orthop Trans. 1986;10:216.

18. Hamid N, Omid R, Yamaguchi K, Steger-May K, Stobbs G, Keener JD. Relationship of radiographic acromial characteristics and rotator cuff disease: a prospective investigation of clinical, radiographic, and sonographic findings. J Shoulder Elbow Surg. 2012;21:1289–98.

19. Nicholson GP, Goodman DA, Flatow EL, Bigliani LU. The acromion: morphologic condition and age- related changes. A study of 420 scapulas. J Shoulder Elbow Surg. 1996;5(1):1–11.

20. Soslowsky LJ, Thomopoulos S, Esmail A, Flanagan CL, Iannotti JP, Williamson 3rd JD, Carpenter JE. Rotator cuff tendinosis in an animal model: role of extrinsic and overuse factors. Ann Biomed Eng. 2002; 30(8):1057–63.

21. Burkhart SS, Morgan CD, Kibler WB. The disabled throwing shoulder: spectrum of pathology part III: the SICK scapula, scapular dyskinesis, the kinetic chain and rehabilitation. Arthroscopy. 2003;19(6):641–61.

22. Economopoulos KJ, Brockmeier SF. Rotator cuff tears in overhead athletes. Clin Sports Med. 2012;31(4): 675–92.

23. Williams GR, Kelley M. Management of rotator cuff and impingement injuries in the athlete. J Athl Train. 2000;35(3): 300–15.

24. Walch G, Boileau J, Noel E, et al. Impingement of the deep surface of the supraspinatus tendon on the posterior superior glenoid rim: an arthroscopic study. J Shoulder Elbow Surg. 1992;1:238–43.

25. Jobe CM. Posterior superior glenoid impingement: expanded spectrum. Arthroscopy. 1995;11:530–7.

26. Halbrecht JL, Tirman P, Atkin D. Internal impingement of the shoulder: comparison of findings between the throwing and nonthrowing shoulders of college baseball players. Arthroscopy. 1999;15:253–8.

27. Burkhart SS, Morgan CD, Kibler WB. The disabled throwing shoulder: spectrum of pathology. Part I: pathoanatomy and biomechanics. Arthroscopy. 2003;19(4): 404–20.

运动员肩袖撕裂：保守治疗——美国理念

Simon A. Euler, Dirk Kokmeyer, and Peter J. Millett

6.1 引言

肩袖撕裂是运动员常见的损伤，可能由于急性创伤（例如在手臂伸展状态时落地）而发生，或者更常见的是由于重复过顶活动的慢性过度劳损。虽然创伤性疾病通常需要进行手术治疗，但是通常使用保守方法治疗慢性过度使用导致的损伤。由于重复的过顶活动，尤其是投掷运动，如棒球或标枪，导致的肩部过度使用损伤通常与微损伤有关。随着这些运动员进入更高水平的竞争，随着投掷速度的增加，对盂肱关节的压力也越来越大。通过肩外展和外旋运动范围的增加，可以使投掷速度最大化，这也会导致骨组织和软组织在解剖结构上相互适应，有助于更好的外展和外旋。这些解剖变化可导致后囊挛缩，并可进一步导致肱骨头后移位[1]。这被称为肩关节内旋障碍（GIRD），除了受限的内旋以外，还可以通过"剥离"机制导致上盂唇的撕裂（SLAP）[1]。GIRD 还可能导致后关节盂撞击——这是一种大结节和关节盂的边缘由于外展和外旋（内部撞击）而产生的骨性撞击，从而引起的后上肩袖和 / 或盂唇撕裂。此外，肌肉不平衡可能产生肩胛骨运动障碍，这可能减少肩袖肌腱在肩峰下通过的空间，从而导致磨损和局部撕裂。大多数投掷运动员有关节侧部分的肩袖撕裂，其中大多数发生在冈上肌和冈下肌肌腱之间的间隙附近，可能是由于内部撞击引起的[1]。

一个在赛季中接受手术的运动员通常在本赛季的大部分时间不能上场。即使在休赛期进行外科手术治疗也可能会延迟返回赛场或恢复到术前的水平。要通过物理治疗进行有效和成功的治疗，重要的是要记住一些基本考虑因素，并遵循下述康复的基本原则。

尽管过顶运动员围绕肩袖撕裂的病理机制仍然存在重大争议，但保守治疗仍然是治疗的主要部分[2]。

因此，本章的目的是回顾运动员，特别是过顶运动员肩袖撕裂伤保守治疗的基本原理。

6.2 注意事项

在存在肩袖撕裂的过顶运动员中，非手术治疗的主要目标是实现竞技运动能力的全面恢复，同时也防止进一步的损伤。通过特定的康复目标，如减轻疼痛和炎症反应，加强周围肌肉组织，促进适当的关节运动，以及促进维持正常肩峰角度的正确投掷力学。保守治疗不太可能使撕裂的肩袖愈合。然而，当过顶运动员以疼痛为主要症状时，通常可以对其进行保守治疗，目的是改善运动范围并将其恢复到以前的竞技水平。

6.3 康复的基本原则

6.3.1 第一阶段

在肩袖撕裂的过顶运动员不符合初次手术的情况下，康复的第一阶段应主要关注减轻疼痛和炎症的方法，这有助于恢复运动范围，同时减少疼痛导致的关节抑制，从而可以进行进一步的康复锻炼。除了休息、活动修正、冷冻疗法和抗炎药物之外，还有一些其他治疗选择可能有助于减轻与肩袖撕裂相关的疼痛和炎症反应。这些可能包括经皮电神经刺激（TENS）、按摩治疗以及激光和热疗。然而，缺乏足够的证据支持它们对过顶运动员的肩伤有特别的疗效。然而，由于这些方式通常是廉价的，并且对患者的风险最小，因此可以在一定程度上使用这些干预措施。

肩峰下和 / 或关节内注射也可用于减轻肩袖撕裂

患者的疼痛和炎症反应。注射可能包括透明质酸[3]、皮质类固醇[4, 5]、富血小板血浆[6]或局部麻醉剂[7]。虽然局部麻醉剂和皮质类固醇已经表现出可有效减轻肩袖撕裂患者的疼痛和炎症反应，但透明质酸和富血小板血浆注射剂的效果仍有争议。除了减少疼痛和炎症反应外，确保投掷运动员保持适当的关节运动范围至关重要。虽然通常发现投掷肩具有增加的外旋和减小的内旋，但是总的运动弧应该基本上等于非投掷的肩关节[8]。当检查发现内旋的丧失与运动总弧度相关联的减少（如GIRD）时，应进行特殊的伸展运动，以松解后部结构，胸大肌和二头肌腱短头[8, 9]。跨身体伸展、睡姿伸展和单侧角伸展已被发现可显著提高GIRD过顶运动员的内旋能力[9, 10]。如果运动员在达到正常运动之前即开始投掷活动，即使完成康复计划，也可能会出现疼痛症状[11]。因此，在康复过程的所有阶段，应该保持和强调主动和被动的运动范围，以确保成功康复。

6.3.2 第二阶段

运动员可以在缓解疼痛和炎症后进入康复的第二阶段。在第二阶段中，进行周围肌肉（包括手腕和肘部）的强化，同时保持无痛状态下主动和被动的运动范围。虽然具体的加强方案应该根据每个运动员的需要进行个性化，但有些研究表明，肩胛骨牵引器和肩关节外旋器在过顶运动员康复过程中可能是有益的[12]。

神经肌肉控制和动态稳定性的概念围绕激动／拮抗肌肉群的协同运动，这些协同运动在肱骨上升和旋转到各个位置时一起作用在盂窝内的肱骨头上。应该将重点放在神经肌肉控制上的技术，如血小板计数、摄动训练、本体感觉神经肌肉促进（PNF）锻炼和闭链运动，应该被纳入任何过顶运动员的康复计划中，以防止未来的损伤[13]。

6.3.3 第三阶段

进展到第三阶段则要求运动员表现出最佳的上肢力量，运动范围缺陷的正常化，先进的神经肌肉控制，没有症状和明显缺陷的体格检查结果。在第三阶段，开展强化的上肢与下肢力量和耐力训练，并介绍了旨在优化神经肌肉控制的运动锻炼。此外，必须加强核心稳定性，以确保适当的投掷运动，以在肩关节运动中产生有效的力量，以同步和协调的方式抵消分心和抗压。在这种运动链中发生的任何不匹配可能导致肩关节病理剪切应力和损伤[11]。因此，为了通过物理治疗成功治疗任何肩袖撕裂，必须检测并纳入运动员投掷力学的潜在缺陷。应该教导运动员平衡分配上肢、下肢和躯干的激动和拮抗肌肉的训练，以优化骨骼的稳定性[14, 15]。为了准备第四阶段，应该开始轻度耐力训练，如长跑训练和自行车以及投掷活动，以帮助运动员回到过顶活动。

6.3.4 第四阶段

在第四阶段，运动员逐渐恢复运动。应实施结构化的间歇投掷方案，以确保康复进展，因为在此阶段肩袖再次受伤的风险可升高[11]。用手持式测力法测试，达到足够强度标准才可以继续运动[16, 17]；在功能结局评分中达到足够的分数，如Kerlan-Jobe骨科诊所（KJOC）问卷[18]；疼痛应已被控制；运动员适当的ROM和肩胛骨活动节律已恢复全部活动范围。此外，过顶活动期间疼痛的增加应通过休息和活动适应来解决。必要时，康复后应继续无痛的拉伸，以防止内旋和反复发作的症状[8]。但是，应逐渐改变力量训练计划，以避免过度伤害[19]。

6.4 保守治疗的要素

6.4.1 主动和被动运动范围的练习

拉伸和力量加强练习应在专业理疗师的监督下进行。具体的康复计划应该针对个体运动员及特定类型的撕裂，以消除疼痛，维持和最大化运动范围，并防止愈合过程中引起的粘连[20]。肩关节运动应涉及肩袖肌肉、肩胛骨稳定和三角肌。此外，根据投掷力学的评估结果，应包括下身和躯干的具体练习（身体核心稳定性）。肩袖和三角肌的练习包括运动练习、本体感觉练习和加强练习的范围（第33章）。

6.4.2 选择性拉伸

为了防止前后关节囊紧张，建议进行某些伸展运动。后肩部过度紧张经常可见于肩袖撕裂的过顶运动员中，是肩部疼痛最常见的原因之一[21]。后肩部过度紧张可以通过特殊练习来治疗。这些包括内／外旋转拉伸和"睡眠拉伸"（第33章）。

6.4.3 核心稳定性

应该解决肩胛骨运动障碍（见第6.4.1节），将肩胛骨肌肉融入任何特定动作中成为整体[22]。为了改善和保持"核心稳定"，躯干和下肢的练习很重要。这也可以通过加强和练习第33章内的动作来实现。此外，如果适用，则应该教导运动员特殊投掷运动的练习（第33章）。

6.4.4 注射

可以使用肩峰下和关节腔内注射来减少炎症反应，并帮助加速康复和缩短恢复过程[20]。在无菌条件下，根据撕裂的位置，类固醇、局部麻醉剂或玻璃酸钠可以注射到盂肱关节或肩峰下间隙。通常，皮质类固醇与局部麻醉剂组合使用。皮质类固醇可以减轻炎症。然而，胶原坏死限制了其使用。即使在年轻运动员的肩关节上，皮质类固醇两次注射间隔也不应该小于3个月，并且我们认为皮质类固醇注射总共不应超过3次。在某些情况下注射玻璃酸钠可能是有益的。作为天然滑液的一个组成部分，它可能有助于在生理层面保持关节摩擦[23]。

但是，注射入运动员肩关节中的任何物质，必须特别注意符合反兴奋剂规定。对于大多数国家反兴奋剂机构，许多具体的合理适应证允许关节内注射类固醇和其他物质。然而，每种必要的或禁止的物质必须在治疗之前被证明并通知国家反兴奋剂机构。

6.4.5 药物

与全身药物一样，应使用常见的NSAIDs药物[24]。为了消除NSAIDs的胃肠道反应和副作用，应另外使用质子泵抑制剂。由于血管不良事件和心肌梗死的风险增加，我们不建议使用COX2抑制剂。在对NSAIDs过敏反应的情况下，对乙酰氨基酚是一种适当的替代方案。

6.4.6 冷疗

冷疗可有效缓解初期短期疼痛。它可通过减少组织代谢来减少血液和蛋白质从周围脉管系统的释放。

冰可能依靠通过钝化炎症反应，以减少急性肌腱炎性病变的肿胀和疼痛[25]。用湿毛巾冰敷10分钟似乎是最有效的[25]。

6.4.7 物理治疗的持续时间和频率

保守治疗的目标是逐步将运动员恢复到他们受伤前的水平，并尽可能快地恢复最强竞争力。根据我们的经验，保守治疗对于运动员个体来说是一个合理的选择，若没有改善，保守治疗持续时间不应超过12周。然后，运动员应该进入康复阶段的第四阶段，并可以在6个月后回到受伤以前的竞技运动水平。如果不能达到这些目标，运动员很可能不会进一步保守治疗，并可能选择手术。

6.5 结论

6.5.1 损伤预防原则

为预防身体损伤，不同活动方式的运动交叉训练（而不仅仅是投掷运动），使身体适应各种运动和力量，目的是最大限度地提高运动员的整体身心健康[11]。应遵循一些重要原则，以保持投掷运动能力，并防止过顶运动员的急性损伤。主导臂上的投掷活动可能导致内旋减少，导致更高的伤害风险[26]。为了减少这种风险，有必要在损伤后全年保持完全的活动范围。这可以通过特定的拉伸程序来实现。此外，为了保持适当的投掷力学，应该强调核心的稳定性，如第三阶段所述。神经肌肉和肩胛骨关节都需要由运动员神经肌肉控制，以在竞技层面进行适当的运动（见第6.3.2节）[13]。在休赛期间，训练计划应包括有关体育运动的休息和练习。训练方式可以包括拉伸，力量、运动范围和/或耐力练习。

—— 参·考·文·献 ——

1. Burkhart SS, Morgan CD, Kibler WB. The disabled throwing shoulder: spectrum of pathology. Part Ⅲ: the SICK scapula, scapular dyskinesis, the kinetic chain, and rehabilitation. Arthroscopy. 2003;19(6):641–66.

2. Braun S, Kokmeyer D, Millett PJ. Shoulder injuries in the throwing athlete. J Bone Joint Surg Am. 2009; 91(4):966–78.

3. Merolla G, Bianchi P, Porcellini G. Ultrasound-guided subacromial injections of sodium hyaluronate for the management of rotator cuff tendinopathy: a prospective comparative study with rehabilitation therapy. Musculoskelet Surg. 2013;97 Suppl

1:49–56.

4. Rabini A, Piazzini DB, Bertolini C, Deriu L, Saccomanno MF, Santagada DA, Sgadari A, Bernabei R, Fabbriciani C, Marzetti E, Milano G. Effects of local microwave diathermy on shoulder pain and function in patients with rotator cuff tendinopathy in comparison to subacromial corticosteroid injections: a single-blind randomized trial. J Orthop Sports Phys Ther. 2012;42(4):363–70.

5. Karthikeyan S, Kwong HT, Upadhyay PK, Parsons N, Drew SJ, Griffin D. A double-blind randomized controlled study comparing subacromial injection of tenoxicam or methylprednisolone in

patients with subacromial impingement. J Bone Joint Surg Br. 2010; 92(1):77–82.

6. Kesikburun S, Tan AK, Yilmaz B, Yasar E, Yazicioglu K. Platelet-rich plasma injections in the treatment of chronic rotator cuff tendinopathy: a randomized controlled trial with 1-year follow-up. Am J Sports Med. 2013;41(11):2609–16.

7. Yu CM, Chen CH, Liu HT, Dai MH, Wang IC, Wang KC. Subacromial injections of corticosteroids and xylocaine for painful subacromial impingement syndrome. Chang Gung Med J. 2006;29(5):474–9.

8. Reinold MM, Wilk KE, Macrina LC, Sheheane C, Dun S, Fleisig GS, Crenshaw K, Andrews JR. Changes in shoulder and elbow passive range of motion after pitching in professional baseball players. Am J Sports Med. 2008;36(3):523–7.

9. Burkhart SS, Morgan CD, Kibler WB. The disabled throwing shoulder: spectrum of pathology. Part I: pathoanatomy and biomechanics. Arthroscopy. 2003;19: 404–20.

10. McClure P, Balaicuis J, Heiland D, Broersma ME, Thorndike CK, Wood A. A randomized controlled comparison of stretching procedures for posterior shoulder tightness. J Orthop Sports Phys Ther. 2007; 37(3):108–14.

11. Reinold MM, Gill TJ, Wilk KE, Andrews JR. Current concepts in the evaluation and treatment of the shoulder in overhead throwing athletes, part 2: injury prevention and treatment. Sports Health. 2010;2(2): 101–15.

12. Reinold MM, Wilk KW, Macrina LC, Fleisig GS, Dun S, Barrentine SW, Ellerbusch MT, Andrews JR. Electromyographic analysis of the supraspinatus and deltoid muscles during 3 common rehabilitation exercises. J Athl Train. 2007;42(4):464–9.

13. Davies GJ, Dickoff-Hoffman S. Neuromuscular testing and rehabilitation of the shoulder complex. J Orthop Sports Phys Ther. 1993;18(2):449–58.

14. Kibler WB, Livingston B. Closed-chain rehabilitation for upper and lower extremities. J Am Acad Orthop Surg. 2001;9:412–21.

15. McMullen J, Uhl TL. A kinetic chain approach for shoulder rehabilitation. J Athl Train. 2000;35:329–37.

16. Donatelli R, Ellenbecker TS, Ekedahl SR, Wilkes JS, Kocher K, Adam J. Assessment of shoulder strength in professional baseball pitchers. J Orthop Sports Phys Ther. 2000;30(9):544–51.

17. Riemann BL, Davies GJ, Ludwig L, Gardenhour H. Hand-held dynamometer testing of the internal and external rotator musculature based on selected positions to establish normative data and unilateral ratios. J Shoulder Elbow Surg. 2010;19(8):1175–83.

18. Franz JO, McCulloch PC, Kneip CJ, Noble PC, Lintner DM. The utility of the KJOC score in professional baseball in the United States. Am J Sports Med. 2013;41(9):2167–73.

19. American College of Sports, Medicine. American College of Sports Medicine position stand. Progression models in resistance training for healthy adults. Med Sci Sports Exerc. 2009;41(3):687–708.

20. Siegel LB, Cohen NJ, Gall EP. Adhesive capsulitis: a sticky issue. Am Fam Physician. 1999;59: 1843–52.

21. Economopoulos KJ, Brockmeier SF. Rotator cuff tears in overhead athletes. Clin Sports Med. 2012;31(4): 675–92.

22. Williams GR, Kelley M. Management of rotator cuff and impingement injuries in the athlete. J Athl Train. 2000;35(3):300–15.

23. Shibata Y, Midorikawa K, Emoto G, Naito M. Clinical evaluation of sodium hyaluronate for the treatment of patients with rotator cuff tear. J Shoulder Elbow Surg. 2001;10:209–16.

24. Andrews JR. Diagnosis and treatment of chronic painful shoulder: review of non surgical interventions. Arthroscopy. 2005;21:333–47.

25. Bleakley C, McDonough S, MacAuley D. The use of ice in the treatment of acute soft-tissue injury: a systematic review of randomized controlled trials. Am J Sports Med. 2004;32:251–61.

26. Myers JB, Laudner KG, Pasquale MR, Bradley JP, Lephart SM. Glenohumeral range of motion deficits and posterior shoulder tightness in throwers with pathologic internal impingement. Am J Sports Med. 2006;34(3):385–91.

运动员肩袖撕裂：保守治疗——欧洲理念

Michäel O. Schär, Bettina Bertschy, Nandoun Abeysekera, and Matthias A. Zumstein

7.1 引言

运动员尤其是投掷运动员的肩部，接受过高水平的压力训练，因此比其他人群更有可能发生肩袖撕裂。尽管完全的肩袖撕裂并不常见，但部分撕裂的发病率在增加。

Jost[29] 等的一项研究表明使用磁共振为专业的手球运动员的肩部进行检查，发现有83%的球员有肌腱病变或者部分冈上肌肌腱的撕裂，但只有44%的球员有临床症状。在磁共振上能看到与症状相关的异常信号。平均6.8年左右的随访调查发现，所有退役的专业手球运动员都是由于与肩部受伤记录无关的原因而不再进行运动。在随访中，这些球员没有一个接受外科治疗或者显示有肩袖的病理进展。他们也有更好的Constant–Murley 肩关节功能评分 [39]。所以，在 MRI 上发现有肩袖撕裂的信号并不能成为外科手术修复的指征是合理的。因此，在大多数情况下，非手术治疗仍然是大多数运动员的第一选择，而在出现有难治的症状时，关节镜清创和修复是必要的。

本章的目的是讨论运动员肩袖损伤后保守治疗的选择以及着眼于肩袖撕裂的预防。

7.2 保守治疗的选择

肩袖撕裂在运动员身上有很高的发病率。然而，大多数运动员都没有相应的临床症状 [29]。在年轻健康的运动员中，部分肩袖撕裂比全层撕裂更为常见 [29]。这些肩袖撕裂的治疗方法包括：①一期手术治疗；②通过保守治疗延迟手术治疗；③仅行保守治疗。良好的病例评估选择是保守治疗肩袖撕裂成功的关键。虽然对于有肩胛下肌肌腱撕裂或者有症状的全层撕裂的运动员，手术治疗是首选的，但是对于部分肩袖撕裂或

者无症状的全层冈上肌和冈下肌撕裂的患者可以进行一期保守治疗。保守治疗通常进行6个月。有证据表明，疼痛持续超过6个月的肩袖撕裂患者进行非手术治疗的效果不佳 [3]。因此，如果症状持续，患者需重新评估后选择手术治疗（图7.1）。

与许多其他骨科疾病一样，针对肩袖撕裂问题存在大量不同的保守治疗方法。各种治疗方法的利弊是有争议的。因此，毫无疑问，骨科医生对肩袖撕裂保守治疗的黄金标准并未形成共识。

以下将讨论保守治疗方案：
（1）物理治疗；
（2）活动的改变或位置的改变；
（3）服用激素；
（4）非甾体药物；
（5）体外冲击波疗法；
（6）电离子透入疗法；
（7）超声波；
（8）经皮电神经刺激和脉冲电磁场；
（9）针灸；

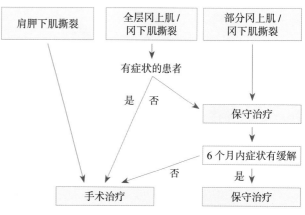

图 7.1　运动员肩袖撕裂的治疗流程（冈上肌、冈下肌与肩胛下肌）

(10) 手法治疗。

尽管有大量的调查研究表明存在影响不同的治疗方案选择的因素，但我们没有找到Ⅰ级研究的可靠、有力的证据。大多数的研究只显示一种倾向性的与适度性的证据。这凸显了对于不同保守治疗方法的优势需要进一步行双盲随机调查研究。

7.2.1 物理治疗

目前，虽然文献中只有有限的证据表明物理治疗对肩袖撕裂有效，但物理治疗仍是一种最保守治疗的重要组成部分。在一项多中心的调查研究中，Kuhn[33]等调查452例无创伤的全层肩袖撕裂患者。这些患者接受一种物理治疗的保守治疗方法。这种物理治疗是视症状的严重程度给予或不给予关节腔内注射皮质类固醇激素。在24个月后的电话随访中，30%的患者选择接受手术治疗。手术治疗的时间大部分在肩袖损伤确诊后的6~12周。而大约70%的患者保守治疗是有效的。然而，这项研究可能不适合所有运动员，尤其是投掷运动员，因为减少疼痛并不是最重要的因素，而是改善运动的强度[33]。多项研究表明，肩袖附着点病变的患者临床症状在运动学上与肩胛动力障碍表现一致[31,41]。使用物理治疗肩胛运动障碍的重要性将在本章后面讨论。

7.2.2 活动的改变/位置的改变

投掷运动的动作应该被评估，尤其是过顶投掷运动员需要纠正。出于这个原因，了解投掷运动的阶段以及每个阶段所涉及的主要肌肉是十分重要的（图7.2）。冈上肌在击发后期阶段起着重要的作用。这块肌肉的主要作用是引起肱骨外展和通过肱骨头朝向关节盂而保持关节的稳定性[22]。在肩部不稳定的加速阶段，冈上肌肌腱处于活跃状态，这可能有助于稳定这些运动员的关节[22]。

在击球的后期阶段及完成击球后的弧形动作时，冈下肌和小圆肌一起负责肩关节的外旋[22]。

在加速和维持投掷动作时，肩胛下肌主要负责肩关节内旋，从而帮助手臂交叉于胸前。职业球员有分别激活每一个肩袖肌肉的能力，而业余球员不能仅仅只使用每一块肌肉[22]。这种能力的不同可能导致疲劳加速，最终过度使用和受损。诊断肩袖撕裂时，一部分应该关注训练的阶段，这一阶段损坏的肌腱是被激活的。

尽管改变位置或改变运动可能消除肩袖撕裂并提供持久的缓解，但这种治疗方法效果不尽人意，尤其是对于高水平运动员，因此没有可行性。

7.2.3 糖皮质激素

7.2.3.1 局部使用糖皮质激素

糖皮质激素是强有力缓解疼痛和抗炎的药物。在某些情况下，肩峰下或关节内注射泼尼松对肩关节功能恢复和减少疼痛是很有帮助的[19,44]。关节面侧肩袖撕裂的患者，关节腔内注射皮质类固醇可以改善症状，而滑囊侧肩袖撕裂的患者，肩峰下注射是比较好的。因此，这种方法允许患者开始物理治疗。一项临床研究[12]调查了49例肩袖损伤患者的治疗，包括肩峰下注射皮质类固醇激素，非甾体抗炎药和物理治疗。1年后，40%的患者保守治疗失败，不得不进行手术治疗。因此，作者认为保守治疗的预后很难保证[12]。

除了相应好处外，糖皮质激素可能有不利的副作用，如感染和肌腱萎缩。随着激素注射的部位与频率的增加，肌腱的质量会降低。因此，建议肩关节最多

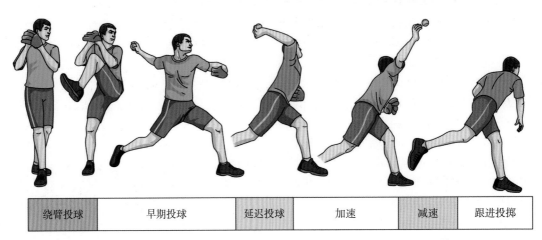

| 绕臂投球 | 早期投球 | 延迟投球 | 加速 | 减速 | 跟进投掷 |

图7.2　棒球的各个阶段

3 次注射，并且每次注射的时间最少间隔 6 周 [40]。

此外，有证据表明，盲注技术达到正确的位置（如肩峰下空间）的成功率只有 30%~80% [26]。

Chen[9] 等和 Naredo[37] 等都报道相比于盲注技术，超声引导下肩峰下注射糖皮质激素有更好的疼痛缓解和肩关节功能恢复的效果。

7.2.3.2 全身使用糖皮质激素

全身使用糖皮质激素与局部使用糖皮质激素治疗肩部损伤有同样的疗效。Ekeberg[18] 等比较了超声引导下肩峰下局部注射皮质类固醇和全身糖皮质激素注射的短期有效性。这项研究的结果显示两者并无疗效上的差别。但是，全身糖皮质激素的使用可能有更多的副作用。

当全身使用糖皮质激素时，我们发现不仅仅能减少肩袖损伤的炎症反应，而且也能对肩袖撕裂后相关肌肉病变如脂肪浸润、萎缩、回缩产生积极的影响。在羊肩袖撕裂的动物实验模型上，接受激素局部和全身注射组（第一组，$n = 6$）和只接受激素局部注射组（第二组，$n = 7$）与未接受治疗组（第三组，$n = 7$）相比，前两组的结果表明肩袖相关肌肉有更少的回缩。此外，第二组与对照组相比，表现出冈上肌更少的萎缩 [21]。

7.2.4 非甾体抗炎药

非甾体抗炎药通常用于缓解患者的疼痛和减少骨科患者的水肿。尽管非甾体抗炎药有积极的抗炎与缓解疼痛的效果，但据相关报道，在动物模型上，非甾体抗炎药对肩袖损伤有负面的作用，如影响肌腱与骨的愈合。Cohen[11] 等的一项实验将 SD 白化大鼠经过肩袖撕裂建模。术后，这些大鼠分成 2 组，一组（$n = 60$）接受选择性 COX-2 非甾体抗炎药，另一组（$n = 60$）接受非选择性非甾体抗炎药。对照组的老鼠（$n = 60$）没有得到治疗。在第 2、4、8 周与对照组相比，接受选择性 COX-2 非甾体抗炎药治疗组与接受非选择性非甾体抗炎药治疗组疗效是有显著差异的。此外研究表明两个治疗组在抑制肌腱与骨的愈合上是没有差异的 [11]。

类似的结果在一个较小的研究中也有报道。治疗组大鼠在术后第 11 天接受每日腹腔内注射非甾体抗炎药至术后第 21 天，而对照组术后第 1~11 天仅接受注射生理盐水 [8]，相比治疗组肩袖修复表现出术后平均失效到达最大负载显著降低。血管的分布和胶原蛋白的定向并无明显的差异 [8]。

在一项 Meta 分析中，Boudreault[4] 等发现只有中度级别的关于非甾体抗炎药的疗效证据，对于肩袖撕裂，这些非甾体抗炎药物只是有效减少短期痛苦而不能改善功能。此外，非甾体抗炎药和糖皮质激素注射对缓解疼痛是有效的 [4]。

7.2.5 体外冲击波治疗

体外冲击波疗法已被建议作为一个可替代手术的方法来治疗肩袖撕裂修复。Harniman[27] 等进行系统回顾发现中度级别的证据表明低能量的体外冲击波疗法（<0.2 mJ/mm²）治疗慢性非钙化的肩袖损伤是无效的，同时表明高能量的体外冲击波疗法（一般在 0.2~0.4 mJ/mm²）治疗慢性钙化的肩袖损伤是有效的。类似的结果被 Huisstede 等在 2011 年发表 [28]。由于实验方法存在重大缺陷，如缺少两组随机对照试验。因此，进一步精心设计的研究来证明体外冲击波治疗的好处是必要的。

7.2.6 电离子透入疗法

电离子透入疗法是一个离子经电场驱动的流动的过程。这些分子（如药物）必须有一个电荷或需要与一个带电分子相连接。电离子透入疗法作为不同的肌肉骨骼疾病的治疗方法，在体外和体内研究的优势是有争议的。

然而，关于电离子透入疗法在肩袖损伤治疗的影响没有相关调查研究。因此，电离子透入疗法治疗肩袖损伤无法得出任何结论。

7.2.7 超声波

没有足够价值的证据表明，使用超声波治疗肩袖撕裂是有效的。有些作者报道使用超声波可以改善疼痛和提高患者的生活质量 [1, 17, 36]。也有其他作者认为并无治疗结果的差异 [16, 35, 38, 42]。其中一个主要的问题是超声波治疗在频率和治疗强度上没有公认的标准方法。在上述所引的研究中，治疗强度、频率和持续时间是不一样的。因此，比较不同研究是有困难的。

7.2.8 经皮神经电刺激和脉冲电磁场

很少有文献报道经皮神经电刺激和脉冲电磁场治疗肩袖损伤的结果。

Eyigor[20] 等能够表明，使用经皮电神经刺激治疗肩袖损伤与关节内注射糖皮质激素一样十分有效。相比之下，糖皮质激素注射比经皮神经电刺激疗法在开始几周对缓解疼痛和改善功能更有效 [20]。脉冲电磁场疗法已经被证明在顽固性的肩袖损伤患者 4 周的治疗周期中可以短期内提高临床治疗效果 [2]。据我们所知，尚没有其他研究报道过脉冲电磁场在治疗肩袖损伤中的作用。

7.2.9　针灸

尤其在疼痛的治疗中，针灸已经得到越来越多的关注。遗憾的是，关于针灸治疗肩袖损伤缺乏相关的临床研究文献。现存的研究结果是有争议的。

在一项随机临床试验中，Kleinhenz[32] 等报道使用渗透皮肤的针灸比使用安慰剂治疗肩袖损伤更能提高患者肩关节的功能评分。一项发表在 Cochrane 图书馆中的 Meta 分析发现与使用安慰剂相比，针灸疗法在短期内并不能提高疗效。这可能是与试验的样本量较小引起的 II 类误差有关 [24]。

7.2.10　手法治疗

到目前为止，只有一项随机临床研究是关于手法治疗应用于肩袖撕裂的 [23]。作者发现患者接受手法治疗结合肩部练习组，与只有肩部练习组相比，在治疗 2 个月后，临床结果（缓解疼痛、恢复力量和肩关节功能）有明显的改善。

7.3　康复计划

每位运动员的康复计划需要由物理治疗师根据每个运动员的损伤类型和病理具体情况制定。成功康复的主要因素之一是了解肩袖损伤的病因。

不同于特定的运动，肩袖损伤的保守治疗分 4 个阶段 [5, 7]。在第一阶段，主要目标是控制疼痛和炎症。急性期约 2 周后开始第二阶段，这一阶段主要关注实现全方位的运动、等距和动态肌肉力量以及肩袖的神经肌肉功能。同样重要的还有不要引起患者的恐惧和疼痛 [5]。一般来说，专业运动员的练习需要适应相应的肩部运动。例如，投掷运动员普遍存在下后关节囊萎缩，并且需要治疗才能缓解。因为这可能会导致盂肱关节内旋功能障碍，旋转中心移位以及肩胛骨的前倾 [6, 30, 31]。这个阶段通常大约需要 4~6 周。第三阶段的主要目标是通过系统的运动来增加力量和关节的稳定，以及逐渐引入专业运动技能。这一阶段始于为所有运动员设计增强式训练如投掷训练和专业运动的间隔流程。Braun[5] 等认为第三阶段开始 3 个月内以及 6 个月内回到竞技体育；否则，应考虑手术治疗（表 7.1）。

表 7.1　Braun [5] 等总结肩袖损伤治疗的每个阶段的目标与措施

	减少疼痛与炎症	积极协助关节活动
第一阶段	最小活动范围	非甾体抗炎药 淋巴引流 冰敷
第二阶段	正常活动范围	特殊拉伸活动 加强神经肌肉的活动
第三阶段	力量 稳定性 特殊运动技能	加强力量与增加训练 神经肌肉训练 引入增强式训练 开始适当的特殊运动间隔训练
第四阶段	恢复运动	强化力量与修复神经肌肉 增加投掷间隔 恢复完全投掷速度

7.4　肩胛骨的作用

肩胛骨在任何肩部外伤中扮演着重要的角色，因此在康复中也十分关键。肩胛骨是几个肌肉的起点，在上臂的力线上扮演能量传递的重要角色。前锯肌的退化以及斜方肌的中下部的损伤可导致肩胛骨的不稳，因此可造成肩袖 2/3 的问题和盂肱关节不稳 [34, 43]。这些肌肉对于肩胛功能十分重要。因为肩胛骨运动障碍可能会导致过度使用、肩峰撞击以及肩袖损伤 [25]。

7.4.1　肩胛骨运动障碍

多项研究表明，肩袖病变患者临床症状证明力线的改变与肩胛骨运动障碍相一致 [31, 41]。最近的一项研究调查了在专业的手球运动员中，肩关节的过度使用是肩袖损伤的危险因素。作者发现肩胛骨运动障碍与肩部问题存在显著相关性 [10]。目前尚不清楚的是，肩胛的动力障碍是否是造成这些问题的影响因素或者这些问题的结果。肩胛骨与肩袖的功能是密切相关的，因为构成肩袖所有肌肉的起点都在肩胛骨。它与胸部的位置关系可影响肩袖的活动，相对应的是，与肩峰、肱骨的过度外旋可造成肩峰下空间的减少，这种改变可导致肩袖损伤的概率增加。在这种情况下，肩胛骨运动障碍可能是肩袖损伤的病因 [6]。一个间接的证据是，Burkhart 等认为肩胛骨上缘的显著凸出与肩峰撞击和肩袖损伤的症状有关 [6]。在一种情况下，肩袖撕裂造成肩胛骨运动障碍，就可以认为肩胛动力障碍进一步改变了肌腱的生物力学，从而加剧了病理变化。在另一种情况下，肩胛骨运动障碍不仅与肩袖疾病有关，而且会造成较低的肩关节功能评分。因此，识别肩胛动力障碍是至关重要的，并且应该接受保守治疗或手术治疗。

7.4.2 SICK 肩部综合征

如果肩胛动力障碍不修复并任由其发展，并更进一步，它可能会导致 SICK 肩部综合征，这种综合征尤其会影响投掷运动员。SICK 包括肩胛骨的位置不正、下缘凸出、喙突疼痛和肩胛骨运动障碍。Burkhart[6] 等认为如果一个位置异常的 SICK 运动员一直训练或比赛，肩关节障碍会增加，并且可能会造成关节内的结构损伤。恢复肩胛骨运动障碍的关键是拉伸和松解软组织，以及恢复肌肉的力量和控制。因为运动员可能存在灵活性的问题或者肌肉功能障碍或者两者兼而有之[14]。基于临床评估，根据具体损伤要有个性化治疗。为了提高肩关节灵活性，肩胛周围肌肉如胸小肌、肩胛提肌应该被伸展，以及松解关节囊后缘是十分必要的，尤其对于投掷运动员。这些运动员都有相同的运动范围来减少内旋而获得更大的外旋，我们认为在盂肱关节定位与力量的传递上的肩胛周围结构拉伸关节囊后侧缘更为重要。为了提高肌肉功能，应该一起训练斜方肌的中下部、前锯肌从而获得更好的平衡力比率，还有良好的肩胛骨的位置以及增强上臂的能量传递功能。De Mey[15] 等报道，根据 Cools[13] 等的训练方法，在接受 6 周的训练后，由于投掷运动员的重要功能的提高，从而改善肩胛的功能并减少痛苦。

7.5 动力链

动力链通过身体连接肌肉以及肌肉各自的附件，从脚到躯干到达肩部。例如，如果臀部外展功能或躯干稳定性减弱，那么可能会影响动力链传递力量到肩关节[25]。Greiwe 和 Ahmad[25] 认为对于肩关节功能，动力链的异常会造成安全区变成不利位置。当肩部处于异常位置以及外旋时，可能会造成肩袖、关节窝、关节囊的压缩力与剪切力。因此，通过保护动力链的协调来保证传播的力量从腿、躯干至上肢，这样可防止进一步损伤。动力链在其中起着重要的作用，尤其是对投掷运动，对于一个培训项目，加强动力链中各个因素的连接是至关重要的。所有的运动员都应该知道均衡地练习上肢的伸肌与屈肌，同时也应该增加下肢及躯干的力量与稳定性[11]。

7.6 预防损伤

所有的投掷和拳击运动员应该在他们的训练中有一套完整的预防损伤的项目。这些项目必须能提高灵活性和肌肉力量，同时还必须恢复肩胛的稳定性和肩袖的外旋功能。此外，在投掷、排球和网球运动员中，这些预防项目应该关注的核心点是训练下肢的力量与稳定性，尤其是臀部的外展肌和腿。

参 · 考 · 文 · 献

1. Akgün K, Tüzün F, Akarýrmak Ü, et al. Efficacy of ultrasonic diathermy in conservative treatment of impingement syndrome. Rheumatol Europe. 1995;24 Suppl 3:198.

2. Binder A, Parr G, Hazleman B, Fitton-Jackson S. Pulsed electromagnetic field therapy of persistent rotator cuff tendinitis. A double-blind controlled assessment. Lancet. 1984;1:695–8.

3. Bokor DJ, Hawkins RJ, Huckell GH, Angelo RL, Schickendantz MS. Results of nonoperative management of full-thickness tears of the rotator cuff. Clin Orthop Relat Res. 1993(294):103–10.

4. Boudreault J, Desmeules F, Roy JS, Dionne C, Fremont P, Macdermid JC. The efficacy of oral non- steroidal anti-inflammatory drugs for rotator cuff tendinopathy: a systematic review and meta-analysis. J Rehabil Med. 2014;46:294–306. doi: 10.2340/16501977-1800.

5. Braun S, Kokmeyer D, Millett PJ. Shoulder injuries in the throwing athlete. J Bone Joint Surg Am. 2009;91:966–78. doi: 10.2106/JBJS.H.01341.

6. Burkhart SS, Morgan CD, Kibler WB. The disabled throwing shoulder: spectrum of pathology Part III: the SICK scapula, scapular dyskinesis, the kinetic chain, and rehabilitation. Arthroscopy. 2003;19:641–61.

7. Bytomski JR, Black D. Conservative treatment of rotator cuff injuries. J Surg Orthop Adv. 2006;15: 126–31.

8. Chechik O, Dolkart O, Mozes G, Rak O, Alhajajra F, Maman E. Timing matters: NSAIDs interfere with the late proliferation stage of a repaired rotator cuff tendon healing in rats. Arch Orthop Trauma Surg. 2014;134:515–20. doi: 10.1007/s00402-014-1928-5.

9. Chen MJ, Lew HL, Hsu TC, Tsai WC, Lin WC, Tang SF, et al. Ultrasound-guided shoulder injections in the treatment of subacromial bursitis. Am J Phys Med Rehabil. 2006;85:31–5.

10. Clarsen B, Bahr R, Andersson SH, Munk R, Myklebust G. Reduced glenohumeral rotation, external rotation weakness and scapular dyskinesis are risk factors for shoulder injuries among elite male handball players: a prospective cohort study. Br J Sports Med. 2014. doi: 10.1136/bjsports-2014-093702.

11. Cohen DB, Kawamura S, Ehteshami JR, Rodeo SA. Indomethacin and celecoxib impair rotator cuff tendon-to-bone healing. Am J Sports Med. 2006;34: 362–9. doi: 10.1177/0363546505280428.

12. Contreras F, Brown HC, Marx RG. Predictors of success of corticosteroid injection for the management of rotator cuff disease. HSS J. 2013;9:2–5. doi: 10.1007/s11420-012-9316-6.

13. Cools AM, Dewitte V, Lanszweert F, Notebaert D, Roets A, Soetens B, et al. Rehabilitation of scapular muscle balance: which exercises to prescribe? Am J Sports Med. 2007;35:1744–51. doi: 10.1177/0363546507303560.

14. Cools AM, Struyf F, De Mey K, Maenhout A, Castelein B, Cagnie B. Rehabilitation of scapular dyskinesis: from the office worker to the elite overhead athlete. Br J Sports Med. 2014;48:692–7. doi: 10.1136/bjsports-2013-092148.

15. De Mey K, Danneels L, Cagnie B, Cools AM. Scapular muscle rehabilitation exercises in overhead athletes with impingement symptoms: effect of a 6-week training program on muscle recruitment and functional outcome. Am J Sports Med. 2012;40:1906–15. doi: 10.1177/0363546512453297.

16. Downing DS, Weinstein A. Ultrasound therapy of subacromial bursitis. A double blind trial. Phys Ther. 1986;66:194–9.

17. Ebenbichler GR, Erdogmus CB, Resch KL, Funovics MA, Kainberger F, Barisani G, et al. Ultrasound therapy for calcific tendinitis of the shoulder. N Engl J Med. 1999;340:1533–8. doi: 10.1056/NEJM199905203402002.

18. Ekeberg OM, Bautz-Holter E, Tveitå EK, Juel NG, Kvalheim S, Brox JI. et al. Subacromial ultrasound guided or systemic steroid injection for rotator cuff disease: randomised double blind study. BMJ. 2009;338:a3112. doi: 10.1136/bmj.a3112.

19. Ellman H. Diagnosis and treatment of incomplete rotator cuff tears. Clin Orthop Relat Res. 1990(254):64–74.

20. Eyigor C, Eyigor S, Kivilcim Korkmaz O. Are intraarticular corticosteroid injections better than conventional TENS in treatment of rotator cuff tendinitis in the short run? A randomized study. Eur J Phys Rehabil Med. 2010;46:315–24.

21. Gerber C, Meyer DC, Nuss KM, Farshad M. Anabolic steroids reduce muscle damage caused by rotator cuff tendon release in an experimental study in rabbits. J Bone Joint Surg Am. 2011;93:2189–95. doi: 10.2106/JBJS.J.01589.

22. Glousman R. Electromyographic analysis and its role in the athletic shoulder. Clin Orthop Relat Res. 1993(288):27–34.

23. Graver J. Pathologie degenerative de la coiffe des rotateurs, place de la physiotherapie. Rev Rhum (suppl pédagogique). 1996;63(1):74sp–81.

24. Green S, Buchbinder R, Hetrick S. Acupuncture for shoulder pain. Cochrane Database Syst Rev. 2005;(2):CD005319. 10.1002/14651858.CD005319.

25. Greiwe RM, Ahmad CS. Management of the throwing shoulder: cuff, labrum and internal impingement. Orthop Clin North Am. 2010;41:309–23. doi: 10.1016/j.ocl.2010.03.001.

26. Gruson KI, Ruchelsman DE, Zuckerman JD. Subacromial corticosteroid injections. J Shoulder Elbow Surg. 2008;17:118S–30. doi: 10.1016/j.jse.2007.07.009.

27. Harniman E, Carette S, Kennedy C, Beaton D. Extracorporeal shock wave therapy for calcific and noncalcific tendonitis of the rotator cuff: a systematic review. J Hand Ther. 2004;17:132–51. doi: 10.1197/j. jht.2004.02.003.

28. Huisstede BM, Gebremariam L, van der Sande R, Hay EM, Koes BW. Evidence for effectiveness of Extracorporal Shock-Wave Therapy (ESWT) to treat calcific and non-calcific rotator cuff tendinosis–a systematic review. Man Ther. 2011;16:419–33. doi: 10.1016/j.math.2011.02.005.

29. Jost B, Zumstein M, Pfirrmann CW, Zanetti M, Gerber C. MRI findings in throwing shoulders: abnormalities in professional handball players. Clin Orthop Relat Res. 2005(434):130–7.

30. Kibler WB, Chandler TJ. Range of motion in junior tennis players participating in an injury risk modification program. J Sci Med Sport. 2003;6:51–62.

31. Kibler WB, McMullen J. Scapular dyskinesis and its relation to shoulder pain. J Am Acad Orthop Surg. 2003;11:142–51.

32. Kleinhenz J, Streitberger K, Windeler J, Gussbacher A, Mavridis G, Martin E. Randomised clinical trial comparing the effects of acupuncture and a newly designed placebo needle in rotator cuff tendinitis. Pain. 1999;83:235–41.

33. Kuhn JE, Dunn WR, Sanders R, An Q, Baumgarten KM, Bishop JY, et al. Effectiveness of physical therapy in treating atraumatic full-thickness rotator cuff tears: a multicenter prospective cohort study. J Shoulder Elbow Surg. 2013;22:1371–9. doi: 10.1016/j.jse.2013.01.026.

34. Kuhn JE, Plancher KD, Hawkins RJ. Scapular winging. J Am Acad Orthop Surg. 1995;3:319–25.

35. Kurtais Gursel Y, Ulus Y, Bilgic A, Dincer G, van der Heijden GJ. Adding ultrasound in the management of soft tissue disorders of the shoulder: a randomized placebo-controlled trial. Phys Ther. 2004;84: 336–43.

36. Mao CY, Jaw WC, Cheng HC. Frozen shoulder: correlation between the response to physical therapy and follow-up shoulder arthrography. Arch Phys Med Rehabil. 1997;78:857–9.

37. Naredo E, Cabero F, Beneyto P, Cruz A, Mondejar B, Uson J, et al. A randomized comparative study of short term response to blind injection versus sonographic- guided injection of local corticosteroids in patients with painful shoulder. J Rheumatol. 2004;31:308–14.

38. Nykanen M. Pulsed ultrasound treatment of the painful shoulder a randomized, double-blind, placebo-controlled study. Scand J Rehabil Med. 1995;27:105–8.

39. Schär M, Dellenbach S, Pfirrmann C, Jost B, Zumstein MA. Clinical and radiographical mid-and longterm evolution in the throwing shoulder 6.8 resp. 21 years after completion of a professional handball career. In: Swiss orthopedics annual conference 2013, Lausanne, 23 June 2013.

40. Speed CA. Fortnightly review: corticosteroid injections in tendon lesions. BMJ. 2001;323:382–6.

41. Spiegl UJ, Warth RJ, Millett PJ. Symptomatic internal impingement of the shoulder in overhead athletes. Sports Med Arthrosc. 2014;22:120–9. doi: 10.1097/JSA.

42. Van Der Heijden GJ, Leffers P, Wolters PJ, Verheijden JJ, van Mameren H, Houben JP, et al. No effect of bipolar interferential electrotherapy and pulsed ultrasound for soft tissue shoulder disorders: a randomised controlled trial. Ann Rheum Dis. 1999;58:530–40.

43. Warner JJ, Micheli LJ, Arslanian LE, Kennedy J, Kennedy R. Scapulothoracic motion in normal shoulders and shoulders with glenohumeral instability and impingement syndrome. A study using Moire topographic analysis. Clin Orthop Relat Res. 1992(285): 191–9.

44. Weber SC. Arthroscopic debridement and acromioplasty versus mini-open repair in the treatment of significant partial-thickness rotator cuff tears. Arthroscopy. 1999;15:126–31. doi: 10.1053/ar.1999.v15.0150121.

运动员肩袖撕裂：手术治疗

Maxwell C. Park

8.1 引言

运动员肩袖撕裂的治疗是一个挑战，特别是当考虑到运动的专业性和周期性因素。而运动员各种不同类型的肩袖撕裂最重要的区别可能是慢性有症状的撕裂伤，也可能是急性损伤。急性撕裂一般与运动员的运动相关，当运动员重复做出过顶的投掷动作有一定风险引起慢性劳损退变型撕裂；每种类型肩袖撕裂的治疗和管理可能会完全不同。当考虑到过度劳损可造成结构上的适应时，急性撕裂类型可以有很好的预后，而这种结构上的适应是由重复循环某一动作造成的。另外，影响肩袖撕裂的治疗与预后的因素是部分撕裂或全层撕裂的区别。我们会在另一章节中介绍部分关节边缘的损伤，在这一章节中我们重点介绍全层肩袖撕裂。

8.2 损伤的解剖学、生物力学以及首选的分类方法

根据损伤的解剖学特征可分为急性和慢性损伤。对于急性损伤而言，直接击打或者肩部下垂，或者伸展手臂，这些都可造成肱骨近端与肩峰相撞击[8]，从而导致肌腱移位或撕裂，通常涉及冈上肌腱，这种损伤一般没有前期症状。盂肱关节脱位可能会导致肩袖撕裂，在遭遇急性创伤时这种撕裂主要涉及冈上肌腱和冈下肌腱（很少包括肩胛下肌肌腱），特别是老年患者。对于慢性过劳型撕裂，通常发生在长期重复过顶动作的运动员，这种损伤一般累及冈上肌后缘与冈下肌前缘，如慢性肩关节内部撞击所引起的肩袖撕裂。了解损伤的性质可以帮助知道修复的具体预期结果。当撕裂的组织没有退变，急性损伤与慢性过劳损伤相比可能有更好的预后。

为了各种类型撕裂损伤的治疗达到最好的效果，我们应该掌握肩袖撕裂的生物力学恢复。近年来，与其他修复技术相比，经骨等效修复（TOE）技术逐渐成为一种标准[22, 27, 30]。可以说这种技术的主要好处在于修复后它能够恢复足印区的损伤[28]。其他生物力学的优势包括提高承担失败的风险[22]、自我强化[26]、减少间隙的形成[23]、相互连通[29]，以及阻止关节液外渗[1]。

恢复足印区需了解肌腱独特的解剖，例如，冈上肌有一个固有的不对称。冈上肌前区是条索状，后区是带状，这就造成了一个不对称的压力负荷，从而影响修复结果[10]。冈上肌前区承受更多的压力负荷，因此前区进行更多的固定是有帮助的。拉紧冈上肌前区进行固定能提高肩关节的外旋[24]。一般认为，肌腱过线越多，固定的效果越好[13]，但是这需要权衡生理的必要性与手术的时间[19]。

在简单的技术能修复解剖结构的情况下，使用技术有效率来衡量外科技术能否充分地帮助恢复生物力学[19]。TOE 修复技术至少需要 2 个内侧水平缝合、打 2 个结，置入 4 个锚钉。这可以通过比率来量化：(肌腱缝合通道 + 缝合的手段 + 打结数) / 使用的内植物；如经典的 TOE 修补术，比率是：(4+4+2)/4=2.5。在临床上，这种量化提供了一种可比较的工具，通过量化比较各种外科技术的难易度，同时当实验室中提出新的修复生物力学试验时，可以帮助创造新的假说[27]。

最近，一项最优（从技术角度来说）的 TOE 技术已经进行了生物力学试验并被验证[27]。这种技术包括从内侧滑车结构中置入垫子，而不是在 2 个独立的病灶上置入垫子（图8.1）。因为只有两个肌腱缝合通道是必须的，这种技术的有效比率是：(2+4+2)/4=2.0。这种新技术相比于最初的肩袖修补技术，较小的数量代表提高了效率或减少了难度。广泛的内侧垫子置入

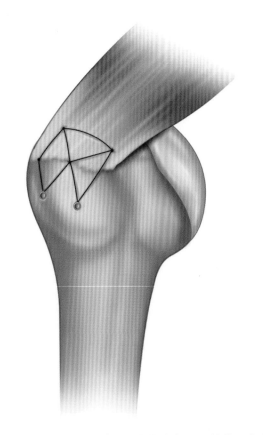

图 8.1　MP-TOE 修复技术是在传统的 TOE 结构上在内部置入一个宽的垫子来改良。这种结构与传统的 TOE 结构相比（最少需要 4 个肌腱缝合通道），只需要 2 个肌腱缝合通道，拥有良好的生物学功能恢复（改编自 Park 等 [27]）。

表明一个独特的"荷包缝合"模式的失败，这种失败是由于在肌腱的连接处没有内侧撕裂，建议改进负荷分配能力。由于肌腱的承重，主要的修复范围覆盖内侧的垫子结构，这相当于提供了类似荷包缝合的作用。包含独立的缝合点的内侧垫子结构的肩袖修入技

术能够证明内侧撕裂类型 [6]。

肌腱的桥接缝合结构被证实有"自我固化"能力，而在面对拉力负荷时可能存在破坏性。模仿"中国指套"游戏原理，有助于分散力量，从而抵抗分离 [3]。这个概念已经在生物力学上被验证 [26]。在 10 具尸体标本中把力量传感器安装在足印区前缘使用 MP-TOE 技术来修复。随着肌腱负荷的增加，同时摩擦力也在增加。使用同样的方法，一个标准的单排（SR）缝合修复技术被证实有相同的关系。但是使用 ME-TOE 修复技术时，摩擦阻力是不成比例增加的（图 8.2）。SR 修复技术产生"中心点－环－楔"效应。在这种效应中，中心点横向缝合环变长，造成足印区上肌腱的横向强制性的挤压（图 8.3）。在 SR 修复技术中，肌腱的负荷会导致缝合环拉长，同时伴随间隙形成而导致结构修复失效。在这种情况下，SR 修复技术不能形成最佳的自我强化，因为它没有固定肌腱桥接缝合环的内侧，没有形成更完整的足印区"楔形"效应 [3]，包括内侧足印区（图 8.4）。

全层肩袖撕裂的分类可以基于最直观的足印区解剖：0 期正常，Ⅰ 期为仅冈上肌损伤，Ⅱ 期为重叠区域（冈上肌和冈下肌），Ⅲ 期为冈下肌的前缘一半，Ⅳ 期为整个冈上肌和冈下肌的肌腱 [17]。虽然这分类是基于功能解剖学，而术中技术决策是基于肌腱的移动性和组织质量（肌腱和骨）。

8.3 临床表现和必要的体格检查

运动员的肩袖损伤通常是急性创伤性损伤或有既往持续超过 6 个月的症状和加重的疼痛。肌腱区通常涉及包括冈上肌肌腱和冈下肌肌腱前缘的一部分。对于急性

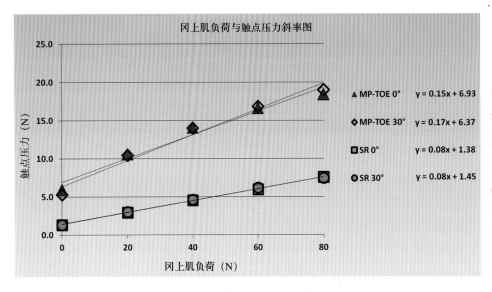

图 8.2　创面的触点压力与肌腱的负荷。在每个负荷点上，与 SR 修复技术相比，MP-TOE 修复技术可提供更多的接触力（$P < 0.05$）。MP-TOE 修复技术下，在 0° 与 30° 外展时，随着负荷的增加，创面的接触力有明显的升高。如果曲线坡度在两种修复之间没有明显的区别，"自我强化"效应就不会被验证

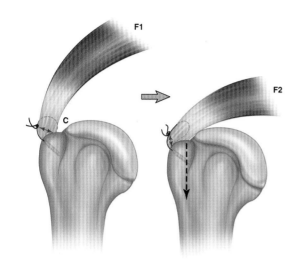

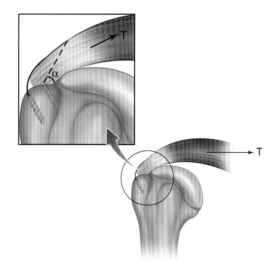

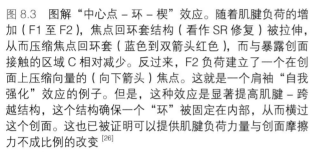

图 8.3　图解"中心点－环－楔"效应。随着肌腱负荷的增加（F1 至 F2），焦点回环套结构（看作 SR 修复）被拉伸，从而压缩焦点回环套（蓝色到双箭头红色），而与暴露创面接触的区域 C 相对减少。反过来，F2 负荷建立了一个在创面上压缩向量的（向下箭头）焦点。这就是一个肩袖"自我强化"效应的例子。但是，这种效应是显著提高肌腱－跨越结构，这个结构确保一个"环"被固定在内部，从而横过这个创面。这也已被证明可以提供肌腱负荷力量与创面摩擦力不成比例的改变[26]

图 8.4　内部固定确保缝合的"环"跨越了创面，从而满足一个完整的创面修复，这就随着肌腱负重的加大而增加了向内的压缩向量。随着负荷 T 的增加，角度也随之增加，在肌腱缝合桥与骨嵌入物之间楔入肌腱（"楔"效应）。使用 SR 修复技术时，缝合环不是固定在内部，仅仅确保肌腱跨越了孤立的锚点（引自 Burkhart 等[3]）

损伤，损伤的机制可能取决于损伤的类型和程度。而对于慢性损伤，运动员通常有参加体育运动涉及重复的过顶运动，如棒球、排球、网球、水球等。急性损伤修复后的预后比慢性损伤更好预测。因为慢性损伤是由于重复过度使用，导致到达受伤的阈值。此外，真正的慢性损伤可能与肌肉萎缩和脂肪浸润有关，而这可能是不可逆转的。每个患者手术后可能出现不同的功能恢复目标，这主要取决于运动的水平（如业余选手或职业选手），这种合理预期可以在修复后实现。

仔细的体格检查从视诊开始。患肢可能出现萎缩。肩胛窝内的萎缩可以诊断为肩袖撕裂——将与肩胛上神经受压的冈盂切迹进行鉴别诊断。无论如何，对盂唇病变的体格检查必须仔细，尤其是对那些反复过度使用过顶动作的运动员。被动的活动范围是评估的关键，排除并发冻结肩或盂肱骨性关节炎的诊断。过多的外旋相对于正常的肩膀可能预示着一个肩胛下肌肌腱撕裂。活跃的活动范围测试通常会评估患者可能的功能限制。

运动测试可以分离参与的肌肉。在肩胛平面抵抗向前抬高动作可以帮助评估冈上肌参与范围，尽管测试结果阴性并不意味着撕裂不存在，尤其是只有部分撕裂，可进行残留撕裂的功能检查。除了抬高试验，冈上肌可以协助评估肱骨的内旋和外旋。一侧外旋的

减弱通常意味着患者的冈上肌与冈下肌同时受累，从而患者可能会抬高手肘来弥补。但是，试验阴性并不排除冈上肌撕裂，因为撕裂可能是全层，也可能只是冈上肌前后部分的撕裂。压腹试验、抬离试验和拥抱试验可以协助评估肩胛下肌肌腱的病理，虽然肩胛下肌肌腱受伤一般不是相对于冈上肌与冈下肌而言。腹部接压试验是用手最大限度地按压腹部并保持肘关节位于身体前方——试验结果阳性表示与正常相比存在肌肉减弱或者在矢状面上肘关节向后移位。抬离试验是通过把手放置在腰椎的中间——试验结果阳性表明患者无法内旋和无法从后面抬起手。拥抱试验是把手放置在对侧的肩上——当测试者能够从手起始位置外旋离开表明结果阳性。

Neer 和 Hawkins 试验通常用于评估外部撞击下喙肩韧带的功能。肩关节外展和外旋时伴疼痛，伴或不伴不稳，表明可能有肩关节内部撞击的存在，尤其是过顶投掷运动员。其他的测试可以用来评估与肌腱无关的并发症，包括关节盂上唇的撕裂，这可以从影像上获得，或者在手术中看到。

8.4　必要的影像学检查

对于运动员的肩部情况，X 线片可以提供基本信

息。当怀疑运动员存在肩袖撕裂时，可常规行标准的前后位、侧位片检查。有骨性关节炎改变的盂肱关节和肩锁关节需要进一步检查。盂肱关节存在骨性关节炎改变的肩袖损伤将会导致不良的预后。在大量年长的运动员身上，处于高位的肱骨头也将是不良预后的因素，符合慢性过度使用，表明肩袖撕裂有广泛的冈上肌和冈下肌肌腱损伤。在肩峰肱骨区域，即肩峰与肱骨之间的空间，已经有不可逆的肩袖撕裂与脂肪浸润[33]。脂肪浸润可以在 CT 中分级。0 级是正常肌肉组织，1 级是肌肉中存在脂肪，2 级是肌肉比脂肪多，3 级是肌肉与脂肪相当，4 级是脂肪组织多于肌肉组织。脂肪浸润的等级增加表明功能丧失越厉害[4, 11, 12]，并且高级别的脂肪浸润表明损伤不可逆转，即使是修复后。

磁共振成像除了测量脂肪浸润，还可以直接评估肌腱的损伤程度，并提出了一个几何分类来帮助修复以及修复后的预后情况[7]（图 8.5）。应该特别关注冈上肌肌腱前缘的损伤。在 T2 加权像上冠状位和矢状位的成像都应该被评估。1 型肩袖损伤，损伤的肌腱在冠状位上回缩要多于矢状位，回缩小于 2 cm，这就相当于一个月牙形的撕裂，这种类型的预后相对较好。2 型肩袖损伤的收缩比 1 型要宽，宽度小于 2 cm，这就相当于一个纵向撕裂（L 形或 U 形），也有良好的预后。3 型肩袖损伤存在大范围的回缩撕裂，回缩和撕裂的宽度≥ 2 cm，这种情况预后一般。4 型肩袖撕裂损伤累积关节内。这种几何分类方法来选择修复技术基于以下分类类型：1 型需要骨端修复，2 型边缘修复，3 型边缘或部分修复，4 型需关节置换术。

8.5 针对疾病的临床表现与关节镜下病理

损伤的范围包括运动员的肩袖肌腱局部撕裂（滑膜面层与关节面层）以及肩袖全层撕裂。运动员的肩袖撕裂通常伴有疼痛，从而影响活动，运动 / 特定的活动通常是有限的活动范围和强度。尤其会影响手臂的活动。运动员的慢性撕裂可能是在损伤累积到达一定阈值伤害时发生，这可能涉及一定程度的损伤进展。运动员的这种休息与运动的循环或者阈值损伤是不可逆的。

该损伤在关节镜下可以确诊。一系列的损伤可能包括肌腱炎、间隙撕裂、部分撕裂到全层撕裂。由急性损伤造成的撕裂，在病理上可能仅仅只有肩袖损伤。当肱骨大结节与肩峰间的力量增加时出现急性损伤，这种情况通常发生在运动员身上。部分或全层的肩袖损伤可能发生。慢性损伤会表现为喙肩韧带结构上的退化（外部撞击），在这种情况下应考虑肩峰成形术[35]。

对于有过顶动作的投掷运动员，关节盂上唇与肱二头肌肌腱必须仔细检查。适应性的改变可能导致假阳性结果，除了简单的清创术，必须注意无创的治疗。否则，有可能增加过度制约肩部的风险。同时这可能使运动员恢复运动，但必须在一个较低水平的活动，否则可能葬送职业生涯[21]。过度劳损造成的肩关节内部撞击表现为关节边缘冈下肌的部分撕裂和关节盂的后上唇的部分撕裂。

8.6 治疗选择

运动员可能出现一系列病理变化，如肌腱炎和关节间隙撕裂，滑囊面层或关节面侧的部分撕裂、全层撕裂等，可能引起一种急性或慢性改变。一般来说，损伤的程度越小，非手术治疗中的保守治疗越有可能是有效的。急性创伤，相对于慢性损伤，接受非手术和手术治疗可能会有更好的预后。对于过度损伤，由于运动造成受伤后的恢复是很困难的。

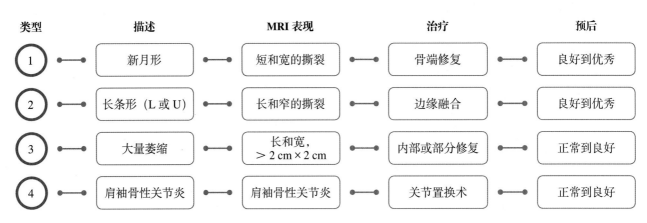

类型	描述	MRI 表现	治疗	预后
1	新月形	短和宽的撕裂	骨端修复	良好到优秀
2	长条形（L 或 U）	长和窄的撕裂	边缘融合	良好到优秀
3	大量萎缩	长和宽，> 2 cm × 2 cm	内部或部分修复	正常到良好
4	肩袖骨性关节炎	肩袖骨性关节炎	关节置换术	正常到良好

图 8.5 Geometric 分类（引自 Davidson 和 Burkhart[7]）

一般来说，所有类型的肩袖损伤都可以考虑非手术治疗。而其中最重要的是，必须给出一个合适的治疗方案，让患者有机会得到生物力学上的恢复。正常的活动度必须维持。通常，被动的和主动的活动范围应该进行分级，对于投掷运动员来说，注意拉伸后关节囊是必要的。起始一般常规使用非甾体抗炎药和冰敷。也可以考虑泼尼松激素注射，但要严格地评估避免过早的返回运动和过度的使用。一旦疼痛得到控制，可开始进一步的治疗。一般来说，肩袖损伤的运动员最少要修养 3~6 周才能返回运动，如果损伤涉及完整的结构破坏，最少需要 12 周。每个患者的治疗方案必须个性化，并应该注意时间（症状的持续时间）、专业运动的要求以及患者的目标。虽然推荐个性化治疗，一般来说，运动员的全层肩袖撕裂需接受手术治疗或者在相对较低阈值时实施手术，这体现了技术上的进步[39]。

当保守治疗效果不佳时，可以考虑关节镜手术。肌腱炎或者肩袖撕裂不到 50% 的肌腱组织，包括滑囊面层或者关节面侧撕裂，可以考虑仔细清创和肩峰下减压。但是，对于肩峰成形术仍然存在一些争议，通常当喙肩韧带有损伤时，应强烈考虑肩峰成形术。对于部分关节面层撕裂超过足印区的 50%，可采用反式肌腱修复和修复完整撕裂的技术[14]——相关讨论将在第九章展开。对于滑囊面层撕裂，损伤超过 50% 的内侧的组织，包括全层撕裂，可以考虑实施修复。对于撕裂 < 10 mm 不伴面缩，单个锚钉修复就可以满足要求。对于更大长度的撕裂，根据组织的破坏程度与肌腱回缩等重要因素来决策选用 SR 和 TOE 修复技术。

8.7 作者首选的治疗

10 磅（1 磅 =0.45 kg）的手臂牵引和大约 45° 的手臂外展的侧卧位是较好的位置，同时，大约在 30° 的外展位置放置 5 磅的拉力重量通过第二滑轮来牵引与必要的置入是另一个选择。使用标准的后侧入路来抵达盂肱关节。在直视下，使用针头在肩袖间隙处定位，建立前方入路，这种方法并不优于通过这一入路来选择潜在的锚钉位置。应用 30° 关节镜进行常规诊断性关节镜检查常需要应用神经拉钩探头；而相对较少的是，70° 的关节镜可用于治疗肩胛下肌的撕裂。对于运动员，必须注意盂唇关节结构包括肱二头肌肌腱。肩袖撕裂在关节内与关节外用关节镜检查可以彻底地视诊与探查。把后路套管切换到肩峰下的空间，在针头定位下可以建立前外侧手术入路，必须注意这个入

路的空间不能太上或者太下，并考虑到缝线过线部位的暴露以及远端固定点的位置。如果喙肩韧带有"对吻损伤"（通常出现在有慢性损伤史的运动员身上），用射频松解喙肩韧带，在损伤严重的情况下，肩峰成形术可以减少出血和直视下修复降低风险。后外侧入路同样在定位针下建立，常用来鸟瞰肌腱的撕裂。

对于 < 10 mm 的冈上肌肌腱前后位全层撕裂，首选无结单锚定修复[20]。无回缩与无组织缺失的撕裂是修复的前提条件。在足印区清创与去皮质后，带式缝合法如 FiberTape（Arthrex，Naples，FL）用来建立一个反褥式修复。需要强调的是缝线在穿过肌腱之前，必须先进行试复位，以充分显示撕裂类型。每个肌腱缝合大约是中间 12 mm，距离前后侧 7~8 mm，如果缝线相距太远，中间可能出现"狗耳朵"样的修复不良。前方——绝大部分缝合通道最好能捕获前索。自身抓紧的缝线是优选的。通过前外侧的入路，然后把 FiberTape 纳入没有结的锚钉，放置 10 mm 在足印区边缘的远端，如此就可以保存整个骨足印区的潜在治疗（与锚钉在足印区的顶端相比）。鉴于撕裂的范围相对较小，负荷失败不会很高，因为有明显比较完整的足印区。需要预防可能出现外展而导致肌腱接触减少。然而，鉴于肌腱撕裂尺寸相对较小，这可能与临床不相关。此外，0° 和 30° 的外展没有发现存在明显的接触丧失，但只有 60° 外展时可能出现，但这不是一个静态的术后位置[28]。这种类型的修复已被证明，与在足印顶端使用缝合锚钉修复相比，恢复肌腱形态效果更好[20]（图 8.6）。

这种修复方法可以用于高级别的滑囊面层撕裂和

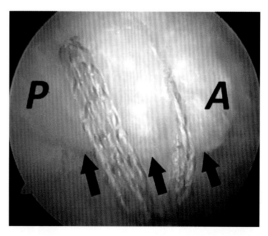

图 8.6 反式垫子单锚点修复技术使用带式缝合合并无结锚点在创面远端 1 cm 处置入。与单锚点修复技术相比，这种方法已被证明可以改善肌腱形态。此外，当锚点没有覆盖创面本身时，完整的骨性创面可供肌腱到骨组织的愈合。A，前方；P，后方

少于 10 mm 的肩胛下肌上端肌腱撕裂，只要肌腱缝合通道可以实现适当的尺寸[18]。对于肩胛下肌肌腱撕裂，前方入路或者辅助入路是可能用于操作的入路。对于有肌腱组织损伤或明显回缩，术者应该在足印区顶端放置锚钉缝合——简单缝合并常规打结是常用的方案。

对于在前后区域全层撕裂大于 10 mm 的损伤或者涉及冈上肌肌腱整个的损伤，并且伴有明显的移动和需要覆盖足印区，MP-TOE 法修复是首选。这包括双缝合通道 TOE 修复涉及广泛内侧垫子置入[27]。这个结果被认为是一种改良的 TOE 修复技术的最初描述。尽管技术上存在更容易和更少的肌腱缝合，但是生物力学性能并不佳。此外，这种修复技术在肌腱连接的创伤问题上被证实一直是一个问题[6]。在足印区准备后，两个单面偏向内侧的锚钉放置距离 12~15 mm。根据锚钉的位置建立上方辅助入路。根据患者的解剖，选择前方和后方入路分别在前部和后内侧部置入内植物。使用缝线梭（FiberSnare，Arthrex，FL），将每个锚钉于内侧撕裂边缘约 12 mm 处来回穿梭。将每个锚钉的缝合边缘系在另一个前外侧的外套管上，接着自由缝合边缘拉到锚钉后方打结。通过套管与自由前缝合来恢复后方边缘，然后这些缝合使用非滑结固定在前锚钉。每个锚钉上打一个结，然后缝合边缘从每个结后方使用没有结的锚钉固定。剩下的缝合边缘从每个锚钉桥接在前方；外侧锚钉固定在足印区远端的 10~12 mm 处（图 8.7）。鉴于生物力学分析，单面负荷的内侧锚钉已被证明是足够的，可优化技术效率（限制不必要的过线），并不影响生物力学性能。而双向负荷锚钉虽然可以根据手术医生的偏好使用，但这在技术上更复杂，并可能存在内侧修复失败的风险。

对于前后撕裂大于 10 mm，也包括在试验减少后

损伤处组织损失和过度紧张，首选简单的 SR 修复技术，并增大缝合范围（如边缘融合，"纤维胶带"）来确定撕裂的类型。创建一个张力性修复需要优先完成创面的修复，此外，内侧修复失败是可以避免的。撕裂的类型决定修复方案的选择。

8.8 康复

手术修复后，使用一个固定好的外展支架来制动患者的肩部。无论撕裂的大小，在术后 12 周后渐渐恢复活动。从手术时间开始后 12 周，慢慢开始进行抗阻力训练。特殊康复运动可以在临床指导下于术后 12 周开始实施。对于所有修复的患者，尤其是运动员的康复，最重要的是生物学治疗。不遵循医嘱的运动员，无论如何修复，都会增加撕裂修复的持续时间与反复撕裂的风险。

8.9 优势、缺陷与并发症

MP-TOE 修复技术的优点是可以恢复生物力学性能。尽管技术上容易操作，但是与最初的 TOE 修复技术相比，只需要更少的缝线穿过肌腱就能恢复阻力的缺失和负荷的失败[27]。此外，这种方法还被证实具有自我强化的效果[26]。MP-TOE 修复技术的缺陷与损伤类型的错误认识和肌腱预复位的不足有关——用辅助固定可能纠正"狗耳朵"复位不良，但是最好是通过仔细的预复位避免复位不良。据已有的可查证据表明其并发症是内侧修复失败[5, 6]。一旦发生，补救可能非常具有挑战性，因为没有多余的组织可以进行缝合修补。MP-TOE 修复技术已被证明可以在中间提供内侧的负荷分担能力，以及失效负荷试验证实的较少

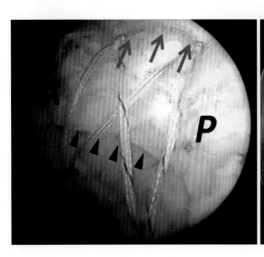
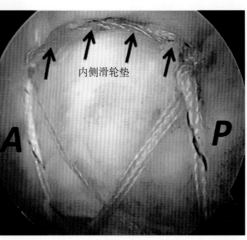

图 8.7 从后方入路关节镜下 MP-TOE 修复技术的实例。创面外侧（三角形箭头）已经修复。一般的，与最初的 TOE 修复技术相比，2 个缝合通道内植入滑轮垫（箭头）已被证明可提高负荷分配能力。A，前方；P，后方

的中间软组织损伤。失败的"荷包缝合"模式也已表明在较广阔的植入垫子中间会有组织融合发生。点接触的垫子结构固定方式表明，内侧的组织修复会失效。

基本的并发症可能与不遵守康复时间有关。通常，在足印区的修复愈合之前，活动范围和疼痛已经得到很好的改善。未能实现充分愈合之前，使用修复的肌腱可以减少或失去治愈的机会，增加预后失败的风险。至于赛季后重返运动，这对于有耐心的运动员来说都是个巨大的挑战。

8.10 治疗运动员的经验

根据作者的经验，单锚钉修复、单排缝合修复以及 MP-TOE 修复来治疗运动员的结果与文献中报道的 85%~90% 的良好结果相当 [2, 9, 25, 31, 32, 34, 37, 38]。成功的修复是基于损伤类别的识别与术中减少损伤。对于肩袖损伤而言，过顶投掷运动员是一个特殊的群体。

一项关于休闲和业余的过顶投掷运动员的回顾性研究结果发现关节镜下肩袖修复会有一个较高收益的临床结果，尽管修复率只有 23.8%[15]。在全层肩袖撕裂的过顶投掷运动员的病例中，尤其是投手，可以预见的令人满意的预后是有限的 [16, 36]。重复过顶运动自身就可造成损伤，因此运动员重返相同的运动是具有挑战性的。

除了合适的修复方法的选择，根据作者的经验其中最有助于成功的因素是强调对患者的教育和遵从医嘱——这一点在术前和术后都是适用的。耐心教育运动员是得到满意结果和良好预后的重要原因。优化治疗和康复，主要包括防止运动员过早返回运动，而这也是一个主要的困难。尤其是在周期性的治疗下，可以缩短治疗时间。如果康复时间与正确的治疗时间不相符，这可能把肩袖修复的运动员置入风险当中，除非医生主动要求特殊康复运动。因此，优秀的教练或医生对于良好的治疗结果也是至关重要的。

参·考·文·献

1. Ahmad CS, Vorys GC, Covey A, Levine WN, Gardner TR, Bigliani LU. Rotator cuff repair fluid extravasation characteristics are influenced by repair technique. J Shoulder Elbow Surg. 2009;18:976–81. doi: 10.1016/j.jse.2009.01.020.

2. Boyer P, Bouthors C, Delcourt T, Stewart O, Hamida F, Mylle G, et al. Arthroscopic double-row cuff repair with suture-bridging: a structural and functional comparison of two techniques. Knee Surg Sports Traumatol Arthrosc. 2013. doi 10.1007/s00167-013-2401-7.

3. Burkhart SS, Adams CR, Burkhart SS, Schoolfield JD. A biomechanical comparison of 2 techniques of footprint reconstruction for rotator cuff repair: The SwiveLock-FiberChain construct versus standard double-row repair. Arthroscopy. 2009;25:274–81.

4. Cheung S, Dillon E, Tham SC, Feeley BT, Link TM, Steinbach L, et al. The presence of fatty infiltration in the infraspinatus: its relation with the condition of the supraspinatus tendon. Arthroscopy. 2011;27:463–70.

5. Cho NS, Lee BG, Rhee YG. Arthroscopic rotator cuff repair using a suture bridge technique: is the repair integrity actually maintained? Am J Sports Med. 2011;39:2108–16. doi: 10.1177/0363546510397171.

6. Cho NS, Yi JW, Lee BG, Rhee YG. Retear patterns after arthroscopic rotator cuff repair: Single-row versus suture bridge technique. Am J Sports Med. 2010;38:664–71. doi: 10.1177/0363546509350081.

7. Davidson DA, Burkhart SS. The geometric classification of rotator cuff tears: A system linking tear pattern to treatment and prognosis. Arthroscopy. 2010;26:417–24.

8. Foulk DA, Darmelio MP, Rettig AC, Misamore G. Full-thickness rotator-cuff tears in professional football players. Am J Orthop. 2002;31:622–4.

9. Frank JB, ElAttrache NS, Dines JS, Blackburn A, Crues J, Tibone JE. Repair site integrity after arthroscopic "transosseous-equivalent/suture-bridge" rotator cuff repair. Am J Sports Med. 2008;36:1496–503. doi: 10.1177/0363546507313574.

10. Gates JJ, Gilliland J, McGarry MH, Park MC, Acevedo D, Fitzpatrick MJ, et al. The influence of distinct anatomic subregions of the supraspinatus on humeral rotation. J Orthop Res. 2010;28:12–7.

11. Gladstone JN, Bishop JY, Lo IK, Flatow EL. Fatty infiltration and atrophy of the rotator cuff do not improve after rotator cuff repair and correlate with poor functional outcome. Am J Sports Med. 2007;35:719–28.

12. Goutallier D, Postel J, Gleyze P, Leguilloux P, Van Driessche S. Influence of cuff muscle fatty degeneration on anatomic and functional outcomes after simple suture of full-thickness tears. J Shoulder Elbow Surg. 2003;12:550–4.

13. Jost PW, Khair MM, Chen DX, Wright TW, Kelly AM, Rodeo SA. Suture number determines strength of rotator cuff repair. J Bone Joint Surg Am. 2012;94:e100(1–7). doi: 10.2106/JBJS.K.00117.

14. Kim KC, Shin HD, Cha SM, Park JY. Repair integrity and functional outcome after arthroscopic conversion to a full-thickness rotator cuff tear: articular-versus bursalside partial tears. Am J Sports Med. 2014;42:451–6.

15. Liem D, Lichtenberg S, Magosch P, Habermeyer P. Arthroscopic rotator cuff repair in overhead-throwing athletes. Am J Sports Med. 2008;36:1317–22. doi: 10.1177/0363546508314794.

16. Mazoue CG, Andrews JR. Repair of full-thickness rotator

cuff tears in professional baseball players. Am J Sports Med. 2006;34:182–9.

17. Oh JH, Jun BJ, McGarry MH, Lee TQ. Does a critical rotator cuff tear stage exist? A biomechanical study of rotator cuff tear progression in human cadaver shoulders. J Bone Joint Surg. 2011;93A:2100–09.

18. Oh JH, Oh CH, Kim SH, Kim JH, Yoon JP, Jung JH. Clinical features of partial anterior bursal-sided supraspinatus tendon (PABST) lesions. J Shoulder Elbow Surg. 2012;21:295–303.

19. Park MC. Biomechanical validation of rotator cuff repair techniques and considerations for a "technical efficiency ratio". Arthroscopy. 2013;29:1230–4. doi: 10.1016/j. arthro.2013.03.079.

20. Park MC, Bui C, Park CJ, Oh JH, Lee TQ. Rotator cuff tendon repair morphology comparing two single anchor repair techniques. Arthroscopy. 2013;29:1149–56.

21. Park MC, ElAttrache NS. Treating full-thickness cuff tears in the athlete: advances in arthroscopic techniques. Clin Sports Med. 2008;27:719–29. doi: 10.1016/j. csm.2008.07.003.

22. Park MC, ElAttrache NS, Tibone JE, Ahmad CS, Jun BJ, Lee TQ. Part I: footprint contact characteristics for an arthroscopic transosseous-equivalent rotator cuff repair technique. J Shoulder Elbow Surg. 2007;16:461–8. doi: 10.1016/j.jse.2006.09.010.

23. Park MC, Idjadi JA, ElAttrache NS, Tibone JE, McGarry MH, Lee TQ. The effect of dynamic external rotation comparing 2 footprint-restoring rotator cuff repair techniques. Am J Sports Med. 2008;36:893–900. doi: 10.1177/0363546507313092.

24. Park MC, Jun BJ, Park CJ, Ahmad CS, ElAttrache NS, Lee TQ. The biomechanical effects of dynamic external rotation on rotator cuff repair compared to testing with the humerus fixed. Am J Sports Med. 2007;35:1931–9. doi: 10.1177/0363546507304139.

25. Park JY, Lee SY, Chung SW, Zulkifli H, Cho JH, Oh KS. Clinical comparison between double-row and transosseous-equivalent repairs for medium to large size rotator cuff tears. Arch Orthop Trauma Surg. 2013;133:1727–34. doi: 10.1007/s00402-013-1872-9.

26. Park MC, McGarry MH, Gunzenhauser RC, Benefiel MK, Park CJ, Lee TQ. Does transosseous-equivalent rotator cuff repair biomechanically provide a "selfreinforcement" effect compared to single-row repair? J Shoulder Elbow Surg. 2014;23(12):1813-21. doi: 10.1016/j.jse.2014.03.008

27. Park MC, Peterson A, Patton J, McGarry MH, Park CJ, Lee TQ. Biomechanical effects of a 2 suture-pass medial inter-implant mattress on transosseous-equivalent rotator cuff repair and considerations for a "technical efficiency ratio". J Shoulder Elbow Surg. 2014;23:361–8. doi: 10.1016/j.jse.2013.06.019. pii:S1058-2746(13)00296-6.

28. Park MC, Pirolo JM, Park CJ, McGarry MH, Tibone JE, Lee TQ. The effect of abduction and rotation on footprint contact for single-row, double-row, and transosseous-equivalent rotator cuff repair techniques. Am J Sports Med. 2009;37:1599–608. doi: 10.1177/0363546509332506.

29. Park MC, Tibone JE, ElAttrache NS, Ahmad CS, Jun BJ, Lee TQ. Part II: biomechanical assessment for a footprint-restoring arthroscopic transosseous-equivalent rotator cuff repair technique compared to a double-row technique. J Shoulder Elbow Surg. 2007;16:469–76. doi: 10.1016/j.jse.2006.09.011.

30. Pauly S, Fiebig D, Kieser B, Albrecht B, Schill A, Scheibel M. Biomechanical comparison of four double-row speed-bridging rotator cuff repair techniques with or without medial or lateral row enhancement. Knee Surg Sports Traumatol Arthrosc. 2011;19:2090–7. doi: 10.1007/s00167-011-1517-x.

31. Pennington WT, Gibbons DJ, Bartz BA, Dodd M, Daun J, Klinger J, et al. Comparative analysis of single-row versus double-row repair of rotator cuff tears. Arthroscopy. 2010;26:1419–26. doi: 10.1016/j. arthro.2010.03.013.

32. Rhee YG, Cho NS, Parke CS. Arthroscopic rotator cuff repair using modified Mason-Allen medial row stitch: knotless versus knot-tying suture bridge technique. Am J Sports Med. 2012;40:2440–7. doi: 10.1177/0363546512459170.

33. Saupe N, Pfirrmann CW, Schmid MR, Jost B, Werner CM, Zanetti M. Association between rotator cuff abnormalities and reduced acromiohumeral distance. Am J Roentgenol. 2006;187:376–82.

34. Sethi PM, Noonan BC, Cunningham J, Shreck E, Miller S. Repair results of 2-tendon rotator cuff tears utilizing the transosseous equivalent technique. J Shoulder Elbow Surg. 2010;19:1210–7. doi: 10.1016/j.jse.2010.03.018.

35. Shin SJ, Oh JH, Chung SW, Song MH. The efficacy of acromioplasty in the arthroscopic repair of small-to medium-sized rotator cuff tears without acromial spur: prospective comparative study. Arthroscopy. 2012;28:628–35.

36. Tibone JE, Elrod B, Jobe FW, Kerlan RK, Carter VS, Shields CL, et al. Surgical treatment of tears of the rotator cuff in athletes. J Bone Joint Surg. 1986; 68-A:887–91.

37. Toussaint B, Schnaser E, Bosley J, Lefebvre Y, Gobezie R. Early structural and functional outcomes for arthroscopic double-row transosseous-equivalent rotator cuff repair. Am J Sports Med. 2011;39:1217–25. doi: 10.1177/0363546510397725.

38. Voigt C, Bosse C, Vosshenrich R, Schulz AP, Lill H. Arthroscopic supraspinatus tendon repair with suturebridging technique. Am J Sports Med. 2010;38:983–91. doi: 10.1177/0363546509359063.

39. Wolff AB, Sethi PM, Sutton KM, Covey AS, Magit DP, Medvecky M. Partial-thickness rotator cuff tears. J Am Acad Orthop Surg. 2006;14:715–25.

关节面侧肩袖部分撕裂的镜下治疗：当前的概念

Teruhisa Mihata

9.1 引言

关节面侧肩袖部分撕裂的手术治疗，往往是在保守治疗失败的基础上的。常规的手术治疗如伴或不伴肩峰成形的肩袖部分撕裂的清理[3, 8, 21, 35, 38, 41]，穿肌腱修复[6, 11, 15, 22, 39, 42, 46]，或转换成全层撕裂然后修补[10, 11, 19, 37, 39]都被相应报道。针对这类肩袖损伤，最佳手术方案往往因人而异。手术方案的制定需要考虑众多因素（如性别、年龄、活动量、职业），以及包括活动度在内的肩关节体格检查。

9.2 解剖学与生物力学

以往，关节面侧肩袖部分撕裂被认为是肩袖损伤诸多类型中的一种。然而，最近的解剖学研究表明，肩关节囊的上半部分与肱骨大结节紧密接触，且占据了很大面积（占大结节的30%~61%）[32]。这说明关节面侧冈上肌、冈下肌部分撕裂，会累及这一接触面的关节囊与大结节的分离。甚至对于不到50%厚度的部分撕裂，或许仅仅只有这一关节囊与大结节连接处的分离，而不包括肩袖组织的撕裂。

因关节囊撕裂会导致盂肱关节移位[10, 11, 19, 37, 39]，关节面侧冈上肌、冈下肌部分撕裂往往会表现出肩关节的过度松弛。Ishihara等学者的一项生物力学研究表明，关节囊从大结节上撕脱（或伴随关节面侧肩袖部分撕裂）会导致盂肱关节像前下方移位[16]。肩关节的过度松弛将导致肩关节症状，尤其在从事投掷项目的运动员上可造成进一步的盂肱关节损伤[13]。因此，肩关节松弛度也是治疗关节面侧冈上肌、冈下肌部分撕裂时需重点关注的方面。

9.3 临床表现及必要的体格检查

在关节面侧肩袖部分撕裂的诊疗过程中，对被检查者主诉的仔细评估及对被检查者肩关节不稳或病理性松弛的详尽查体尤为重要。若被检查者存在肩关节不稳的症状或曾发生肩关节脱位，则应处理盂唇及关节囊韧带的撕裂。若被检查者在肩关节极度外展外旋时出现疼痛，需要怀疑病理性肩关节松弛（包括内在的撞击综合征及上盂唇的剥脱）。此外，肩胛骨功能、相应肌肉的力量以及关节囊的状态也应被重点评估。

对于因关节面侧肩袖部分撕裂导致肩关节疼痛的被检查者而言，Hara试验（图9.1）。能有效地评估上肢运动力学链的异常改变。Hara试验是由11项肩胛骨-肱骨运动力学链相关的体格检查组成：①肩胛骨-棘突间距；②伸肘试验；③肘推试验；④外展肌力；⑤外旋肌力；⑥内旋肌力；⑦联合外展试验；⑧水平内收试验；⑨关节囊松弛试验；⑩肩峰下撞击试验；⑪过度外展外旋试验。Hara试验评分即这11项中正常的项目数，而通过该实验，每一项检查的异常都能得到评估。

其中有7项（①、②、③、④、⑤、⑥、⑩）需要被检查者取坐位，其余4项则需要被检查者在仰卧位完成。

在肩胛骨-棘突的间距测量中，我们让被检查者端坐，双上肢自然下垂，然后测量肩胛骨内侧缘与棘突的最短距离（图9.2）。我们需要测量双侧的肩胛骨-棘突间距，如两者相差超过1 cm，则被视为异常。

伸肘试验和肘推试验主要测试肩胛骨稳定性，两者均需要被检查者肩关节前屈90°（图9.3和图9.4）。在伸肘试验中，被检查者主动伸肘关节，检查者对抗

检查日期 _____

姓名 _____，年龄 _____，性别 _____

惯用手：右 _____ 左 _____

从事运动 _____，在该运动中的位置 _____，运动生涯年限 _____

请完善下述 11 项体格检查内容并统计正常结果的项目数作为 Hara 评分：

肩胛骨功能：

1）肩胛骨 – 棘突间距　　　　【异常 \ 正常】

2）伸肘试验　　　　　　　　【异常 \ 正常】

3）肘推试验　　　　　　　　【异常 \ 正常】

肌力：

4）外展肌力　　　　　　　　【异常 \ 正常】

5）外旋肌力　　　　　　　　【异常 \ 正常】

6）内旋肌力　　　　　　　　【异常 \ 正常】

后方紧张度：

7）联合外展试验　　　　　　【异常 \ 正常】

8）水平内收试验　　　　　　【异常 \ 正常】

9）关节囊松弛试验　　　　　【异常 \ 正常】

10）肩峰下撞击试验　　　　【异常 \ 正常】

11）过度外展外旋试验　　　【异常 \ 正常】

Hara 评分总分 _____ 　　　（正常结果的项目数）

图 9.1　Hara 试验评分表

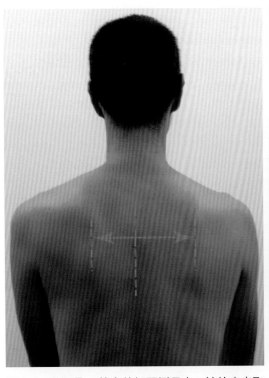

图 9.2　肩胛骨 – 棘突的间距测量中，被检查者取坐位，双上肢自然下垂，选取与肩胛骨内侧缘最接近的胸椎棘突，并测量其间距，两侧对比，相差超过 1 cm 即为异常

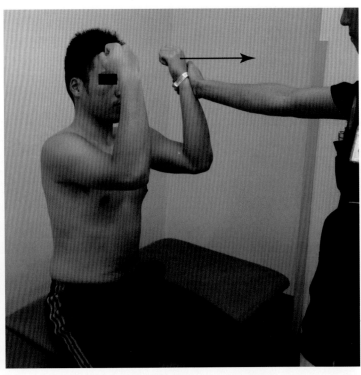

图 9.3　伸肘试验用于测量肩胛骨稳定性，被检查者取坐位，肩关节前屈 90°，屈肘 90° 并在检查者对抗下做伸肘动作，当惯用侧肌力弱于对侧时即为异常

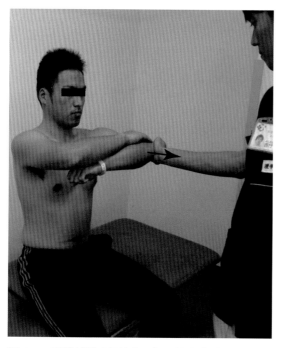

图 9.4 肘推试验用于测量肩胛骨稳定性，被检查者取坐位，肩关节前屈 90°，双手紧抓对侧肘关节，检查者依次经肘关节施以水平向后的力，被检查者对抗该推力，当惯用侧肌力弱于对侧时即为异常

其伸肘肌力，而在肘推试验中则由检查者主动经肘关节施以推力，由被检查者对抗。其中肌力的测量应遵循徒手肌力测试六级评分法。在测量肩关节外展肌力时，被检查者拇指朝上，即"满罐（full can）试验"[20, 25]，在测量肩关节外旋肌力时，被检查者上臂紧贴胸壁[9]，在测量肩关节内旋肌力时，通常采用抬离试验（lift-off sign）[12]，在伸肘试验、肘推试验以及肩关节外展 / 外旋 / 内旋肌力测试中，我们通过双侧对比以判断是否存在惯用侧肌力下降（即视为异常）。联合外展试验及水平内收试验主要用于评估肩关节后方紧张度，两者均需要被检查者取仰卧位，检查者以一手阻挡肩胛骨并限制其运动。前者需要被检查者的肩关节在冠状面被动外展（图 9.5），后者则需要其在水平面做被动内收（图 9.6）。在联合外展试验中，被检查者的上臂无法与头相触，即为异常；在水平内收试验中，被检查者的手无法与床面相触，即为异常。关节囊的松弛度则可通过施以向前、向后或向下的加载 – 移位试验（load–and–shift test）、恐惧试验（apprehension test）或再复位试验（relocation test）来评估。当惯用侧肩关节表现出过度松弛或被检查者因担心脱臼

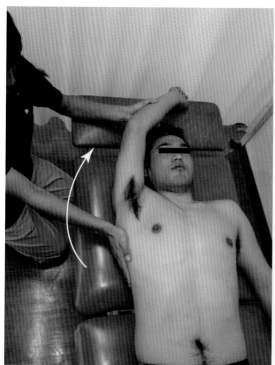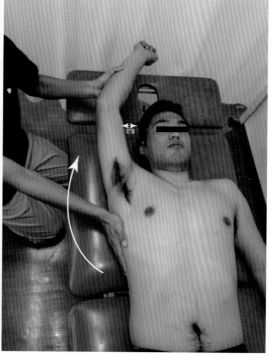

图 9.5 联合外展试验用于评估肩关节后方紧张度，被检查者取仰卧位，检查者以单掌阻挡肩胛骨以完全限制其活动，并在冠状面内外展上臂，如上臂无法与头相触则视为异常，如图左侧为正常，右侧为异常

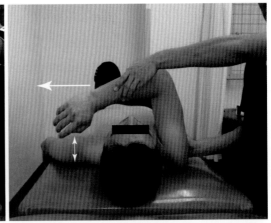

图 9.6　水平内收试验用于评估肩关节后方紧张度，被检查者取仰卧位，检查者以单掌阻挡肩胛骨以完全限制其活动，并在水平面内收上臂，如手无法与床面相触则视为异常，如图左侧为正常，右侧为异常

而恐惧时，可认为关节囊存在异常松弛。此外，我们可借助 Neer 征 [31]、Hawkins 征 [14] 及 Yocum 征 [24] 以评估有无肩峰下撞击存在。若被检查者在上述任何一项特殊检查中感到肩关节疼痛，则视为肩峰下撞击试验异常。过度外展外旋试验（图 9.7）则主要用于评估上盂唇的剥脱 [4, 27, 28] 或病理性关节内撞击 [18, 26, 47]，该检查需被检查者取仰卧位，肩关节外展 90°，肘关节屈曲 90° 并极度外旋，检查者施以外旋扭力时出现疼痛则视为异常。上述 11 项中正常的项目数，即该被检查者的 Hara 评分，满分为 11 分，分数越低则提示上肢运动力学链存在问题的可能性越大。

9.4　必要的影像学检查

我们倾向于使用肩关节磁共振（MRI）以评估关节囊松弛度、盂唇损伤、关节面侧肩袖部分撕裂（图 9.8）。应力下 X 线片也能有效评估肩关节松弛度。对肱骨头及肩关节盂的骨缺损（或畸形）的评估则更依赖于三维 CT 成像。

9.5　疾病特异性的临床 / 关节镜下病理学改变

关节面侧肩袖部分撕裂最常表现为投掷运动员在运动中的肩关节痛。肩关节痛往往与肩胛骨运动障

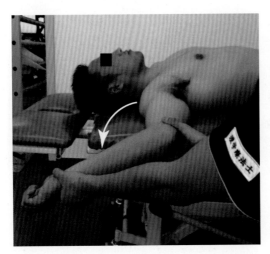

图 9.7　过度外展外旋试验用于评估上盂唇剥脱及病理性关节内撞击，被检查者取仰卧位，肩关节外展 90°，肘关节屈曲 90° 并极度外旋，检查者施以外旋扭力时出现疼痛则视为异常

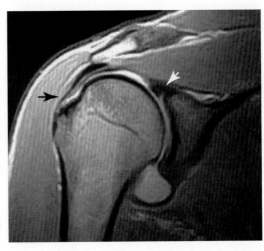

图 9.8　肩关节 MRI 提示关节面侧肩袖部分撕裂（黑色箭头）及上盂唇损伤（SLAP 损伤，白色箭头）

碍、肌力失平衡（包括肩袖力偶失衡）、后方关节囊过紧、前方关节囊松弛以及肩袖本身的撕裂有关。在大部分关节面侧肩袖部分撕裂（图9.9）的患者中，我们能在关节镜探查中同时发现盂肱中韧带撕裂（图9.10）、盂肱下韧带前束撕裂变长（图9.11）、SLAP损伤（上盂唇从前向后撕裂，图9.12），以及后方关节囊的增厚。

9.6 治疗方法

对绝大部分投掷运动员而言，理疗对关节面侧肩袖部分撕裂的疗效确切。当肩胛骨运动障碍、肌力失平衡、后方关节囊过紧、前方关节囊松弛的情况因理疗而得到改善，大部分投掷运动产生的肩痛能得到减轻甚至完全消失。一旦理疗失效，手术治疗往往是必需的。常规的手术治疗如含或不含肩峰成形的肩袖部分撕裂的清理[3, 8, 21, 35, 38, 41]、穿肌腱修复[6, 11, 15, 22, 39, 42, 46]，或转换成全层撕裂后修补[10, 11, 19, 37, 39]都被相应报道。

9.6.1 含或不含肩峰成形术肩袖清理

上方肩关节囊以及近关节面侧的冈上肌、冈下肌肌腱通常存在退行性改变，并需要刨削器清理至显露正常腱性组织。有时，我们可能会进一步实施前方的肩峰成形术以及喙肩韧带松解术。对于因病理性肩关节松弛导致临床症状的患者，单一的清理术并不是一个好选择，因为其无法改变肩关节松弛。然而，对于某些投掷运动员而言，其疼痛多与肩关节不稳定或过度松弛无关，此时仅实施肩关节镜下清理术则因其能最大限度降低术后关节僵硬的发生率而不失为好的治疗方案。

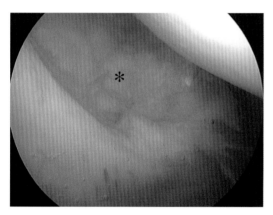

图9.9 关节镜下见关节面侧肩袖部分撕裂（＊）

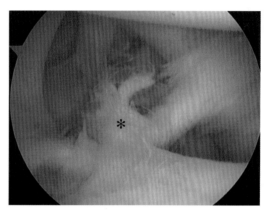

图9.10 关节镜下见盂肱中韧带撕裂（＊）

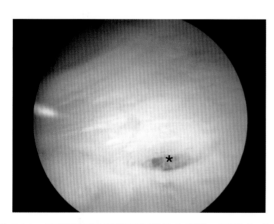

图9.11 关节镜下见盂肱下韧带前束撕裂、延长（＊）

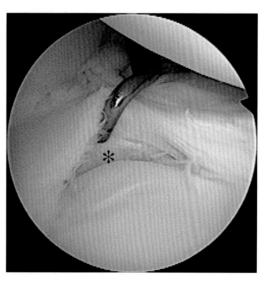

图9.12 关节镜下见Ⅱ型SLAP损伤（＊）

9.6.2 穿肌腱修复术

Snyder[40] 提出了关节镜下穿肌腱修复术来处理关节面侧肩袖部分撕裂，该方法能够重塑足印区，但肌腱将被保留在关节囊层。生物力学研究表明该方法将增加足印区的接触压力，（甚至达到）极限破坏载荷，导致再撕裂的发生[36]。然而，大部分临床研究表明，关节镜下穿肌腱修复术能有效缓解肩痛，提高肩关节功能[6, 11, 15, 39, 42, 46]。

9.6.2.1 手术技术

首先，需要将肩袖撕裂口处的受损毛糙组织清除，以暴露新鲜腱性组织。其次，将肱骨大结节处足印区打磨至渗血。接着，实施肩峰下滑囊切除术以协助暴露滑囊面层的肩袖撕裂。将镜头经后方入路进入盂肱关节腔，操作口则为前方的经肩袖间隙入路。将穿刺针经皮刺入并经过肩袖部分撕裂，以定位锚钉固定点。1~2 枚的 4.5 mm 带线锚钉经肩袖裂口，于直视下旋入肱骨大结节上的锚钉定位点（若是纵向撕裂，则应采用无需带线锚钉的边对边缝合技术进行修补）。将缝线一端从前方入路拉回，16 号穿刺针经前外侧入路在撕裂肩袖肌腱的完整边缘偏内 5 mm 引导缝线从前入口通过完整的肩袖健康部分，另一根缝线以同样的方式通过第一根缝线后的 5~10 mm 处做褥式缝合。缝线两端以非滑动肩袖结打结固定[29]。若需要应用第二枚锚钉，则方法同上述。

9.6.3 转换成全层撕裂后修补

临床研究表明，在关节面侧肩袖部分撕裂发生后进行修补，能得到良好的临床转归。Itoi 及 Tabata 研究了 36 例（共计 38 肩）肩袖部分撕裂发生后进行修补的患者[17]，患者对手术的满意度达到 82%（31 例）。Deutsch 前瞻性评估了 41 例因冈上肌部分撕裂接受关节镜下修补术的患者[10]，发现术后的 ASES 评分、疼痛缓解程度及满意度都得到了显著提高。40 例患者（98%）对手术效果满意。无独有偶，Kamath 等的报道亦证实了肩袖部分撕裂修补术后的满意度高于全层撕裂修补术后[19]。37 例（88%，共计 42 例）患者术后 B 超证实肩袖完整性获得恢复，ASES 评分得到提高，且 39 例（93%）患者表示对手术效果满意。

9.6.3.1 手术技术

首先，应进行诊断性的关节镜下探查以评估肩袖腱性部分有无病理改变。其次，对所有病例均应行肩峰下滑囊切除术。而肩峰成形术仅用于取出肩峰下骨赘。接着，应将受损的毛糙的肩袖组织进行刨削。穿刺针定位

于关节面侧肩袖撕裂处，以助于在滑囊侧确认撕裂位置。在滑囊面层，以探针初步定位撕裂为主，若探针能轻易穿透残余腱性组织，则意味着撕裂肩袖退变显著，过于菲薄，无法直接修补，此时则需要将菲薄的腱性组织完全除去，以暴露出撕裂处的新鲜、有活力的肩袖组织。最后，通过单排、双排或缝合桥技术修补该处肩袖。

9.6.4 针对投掷运动员的肩袖修补术

Conway 报道了 9 例接受关节镜下肩袖部分撕裂修补术的棒球运动员的病例[7]。其中 7 位为职业球员，2 位为大学球员。其中 8 位（89%）在接受手术后复出或参加了更高级别的比赛。然而，大部分报道显示，专业棒球运动员在接受关节镜下肩袖修补术后预后欠佳，想要重回之前的状态困难重重[23, 30, 44]。Mazoue 和 Andrews 报道认为，大部分棒球投手能够在术后继续投出高速且控制精准的球，但（相比较术前）更易感到疲劳，因此他们的状态只能维持一小段时间[23]。其中有部分运动员有过对比赛中疼痛的抱怨，但绝大部分投手并未因疼痛而发挥受限。

9.7 作者推荐的治疗方案

关节面侧部分肩袖撕裂多见于需要过顶掷球的运动员。大部分撕裂源于肩关节内撞击（图 9.13）。肩胛骨运动障碍、肩关节不稳、病理性肩关节松弛、后关节囊过紧以及肌力失平衡往往与病理性关节内撞击有关（图 9.14）。因此，作者常借助物理治疗，以恢复上肢运动力学链。在存在关节面侧部分肩袖撕裂的投掷运动员中，大约有 90% 能得到有效的疼痛缓解，并恢复先前的活动强度。若运动员无法复出，我们则会考虑进一步采取手术治疗。

当我们采用手术方法治疗过顶投掷的运动员时，我们需要在术前评估其肩关节的松紧度。若患者存在显著的后关节囊过紧，则后盂唇因被清除而非修补，反之，若患者存在前方关节囊松弛，则前/上盂唇应被修补（图 9.15）。具体的手术方案取决于撕裂的厚度，若撕裂厚度不及肩袖的 50%，则应单纯予以刨削清理，若撕裂超过 50% 的肩袖厚度，穿肌腱修复术应被施于 30 岁以下年轻运动员或存在肩关节不稳定者。然而，对于超过 30 岁的职业运动员，应考虑仅行刨削清理术。

9.8 康复

对于无论是手术还是非手术治疗的投掷运动员来

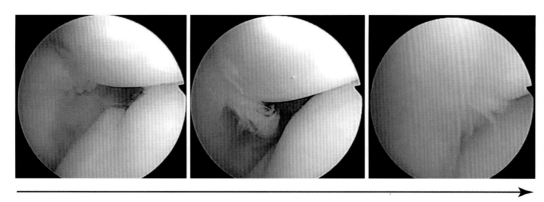

图 9.13　水平面上外展活动下，关节镜下发现肩关节内撞击

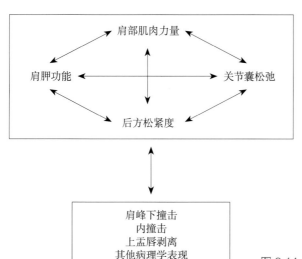

图 9.14　上肢运动力学链的相互作用关系

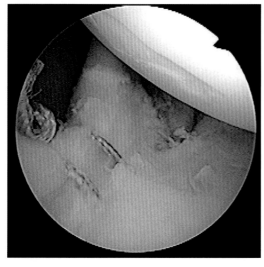

图 9.15　关节镜下 SLAP 损伤修补术

说，康复锻炼是最重要的治疗方法之一。首先，应仔细评估肩胛骨的功能、关节囊的松紧度、肌力，以及躯干和下肢的功能。Hara 试验（图 9.1）是评估投掷运动员的运动力学链的有效方法。康复计划应基于每位运动员异常的体格检查结果。绝大部分有症状的关节面侧肩袖部分撕裂的运动员都能在正确的理疗后获得功能恢复。

术后康复治疗的选择取决于手术方案。在关节镜下肩袖部分撕裂被清理后，术者尽早进行肩关节活动度的检查。一旦活动度及肌力恢复，则可以进入投掷运动的系统化锻炼。反之，若是镜下进行了肩袖的修补（无论是否首先将撕裂完全化），则患肩应制动 3 周。3 周后再进一步行主被动的活动锻炼。当肩关节活动度得到完全恢复后，肌力的强化锻炼应在术后 3 个月开始，而投掷运动的系统化锻炼则应在术后 4 个月开始。

9.9　运动员肩袖撕裂的诊治经验

病例 1

大学生棒球运动员，18 岁，主诉在投掷运动时感到剧烈肩痛。在经历了 3 个月的保守治疗失败后，我们对关节面侧肩袖部分撕裂实施了无需带线锚钉的关节镜下穿肌腱修复技术（图 9.16 和 9.17），同时对 SLAP 损伤进行修复，8 个月后患者以内场手的身份重返赛场。

病例 2

专业棒球投手，35 岁，主诉在晚期击发阶段和加速阶段感到肩痛。尽管在理疗后患者能进行棒球运动，但他仍希望借助手术缓解肩痛。在赛季结束后，他接受了关节镜下 SLAP 损伤及关节面侧部分肩袖撕裂的清理（图 9.18）。术后 10 个月，患者重返赛场。

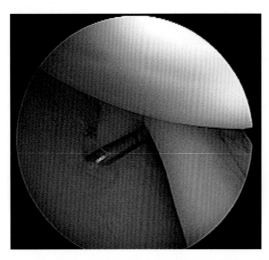

图 9.16 病例 1 镜下可见关节面侧肩袖部分撕裂（ * ）

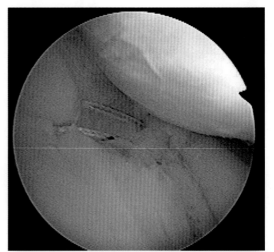

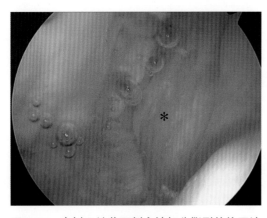

图 9.18 病例 2 关节面侧肩袖部分撕裂的镜下清理（ * ）

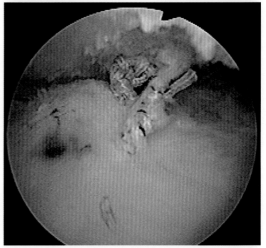

图 9.17 无需带线锚钉的关节镜下肌腱转位修复术，上图为关节腔内观；下图为肩峰下间隙内观

参·考·文·献

1. Apreleva M, Hasselman CT, Debski RE, Fu FH, Woo SL, Warner JJ. A dynamic analysis of glenohumeral motion after simulated capsulolabral injury. A cadaver model. J Bone Joint Surg Am. 1998;80:474–80.

2. Bigliani LU, Kelkar R, Flatow EL, Pollock RG, Mow VC. Glenohumeral stability. Biomechanical properties of passive and active stabilizers. Clin Orthop Relat Res. 1996;(330):13–30.

3. Budoff JE, Rodin D, Ochiai D, Nirschl RP. Arthroscopic rotator cuff debridement without decompression for the treatment of tendinosis. Arthroscopy. 2005;21:1081–9.

4. Burkhart SS, Morgan CD. The peel-back mechanism: its role in producing and extending posterior type Ⅱ SLAP lesions and its effect on SLAP repair rehabilitation. Arthroscopy. 1998;14:637–40.

5. Cain PR, Mutschler TA, Fu FH, Lee SK. Anterior stability of the glenohumeral joint. A dynamic model. Am J Sports Med. 1987;15:144–8.

6. Castagna A, Delle Rose G, Conti M, Snyder SJ, Borroni M, Garofalo R. Predictive factors of subtle residual shoulder symptoms after transtendinous arthroscopic cuff repair: a clinical study. Am J Sports Med. 2009;37:103–8.

7. Conway JE. Arthroscopic repair of partial-thickness rotator cuff tears and SLAP lesions in professional baseball players. Orthop Clin North Am. 2001;32:443–56.

8. Cordasco FA, Backer M, Craig EV, Klein D, Warren RF. The partial-thickness rotator cuff tear: is acromioplasty without repair sufficient? Am J Sports Med. 2002;30:257–60.

9. Daniels L, Worthingham C. Muscle testing. Edited. Philadelphia: WB Saunders; 1980. p. 118–120.

10. Deutsch A. Arthroscopic repair of partial-thickness tears of the rotator cuff. J Shoulder Elbow Surg. 2007;16:193–201.

11. Franceschi F, Papalia R, Del Buono A, Vasta S, Costa V, Maffulli N, Denaro V. Articular-sided rotator cuff tears: which is the best repair? A three-year prospective randomised controlled trial. Int Orthop. 2013;37:1487–93.

12. Gerber C, Krushell RJ. Isolated rupture of the tendon of the subscapularis muscle. Clinical features in 16 cases. J Bone Joint Surg Br. 1991;73:389–94.

13. Greiwe RM, Ahmad CS. Management of the throwing shoulder: cuff, labrum and internal impingement. Orthop Clin North Am. 2010;41:309–23.

14. Hawkins RJ, Kennedy JC. Impingement syndrome in athletes. Am J Sports Med. 1980;8:151–8.

15. Ide J, Maeda S, Takagi K. Arthroscopic transtendon repair of partial-thickness articular-side tears of the rotator cuff: anatomical and clinical study. Am J Sports Med. 2005;33:1672–9.

16. Ishihara Y, Mihata T, Tamboli M, Nguyen L, Park KJ, McGarry MH, Takai S, Lee TQ. Role of the superior shoulder capsule in passive stability of the glenohumeral joint. J Shoulder Elbow Surg. 2014;23:642–8.

17. Itoi E, Tabata S. Incomplete rotator cuff tears. Results of operative treatment. Clin Orthop Relat Res. 1992;(284):128–35.

18. Jobe CM. Superior glenoid impingement. Current concepts. Clin Orthop Relat Res. 1996;(330):98–107.

19. Kamath G, Galatz LM, Keener JD, Teefey S, Middleton W, Yamaguchi K. Tendon integrity and functional outcome after arthroscopic repair of highgrade partial-thickness supraspinatus tears. J Bone Joint Surg Am. 2009;91:1055–62.

20. Kelly BT, Kadrmas WR, Speer KP. The manual muscle examination for rotator cuff strength. An electromyographic investigation. Am J Sports Med. 1996;24:581–8.

21. Liem D, Alci S, Dedy N, Steinbeck J, Marquardt B, Mollenhoff G. Clinical and structural results of partial supraspinatus tears treated by subacromial decompression without repair. Knee Surg Sports Traumatol Arthrosc. 2008;16:967–72.

22. Lo IK, Burkhart SS. Transtendon arthroscopic repair of partial-thickness, articular surface tears of the rotator cuff. Arthroscopy. 2004;20:214–20.

23. Mazoue CG, Andrews JR. Repair of full-thickness rotator cuff tears in professional baseball players. Am J Sports Med. 2006;34:182–9.

24. McFarland EG. Rotator cuff disease and impingement. In: McFarland EG, editor. Examination of the shoulder. New York: Thieme Medical Publishers, Inc.; 2005. p. 126–61.

25. McFarland EG. Strength testing. In: McFarland EG, editor. Examination of the shoulder. New York: Thieme Medical Publishers, Inc.; 2005. p. 88–125.

26. Mihata T, McGarry MH, Kinoshita M, Lee TQ. Excessive glenohumeral horizontal abduction as occurs during the late cocking phase of the throwing motion can be critical for internal impingement. Am J Sports Med. 2010;38:369–74.

27. Mihata T, McGarry MH, Tibone JE, Abe M, Lee TQ. Type II SLAP lesions: a new scoring system–the sulcus score. J Shoulder Elbow Surg. 2005;14:19S–23.

28. Mihata T, McGarry MH, Tibone JE, Fitzpatrick MJ, Kinoshita M, Lee TQ. Biomechanical assessment of Type II superior labral anterior-posterior (SLAP) lesions associated with anterior shoulder capsular laxity as seen in throwers: a cadaveric study. Am J Sports Med. 2008;36:1604–10.

29. Mihata T, Watanabe C, Fukinishi K, Ohue M, Tsujimura T, Fujiwara K, Kinoshita M. Functional and structural outcomes of single-row vs double-row vs combined double-row and suture-bridge repair for rotator cuff tears. Am J Sports Med. 2011;39:2091–8.

30. Namdari S, Baldwin K, Ahn A, Huffman GR, Sennett BJ. Performance after rotator cuff tear and operative treatment: a case-control study of major league baseball pitchers. J Athl Train. 2011;46:296–302.

31. Neer 2nd CS. Anterior acromioplasty for the chronic impingement syndrome in the shoulder: a preliminary report. J Bone Joint Surg Am. 1972;54:41–50.

32. Nimura A, Kato A, Yamaguchi K, Mochizuki T, Okawa A, Sugaya H, Akita K. The superior capsule of the shoulder joint complements the insertion of the rotator cuff. J Shoulder Elbow Surg. 2012;21:867–72.

33. O'Brien SJ, Schwartz RS, Warren RF, Torzilli PA. Capsular restraints to anterior-posterior motion of the abducted shoulder: a biomechanical study. J Shoulder Elbow Surg. 1995;4:298–308.

34. Ovesen J, Nielsen S. Stability of the shoulder joint. Cadaver study of stabilizing structures. Acta Orthop Scand. 1985;56:149–51.

35. Park JY, Yoo MJ, Kim MH. Comparison of surgical outcome between bursal and articular partial thickness rotator cuff tears. Orthopedics. 2003;26:387–90; discussion 390.

36. Peters KS, Lam PH, Murrell GA. Repair of partial-thickness rotator cuff tears: a biomechanical analysis of footprint contact pressure and strength in an ovine model. Arthroscopy. 2010;26:877–84.

37. Porat S, Nottage WM, Fouse MN. Repair of partial thickness rotator cuff tears: a retrospective review with minimum two-year follow-up. J Shoulder Elbow Surg. 2008;17:729–31.

38. Reynolds SB, Dugas JR, Cain EL, McMichael CS, Andrews JR. Debridement of small partial-thickness rotator cuff tears in elite overhead throwers. Clin Orthop Relat Res. 2008;466:614–21.

39. Shin SJ. A comparison of 2 repair techniques for partial-thickness articular-sided rotator cuff tears. Arthroscopy. 2012;28:25–33.

40. Snyder SJ. Arthroscopic classification of rotator cuff lesions and surgical decision making. In: Snyder S, editor. Shoulder arthroscopy. 2nd ed. Philadelphia: Lippincott Williams & Wilkins; 1993. p. 201–7.

41. Snyder SJ, Pachelli AF, Del Pizzo W, Friedman MJ, Ferkel RD, Pattee G. Partial thickness rotator cuff tears: results of arthroscopic treatment. Arthroscopy. 1991;7:1–7.

42. Spencer Jr EE. Partial-thickness articular surface rotator cuff

tears: an all-inside repair technique. Clin Orthop Relat Res. 2010;468:1514–20.

43. Terry GC, Hammon D, France P, Norwood LA. The stabilizing function of passive shoulder restraints. Am J Sports Med. 1991;19:26–34.

44. Tibone JE, Elrod B, Jobe FW, Kerlan RK, Carter VS, Shields Jr CL, Lombardo SJ, Yocum L. Surgical treatment of tears of the rotator cuff in athletes. J Bone Joint Surg Am. 1986;68:887–91.

45. Turkel SJ, Panio MW, Marshall JL, Girgis FG. Stabilizing mechanisms preventing anterior dislocation of the glenohumeral joint. J Bone Joint Surg Am. 1981;63:1208–17.

46. Waibl B, Buess E. Partial-thickness articular surface supraspinatus tears: a new transtendon suture technique. Arthroscopy. 2005;21:376–81.

47. Warner JJ, Micheli LJ, Arslanian LE, Kennedy J, Kennedy R. Scapulothoracic motion in normal shoulders and shoulders with glenohumeral instability and impingement syndrome. A study using Moire topographic analysis. Clin Orthop Relat Res. 1992;(285):191–9.

肩胛上盂唇前后方向（SLAP）损伤：病理生理和诊断

Brian Grawe, Asheesh Bedi, and Answorth Allen

10.1 病因和发病机制

10.1.1 解剖和功能

肩关节盂唇是环形包绕着盂肱关节的纤维软骨组织[1, 2]。在解剖学上，上盂唇是盂肱韧带（GH）和肱二头肌长头腱的附着点[3]。在功能上，关节盂唇可以有效地深化骨关节并增强凹面压缩机制，从而提高肩关节的稳定性，并限制了肱骨头的移动[4]。生物力学研究表明，肱二头肌腱盂唇复合体能提高手臂外展外旋的稳定性[5]，在投掷运动员身上，这个稳定作用变得尤为重要。

组织学研究显示，组成上盂唇的弹性纤维，稀疏地交织在基底部[6]，在纤维软骨过渡区的 12 点位置显示有更多的盂唇纤维与关节透明软骨相连[1]。上盂唇是典型的三角形外观，并经常存在一个部分覆盖关节面的内在游离边缘（新月形）。骨关节软骨在它的边缘向上向内延伸。因此，上盂唇可附着于盂缘，更常附着于关节内侧。这种相对的内侧附着出现一个可以延长几毫米到关节盂边缘内侧的下滑膜隐窝（图 10.1）[1, 6]。肩胛上动脉、旋肩胛动脉和旋肱动脉在关节桡侧和周围分叉并供应四周的盂唇。类似于膝

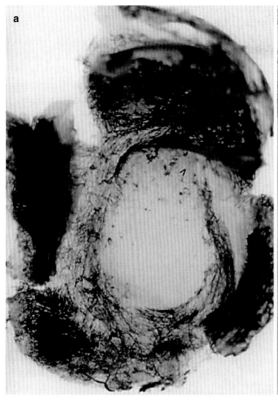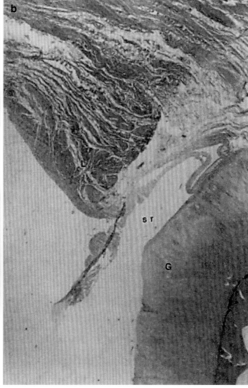

图 10.1 a、b. 通过人类尸体标本（a）的矢状切面显示关节盂唇的血管结构。注意前后区域的分水岭区域。b. 显示了清晰的滑膜凹陷（sr），位于盂唇和关节盂（G）之间（改编自 Cooper 等[1]，经许可转载）

关节半月板，关节盂边缘的最内层是无血管的，前上象限血供最少（图 10.1）[1, 4, 7]。上述解剖加上盂唇的相对移动的性质，使肩关节 SLAP 撕裂难以诊断和可靠愈合。

　　大量的尸解和临床研究已经证明在肱二头肌锚定连接和上盂唇分别存在重要的解剖变异。当试图区分"真" SLAP 损伤（上盂唇由前到后）和对上盂唇复合体的病理改变有适当治疗时，这些解剖变异必须注意。大约 50% 的肱二头肌肌腱是从盂上结节发出，其余纤维直接起于上盂唇 [7]。此外，大多数的肱二头肌纤维止于后侧盂唇或止于后侧盂唇为主，只有少数的纤维表现为均匀地从前和后止于盂唇 [7, 8]。总体而言，肱二头肌锚钉固定后通常表现出正常的生理活动性，在修复后过度的制动可能也是一个导致关术后僵硬的重要因素 [6]。

　　根据手术中关节镜检查发现，上盂唇也有不同程度的正常解剖变异发生。三种典型变异是，下盂唇裂孔、条索状盂肱中韧带伴随下盂唇裂孔和条索状盂肱中韧带伴有前上盂唇的缺失（Buford 复合体）[9, 10]。除了下盂唇裂孔外，之前提及的下盂唇隐窝可能是一个潜在的上盂唇底部并与二头肌附着部位相邻的空间，也常常伴随条索状盂肱中韧带 [11]。学者注意到这些变异发生在 13% 的人口中，而"Buford 复合体"是最不常见的 [9]。从临床的角度来看，有学者观察到，这些变异在发病机制、下盂唇复合体损伤倾向和导致盂肱关节异常的生物力学中起重要作用。在一个 546 例患者的大型前瞻性研究中，Kim 及其同事发现，上盂唇解剖变异的存在与前上盂唇磨损、异常上盂肱韧带和手臂外展时外旋角度被动增加呈正相关 [12]。此外，下盂唇裂孔和"Buford 复合体"的解剖变异增加 SLAP

损伤 II 型的发生情况 [4, 12]。重要的是认识和理解这些变异的重要性，并最终将其区别于病理性改变，因为错误的修复常常会导致术后疼痛和僵硬，导致其临床结果较差 [4]。

10.1.2　分型（图 10.2）

　　自从 Andrews 和他的同事第一次描述过顶投掷运动员近肱二头肌肌腱起点处的上盂唇损伤后 [13]，现已发展出许多分类系统来帮助理解和治疗这些损伤 [14-19]。Snyder 等把上盂唇前后撕裂称之为"SLAP"损伤，并且报道在 2 000 例肩关节镜检查中损伤发病率为 6% [14, 15]。这些作者还提出最常用的四种不同撕裂的分类 [14]。

　　I 型损伤描述了具有完整和稳定的二头肌锚的肩胛上盂唇任意边缘的退行性磨损。这个特别的形状通常是与年龄相关的退行性变化的结果，并不一定认为是肩部隐痛患者的主要病理改变 [20]。II 型为不稳定性损伤，上盂唇及肱二头肌长头腱自肩胛盂撕脱并分离，该复合体会使盂肱关节出现症状。据报道，上述损伤类型是最常见的亚型，占 Snyder 原始文献 [14] 中 SLAP 撕裂的 41%。上盂唇桶柄样撕脱，但部分上盂唇及肱二头肌长头腱仍紧密附着于肩胛盂上为 III 型撕裂。根据盂唇撕裂的大小和形态（新月形上盂唇），而且撕裂的碎片经常会掉入关节腔，这可能会导致机械症状的出现。IV 型为上盂唇桶柄样撕脱，病变延伸至肱二头肌长头腱。肱二头肌腱可能会出现病理改变，并可能最终会影响手术治疗的效果。

　　II 型损伤通常根据其发生频率描述为与临床最为相关的亚型 [2, 6]，并且 Morgan 及其同事将 II 型 SLAP 撕裂进行亚分类 [17]。这些作者提出，根据撕裂的位

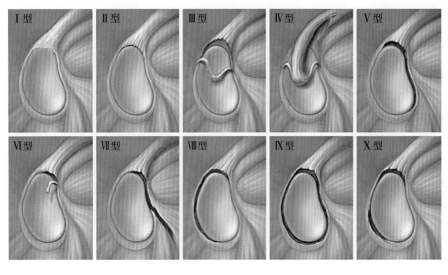

图 10.2　显示各种 SLAP 病变的图示，基于原始分类系统（有修改）（改编自 Powell 等 [19]，经许可转载）

置和延伸情况，进一步细化撕裂的情况，"A"为较前，"B"为较后，"C"为前后组合。此外，ⅡB 型可能会出现与盂肱关节"假性错乱"有关的后上不稳定[17]。Choi 和 Kim 也描述了一种Ⅱ型变体，肱二头 – 上盂唇复合体的不稳定并伴随着可导致盂内关节松散的关节软骨撕脱[18]。所谓的组合病变也分别被 Maffet 与 Powell 描述和分类[16, 19]。Maffet 最初扩展了原始的 Snyder 分类系统，并对自己的患者进行回顾性研究，注意到只有 62% 符合原始模式。他描述了撕裂延伸到上盂唇的 V 型撕裂——Bankart 病变。Ⅵ型损伤为Ⅱ型撕裂伴不稳定性唇瓣，最后的Ⅶ型损伤为延伸穿过盂肱中韧带的撕裂，导致无能力的囊韧带复合体[16]。Powell 进一步描述了Ⅷ至Ⅹ型，分别涉及后延伸、环形延伸或伴随的后下盂唇破损的Ⅱ型损伤（反向 Bankart）[19]。

最近，有大量的研究试图根据 Snyder 的初步标准，在诊断为 SLAP 损伤的一致性方面进行研究；获得了了不同的结果[21-23]。Gobezie 等利用视频片段来建立 SLAP 损伤，请不同的观察者诊断和治疗。这项研究的结果表明，在 SLAP 病变的治疗和诊断方面，观察者间变异性很大，观察者内存在中等的变异性（κ = 0.54 与 κ = 0.45）。此外，手术医生很难区分正常肩与Ⅰ型和Ⅱ型撕裂。有趣的是，关节镜术者更有可能同意治疗病变，而不是根据 Snyder 标准对其进行分类[21]。Jia 和同事在类似的研究中发现，在经验丰富的肩关节镜检查中，能够改善观察者内和观察者间 SLAP 撕裂诊断和分类的一致性（κ = 0.67 和 0.804）。将盂唇简化为正常或异常，并增加绝对一致性和观察者可靠性，Morgan 亚分类系统的利用率并不影响平均相关系数。值得注意的是，视频短片的质量显著影响了临床医生进行有效诊断的能力[22]。手术医生缺乏物理探查盂唇并进行关节镜冲击动作（"剥离"）的能力被认为是这些研究的内在限制[21, 22]。

在一项更与临床相关的研究中，Wolf 等研究了多个患者变量（通过临床小片段）对上盂唇复合体损伤分类和治疗的影响[23]。这些变量包括年龄、性别、工作活动、运动参与程度以及病史 / 体格检查结果。研究中有一部分外科医生是 MOON（Multicenter Orthopedic Outcomes Network）肩关节组的成员。根据调查，不同的外科医生、年龄、职业、体育活动和体检结果等，这些因素被认为是影响治疗选择的最关键变量。这些变量导致治疗时间变化了 36%，Snyder 分类系统的治疗时间改变了 28%[23]。必须注意的是，所有这些研究都是因为各种 SLAP 病理改变不存在普遍的治疗标准，而对于患者和外科医生来说，年龄和活动水平通常对治疗策略有显著的影响。

10.1.3 发病机制

现已经提出了许多病因，用来提出和论证 SLAP 损伤的发病机制和潜在的肩部生物力学，其中包括对臂的强力牵引载荷、直接的压缩载荷和重复的过度投掷活动等造成的损伤[6]。急性创伤可能是运动员 SLAP 撕裂的原因，通常是向内收肩直接受到打击所造成的[24]。生物力学研究表明，与手臂处于伸展位置相比，向前弯曲的手臂所承受的撞击负荷会更容易产生急性撞击损伤[25]。向下牵引损伤、举重或滑冰时摔倒也会造成急性 SLAP 损伤和生物力学障碍[16]。

过顶运动员通常是鲜明独特的患者群体，特别是对于 SLAP 损伤的风险。不管确切的发病机制如何，病变都是由于肩关节过度投掷所引起。过度外展和外旋导致盂肱关节的压力和剪切力增加，以及肩袖和盂唇结构的极限应变[26]。年轻男性高绩效运动员的优势臂似乎是最易受伤的[27]。肩的位置已被证实在维持肱二头肌的稳定性和上盂唇 / 肱二头肌损伤锚钉固定中起重要作用。虽然存在一些争议，后期拉力、减速投掷是否能降低上盂唇损伤风险，但肱二头肌肌腱止点在后期拉力时力量减少 20%[28]。进一步的生物力学数据模拟投掷运动是唯一能够证明在后期拉力阶段存在上盂唇应力增加[29]。

具体对于投掷运动员来说，不同的解剖和生物力学因素可能导致上盂唇复合体易损伤模式。这些运动员经常发生肩部运动范围的变化，伴随外部旋转的增加，并伴随或不伴随维持整个运动范围。这些运动变化可能与骨质变化、关节囊变化或两者相关。这种根本现象被称为"GIRD"（肩关节内旋障碍）[26, 30, 31]。Wilk 和他的同事已经证明，基于查体来诊断 GRID，会增加肩部受伤的风险。在一项针对 122 名投手的 3 年前瞻性研究中，诊断为 GIRD 的肩部受伤的可能性是正常人的 2 倍[32]。已经提出了许多生物力学机制假设会导致过顶运动员的 SLAP 撕裂，Burkhart[33] 提出的"剥离"机制的理论是其中一种病因（图 10.3）[33]。该理论认为，后下盂肱关节囊挛缩等刺激事件将会导致过顶运动员的反复微损伤。因为在投掷拉伸阶段会导致肱骨头相对后上移位。然后，这种盂内运动学的变化标志着上后盂唇的剪切力增加。肱二头肌将采取一个更垂直的位置，只会使后盂唇产生扭转力，而导致"恶性循环"。这种反复剪切和扭转力组合作用在肱二头肌 – 盂唇复合体上，将导致"剥离"的盂唇向

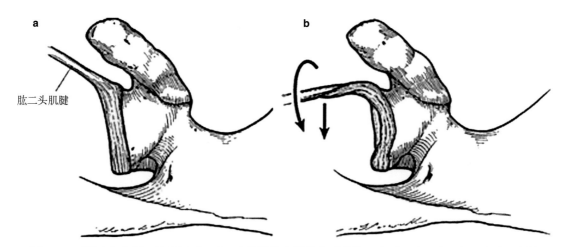

图 10.3 "剥离"机制。从上面观，肱二头肌附着在其静息时的位置（a）。肱二头肌向后移动，在被固定和外旋位置的基部处扭转，导致唇部"剥离"（b）（改编自 Burkhart 等[58]，经许可转载）

肩胛颈移动[27, 33]。这种病变的必要条件是后关节囊挛缩，必须在治疗阶段进行专门的伸展。

导致 SLAP 损伤的第二个生物力学机制是内部撞击。这个理论暗示上盂唇击发位置受到剪切力和直接接触的压力。SLAP 病变最终是由肱骨和关节盂缘之间的肩袖关节部分和后唇缘的撞击引起的[34, 35]。然而，刺激事件会导致前方肩关节轻微不稳定，并可继发肌肉疲劳或韧带损伤。这种不稳定性将导致肱骨头在外展和外旋期间向前移动（后期拉伸），并且上述撞击随之而来。在盂肱关节力学这一转变已被证实在生物力学研究模仿前关节囊松弛合并后关节囊挛缩[36]。该模型最主要强调需要治疗盂唇痛和前下方关节的不稳定性。

导致 SLAP 损伤的最后一种机制是最初由 McLeod 和 Andrews 所描述的"除草器"机制[13]。在这个理论中，扭转力是由肱二头肌长头腱撕裂并盂唇脱离关节盂产生，与其他提出的机制不同的是，这种特殊的理论认为，投掷的减速阶段是产生 SLAP 撕裂的根本原因。这一理论是在生物力学数据的基础上发展起来的，它显示了减速运动中肱二头肌的峰值活动[37]。

临床医生在试图寻找 SLAP 损伤的根本病因时，必须对运动员进行整体评估。投掷需要一系列复杂的协调运动，最终将大量的能量从下躯干输送到手臂——所谓的动力链[38]。这个级联的改变可以导致盂唇因运动和应力产生了伤害。以同样的方式，肩胛骨的作用及其对肩部运动和运动链的整体贡献也必须得到重视。肩胛骨和肱骨的同步关系导致存在一个稳定的盂肱关节的旋转中心。过顶投掷容易发生肩胛运动障碍，这可能最终导致"SICK"（肩胛骨位置不正、下内侧缘突出、喙突疼痛以及肩胛运动障碍）[39]。这个异常位置可导致盂肱关节的运动异常和盂唇的横跨应力，最终导致投掷肩障碍。

10.2 诊断

10.2.1 病史

即使是对最有经验的外科医生来说，临床诊断 SLAP 撕裂也常常是一个挑战。根据术前病史、体格检查和影像学检查，患者常常会出现伴随的肩部病理改变，症状与难以名状的疼痛隐匿起病一致。必须彻底询问病史，包括损伤机制。SLAP 损伤的诊断，即使在手术的时候，往往还是不清楚的。

疼痛是最常见的主诉，通常位于肩关节前方。运动员的疼痛常伴随着运动障碍，包括投掷速度的丧失或过顶运动的困难[27, 40]。过顶运动员的机械症状占主导地位，并且随着旋转运动而出现卡顿、"爆破声"或"咔嗒声"。肩关节薄弱和不稳定可能会导致其他潜在的病变，如部分肩袖撕裂、关节囊损伤、二头肌腱病和内部撞击[41]。应该仔细评估薄弱部位，因为它可能是腱鞘囊肿形成和肩胛上神经压迫的结果。另外，虽然"死臂综合征"被用于描述 SLAP 撕裂的运动员，但通常伴随着盂肱关节的多方向不稳定[42]。

10.2.2 体格检查

面对潜在的 SLAP 病变，运动员的体格检查应从受影响肩膀的盂肱关节和肩胛 – 胸壁关节的评估开始。对于盂肱关节运动的评估必须要固定肩胛骨并做两侧对比。如前所述，过顶投掷运动员经常表现出与

GIRD 一致的症状，与对侧相比，盂肱关节的内旋运动度至少减少 20°，这被定义为内旋缺损[26]。因此，肩关节旋转必须在内收和外展 90° 时进行评估，并应在仰卧位进行，以协助肩胛骨的固定。如果有两名检查人员，一名检查者可以通过将手指放在喙突和肩峰上来稳定肩胛骨，另一名检查者则测量运动弧。这些操作也可以被单个检查者成功地执行。对肩关节的稳定性也必须进行认真评估，因为前关节囊结构的组合病变在过顶运动员中并不罕见。评估关节前后不稳定可以维持仰卧位并应用负荷转移和紧张移位试验。对上下方的不稳定评估同样重要，分别采用"沟槽"征和后恐惧试验或弹跳试验。人工肩袖肌强度测试也必须记录，因为这些肌肉对稳定盂肱关节起重要作用。

除了仔细检查盂肱关节外，还必须彻底检查肩胛骨，以便对怀疑 SLAP 损伤的运动员进行完整的评估。可以在患者静息位置时注意肩胛骨的对称性，并通过使患者向前抬起手臂来进行动态评估，可以有效地检查出肩胛翼的存在。投掷运动员通常会将延长的肩胛骨认为是正常现象。然而，据报道，这种变化会导致肩部其他部位的损伤，即动态出口撞击和肩袖撕裂[4, 43]，也必须排除 SICK 肩胛骨和肩胛骨运动障碍。与对侧相比，SICK 肩胛骨低于突出的下内侧缘，这个位置将导致喙突向下倾斜并收紧胸大肌和二头肌，因此，运动员会抱怨喙突疼痛和后肩胛骨疼痛。另一方面，肩胛骨运动障碍可以通过比较双侧肩运动形态来确定，向前抬高是最常做的动作，这会导致运动障碍[3]。如果存在显著的动态翼，则必须确定和治疗近端或远端病因。

文献中已经描述了许多特殊测试来检测上盂唇/肱二头肌复合体的病理损伤。这些测试在准确性和可靠性方面有所不同，以便正确诊断 SLAP 损伤，并且这些试验的组合可能比单次操作更有用[3]。目前的测试包括 O'Brien 主动压缩试验、前滑试验、压缩旋转试验、抵抗旋后外旋试验、速度试验、曲柄试验、二头肌负载测试 I 和 II 以及主要剪切试验[44-49]。许多作者在敏感性和特异性方面已经研究了这些试验的临床效用，并且没有单个试验与其原始作者报道的有相同的诊断价值。事实上，Cook 等最近进行了一项前瞻性病例对照，以检测 5 例此类试验（O'Brien 主动压缩试验、二头肌负荷试验 II、唇侧张力试验、O'Driscoll/动态唇剪切试验和速度试验）的诊断准确性，用于诊断 SLAP 损伤。作者最终得出结论，在 5 项测试中，无论是单独的还是组合一起，都为诊断 SLAP 撕裂提供了诊断价值[50]。最近通过荟萃分析提出的证据表

明，主动压缩试验是排除上盂唇撕裂的最敏感的预测因素，其次是曲柄和速度试验[51]。最近的系统综述已经对来自区分 SLAP 病变的多项试验进行了简要的综述，并报告了试验性能[52]。主要的问题是 SLAP 的诊断困难，不能依靠单独的临床检查来准确诊断。

10.2.3 影像检查

对具有疑似 SLAP 撕裂的运动员进行进一步评估，如果有适当的影像学检查，应从肩部的高质量正交 X 线片开始。标准视图包括盂肱关节的前后位片、肩胛骨前后位片、腋窝位片和出口位片。对于 SLAP 撕裂 X 线片没有特殊影像表现。然而，其可能排除其他引起患者肩部疼痛的病变，必须排除的常见病理包括肩锁关节异常、出口撞击或 Bennett 病变（盂肱下韧带后束骨化）——通常在诊断为 GIRD 的运动员中看到。

有或没有关节造影的磁共振成像（MRI）仍然是对疑似 SLAP 撕裂诊断的患者肩部进一步影像检查的金标准。此外，MRI 可以用于评估与上盂唇撕裂相关的其他伴随症状，包括肩袖和冈盂切迹囊肿下表面的肌腱炎或直接撕裂。必须包括轴向、冠状和矢状平面的多平面图像。最近的证据表明，受影响的手臂固定在外旋位置（ABER）中获得的图像可以通过模仿唇部的"剥离"效果来提高诊断准确性。Borrero 及其同事最近把患者 MRI 检查结果与关节镜检查结果进行比较，发现 ABER 位置提高了过顶运动员患者 SLAP 损伤亚组的诊断准确性[53]。必须注意的是，区分不连续的 SLAP 撕裂与先前提到的上盂唇肱二头肌复合体的解剖变异可能是困难的。MRI 结果要与身体检查收集的主观发现和病史中的客观结果相结合。应该向医生警告可能的 SLAP 撕裂的 MRI 发现，包括在上盂唇/肱二头的高强度信号和/或关节内对比度的增强，上盂唇中横向弯曲的高强度信号（表示为上盂唇和关节盂之间的深裂隙），盂唇之间的流体外渗，以及肱二头肌的高信号强度的前后延伸[6]。冠状和轴向序列对于这些各自的发现将是最密切的。

尽管最近在 MRI 技术方面取得了进步，但 SLAP 撕裂的诊断精度在文献报道中仍然是变化不大的。与关节镜检查结果相比，常规 MRI 的灵敏度、特异度和准确度分别为 84%~98%、63%~91% 和 74%~96%[54-57]。

10.3 结论

临床上对 SLAP 撕裂的诊断仍然是一个挑战。

相关的损伤机制、彻底详细的病史与特殊的体格检查结果将提高诊断准确性。此外，适当的 MRI 成像技术可以警告临床医师其他伴随的病理改变，并有助于诊断 SLAP 撕裂。外科医生必须意识到可能存在于上盂唇肱二头肌复合体上的所有解剖变异的临床意义，而错误的治疗可能是术后疼痛和僵硬的常见来源。

参·考·文·献

1. Cooper DE, Arnoczky SP, O'Brien SJ, Warren RF, Dicarlo E, Allen A. Anatomy, histology, and vascularity of the glenoid labrum. J Bone Joint Surg Am. 1992;74(1):46–52.

2. Prodromos CC, Ferry JA, Schiller AL, Zarins B. Histological studies of the glenoid labrum from fetal life to old age. J Bone Joint Surg Am. 1990;72(9): 1344–8.

3. Abrams GD, Safran MR. Diagnosis and management of superior labrum anterior posterior lesions in overhead athletes. Br J Sports Med. 2010;44:311–8.

4. Knesek M, Skendzel JG, Dines JS, Altchek DW, Allen AA, Bedi A. Diagnosis and management of superior labral anterior posterior tears in throwing athletes. Am J Sports Med. 2012;41(2):444–60.

5. Rodosky MW, Harner CD, Fu RH. The role of the long head of the biceps muscle and superior glenoid labrum in anterior stability of the shoulder. Am J Sports Med. 1994;22:121–30.

6. Keener JD, Brophy RH. Superior labral tears of the shoulder: pathogenesis, evaluation, and treatment. J Am Acad Orthop Surg. 2009;17:627–37.

7. Vangness Jr CT, Jorgenson SS, Watson T, Johnson DL. The origin of the long head of the biceps from the scapula and glenoid labrum an anatomical study of 100 shoulders. J Bone Joint Surg Br. 1994;76:951–4.

8. Tuoheti Y, Itoi E, Minagawa H, Yamamoto N, Saito H, Seki N, Okada K, Shimada Y, Abe H. Attachment types of the long head of the biceps tendon to the glenoid labrum and their relationships with the glenohumeral ligaments. Arthroscopy. 2005;21:1242–9.

9. Rao AG, Kim TK, Chronopoulos E, McFarland EG. Anatomical variants in the anterosuperior aspect of the glenoid labrum: a statistical analysis of seventy-three cases. J Bone Joint Surg Am. 2003;85:653–9.

10. Williams MM, Synder SJ, Buford Jr D. The Buford complex: the "cord-like" middle glenohumeral ligament and absent anterosuperior labrum complex. A normal anatomic variant. Arthroscopy. 1994;10(3): 241–7.

11. Kanatli U, Ozturk BY, Bolukbasi S. Anatomical variations of the anterosuperior labrum: prevalence and association with type Ⅱ superior labrum anterior-posterior (SLAP) lesions. J Shoulder Elbow Surg. 2010;19(8):119–1203.

12. Kim TK, Queale WS, Cosgarea AJ, McFarland EG. Clinical features of the different types of SLAP lesions: an analysis of one hundred and thirty-nine cases. J Bone Joint Surg Am. 2003;421:112–9.

13. Andrews JR, Carson Jr WG, McLeod WD. Glenoid labrum tears related to the long head of the biceps. Am J Sports Med. 1985;13:337–41.

14. Synder SJ, Karzel RP, Pizzo D, Ferkel RD, Friedman MJ. SLAP lesions of the shoulder. Arthroscopy. 1990;6: 274–9.

15. Snyder SJ, Banas MP, Karzel RP. An analysis of 140 injuries to the superior glenoid labrum. J Shoulder Elbow Surg. 1995;4(4):243–8.

16. Maffet MW, Gartsman GM, Moseley B. Superior labrum-biceps tendon complex lesions of the shoulder. Am J Sports Med. 1995;23:93–8.

17. Morgan CD, Burkhart SS, Palmeri M, Gillispie M. Type Ⅱ SLAP lesions: three subtypes and their relationship to superior instability and rotator cuff tears. Arthroscopy. 1998;14:553–65.

18. Choi NH, Kim SJ. Avulsion of the superior labrum. Arthroscopy. 2004;20(8):872–4.

19. Powell SE, Nord KD, Ryu RK. The diagnosis, classification, and treatment if SLAP lesions. Oper Tech Sports Med. 2004;12:99–110.

20. Nam EK, Synder SJ. The diagnosis and treatment of superior labrum, anterior and posterior (SLAP) lesions. Am J Sports Med. 2003;31(5):798–810.

21. Gobezie R, Zurakowski D, Lavery K, Millet PJ, Cole BJ, Warner JJ. Analysis and interobserver and intraobserver variability in the diagnosis and treatment of SLAP tears using the Snyder classification. Am J Sports Med. 2008;36(7):1373–9.

22. Jia X, Yokota A, McCarty EC, Nicholson GP, Weber SC, McMahon PJ, Dunn WR, McFarland EG. Reproducibility and reliability of the Snyder classification of superior labral anterior posterior lesions among shoulder surgeons. Am J Sports Med. 2011;39(5):986–91.

23. Wolf BR, Britton CL, Vasconcellos DA, Spencer EE. Agreement in the classification and treatment of the superior labrum. Am J Sports Med. 2011;39(12): 2588–94.

24. Funk L, Snow M. SLAP tears of the glenoid labrum in contact athletes. Clin J Sport Med. 2007;17:1–4.

25. Clavert P, Bonnomet F, Kempf JF, Boutemy P, Braun M, Kahn JL. Contributions to the study of the pathogenesis of type Ⅱ superior labrum anterior-posterior lesions: a cadaveric model of a fall on the outstretched hand. J Shoulder Elbow Surg. 2004;13:45–50.

26. Burkhart SS, Morgan CD, Kibler WB. The disabled throwing shoulder: spectrum of pathology. Part Ⅱ: evaluation and treatment of SLAP lesions in throwers. Arthroscopy. 2003;19(5):531–9.

27. Bedi A, Allen AA. Superior labral lesions anterior to posterior–evaluation and arthroscopic management. Clin Sports Med. 2008;27:607–30.

28. Kuhn JE, Lindholm SR, Huston LJ, Soslowsky LJ, Blasier RB. Failure of the biceps superior labral complex: a cadaveric biomechanical investigation comparing the late cocking and early deceleration positions of throwing. Arthroscopy. 2003;19:373–9.

29. Pradha RL, Itoi E, Hatakeyama Y, Urayama M, Sato K. Superior labral strain during the throwing motion: a cadaveric study. Am J Sports Med. 2001;29:488–92.

30. Bigliani LU, Codd TP, Connor PM, Levine WM, Littlefield

MA, Hershon SJ. Shoulder motion and laxity in the professional baseball player. Am J Sports Med. 1997;25(5):609–13.

31. Brown LP, Niehues SL, Harrah A, Yavorsky P, Hirshman HP. Upper extremity range of motion and isokinetic strength of the internal and external shoulder rotators in Major League Baseball players. Am J Sports Med. 1988;16(6):577–85.

32. Wilk KE, Macrina LC, Fleisig GS, Poterfield R, Simpson 2nd CD, Harker P, Paparesta N, Andrews JR. Correlation of glenohumeral internal rotation deficit and total rotational motion to shoulder injuries in professional baseball pitchers. Am J Sports Med. 2011; 39(2):329–35.

33. Burkhart SS, Morgan CD. The peel-back mechanism: its role in producing and extending posterior type Ⅱ SLAP lesions and its effect on SLAP repair rehabilitation. Arthroscopy. 1998;14:637–40.

34. Kim TK, McFarland EG. Internal impingement of the shoulder in flexion. Clin Orthop Relat Res. 2004;421: 112–9.

35. Walch G, Boileau P, Noel E, Donell ST. Impingement of the deep surface of the supraspinatus tendon on the posterosuperior glenoid rim: an arthroscopic study. J Shoulder Elbow Surg. 1992;1(5):238–45.

36. Grossman MG, Tibone JE, McGarry MH, Schneider DJ, Veneziani S, Lee TQ. A cadaveric model of the throwing shoulder: a possible etiology of superior labrum anterior-to-posterior lesions. J Bone Joint Surg Am. 2005;84(4): 824–31.

37. Jobe FW, Moynes DR, Tibone JE, Perry J. An EMG analysis of the shoulder in pitching. A second report. Am J Sports Med. 1984;12(3):218–20.

38. Kibler WB. The role of the scapula in athletic shoulder function. Am J Sports Med. 1998;26(2):325–37.

39. Burkhart SS, Morgan CD, Kibler WB. The disable throwing shoulder: spectrum of pathology. Part Ⅲ: the SICK scapula, scapular dyskinesis, the kinetic chain, and rehabilitation. Arthroscopy. 2003;19(6):641–61.

40. Barber A, Field LD, Ryu R. Biceps tendon and superior labrum injuries: decision making. J Bone Joint Surg Am. 2007;89(8):1844–55.

41. Angelo RL. The overhead athlete: how to examine, test, and treat shoulder injuries. Intra-articular pathology. Arthroscopy. 2003;19 Suppl 1:47–50.

42. Mileski RA, Snyder SJ. Superior labral lesions in the shoulder: pathoanatomy and surgical management. J Am Acad Orthop Surg. 1998;6:121–31.

43. Reinold MM, Wilk KE, Macrina LC, Sheheane C, Dun S, Fleisig GS, Crenshaw K, Andrews JR. Changes in shoulder and elbow passive range of motion after pitching in professional baseball players. Am J Sports Med. 2008;36(3):523–7.

44. Kim SH, Ha KI, Ahn JH, Choi HJ. Biceps load test Ⅱ: a clinical test for SLAP lesions of the shoulder. Arthroscopy. 2001;17(2):160–4.

45. McCaughey R, Green RA, Taylor NF. The anatomical basis of the resisted supination external rotation test for superior labral anterior to posterior lesions. Clin Anat. 2009;22(6):665–70.

46. McFarland EG, Kim TK, Savino RM. Clinical assessment of three common tests for superior labral anterior-posterior lesions. Am J Sports Med. 2002; 30(6):810–5.

47. McFarland EG, Tanaka MJ, Papp DF. Examination of the shoulder in the overheard and throwing athlete. Clin Sports Med. 2008;27(4):553–78.

48. Schlechter JA, Summa S, Rubin BD. The passive distraction test: a new diagnostic aid for clinically significant superior labral pathology. Arthroscopy. 2009;25(12):1374–9.

49. Walsworth MK, Doukas WC, Murphy KP, Mielcarek BJ, Michener LA. Reliability and diagnostic accuracy of history and physical examination for diagnosing glenoid labral tears. Am J Sports Med. 2008;36(1):162–8.

50. Cook C, Beaty S, Kissenberth MJ, Siffri P, Pill SG, Hawkins RJ. Diagnostic accuracy of five orthopaedic clinical tests for diagnosis of superior labrum anterior posterior (SLAP) lesions. J Shoulder Elbow Surg. 2012;21(1):13–22.

51. Meserve BB, Cleland JA, Boucher TR. A metaanalysis examining clinical test utility for assessing superior labral anterior posterior lesions. Am J Sports Med. 2009;37(11):2252–8.

52. Jones GL, Galluch DB. Clinical assessment of superior glenoid labral lesions: a systematic review. Clin Orthop Relat Res. 2007;455:45–51.

53. Borrero CG, Casagranada BU, Towers JD, Bradley JP. Magnetic resonance appearance of posterosuperior labral peel back during humeral abduction and external rotation. Skeletal Radiol. 2010;39(1):19–26.

54. Bencardino JT, Beltran J, Rosenberg ZS, et al. Superior labrum anterior-posterior lesions: diagnosis with MR arthrography of the shoulder. Radiology. 2000;214:267–71.

55. Connell DA, Potter HG, Wickiewicz TL, Altchek DW, Warren RF. Noncontrast magnetic resonance imaging of superior labral lesions: 102 cases confirmed at arthroscopic surgery. Am J Sports Med. 1999;27:208–13.

56. Jee WH, McCauley TR, Katz LD, Matheny JM, Ruwe PA, Daigneault JP. Superior labral anterior posterior (SLAP) lesions of the glenoid labrum: reliability and accuracy of MR arthrography for diagnosis. Radiology. 2001;218:127–32.

57. Tung GA, Entzian D, Green A, Brody JM. High-field and low-field MR imaging of superior glenoid labral tears and associated tendon injuries. AJR Am J Roentgenol. 2000;174:1107–14.

58. Burkhart SS, Morgan CD, Kibler WB. The disabled throwing shoulder: spectrum of pathology. Part 1: pathoanatomy and biomechanics. Arthroscopy. 2003;19(4):404–20.

SLAP 损伤：重复运动（或微小创伤）导致的急性损伤和慢性损伤

Lennard Funk and Puneet Monga

11.1 引言

自 Andrews 等[1] 对肱二头肌止点附近的盂唇撕裂的描述后，肩胛上盂唇前后方向（SLAP）撕裂已成为肩痛和功能障碍的日益公认的来源[16]，肩关节外科医生进行的 SLAP 修复的频率一直在增加。术语"SLAP"是由 Snyder 等[14] 回顾了 700 例肩关节镜创造的。由急性和慢性损伤这两种机制导致肩胛上盂唇前后方向撕裂在病理生理、诊断和治疗上有很大不同。本章的目的是讨论如何鉴别这两类肩胛上盂唇前后方向撕裂的患者。

11.2 损伤机制、生物力学和分级

Snyder 等[14] 描述了导致肩胛上盂唇前后方向撕裂的两种损伤机制。第一个向上压迫机制是指来自上方的压力对肩造成急性损伤，通常是由于摔倒时伸展的手臂着地，同时肩处于外展和稍前屈的体位。第二个是一种向下牵拉机制，包括手臂受到突然的、致伤性的下拉力。相关的损伤并不少见，如前、后盂唇撕裂、肩袖撕裂。第三种机制即 SLAP 撕裂伴肩关节脱位或半脱位，在训练中很常见，例如橄榄球[8] 等一些接触性运动。减速性损伤使得沿肱二头肌腱方向上的牵拉也可导致 SLAP 撕裂，特别是在做投掷动作时[1]（图 11.1）。

反复的微小创伤导致的慢性 SLAP 撕裂常在一些运动中可见。针对慢性 SLAP 撕裂有很多病理生理学机制并一直受到争议。所有这些机制都围绕着一个重复的过度外展、外旋运动产生，此运动对盂肱关节施以不断增强的剪切力与压力，并且对肩袖和盂唇[5] 产生张力变化。一种病理生理学上的解释提出了动力链变化的概念。投掷需要一系列复杂的协调运动，通过腿部、躯干向肩部、手臂和手掌传递巨大力量，如果相互协调配合的"动力链"发生改变，将会导致异常受力并损伤盂唇或肩袖[11]。由于"投掷者悖论"，即

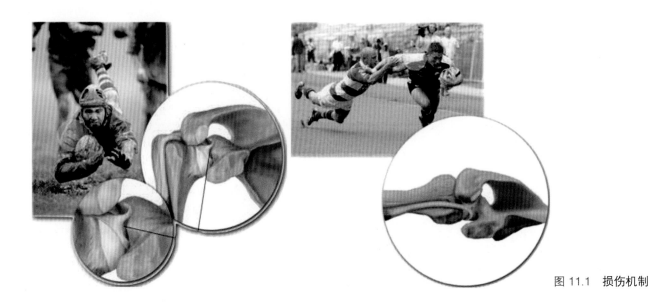

图 11.1 损伤机制

投掷者必须拥有足够放松的肩部才能做出极度外旋的动作，但足够的稳定又能防止盂肱关节半脱位[15]，因此很多做过顶运动的人易遭受这样的改变。从过顶运动员中不难发现，随外旋的范围增大，内旋相应减少[2]。这种模式被称为肩关节内旋不足或肩关节内旋障碍（GIRD）。这样的变化虽然有利于精英运动员训练，但可能会造成盂唇损伤（图 11.2）。

慢性 SLAP 撕裂的另一病理学解释是可能由于后关节囊挛缩，导致肱骨头相对后上方移位。这样的挛缩出现在重复的过顶外旋，并导致肱骨头进一步后上移位，从而增加了盂肱关节的剪切力并导致其内部撞击。Burkhart 等[5] 还描述了此"剥离"的机制，有可能解释慢性 SLAP 撕裂。

在肩部的外展和外旋过程中，当手臂移动到该极限位置时，肱二头肌和盂唇中的扭转力增加，导致肱二头肌的基底部扭转并将力传递到盂唇上，导致了"剥离"。此外，伴后下方关节囊挛缩的运动员，如果前伸并横向旋转肩胛骨的位置，则"剥离"机制会加剧（图 11.3）。

所有上述机制很可能在过顶运动员的慢性 SLAP 撕裂的病理生理学中起作用，Snyder 等[14] 给出了 SLAP 撕裂的关节镜分类，该分类适用于急性创伤性 SLAP 撕裂和由重复微动作造成的慢性 SLAP 撕裂。Snyder 等也已提出了对原始 SLAP 分类的各种修改[14]，Ⅴ型将 Bankart 病变延伸到上盂唇和二头肌附

着处，Ⅷ型将后盂唇撕裂延伸到 6 点钟位置。Ⅴ型和Ⅷ型病变通常在急性 SLAP 中见到，由于伴随肩关节脱位，实际上是Ⅸ型（即更严重的盂唇撕裂与周围受累）。相比之下，由于长期反复过顶运动造成的 SLAP 撕裂为Ⅱ型。这种Ⅱ型 SLAP 撕裂已被进一步分类为ⅡA 型、ⅡB 型和ⅡC 型[13]。慢性 SLAP 撕裂中最常见的病变是ⅡB 型 SLAP 撕裂。

11.3 临床表现和体格检查

出现急性 SLAP 撕裂的患者有摔倒伴突发性疼痛或受沿手臂方向牵拉以及脱位的病史。他们通常报告肩前部疼痛并将其描述为"深部痛"。这种疼痛有时伴有交锁并因前屈、内旋和做投掷动作而加剧。运动员通常报告有突发疼痛、爆发性的感觉和功能的丧失。

由于重复的过顶动作导致的 SLAP 撕裂存在潜在性发作性疼痛，通常发生在外展、外旋或投掷的后期阶段，并位于在肱二头肌腱或关节后上方。有时过顶运动员可能会在投掷时丧失力量即"死臂"[11]。患者也可能存在肩袖功能不全，特别是在内部碰撞中，肩袖撕裂通常合并 SLAP 撕裂。

物理检查从核心稳定性、肩胛运动学和运动范围的评估开始，应仔细寻找是否有 GIRD，并对肩关节不稳定性和肩袖强度进行测试。现已有多种体检方法来临床诊断 SLAP 撕裂，包括 O'Brien 的主动压缩测

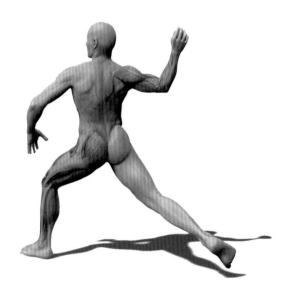

图 11.2　图为一极度过顶姿势做掷球动作的肌肉模型，可见反拱的背部与过度伸展的肩部。动力学链示：投掷需要复杂的一系列运动的协调，使力量从腿部、核心，经由肩膀传递到手臂和手掌

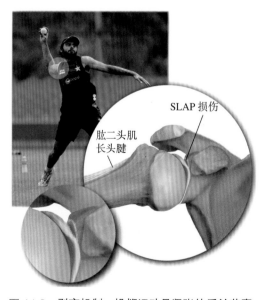

图 11.3　剥离机制，投掷运动员紧张的后关节囊

试、前滑动测试、二头肌负荷测试、动态盂唇剪切测试和盂唇张力测试。然而，无论是单独还是组合，这些测试都不能确诊 SLAP 撕裂[12]（图 11.4 和图 11.5）。

11.4 影像学

用于诊断 SLAP 撕裂（急性或慢性）的黄金标准仍然是 MRI 关节造影。在这种技术中，在 X 线透视下，注射造影剂到盂内关节，并造成肱盂关节的可控性扩张。若发现造影剂渗漏到盂唇下即说明 SLAP 撕裂。另外，ABER（外展、外旋）位的 MRI 关节造影可以重现后上方盂唇"剥离"，从而助于 SLAP 撕裂的检测[4]。但最重要的是要对这种精细检查的结果进行谨慎解释和分析。运动员出现 MRI 异常并不罕见[9]，MRI 需与临床表现相结合以避免过度诊断，例如当存在盂唇下凹陷时可能会出现假阳性。

虽然标准 X 线片并不能诊断 SLAP 撕裂，但可用于排除相关的骨损伤及伴随病理改变，如肩锁关节疾病，骨折和外侧肩峰下撞击（图 11.6）。

11.5 关节镜下病理表现

外科医生应该对上盂唇隐窝、盂唇下裂隙和 Buford 复合体等常见盂唇解剖学变异有基本的认识[10]，以避免 SLAP 撕裂的假阳性诊断。作者通常使用 Snyder 分型来区分各种 SLAP 撕裂，该分型也囊括了上盂唇撕裂合并的从下层透明软骨破坏至上盂唇组织的基本病理变化。急性 SLAP 撕裂通常为 Ⅱ 型、Ⅴ型、Ⅷ型或Ⅸ型，然而，所有类型的盂唇损伤都可伴有这种急性创伤性盂唇撕裂。慢性 SLAP 撕裂主要是 Ⅱ B 型，此类型通常是因为反复的过顶运动造成的磨损，并常伴有肩袖的部分撕裂。术中将手臂置于外

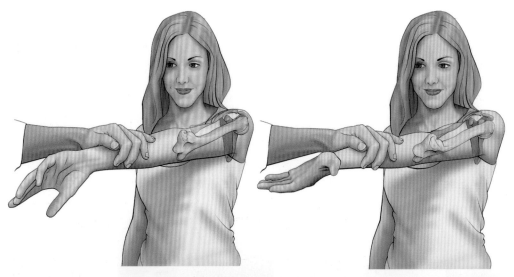

图 11.4、图 11.5
O'Brien 测试：臂前曲 90°，内收 10°，拇指指向下，随后与拇指朝上

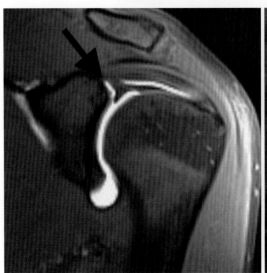
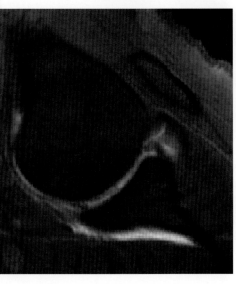

图 11.6 中立位与外旋外展位的 SLAP 的 MRA 影像

展外旋位并时刻观察不稳定的上盂唇可有效实现术中"剥离"，这可很好地显露盂唇从关节盂后上方剥离的过程。关节盂骨暴露过程中"剥离"的可视化能提示医生需要进行修复。系统的关节检查还应该包括肩袖、盂唇的其余部位，尤其是二头肌腱的形态（图11.7 和图 11.8）。

11.6 治疗方案

因为急性和慢性 SLAP 撕裂的治疗方式不同，所以区分这两种情况是很重要的。对于运动员的急性 SLAP 撕裂伴有或不伴有脱位，早期手术是有必要的，而多数情况下慢性 SLAP 撕裂则无需外科手术。

有症状的急性 SLAP 撕裂最好早期用关节镜修复，这种治疗需要临床诊断及术中识别来确认。术中通常缝合修复这种上盂唇撕裂，并处理其他病理症状。早期修复的原则是恢复解剖结构，使运动员早日康复。

慢性 SLAP 撕裂的治疗应该是第一时间接受非手术治疗。投掷运动员可先初步的休息，然后进行适当的康复，2/3 的患者可恢复运动[7]。检查中确定的特殊缺陷，特别是在核心稳定性、肩胛骨运动障碍和 GIRD 方面，应在非手术治疗阶段得到解决。

慢性 SLAP 撕裂的手术治疗适用于那些尽管已经过良好的康复但症状仍然持续的投掷运动者。即使没有典型的 MRI 关节造影检查，只要临床上高度怀疑且合并相应激发试验（如 O'Brien 征）阳性，足以提示要用关节镜处理这种损伤。慢性 SLAP 撕裂的治疗主要是 SLAP 修复或固定肱二头肌肌腱。虽然关节镜修复是肱二头肌肌腱质量较好的年轻患者的首选[12]，但肱二头肌肌腱固定术也是一种可靠的替代方案，在一项报告中很大一部分患者能重返体育赛事[3]。根据修复状况，患者伴二头肌肌腱损伤，或根据外科医生偏好可选择肱二头肌肌腱固定术。

11.7 作者推荐的治疗方法

根据作者接触运动员的经验，SLAP 撕裂通常合并其他需要治疗的损伤，如 Bankart 撕裂、肩袖撕裂和后盂唇撕裂，孤立的 SLAP 撕裂在这些患者中不常见。首选的临床测试包括 O'Brien 测试和动态盂唇线剪切测试，然而结果阴性并不排除 SLAP 的撕裂。病史是怀疑 SLAP 撕裂的一个更重要的指标。肩外旋外展位的 MRI 作为首选影像学检查。如果患者无法恢复运动训练，则首选早期关节镜治疗，通常缝合修复上盂唇，并同时修复如盂唇撕裂和肩袖撕裂等相关损伤。

作者推荐使用一颗带线锚钉，并将线置于肱二头肌长头腱后方。作者的经验认为，缝线前置并不能明显增强修复的稳定性，并且会因收紧旋转间隔或上中盂肱韧带而导致术后僵硬。对于向后延伸的撕裂，作者将通过后外侧通道在后方添加第二个带线锚钉。修复后，我们倾向关节镜下剥离以确保盂唇稳定性。

慢性 SLAP 损伤通常表现为后上方的关节疼痛和做过顶运动时无力。临床检查包括评估核心稳定性、肩胛活动情况，特别是评估肩关节内旋障碍（GIRD）。这些需要严格鉴别，为了确保复杂的肩胛骨问题与体

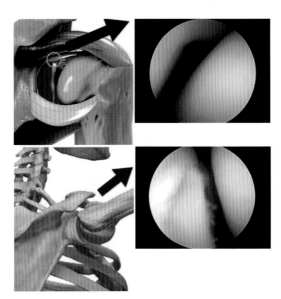

图 11.7 关节镜下剥离

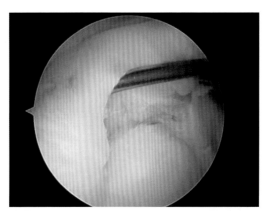

图 11.8 关节镜下的 SLAP 损伤——用探针抬起

育专项康复同时处理，治疗中需要专业的肩关节治疗师与队医共同参与。手术适应证包括持续的盂唇症状和体征，且治疗后无进展不能恢复运动。

在麻醉下进行仔细检查，注意与对侧的肩关节相比，是否有任何关节囊松弛或紧张度上的差异。通常在术中进行"剥离"检查以确认诊断。通过轻度关节囊紧缩和盂唇修复可处理任何显著的前关节囊松弛和前盂唇撕裂。清除部分肩袖厚度上的撕裂。如果存在撕裂肩袖足印区骨裸露的迹象，则修复肩袖。如果SLAP修复失败或牵涉到二头肌肌腱（例如 SLAP IV型）或老年患者（一般 40 岁以上），则采用肱二头肌肌腱固定术。

手术后可以在治疗师的指导下开始全面活动。术后 6 周内避免任何抗阻力活动和强迫性过顶运动。

11.8 康复

急性和慢性 SLAP 损伤的修复阶段都相似。然而，由于投掷运动员对进行重复过顶动作的要求不高，且他们想提早归赛，所以康复阶段通常会加速急性 SLAP 撕裂。在慢性 SLAP 撕裂中，维持对动力链、核心力量、肩胛骨运动障碍和肩关节内旋障碍（GIRD）相关的问题的管理也是相当重要的，因为未能解决这些问题可能导致症状持续，延迟恢复运动和病变复发。

以下是我们的标准康复方案，要根据患者对康复的反应及其运动要求进行调整：

3 周内：

（1）停止投掷 3 周以上。

（2）评估动力链，并根据需要提供锻炼。

（3）重新获得肩胛骨和盂肱稳定性，不追求肩关节活动范围。

（4）在可以忍受的范围内辅以主动运动。

（5）可耐受范围内闭链式训练。

（6）核心稳定运动（非抗阻的肱二头肌训练）。

3~6 周：

（1）开始肱二头肌的锻炼。

（2）从闭链运动进入较积极的盂肱关节训练。

（3）肩胛骨稳定结构训练。

（4）强化肩袖肌群。

（5）向后复合拉伸。

6 周以上：

（1）保障后关节囊可动性。

（2）手法治疗消除僵硬。

（3）如果可以，偏向于肱二头肌的锻炼与肩胛骨的控制。

（4）进展到职业体育专项康复。

11.9 治疗运动员的经验

在我们的经验和文章中，SLAP 撕裂后最早预计在 3 个月左右才能重返体育运动[8]，但重复投掷的运动员需要超过 6 个月的时间来恢复，由于运动损伤是慢性和重复性的，所以总体满意度较低。在慢性 SLAP 撕裂中，伴有肩袖损伤和相关性盂唇病变是返回运动后消极的预后因素。这可能反映在预后的进一步阶段，并且 SLAP 损伤通过手术修复无法使运动员恢复到高运动水平。

两者的关键差异详见表 11.1。

表 11.1 急性和慢性 SLAP 损伤的差异比较

	急性 SLAP 损伤	慢性 SLAP 损伤
病因	跌落 / 牵拉 / 脱位 / 投掷后	重复的外展外旋
表现	突然发生	隐性发作
疼痛	深，剧烈，严重	钝性的，活动时发生，投掷时无力
关节镜下分类	通常 II / V / VIII 型	典型 IIB 型
处理	早期手术	康复治疗
重返运动的概率	高	有风险

尽管在过去几年里大量的研究被发表和改进，对 SLAP 的病理生理学也有进一步的研究，但诊断仍然很困难，投掷运动员返回体育赛事仍有风险。

参·考·文·献

1. Andrews JR, Carson WG, McLeod WD. Glenoid labrum tears related to the long head of the biceps. Am J Sports Med. 1985;13(5):337–41.

2. Bigliani LU, Codd TP, Connor PM, Levine WN, Littlefield MA, Hershon SJ. Shoulder motion and laxity in the professional baseball player. Am J Sports Med. 1997;25(5):609–13.

3. Boileau P, Parratte S, Chuinard C, Roussanne Y, Shia D, Bicknell R. Arthroscopic treatment of isolated type Ⅱ SLAP lesions: biceps tenodesis as an alternative to reinsertion. Am J Sports Med. 2009;37(5):929–36.

4. Borrero CG, Casagranda BU, Towers JD, Bradley JP. Magnetic resonance appearance of posterosuperior labral peel back during humeral abduction and external rotation. Skeletal Radiol. 2010;39(1):19–26.

5. Burkhart SS, Morgan CD. The peel-back mechanism: its role in producing and extending posterior type Ⅱ SLAP lesions and its effect on SLAP repair rehabilitation. Arthroscopy. 1998;14(6):637–40.

6. D'Alessandro DF, Fleischli JE, Connor PM. Superior labral lesions: diagnosis and management. J Athl Train. 2000;35(3): 286–92.

7. Edwards SL, Lee JA, Bell JE, et al. Nonoperative treatment of superior labrum anterior posterior tears: improvements in pain, function, and quality of life. Am J Sports Med. 2010;38(7): 1456–61.

8. Funk L, Snow M. SLAP tears of the glenoid labrum in contact athletes. Clin J Sport Med. 2007;17(1):1–4.

9. Jost B, Zumstein M, Pfirrmann CWA, Zanetti M, Gerber C. MRI findings in throwing shoulders: abnormalities in professional handball players. Clin Orthop Relat Res. 2005;434:130–7.

10. Kanatli U, Ozturk BY, Bolukbasi S. Anatomical variations of the anterosuperior labrum: prevalence and association with type Ⅱ superior labrum anteriorposterior (SLAP) lesions. J Shoulder Elbow Surg. 2010;19(8):1199–203.

11. Kibler WB. The role of the scapula in athletic shoulder function. Am J Sports Med. 1998;26(2):325–37.

12. Knesek M, Skendzel JG, Dines JS, Altchek DW, Allen AA, Bedi A. Diagnosis and management of superior labral anterior posterior tears in throwing athletes. Am J Sports Med. 2013;41:444–60.

13. Morgan CD, Burkhart SS, Palmeri M, Gillespie M. Type Ⅱ SLAP lesions: three subtypes and their relationships to superior instability and rotator cuff tears. Arthroscopy. 1998;14(6):553–65.

14. Snyder SJ, Karzel RP, Del Pizzo W, Ferkel RD, Friedman MJ. SLAP lesions of the shoulder. Arthroscopy. 1990;6(4):274–9.

15. Wilk KE, Meister K, Andrews JR. Current concepts in the rehabilitation of the overhead throwing athlete. Am J Sports Med. 2002;30(1):136–51.

16. Zhang AL, Kreulen C, Ngo SS, Hame SL, Wang JC, Gamradt SC. Demographic trends in arthroscopic SLAP repair in the United States. Am J Sports Med. 2012;40(5):1144–7.

SLAP 损伤：SLAP 修复后重返赛事

Edward S. Chang, T. David Tarity, and Christopher C. Dodson

12.1 引言

盂肱关节的球窝关节结构给肩关节提供了静态和动态的稳定性。关节盂唇是一种纤维软骨组织，相对于关节窝允许肱骨头插入更深[1]。1985 年 Andrews 等在文献中首先描述了关节盂唇上缘的撕裂[2]。Snyder 等[3] 在 1990 年给出了命名，即肩胛上盂唇前后方向损伤或 "SLAP" 撕裂。然而，SLAP 病变的真实发生率难以估计；根据最近的文献综述[4] 显示从 6% 到 26% 不等。某些患者可在 SLAP 撕裂后进行手术修复。运动员，特别是参加棒球、网球、手球、羽毛球、垒球、游泳、排球和壁球的高水平运动员，在 SLAP 修复后的满意度不同。

12.2 损伤机制、生物力学分类

一些作者指出关节盂唇在前后部血管分布较少，其血供源于肩胛上动脉、肩周围和旋肱后动脉[6]。从透明关节软骨延伸出的纤维软骨组织组成过渡区将盂唇附着到关节盂骨缘[6]。根据尸体模型[7]，Clavert 等提出，剪切力也是 SLAP 损伤的机制。

肩胛骨也会是 SLAP 撕裂的病因。Kibler 等提到了肩胛骨在维持肩正常功能的重要作用，并概述了肩胛骨力学的改变可能导致多种肩部病变，包括 SLAP 撕裂[8, 9]。

在文献中已经提出了几个机制来解释 SLAP 撕裂的病因。Andrews 认为，在投掷的持续发力阶段，由于肱二头肌肌腱作用于盂唇的拉力产生的减速牵引，导致上盂唇损伤[2]。Burkhart 等认为后下方关节囊过紧会导致肩胛骨内旋障碍（GIRD），盂肱旋转点后上方移位[10] 是 SLAP 撕裂的主要机制。此外，Grossman 等的生物力学研究结论是后关节囊挛缩导致内旋受限，使投掷的突然发力阶段，肱骨不能外旋转到其正常的后下方位置，增加发生 II 型 SLAP 撕裂的风险[11]。

Snyder[3] 阐述了 SLAP 撕裂的一种首选分类。I 型病变的特征是不累及肱二头肌附着点的上盂唇磨损和变性。II 型撕裂为伴肱二头肌附着点脱离的上盂唇磨损和变性。III 型为累及上盂唇柄撕裂但肱二头肌腱完整，而 IV 型为盂唇柄撕裂伴肱二头肌肌腱根部游离。该分类已被修改，加入了 III 和 IV 型中的几个亚型。

12.3 临床表现和基本体格检查

SLAP 损伤患者经常是无特异性病史和体检结果，这样给诊断带来不小的挑战[4]。最终通过关节镜诊断为 SLAP 损伤的患者，常常伴有过顶运动时的疼痛，经关节镜检查证实的 SLAP 病变的患者，通常在过顶活动期间具有疼痛，并且具有牵拉、绞锁、弹出或研磨等机械症状。

Calvert 等发表了系统回顾，认为 2008 年前的文献缺乏有效性而且目前并没有良好的体格检查来有效诊断 SLAP 损伤[15]。Burkhart 等指出 Speed 测试和主动压缩测试（O'Brien 测试）对前侧 II 型 SLAP 损伤具有高度的特异性，而改良的 Jobe 再定位测试对后侧 SLAP 损伤具有高度的特异性[16]。为了进一步提高临床诊断 SLAP 损伤的可靠性，Meserve 等在 6 项 meta 分析中得出结论：临床医生首先应选择主动压缩测试，然后进行 Crank 试验，当怀疑盂唇病变时，Speed 测试可作为第三选择。根据我们的经验，O'Brien 测试是最具代表性的，尽管所有的体格检查操作都常规执行。

12.4 影像学

常规 X 线例如肩胛骨正位片、肩胛骨 Y 位片、腋位片，可对有肩部疾病的运动员做初步评估。磁共振成像（MRI）和磁共振关节造影（MR）提供比 X 线片或 CT 更好的可视性、灵敏度和特异性[17]。Magee 等报道，在比较 MR 关节造影与 MRI 对职业棒球运动员肩关节的诊断准确性时，MR 关节造影术比 MRI 显示出更多的信息[18]。最近的数据表明，具有比 1.5T MRI 更高的信号调节比的高级成像 MRI（3.0T 系统）可能是评估 SLAP 损伤的更好方式。Magee 等还报道，使用 3.0T MRI，灵敏度为 90%，具有 100% 的特异性。2013 年发布的数据表明，在社区环境中，使用非对照 MRI（包括 1.5T 和 3.0T 系统），在 Ⅱ 型 SLAP 撕裂的诊断中存在低灵敏度和高特异性[19]。

12.5 治疗及手术适应证

12.5.1 非手术治疗

非手术技术一般针对通过体格检查和影像获得的病理表现。常见治疗方式的主要目的是增强肩袖肌力，扩张后关节囊和稳定肩胛骨。作者在康复方案里也强调了这些训练。对于投掷运动员，一旦患者无痛感，他们就会开始逐步投掷计划，此时分析和纠正患者的投掷力学也很重要。

12.5.2 手术治疗和适应证

在作者的医疗机构，如果患者的保守治疗持续超过 3 个月，并且具有 SLAP 损伤的临床和影像表现，则会考虑手术。一些特殊情况下，运动员在投掷训练期间或之后的持续性疼痛则需要外科治疗。如果患者存在冈盂切迹囊肿导致肩胛上神经受压则需要早期手术干预。

SLAP 病变的治疗通常由术中关节镜检查结果决定。出于本章的目的，作者假设被治疗的患者是年轻的投掷运动员。在 Ⅰ 型损伤中，磨损的盂唇通常被清除。Ⅱ 型损伤修复可根据外科医生偏好采用多种固定技术。Ⅲ 型损伤同样要清除不稳定的盂唇瓣。Ⅳ 型损伤取决于二头肌腱受累程度，如果涉及小于 30% 的肌腱，则将撕裂的盂唇与其延伸到二头肌腱的部分去除。如果涉及 30% 以上的肌腱，则同时需要二头肌腱切断或固定。

例如在盂唇撕裂伴肩袖撕裂等一些特殊情况下，两者都进行修复在年轻运动员中已经产生了良好的临床结果[20]。然而，考虑治疗这些独特损伤时年龄因素是很重要的。在随机对照研究中显示，在 ≥ 50 岁的上盂唇撕裂伴肩袖撕裂的患者中，肩袖修补 + 二头肌腱切断术比肩袖盂唇修补有更好的结果。

12.6 作者首选的治疗方法（Ⅱ 型 SLAP 撕裂）

作者建议在沙滩椅位关节镜下修补 SLAP 撕裂。先建立标准后入路，然后在肩胛下肌上缘和盂肱中韧带的外侧利用脊髓穿刺针头，直视下建立前肩袖间隙入路。

应进行诊断性关节镜检查，探查并评估上盂唇撕裂情况。这样还可以清楚看到一些待解决的关节内病理改变，包括肱二头肌长头腱、肩袖和盂肱韧带。

建立高位前外侧入路，用关节镜下器械清除失活和游离的盂唇组织（图 12.1a），然后将二头肌长头腱根部打磨至有渗血的活性面以备修复（图 12.1b）。

直视下使用带 1 号 Prolene 线的脊髓穿刺针建立 Neviaser 入路，然后我们穿 1 根 2 号丝线做标记。

虽然采用何种锚和缝线取决于撕裂的分型，但是作者更推荐无结技术。作者在 12 点钟位置钻一个导孔插入 2.9 mm 固定锚（Arthrex，Naples，Florida，USA）。然后将关节镜插入前外侧入路，用 4 mm 插管创建小型辅助后外侧入路。然后重复上述步骤，以完成在 2 点钟位置放置 2.9 mm 固定锚（图 12.1c）。

然后用关节镜探针，通过肱二头肌腱的牵拉检测修复处是否附着于盂唇。随后在手臂外展和外旋时确定是否有停止剥离的指征。再根据患者个体情况处理相关的损伤。

12.7 康复

每个康复阶段的递进都是基于一般标准和患者的特异性。阶段和时间框架仅供临床医生参考（图 12.2、图 12.3）。

12.7.1 术后康复阶段 Ⅰ（0~4 周）

12.7.1.1 目标
（1）促进愈合：减轻疼痛和炎症。
（2）肩胛骨平面抬高至 90°。
（3）外旋：外科医生指导。
（4）提供独立的家庭锻炼计划。

12.7.1.2 防护
（1）保持固定除了运动或洗澡之外。
（2）外旋外展到中立位为止。

12.7.1.3 评估与治疗
（1）戴固定器握力练习；
（2）从外旋位到肩胛骨平面的中立位的运动范围内，在辅助下主动运动；

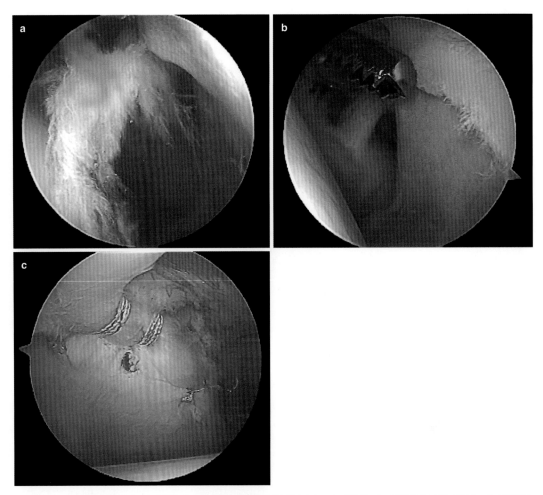

图 12.1　关节镜修复 SLAP 病变。a. 标准后观察孔道显示 SLAP 撕裂。b. 清理后打磨盂唇，上关节表面也使用关节镜锉来打磨。c. 使用无结技术进行 SLAP 修复，使用 2.9 mm 固定锚

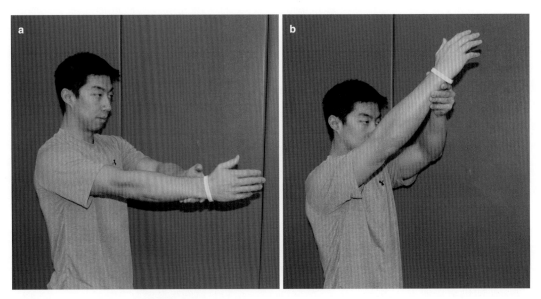

图 12.2　a、b. 辅助下主动前屈至 145°

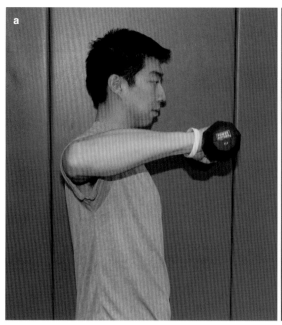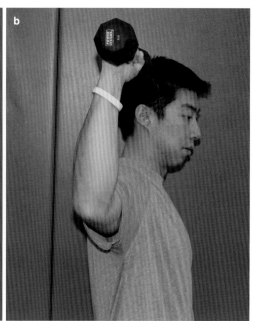

图 12.3　a、b. 肩关节外展然后外旋至 90°来加强肩袖

（3）手腕 / 肘部的主动活动（给予支撑以避免二头肌参与）；

（4）无痛状态下肩胛骨活动性和稳定性锻炼（侧卧位，再给予阻力）。

12.7.1.4 进展到第二阶段的最低标准

（1）外旋：至少到中立位（外科医生指导下）；

（2）肩胛骨平面抬高至 90°；

（3）疼痛或炎症最轻。

12.7.2 术后 II 期（4~8 周）

12.7.2.1 目标

（1）继续促进愈合；

（2）辅助下主动前屈到 145°（图 12.2 a、b）；

（3）外旋至 60°；

（4）开始恢复肩胛骨和上肢力量；

（5）恢复正常的肩肱节律。

12.7.2.2 防护

（1）6 周内限制外旋至 30°；

（2）避免过度拉伸到盂唇和肱二头肌；

（3）避免肩袖炎症。

12.7.2.3 评估与治疗

（1）去除固定器（在外科医生建议下）。

（2）继续辅助下主动抬升，活动范围限制在肩胛骨平面，同时外旋限制在 30°，直至 6 周。

（3）在 6 周时强化训练：内部肌群等长发力下外旋（尽量达到最大范围且保证无痛）至内部肌群等张

发力下外旋；

（4）开始稳定肱骨头练习，如抬升肩胛骨平面，同时注意肩肱节律；

（5）开始加强背阔肌，前屈限于 90°。

12.7.2.4 进展到第三阶段的最低标准

（1）在肩胛骨平面上能外展至 145°；

（2）外旋至 60°；

（3）内旋 / 外旋肌力 5 级；

（4）正常肩肱节律，最低程度的疼痛和炎症。

12.7.3 术后 III 期（8~14 周）

12.7.3.1 目标

（1）恢复全肩范围的运动；

（2）恢复正常的肩肱节律；

（3）等速内外旋肌力恢复到健侧 85%；

（4）恢复正常活动性。

12.7.3.2 防护

（1）避免肩袖炎症；

（2）避免过度的被动伸展。

12.7.3.3 评估与治疗

（1）进一步强化肩胛骨，开始背阔肌与二头肌的强化；

（2）内旋 / 外旋到 90°/90°的位置（图 12.3 a、b）。

12.7.3.4 进展到下一阶段的最低标准

（1）正常肩肱节律；

（2）最低程度的疼痛和炎症；

(3) 全上肢范围的运动；

(4) 等速内旋／外旋肌力达到健侧 85%。

12.7.4 术后Ⅳ期

12.7.4.1 强调

检测症状。

12.7.4.2 目标

(1) 恢复正常的神经肌肉功能；

(2) 保持力量和灵活性；

(3) 等速内／外旋肌力与健侧相同。

12.7.4.3 防护

(1) 无痛的强化性训练；

(2) 做特定运动时出现明显疼痛；

(3) 感觉不稳定。

12.7.4.4 评估与治疗

(1) 继续全面的上肢加强计划和灵活性练习。

(2) 制定特定运动的强化性训练。分析并纠正投掷动作对防止再伤害至关重要（图 12.4 a、b）。

(3) 对躯干和下肢需求进行整体调节同时进行持续耐力训练。

12.7.4.5 康复结束标准

(1) 等速内／外旋肌力与健侧相同；

(2) 能独立、无痛地做特定运动。

至优异的效果[12, 22]。虽然初步研究显示出良好的效果和高返赛率，但在作者的机构中，据说投掷运动员在 SLAP 修复后有一些不满意。对这个亚组的进一步研究分析已经证实了作者的想法。

Neuman 等回顾性分析了 30 例Ⅱ型 SLAP 撕裂的投掷运动员，并注意 ASES（美国肩肘外科协会）和 KJOC（克兰裘比骨科诊所）对棒球运动员和其他投掷运动员的评分不同，80% 的棒球运动员能回到原来的竞技水平，其他的比例为 94%。作者得出结论，KJOC 评分是一个针对投掷运动员的更具体的评分系统，也许可以更准确地记录投掷运动员的困扰，特别是要返赛的棒球运动员[23]。

Sayde 等对Ⅱ型 SLAP 修复进行了系统评估，并进行了为期 2 年的随访。他们得出结论，大多数运动员（83%）能恢复良好的成绩，总体而言，73% 的患者能够恢复到以前的水平。进一步的分析显示只有 63% 的投掷运动员可恢复到以前的运动水平[5]。

一般情况下，Ⅱ型 SLAP 修复后的患者满意度和返赛率是较高的。然而，对于投掷运动员回到自己以前水平仍有一定困难。目前研究数据主要是由Ⅲ型和Ⅳ型损伤组成，所以需要一个大型的多中心前瞻性研究来帮助医师处理这一群特殊运动员的棘手问题。

12.8 治疗运动员的成果与经验

SLAP 修复后的效果根据病理治疗、患者活动水平以及使用的技术和内植物而有所不同。大多数文献都侧重于研究Ⅱ型 SLAP 修复后的成果。Morgan 和 Kim 等都报道了在Ⅱ型 SLAP 修复后超过 90% 的良好

12.9 结论

对治疗师来说，运动员的 SLAP 损伤非常具有挑战。彻底的体格检查和影像学研究以及了解患者的活动水平是做出正确诊断以及选择最佳治疗方法的必要条件。根据作者的经验，SLAP 修复后的患

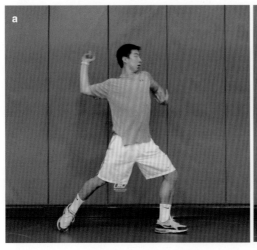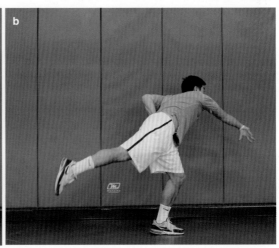

图 12.4　a、b. 特定的运动训练，强调力学评估与校正

者，经过严格正规的康复后，通常会获得很高的满意度与返赛率。但是必须特别注意投掷运动员，尤其是棒球投手，因为这些患者要恢复到之前水平可能更困难。

参·考·文·献

1. Keener JD, Brophy RH. Superior labral tears of the shoulder: pathogenesis, evaluation, and treatment. J Am Acad Orthop Surg. 2009;17(10):627–37.

2. Andrews JR, Carson WG, McLeod WD. Glenoid labrum tears related to the long head of the biceps. Am J Sports Med. 1985;13(5):337–41.

3. Snyder SJ, Karzel RP, Pizzo WD, Ferkel RD, Friedman MJ. SLAP lesions of the shoulder. Arthroscopy. 1990;6(4):274–9. doi: 10.1016/0749-8063(90)90056-J.

4. Knesek M, Skendzel JG, Dines JS, Altchek DW, Allen AA, Bedi A. Diagnosis and management of superior labral anterior posterior tears in throwing athletes. Am J Sports Med. 2013;41(2):444–60. doi: 10.1177/0363546512466067.

5. Sayde WM, Cohen SB, Ciccotti MG, Dodson CC. Return to play after type Ⅱ superior labral anterior- posterior lesion repairs in athletes: a systematic review. Clin Orthop Relat Res. 2012;470(6):1595–600. doi: 10.1007/s11999-012-2295-6.

6. Cooper DE, Arnoczky SP, O'Brien SJ, Warren RF, DiCarlo E, Allen AA. Anatomy, histology, and vascularity of the glenoid labrum. An anatomical study. J Bone Joint Surg Am. 1992;74(1):46–52.

7. Clavert P, Bonnomet F, Kempf JF, Boutemy P, Braun M, Kahn JL. Contribution to the study of the pathogenesis of type Ⅱ superior labrum anterior-posterior lesions: a cadaveric model of a fall on the outstretched hand. J Shoulder Elbow Surg. 2004;13(1):45–50. doi: 10.1016/j.jse.2003.09.008.

8. Kibler WB. The role of the scapula in athletic shoulder function. Am J Sports Med. 1998;26:325–37.

9. Kibler WB, Sciascia A, Wilkes T. Scapular dyskinesis and its relation to shoulder injury. J Am Acad Orthop Surg. 2012;20(6):364–72. doi: 10.5435/JAAOS-20-06-364.

10. Burkhart SS, Morgan CD, Kibler WB. The disabled throwing shoulder: spectrum of pathology part Ⅰ: pathoanatomy and biomechanics. Arthroscopy. 2003;19(4):404–20. doi: 10.1053/jars.2003.50128.

11. Grossman MG, Tibone JE, McGarry MH, Schneider DJ, Veneziani S, Lee TQ. A cadaveric model of the throwing shoulder: a possible etiology of superior labrum anterior-to-posterior lesions. J Bone Joint Surg Am. 2005;87(4):824–31. doi: 10.2106/JBJS.D.01972.

12. Morgan CD, Burkhart SS, Palmeri M, Gillespie M. Type Ⅱ SLAP lesions: three subtypes and their relationships to superior instability and rotator cuff tears. Arthroscopy. 1998;14(6):553–65.

13. Mileski RA, Snyder SJ. Superior labral lesions in the shoulder: pathoanatomy and surgical management. J Am Acad Orthop Surg. 1998;6(2):121–31.

14. Snyder SJ, Banas MP, Karzel RP. An analysis of 140 injuries to the superior glenoid labrum. J Shoulder Elbow Surg. 1995;4(4):243–8. doi: 10.1016/S1058-2746(05)80015-1.

15. Calvert E, Chambers GK, Regan W, Hawkins RH, Leith JM. Special physical examination tests for superior labrum anterior posterior shoulder tears are clinically limited and invalid: a diagnostic systematic review. J Clin Epidemiol. 2009;62(5):558–63. doi: 10.1016/j.jclinepi.2008.04.010.

16. Burkhart SS, Morgan CD, Kibler WB. The disabled throwing shoulder: spectrum of pathology part Ⅱ: evaluation and treatment of SLAP lesions in throwers. Arthroscopy. 2003;19(5):531–9. doi: 10.1053/jars.2003.50139.

17. Chandnani VP, Yeager TD, DeBerardino T, et al. Glenoid labral tears: prospective evaluation with MRI imaging, MR arthrography, and CT arthrography. AJR Am J Roentgenol. 1993;161(6):1229–35. doi: 10.2214/ajr.161.6.8249731.

18. Magee T, Williams D, Mani N. Shoulder MR arthrography: which patient group benefits most? AJR Am J Roentgenol. 2004;183(4):969–74.

19. Connolly KP. Sensitivity and specificity of noncontrast magnetic resonance imaging reports in the diagnosis of type-Ⅱ superior labral anterior-posterior lesions in the community setting. J Bone Joint Surg Am. 2013;95(4):308. doi: 10.2106/JBJS.K.01115.

20. Voos JE, Pearle AD, Mattern CJ, Cordasco FA, Allen AA, Warren RF. Outcomes of combined arthroscopic rotator cuff and labral repair. Am J Sports Med. 2007;35(7):1174–9. doi: 10.1177/0363546507300062.

21. Franceschi F, Longo UG, Ruzzini L, Rizzello G, Maffulli N, Denaro V. No advantages in repairing a type Ⅱ superior labrum anterior and posterior (SLAP) lesion when associated with rotator cuff repair in patients over age 50: a randomized controlled trial. Am J Sports Med. 2008;36(2):247–53. doi: 10.1177/0363546507308194.

22. Kim SH, Ha KI, Kim SH, Choi HJ. Results of arthroscopic treatment of superior labral lesions. J Bone Joint Surg. 2002;84-A:981–5.

23. Neuman BJ, Boisvert CB, Reiter B, Lawson K, Ciccotti MG, Cohen SB. Results of arthroscopic repair of type Ⅱ superior labral anterior posterior lesions in overhead athletes: assessment of return to preinjury playing level and satisfaction. Am J Sports Med. 2011;39(9): 1883–8. doi: 10.1177/0363546511412317.

SLAP 损伤：伴随肩袖损伤的处理

Andrew J. Riff , Rachel M. Frank , and Brian Forysthe

13.1 引言

　　肩袖撕裂（RCT）是肩关节疼痛最常见的原因之一，需手术治疗。手术目的是要求肩袖组织能在原基础上愈合，避免术后僵硬（在一个系列研究中占 4.9% [1]）及解剖上再次撕裂（肩袖巨大撕裂再次撕裂可能超过 94%）[2-4]。肩袖损伤经常伴随上盂唇的损伤，患者的症状对它的诊断有很大的帮助。Miller 和 Savoie 等证实了超过 74% 全层肩袖撕裂与关节内损伤有关，上盂唇损伤的发生也经常与肩袖的病变有关系。并且，Snyder 及其同事证实 40% 的患者 SLAP 损伤与肩袖的全层及部分撕裂有一定的关系。在肩袖损伤中，关于 SLAP 损伤的生物力学作用及其适当的治疗方法是有争议的。在本章，作者讨论的是肱二头肌肌腱及上盂唇的损伤，SLAP 损伤的分级演变，肩袖损伤及 SLAP 损伤共同的病因，患者的临床表现与损伤信号的一致性，以及针对不同类型损伤的治疗方法选择。

13.2 解剖学、损伤机制、生物力学及分级

　　上盂唇结构是一个三角形或新月状扇形结构，由纤维组织及纤维软骨组织组成，它通常附着在关节盂的上缘，肱二头肌长头起于肩胛骨关节盂，短头起于肩胛骨喙突。肱二头肌肌腱的起点有诸多解剖结构的变异，有许多起点：①起源于关节盂上盂唇中心或中心偏后；②或起源于关节囊上方、冈上肌下方；③双裂肌腱的起源介于上盂唇和盂上结节 [8]。前上盂唇在 12 到 3 点钟方向也存在许多解剖学变异。虽然关节盂上盂唇软骨连接有融合性的压痕，仍可以（9%~18.5% 的病例）观察到上盂唇下孔隙，或者（1.5%~6.5% 病例中）[9-11] 前上盂唇可能完全缺如（布福德复合体）。

　　尽管针对肱二头肌腱－盂唇复合体解剖学的研究广泛开展，但对于此复合体功能的研究并不全面。生物力学研究表明肱二头肌腱－盂唇复合体提供了肱盂关节平移及旋转的稳定性 [12]。肱二头肌长头腱收缩，压下肱骨头的同时抵消因肱二头肌短头腱收缩导致的近端肱骨前移。当肩处于外展外旋位，二头肌腱的张力提高了关节扭转的刚度。Rodosky 及其同事证实了尸体 SLAP 损伤模型头顶位扭转的刚性减退 [13]。Pagnani 及其同事证实 SLAP 损伤可使肱骨头平移增加，因为上、中盂肱韧带起源于上盂 [14-15]。

　　Morgan 及他的同事提出假说认为，SLAP 合并肩袖损伤，SLAP 为原发性损伤的代表，促进了二次肩袖撕裂损伤 [16]。作者认为，上盂唇剥离导致的不稳定损伤中，重复平移的肱骨头增加了肩袖的应力，最终导致撕裂。为了支持他们的假说，他们观察到慢性 SLAP 撕裂患者中 31% 伴有肩袖撕裂。但是，在急性 SLAP 撕裂中，未发现肩袖的病理改变。

　　SLAP 损伤机制涉及多方面，可分为急性外伤性及慢性重复性损伤。对于那些急性外伤的患者其损伤机制包含直接压缩及暴力牵拉手臂，而最常见的重复性损伤为过顶投掷动作。生物力学研究也证实头顶前屈位 SLAP 损伤风险最大 [17]。另一个关于使用牵引力进行的生物力学研究发现，肱骨头向下半脱位常可继发 SLAP 损伤 [18]。过顶运动员的发病大多倾向于这种多方面解剖学及机械性损伤机制。肩最大外旋时晚期斜拉相可使肱二头肌长头腱止点产生极端扭转力，形成后上盂唇脱壳损伤。此外，Burkhart 和他的同事证实投掷肩后关节囊挛缩进一步促进肱骨头后上移 [19]。后上盂唇与下方的肩袖频繁接触，可导致上盂唇退行性变。在 34 例肩袖损伤合并 SLAP 损伤的患者中，18 例为外伤（最常见的为运动后继发，摔伤，车祸），16 例为非外伤性损伤 [20]。

SLAP 损伤分级从 1985 Andrews 及他的同事提出上盂唇撕裂与肱二头肌肌腱所施加的应力有关起逐渐形成[21]。1990 年，Snyder 构思"SLAP 损伤"这个词用以描述肩胛盂缘上盂唇自前向后撕脱，累及肱二头肌长头腱附着处。Snyder 等将 SLAP 损伤分成 4 种类型[22]：Ⅰ型：肩胛上盂唇磨损、变性，但尚未撕脱，有完整的盂唇缘和肱二头肌腱锚。Ⅱ型：上盂唇及肱二头肌长头腱自肩胛盂撕脱以及上盂唇及肱二头肌复合体异常移位。Ⅲ型：上盂唇桶柄样撕脱，但部分上盂唇及肱二头肌长头腱仍紧密附着于肩胛盂上。Ⅳ型：上盂唇桶柄样撕脱，病变延伸至肱二头肌长头腱。部分上盂唇仍附着于肩胛盂上。撕脱部分可移行至盂肱关节。有时肱二头肌长头腱可完全撕脱。1995 年，Maffet 等拓展了传统 Snyder 分型，增加了 V ~ Ⅶ型损伤[23]，见表 13.1：

表 13.1 Snyder 分型的拓展

类型	表现	百分率（%）[6]
Ⅰ	肩胛上盂唇磨损、变性，但尚未撕脱，有完整的盂唇缘和肱二头肌腱锚	21
Ⅱ	上盂唇磨损，分离的肱二头肌腱锚	55
Ⅲ	上盂唇桶柄样撕脱，完整的肱二头肌腱锚（肱二头肌与上盂唇桶柄样撕脱分离）	9
Ⅳ	上盂唇桶柄样撕脱，肱二头肌腱锚分离。部分上盂唇仍附着于肩胛盂上	10
V	SLAP 损伤及前侧盂唇撕裂（Bankart 损伤）	
Ⅵ	上盂唇前或后的不稳定瓣状撕裂和二头肌腱分离	
Ⅶ	SLAP 损伤合并包裹损伤（上盂唇及二头肌腱向前分离累及至盂肱中韧带）	

Maffet 及其同事将额外的伤害亚型归因于损伤机制的差异，指出 Snyder 的研究队列中更多的损伤，而 Maffet 的研究队列具有较大比例的牵引相关损伤。V 型病变是具有前下盂唇损伤的 SLAP 病变。Ⅵ型病变指上盂唇的损伤，导致二头肌肌腱与关节盂分离。最后，Ⅶ型病变包括上盂唇和二头肌肌腱分离的合并伤，其在中部盂肱韧带之前向前延伸。在所有损伤类型中，Ⅱ型病变是临床上最常见的 SLAP 病变，占盂唇撕裂的 55%[6]。

13.3 临床表现和体格检查

完整的病史和体格检查对于评估疑似伴有肩袖和

SLAP 损伤的患者至关重要。这些患者通常可以根据年龄分为两组：①急性、创伤性病因的年轻患者；②慢性和 / 或慢性损伤急性加重的老年患者。在初步评估中，必须确定受伤机制。导致 RCT 和 / 或 SLAP 损伤的创伤病因与隐蔽 / 无创伤病因不同，这些差异可能最终影响治疗策略。必须记录以前的治疗过程，包括非手术和 / 或手术干预措施。具体来说，必须询问患者是否经历了创伤性脱位与半脱位事件。确定手臂在受伤时的位置以及患者的当前和期望的活动水平是重要的。通常根据患者所需的活动水平做出治疗决定，而不依据患者损伤的严重程度如何。应区分高水平运动员 / 投掷运动员与那些希望通过休闲运动和日常生活活动来改善其功能的周末活动者以及年龄较大的久坐不动的患者之间的治疗选择。

虽然，患者病史的某些特征可能暗示肩袖和 / 或 SLAP 损伤，但患者可呈现多个共存病变。确定哪个是有症状的，哪些只是偶然的或与年龄相关是至关重要的。也许最难评估的患者是那些具有多向不稳定性（MDI）的患者。这些患者常常会抱怨广泛的或剧烈的后肩痛，往往伴随着运动能力的降低（通常是网球、游泳、足球等），并且失去力量[24-26]。慢性 RCT / SLAP 损伤的患者也可能发现类似症状，评价这些患者具有挑战性。临床医生必须尽一切努力来区分这些病态，因为治疗方式差别很大。具有广泛性韧带松弛和 / 或多个其他关节半脱位事件病史的患者可能更多地被诊断为 MDI。

合并 RCT / SLAP 损伤的患者可能会描述由初始创伤事件引起的尖锐的肩痛，但更常见的是这些患者会抱怨整个肩部，特别是在过顶活动中肩部扩散性的疼痛。RCT 相关的患者可能会抱怨更多夜间疼痛和日常生活中的过顶运动困难，而主要是 SLAP 损伤的患者可能会更多地抱怨尝试过顶运动或需要反复肩部活动时的疼痛。

体检时，应仔细评估两肩的外观、神经状态和稳定性。应注意记录萎缩、不对称、异常运动、肌肉痉挛、肿胀、肩胛骨的异常和肩关节活动轨迹。首先可以检查对侧无症状的肩关节以使患者放松[27-29]。如果存在上述异常，应该仔细评估并记录肩胛胸壁关节运动障碍[30-32]。

应该记录任何活动幅度的减小，甚至是微小的，并且每一例术前应进行运动测试，以避免运动的逐渐丧失。然后进行疑似 SLAP 损伤的特殊检查，包括 O'Brien 主动压缩试验和动态盂唇剪切（O'Driscoll）测试。主动压缩试验是以 90° 的前屈和 30° 的水平内收的方式进行的。对手臂施以向下的压力，并要求患者在抵抗手臂压力时进行外旋（竖起大拇指）和内旋（拇指向下）。如果患者在内旋时疼痛，在外旋时疼痛减少，应该怀疑盂唇损伤（如图 13.1a、b）。动态盂唇剪切试验是在手臂侧方进行，将肘弯曲至 90°，然后将肩部外旋并固定至 90°，然后将手臂进一步外展至 120°（肘部固定）。如果在 90°~120° 的外展期间再现疼痛，则该测试被认为是盂唇损伤阳性（图 13.2a、b）。如果患者在该范围内和外都有疼痛，则该结果尚不确定。

手术时，麻醉下患者的检查包括评估前后盂唇活动度，以及关节囊松弛度。前后盂唇活动度分级如下：Ⅰ级，肱骨头可活动至但不超过关节盂边缘；Ⅱ级，肱骨头活动超过关节盂的边缘，并可自发性的脱位；Ⅲ级，肩关节脱位。如 Altchek 及其同事所述，间沟标志分级如下：0 级，无向下活动；Ⅰ级，肱骨头向下移动达 1 cm；Ⅱ级，肱骨头向下移动达 1~2 cm；Ⅲ级，肱骨头向下移动 > 2 cm[24]。Gagey 过度外展试验也可以评估盂唇下韧带的松弛度。固定住肩关节并被动地移动手臂（通过单独的盂肱关节）时，与对侧相比增加 15° 表明韧带松弛（即 105° vs 90°）（图 13.3a、b）[33]。

13.4 影像学

标准 X 线片可以初步评估肩部情况。除了标准的前后位（AP），肩胛骨 Y 位和腋位外，还可以通过 Grashey 位、West Point 位、Stryker 位、Garth 位或 Bernageau 位等观察肩部不稳定情况。Grashey 位对齐关节盂，使其垂直于 X 线的平面，以评估盂肱关节间隙。West Point 位是关节盂的前后缘的切向视图。Stryker 位在评估 Hill–Sachs 病变的存在时特别有用。Garth 位，也称为顶端斜视图，也用于肩关节不稳定的患者。值得注意的是，腋下位通常是肩部最好的真实侧视图。它可以评估前后不稳定性，关节盂骨折和肱骨头压缩性骨折。请注意，Bernageau 位（图 13.4）是用于测量关节盂病变存在的准确和可重复的技术，与 3D CT 扫描相比具有相似的结果[34]。

磁共振成像（MRI）可用于评估肩袖、盂唇、盂肱韧带、软骨和关节囊。这种模式更好地提供了软组织病理学的细节，同时还详细描述了骨和关节软骨的完整性。MRI 关节造影可以提高检测细微损伤的敏感性。值得注意的是，间接 MRI 关节造影比直接关节造影具有更少的侵入性和更好的耐受性。在这种

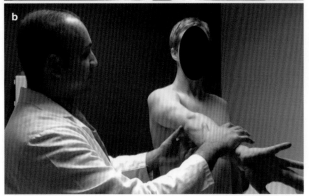

图 13.1　a、b. O'Brien 试验对 SLAP 损伤的阳性结果，患者在肩处于前屈内收内旋位时疼痛增加

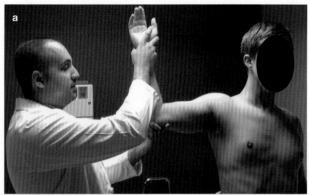

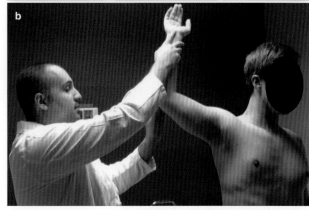

图 13.2　a、b. O'Driscoll 的动态盂唇剪切试验对于 SLAP 损伤的阳性结果：当患者的手臂从 90° 外展到 120° 时出现疼痛

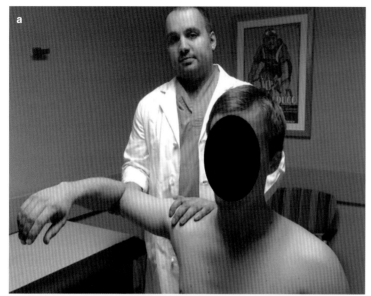

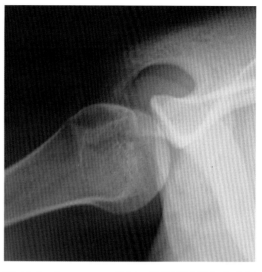

图 13.4　Bernageau 位是一种检测盂缘存在病变最敏感的影像学检查（在本例中正常）

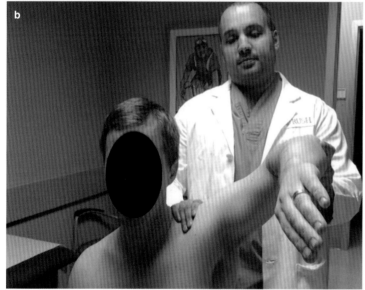

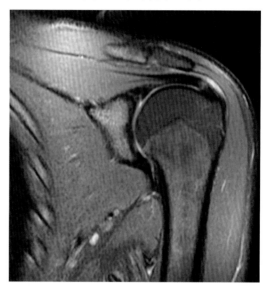

图 13.3　a、b. 如果所涉及的肩关节相对于对侧显示出被动外展增加 15°，则提示 Gagey 过度外展试验结果不稳定（更具体地说是 IGHL 的松弛）

图 13.5　冠状位 T2 加权 MRI 显示上盂唇撕裂

情况下，给予静脉注射钆布酸二甲氰菊酯，使得均匀地增强和改善软组织结构的显示。这种模式在识别炎症状态方面是有价值的，并且在诊断慢性盂唇损伤和 SLAP 病变，以及肩部术后疼痛评估中相当有价值。然而，直接 MRI 关节造影是评估年轻运动员的盂唇和肩袖损伤的首选诊断工具。直接 MRI 关节造影可以显示旋转间隔病变、SLAP 撕裂、前盂唇骨膜撕脱（ALPSA）病变、盂唇病变及其相应变化[9]。没有关节造影的 MRI 的实用性在最近的一项研究里受到质疑，在 SLAP 病变的诊断中被发现具有高度敏感性和低度特异性[35]。而使用 MRI 关节造影的特异性在

75% ~90%，但是仍很难对亚型进行鉴别[36]。损伤的特征是 T2 加权高信号（提示液体，在 T1 加权上则相反地呈现为低信号），可以延伸到上盂唇，并进入盂唇，有时可进入肱二头肌（图 13.5）。CT 除了对肩袖损伤伴随的肌肉损伤进行分级外，还可以评估更多的慢性损伤[9]。具有先前不稳定手术史和中度运动不稳定性的患者应进行 CT 扫描，以评估前关节或后关节功能不全，结合 Hill-Sachs 或反 Hill-Sachs 损伤（图 13.6）。在慢性病例中，关节内对比可能有助于今后对骨解剖的定义。

最后，超声已成为评估肩关节疾病的重要诊断手

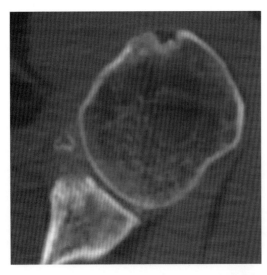

图 13.6　轴位 CT 图像显示前关节盂骨缺失在复发性不稳定中的表现

段，特别是肩部肌腱病变。在经验丰富的医师手中，这种模式具有成本效益和便携性，并且患者接受率高。在不能选择 MRI 的患者中，超声是诊断评估肩袖时选择的工具[9]。在术后肩袖的评估中也表现出令人满意的敏感性和特异性。超声也可用于超声引导下肩关节治疗，如盂唇旁囊肿的抽吸和注射[10–14]。

13.5　关节镜下病理改变

MRI 有助于辨别关节盂上唇的损伤，但是从正常解剖中区分出关节盂上唇前后损伤是有难度的，因为关节盂上唇的前上区及肱二头肌腱 – 盂唇复合体存在

多变的纵横交错的结构。因此，关节镜检查对于诊断与损伤的分类是金标准。在关节镜诊断时，应该仔细区分病理改变与解剖变异，如关节盂上唇的裂孔（图 13.7）和 Buford 复合体。肩部应该处于外展和外旋位来评估是否存在"皮背"征，从而来验证肩关节是否不稳（图 13.8）。一旦检查出存在肱二头肌止点在关节盂上唇处有损伤，将直接考虑手术治疗。最后，应该用钝头探针把肱二头肌肌腱向关节内牵引，来检查肱二头肌间沟内组织是否存在炎症。

13.6　治疗选择

对于新发的关节盂上盂唇前后损伤与肩袖损伤的患者的最佳治疗目前仍存在争议。至少，几乎所有患者在接受外科手术治疗之前应该接受 3 个月的保守治疗。非手术治疗包括休息、适当活动以及口服抗炎药。患者还应该接受物理治疗包括肱二头肌拉伸、肩袖的强化和改善肩胸关节的动力障碍。如果患者在接受保守治疗后仍存在持续疼痛或功能障碍，那么肩关节镜通常是必要的。结合患者的损伤类型，肩袖损伤的手术治疗即修复患者肩袖的病理改变。一般来说，肩袖部分 – 全层撕裂小于 50% 的厚度只需清理，大于 50% 的宽度则需要修复[37]。有症状的滑囊侧撕裂超过 3 mm 一般都需要修复。同样，关节盂上唇前后损伤的 I、III 和 IV 型是作为特殊病变来治疗的。它主要的困难是伴随治疗而来的肩袖损伤和关节盂上盂唇前后损伤，包括关节盂上唇前后损伤 II 型患者的治疗。外科医生大多数认为手术修复单独的 SLAP II 型损伤的效果是良好的，但是有许多外科医生并不愿意手术治

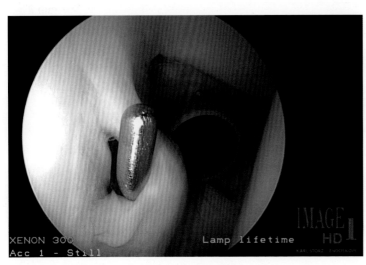

图 13.7　关节镜下关节盂上唇破裂孔的图像

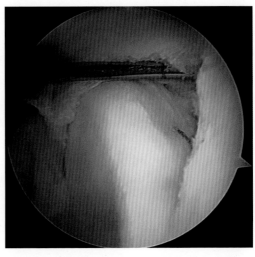

图 13.8　关节镜下所示的"皮背"征

疗新发的肩袖损伤合并 SLAP，因为术后需长期制动，出现关节僵硬以及临床效果不佳。因此，一些外科医生提出肱二头肌止点与关节盂上唇复合体清创术，另外一些外科医生则提倡肱二头肌止点切断术或者固定术，还有一些医生仍然坚持用外科手术来治疗肱二头肌止点与关节盂上唇复合体损伤。

Abbot 及其同事随机调查了 48 例年龄超过 45 岁的肩袖撕裂并发 SLAP Ⅱ 型的患者，接受 SLAP 修复术或者关节盂上唇清创术以及肩袖撕裂修复术 [38]。在他们随访 2 年的结果表明，清创术组比 SLAP 修复术组有更好的 UCLA 评分（34 分 vs 31 分），功能评分（5.5 分 vs 3.8 分）和疼痛的缓解。因此，作者认为合并 SLAP 清创的肩袖修复术可能是最优的、患者满意度高的治疗方法，并且能使 45 岁以上合并极小程度肩袖挛缩和 SLAP 损伤的患者得到最大功能的康复。

Franceschi 及其同事随机调查了 63 例 50 岁以上经历肩袖修复术后并发损伤的患者，接受 SLAP 修复术或肱二头肌肌腱切断术 [39]。随访至少 2.9 年，肌腱切断术组有更好的 UCLA 评分、活动度和患者满意度。同样，Kim 及其同事评估了 42 例患者，这些大范围肩袖撕裂并发 SLAP Ⅱ 型损伤患者接受关节镜下肩袖修复和 SLAP 修复或肱二头肌肌腱切除术 [40]。至少 2 年的随访中发现，接受肱二头肌肌腱切除术的患者有更好的疼痛缓解、活动度、肩部试验结果、ASES 以及 UCLA 评分。

尽管对于上述对比试验的结果，大多数作者支持 SLAP Ⅱ 型损伤并发肩袖撕裂的患者的治疗应该选择 SLAP 修复与肩袖修复结合。正如前面所讨论的，Morgan 及其同事认为最初患者并发损伤发展成 SLAP 损伤，可能会导致关节后上部的不稳，最终造成肩袖损伤。出于这个原因，他们建议使用外科手术修复术来治疗 SLAP Ⅱ 型损伤，首选的是清理病灶 [16]。Levy 及其同事评估了小于 50 岁的患者（平均 33 岁），并且对比了那些 SLAP Ⅱ 型接受单独的修复与肩袖修复或清除的患者 [41]。他们发现两组的 UCLA 肩关节评分结果相同，因此他们认为 SLAP Ⅱ 型损伤接受修复的患者对肩袖损伤的治疗并没有负面的影响。Forsythe 及其同事回顾比较了 34 例接受肩袖损伤修复与 SLAP 损伤修复的实验组患者与 28 例只接受肩袖修复的对照组患者 [20]。尽管患者并发的损伤术前有显著恶化（ASESA 评分：22.6 分 VS.34.3 分），术后两组 ASES 评分和关节活动度并没有显著的差异。因此，作者得出结论认为，同时修复 SLAP 和肩袖损伤与单独肩袖损伤修复的结果并没有差异。

13.7 作者首选的治疗

对于并发损伤的患者，在经过至少 3 个月的保守治疗失败后，往往决定行肩关节镜检查。在全身麻醉诱导或区域阻滞后，摆放患者体位。在麻醉下检查评估肩关节活动度以及向前、向后、向下的平移范围。

肩关节镜的后入路的建立在肩峰后外侧角的下方 2 cm 和内侧 1 cm 处，以及一个建立在肩胛下肌上方的标准前方入路。关节镜下系统性地诊断 SLAP 撕裂，评估肱二头肌肌腱的质量以及进行病变的分类。如果肱二头肌肌腱部分撕裂（＞30%），对于有积极的生活方式和体育运动的、有中度或重度的体力工作需求的、不能接受畸形的（"凸眼"畸形的）或者赔偿案件的工人等患者可考虑行微创切口胸大肌下肌腱固定术。但是，如果肱二头肌肌腱形态正常，根据 SLAP 撕裂分型来治疗损伤。Ⅰ 型损伤可行清创术治疗，或者如果临床上认为无关紧要的，可不予处理。不稳定的 Ⅱ 型损伤通常需要修复，除非患者需求较低或者术后存在重要的危险因素（如关节囊炎、盂肱关节的骨性关节炎或者有巨大的肩袖撕裂需要制动而行延期手术治疗）。Ⅲ 型损伤的治疗包括关节不稳盂唇的切除和盂肱中韧带的修复。Ⅳ 型损伤的治疗原则是关节盂上盂唇损伤和肱二头肌肌腱损伤（肌腱损伤＜30%）可行清创术；对于肌腱损伤＞30% 的年轻或者活动积极的患者，可行肱二头肌肌腱固定和关节盂上盂唇修复；对于肌腱损伤＞30% 的老年不活动的患者，可行肱二头肌肌腱切断或固定以及关节盂上盂唇清创。总的来说，如果肌腱情况良好和肱二头肌肌腱与关节盂上唇复合体存在不稳，我们首先选择按以下方法行肌腱止点缝合固定。

第二个工作入路的建立是利用另一个 7 mm 的套管。这个入路的放置通常位于肱二头肌肌腱的后方以及肩袖间隙。这个位置的优点是它可以直达肌腱止点位置和增加手术套管间隔。在肩袖全层撕裂患者中，附属通道可能会通过撕裂处，而不是通过肩袖间隙。

随后，在肱二头肌肌腱根部的关节窝处，准备使用 4.5 mm 的刨削刀来清除纤维碎片和关节盂上唇上级的胶原纤维部分（图 13.9a~c）。关节镜锉、刨削刀被用来磨关节窝上方和肱骨的盂上结节，使骨皮质出血（图 13.10a、b）。鱼嘴钻入口在关节窝边缘上 45°角处（图 13.11）。钻孔定位后，双腔 3 mm 套管被放置在肱二头肌肌腱止点的中点处（图 13.12）。取组织环通过前入路常被用来取回 2 个相同的缝合线，而剩下的 2 个缝合线则通过上方入路取

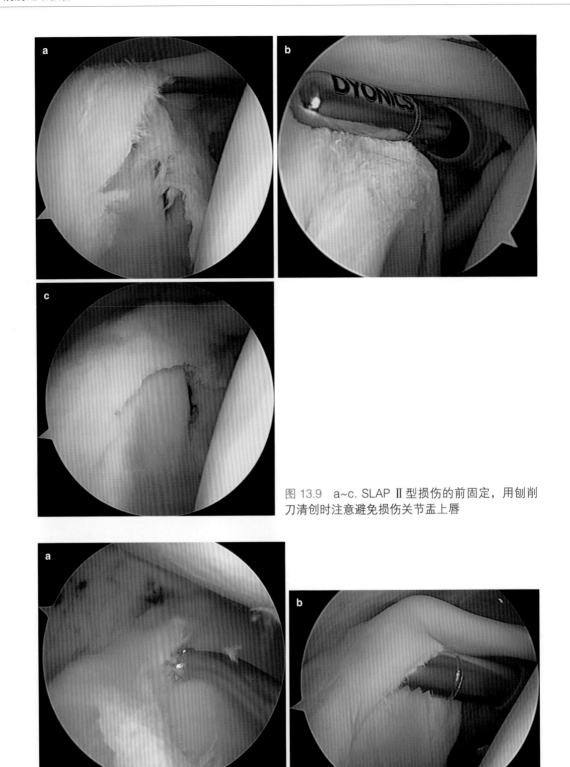

图 13.9 a~c. SLAP Ⅱ型损伤的前固定，用刨削刀清创时注意避免损伤关节盂上唇

图 13.10 a、b. 在关节镜下用锉刀、刨削刀，以及 SLAP 锉来磨除关节窝上极边缘的病灶，从而促进骨出血反应

回。90°缝合套索（图 13.13）通过上方入路并且穿过肱二头肌肌腱与关节盂上唇复合体下方，从而使这一后侧缝合线位于肱二头肌肌腱的根部的两侧处（图 13.14）。在前方入路重复这个过程，前侧的缝合

线将会跨过关节盂上唇前方抵达肱二头肌肌腱根部。肱二头肌肌腱与关节盂上盂唇复合体的后侧缝线在关节镜下打 3 个半交叉结即 Weston 结固定。前方的缝线使用同样的方法固定（图 13.15）。如有必要，

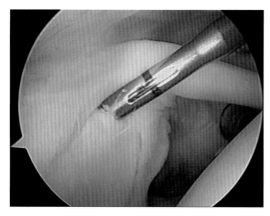

图 13.11　鱼嘴钻入扣在关节窝边缘上 45°角处

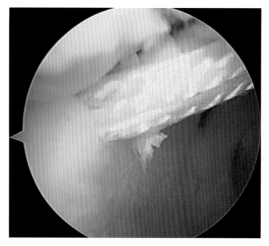

图 13.12　关节镜下示意在关节窝的顶点处插入双负荷缝合线

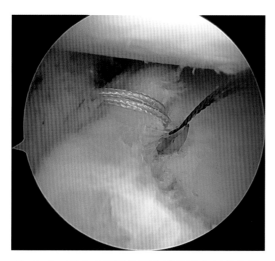

图 13.13　缝合套索被放置在关节盂上唇的上极，每个缝线按顺序穿梭在关节盂上唇的内侧（值得注意的是，这张图展示了单负荷的锚点）

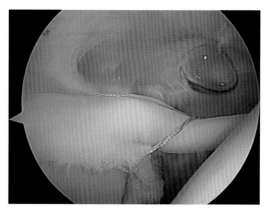

图 13.14　一旦缝合线穿梭，每个缝合的两条线将跨越关节盂上唇（这张图展示了单负荷的止点）

可以通过上方入路用额外的止点来修复任何残留的关节盂上唇的撕裂。关节盂上唇撕裂伤的修复可能需要另外的前上方和前下方入路。后方入路还可以提供一个令人满意的角度用于肌腱修复的治疗（在 9 点钟到 11 点钟位置之间）。

　　从技术角度来看，作者更看好无结固定技术来治疗 SLAP 损伤，为了防止运动员磨损肩袖和限制肩关节外展以及最大的外旋度（在击发位置发生内部撞击现象）。从生物力学上看，这个方法类似于缝合止点修复技术来达到力量的恢复[42]，并且它可以被用于简单的水平褥式缝合结构，从而最佳地恢复创面以及恢复肱二头肌肌腱与关节盂上盂唇复合体的形态。对于投掷运动员，作者避免在肱二头肌肌腱止点前方处插入，以防止关节盂上唇的组织在外旋时处于紧缩状态[43]。

　　在 SLAP 修复完成后，需注意修复肩袖损伤。准

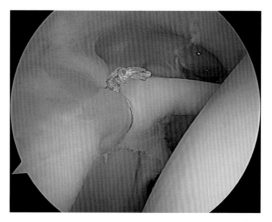

图 13.15　术后关节镜下显示 SLAP 损伤的前方和后方打结固定在肱二头肌肌腱的根部

备好后，可行肩峰下减压术（如果显示有滑囊侧 RTC 撕裂或者有肩峰 II 型、III 型和 IV 型形态改变），并且在关节的前方和侧方间隙里行滑囊切除术，注意保护

喙肩韧带。如果可行的话，行经骨等效双排肩袖修补术可足够保留患者肌腱组织。用 4.5 mm 的刨削刀来清理创面的纤维碎片以及保护骨皮质避免出血。2个双通道 4.5 mm PEEK 带线铆钉被放置在关节边缘内侧的 45° 的角。缝合线的传递工具，包括快传螺钉 (Naples, Fl)、缝线套索 (Arthrex, Fl) 以及过线器 (Con Med Linvatec, Largo, Fl)，被固定在水平褥式结构上，总共提供 4 个内侧固定点。接下来，在肌腱止点内侧 7~8 mm 的外侧边缘处建立 2 个骨道，以适应 2 个 4.75 mmPEEK 绞锁锚钉。一个缝合线从每个内侧水平结通过，该结是通过外侧入路和绞锁锚钉，然后再进入外侧的骨道（通常前后 2 cm 的撕裂伤需 4 个缝合结）。缝合线在止点处剪断，剩下的 2 号纤维缝合线与绞索结负重，被用来稳定任何剩余的 RTC 组织或者来加强必要的基础结构。然后重复这些步骤，利用剩下的 4 个缝合线，从内侧开始，进行第二次固定。

13.8 康复

术后，肩关节是固定在一个悬带和 15° 的外展枕上。在术后第一天开始练习钟摆活动。限制患者肘部、腕部和手的活动范围。患者可以在桌面活动（如打字和饮食）时撤出悬带和外展枕，只要保持肘部制动。悬带和外展枕头在患者睡觉和离家活动时佩戴 4~6 周。在术后 2 周时，患者可以尝试肩部被动运动和等长肌力锻炼。但是肩袖撕裂较小的年轻患者可在术后 1 周时康复锻炼，而撕裂范围较大的年轻患者在术后 3~4 周行功能锻炼。运动量逐渐增加，在 8 周左右实现全方位的活动。加强练习则在术后 10 周左右。在术后 6 周允许低于肩部水平的轻度活动，在术后 3 个月允许高于肩部水平的活动。无限制的活动在术后 6 个月开始，投掷运动员可在术后 9~12 个月之间进行投掷项目。

13.9 优势、缺点与并发症

对于伴有肩袖撕裂和 Ⅱ 型 SLAP 病变的患者，我们主张同时修复 SLAP 和肩袖损伤。然而，更高的修复标准适用于不能接受运动范围微小损失的投掷运动员。这种方法的优点是它恢复了盂肱关节的稳定性，可以减少肩袖复位的应力。作者比较了

SLAP 修复与盂唇清理术、肱二头肌腱切开术和肱二头肌肌腱固定术后认为，这种方法的主要缺点是术后僵硬程度的风险增加了。虽然术后僵硬并不是常见的并发症，但要注意几种技术要点来避免术后僵硬。外科医生应避免将正常的子标准孔或 Buford 复合体纳入修复，因为这将导致肩外旋的丧失。在通过套索后，应注意从肱二头肌腱的同一侧回收缝线。缝合时交叉可阻碍二头肌肌腱导致运动范围的减小。推荐早期柔和的被动、主动运动，保持臂内收防止外旋僵硬。

患有盂肱关节炎（Outbridge Ⅲ 级或 Ⅳ 级），广泛肩袖撕裂或粘连性囊膜炎的患者不应同时进行 SLAP 和肩袖修复，因为会增加术后僵硬的风险。任何患有结构性二头肌腱损伤的患者不应进行 SLAP 修复，因为有持续的术后疼痛风险。最后，伴有广泛或严重肩袖撕裂伴 SLAP 撕裂的低需求患者可以用肱二头肌腱切开术和肱二头肌肌腱固定术处理。

SLAP 修复失败的患者可用安全且可预测的方法行肱二头肌肌腱固定术 [44]。然而，应谨慎考虑将肱二头肌肌腱固定术作为 SLAP 损伤的投掷运动员的主要治疗方式，因为其无法完全恢复平移稳定性 [45]。

13.10 治疗运动员的经验

由于手术修复的成功率有限，治疗投掷运动员的 SLAP 撕裂的不同之处在于，越来越追求非手术治疗。在最近一项关于职业棒球联盟的研究中，对于经历了 30 个 SLAP 病变程序的 27 名投手的回归率为 48%，而回到先前状态的只有 7% [46]。最初的重点是纠正与肩关节内旋障碍（GIRD）有关的肩胛骨运动障碍和后关节囊挛缩，后来提出了无痛返赛。两个周期的非手术治疗显示无效后才考虑手术干预。

关节侧局部向深处撕裂的投掷运动员可用单纯清创伴病理学治疗（即 SLAP 病变）。手术标准通常大于腱厚度的 50%；然而，最近一些在处理顶尖投掷运动员方面颇有经验的学者和外科专家在考虑正式的 RTC 修复上提出了更高的腱受累阈值 [47, 48]。修复全面撕裂时，我们建议对足印区的侧面进行单侧修复，以防止在外展和外旋过程中限制运动的终点范围，并在 RTC 植入的关节侧和上盂唇后方之间允许生理接触。应该注意的是，顶级投掷运动员的全层撕裂在手术修复后并不理想。

参·考·文·献

1. Huberty DP, Schoolfield JD, Brady PC, Vadala AP, Arrigoni P, Burkhart SS. Incidence and treatment of postoperative stiffness following arthroscopic rotator cuff repair. Arthroscopy. 2009;25(8):880–90.

2. Galatz LM, Ball CM, Teefey SA, Middleton WD, Yamaguchi K. The outcome and repair integrity of completely arthroscopically repaired large and massive rotator cuff tears. J Bone Joint Surg Am. 2004;86-A(2):219–24.

3. Bishop J, Klepps S, Lo IK, Bird J, Gladstone JN, Flatow EL. Cuff integrity after arthroscopic versus open rotator cuff repair: a prospective study. J Shoulder Elbow Surg. 2006;15(3):290–9.

4. Liem D, Bartl C, Lichtenberg S, Magosch P, Habermeyer P. Clinical outcome and tendon integrity of arthroscopic versus mini-open supraspinatus tendon repair: a magnetic resonance imaging-controlled matched-pair analysis. Arthroscopy. 2007;23(5):514–21.

5. Miller C, Savoie FH. Glenohumeral abnormalities associated with full-thickness tears of the rotator cuff. Orthop Rev. 1994;23(2):159–62.

6. Snyder SJ, Banas MP, Karzel RP. An analysis of 140 injuries to the superior glenoid labrum. J Shoulder Elbow Surg. 1995;4(4):243–8.

7. Vangsness CT, Jorgenson SS, Watson T, Johnson DL. The origin of the long head of the biceps from the scapula and glenoid labrum. An anatomical study of 100 shoulders. J Bone Joint Surg Br. 1994;76(6):951–4.

8. Tuoheti Y, Itoi E, Minagawa H, Yamamoto N, Saito H, Seki N, et al. Attachment types of the long head of the biceps tendon to the glenoid labrum and their relationships with the glenohumeral ligaments. Arthroscopy. 2005;21(10):1242–9.

9. Rao AG, Kim TK, Chronopoulos E, McFarland EG. Anatomical variants in the anterosuperior aspect of the glenoid labrum: a statistical analysis of seventy- three cases. J Bone Joint Surg Am. 2003;85-A(4):653–9.

10. Williams MM, Snyder SJ, Buford D. The Buford complex—the "cord-like" middle glenohumeral ligament and absent anterosuperior labrum complex: a normal anatomic capsulolabral variant. Arthroscopy. 1994;10(3):241–7.

11. Ilahi OA, Labbe MR, Cosculluela P. Variants of the anterosuperior glenoid labrum and associated pathology. Arthroscopy. 2002;18(8):882–6.

12. Panossian VR, Mihata T, Tibone JE, Fitzpatrick MJ, McGarry MH, Lee TQ. Biomechanical analysis of isolated type II SLAP lesions and repair. J Shoulder Elbow Surg. 2005;14(5):529–34.

13. Rodosky MW, Harner CD, Fu FH. The role of the long head of the biceps muscle and superior glenoid labrum in anterior stability of the shoulder. Am J Sports Med. 1994;22(1):121–30.

14. Pagnani MJ, Deng XH, Warren RF, Torzilli PA, Altchek DW. Effect of lesions of the superior portion of the glenoid labrum on glenohumeral translation. J Bone Joint Surg Am. 1995;77(7):1003–10.

15. Pagnani MJ, Deng X-H, Warren RF, Torzilli PA, O'Brien SJ. Role of the long head of the biceps brachii in glenohumeral stability: a biomechanical study in cadavera. J Shoulder Elbow Surg. 1996;5(4):255–62.

16. Morgan CD, Burkhart SS, Palmeri M, Gillespie M. Type II SLAP lesions: three subtypes and their relationships to superior instability and rotator cuff tears. Arthroscopy. 1998;14(6):553–65.

17. Clavert P, Bonnomet F, Kempf JF, Boutemy P, Braun M, Kahn JL. Contribution to the study of the pathogenesis of type II superior labrum anterior-posterior lesions: a cadaveric model of a fall on the outstretched hand. J Shoulder Elbow Surg. 2004;13(1):45–50.

18. Bey MJ, Elders GJ, Huston LJ, Kuhn JE, Blasier RB, Soslowsky LJ. The mechanism of creation of superior labrum, anterior, and posterior lesions in a dynamic biomechanical model of the shoulder: the role of inferior subluxation. J Shoulder Elbow Surg. 1998;7(4):397–401.

19. Burkhart SS, Morgan CD, Kibler WB. The disabled throwing shoulder: spectrum of pathology part I: pathoanatomy and biomechanics. Arthroscopy. 2003;19(4):404–20.

20. Forsythe B, Guss D, Anthony SG, Martin SD. Concomitant arthroscopic SLAP and rotator cuff repair. J Bone Joint Surg. 2010;92(6):1362–9.

21. Andrews JR, Carson WG, McLeod WD. Glenoid labrum tears related to the long head of the biceps. Am J Sports Med. 1985;13(5):337–41.

22. Snyder SJ, Karzel RP, Del Pizzo W, Ferkel RD, Friedman MJ. SLAP lesions of the shoulder. Arthroscopy. 1990;6(4):274–9.

23. Maffet MW, Gartsman GM, Moseley B. Superior labrum-biceps tendon complex lesions of the shoulder. Am J Sports Med. 1995;23(1):93–8.

24. Altchek DW, Warren RF, Skyhar MJ, Ortiz G. T-plasty modification of the Bankart procedure for multidirectional instability of the anterior and inferior types. J Bone Joint Surg Am. 1991;73(1):105–12.

25. Bradley JP, Forsythe B, Mascarenhas R. Arthroscopic management of posterior shoulder instability: diagnosis, indications, and technique. Clin Sports Med. 2008;27(4):649–70.

26. Hawkins RJ, Belle RM. Posterior instability of the shoulder. Instr Course Lect. 1989;38:211–5.

27. Bahk M, Keyurapan E, Tasaki A, Sauers EL, McFarland EG. Laxity testing of the shoulder: a review. Am J Sports Med. 2007;35(1):131–44.

28. Gerber C, Ganz R. Clinical assessment of instability of the shoulder. With special reference to anterior and posterior drawer tests. J Bone Joint Surg Br. 1984;66(4):551–6.

29. Millett PJ, Clavert P, Hatch 3rd GF, Warner JJ. Recurrent posterior shoulder instability. J Am Acad Orthop Surg. 2006;14(8):464–76.

30. Kibler WB. The role of the scapula in athletic shoulder function. Am J Sports Med. 1998;26(2):325–37.

31. Petersen SA. Posterior shoulder instability. Orthop Clin North Am. 2000;31(2):263–74.

32. Warner JJ, Micheli LJ, Arslanian LE, Kennedy J, Kennedy R. Patterns of flexibility, laxity, and strength in normal shoulders and shoulders with instability and impingement. Am J Sports Med. 1990;18(4):366–75.

33. Gagey OJ, Gagey N. THE hyperabduction test: an assessment

of the laxity of the inferior glenohumeral ligament. J Bone Joint Surg. 2001;83-B(1):69–74.

34. Murachovsky J, Bueno RS, Nascimento LGP, Almeida LHO, Strose E, Castiglia MT, et al. Calculating anterior glenoid bone loss using the Bernageau profile view. Skeletal Radiol. 2012;41(10):1231–7.

35. Phillips JC, Cook C, Beaty S, Kissenberth MJ, Siffri P, Hawkins RJ. Validity of noncontrast magnetic resonance imaging in diagnosing superior labrum anterior- posterior tears. J Shoulder Elbow Surg. 2013;22(1):3–8.

36. McCauley TR. MR imaging of the glenoid labrum. Magn Reson Imaging Clin N Am. 2004;12(1):97–109.

37. Gartsman GM, Taverna E. The incidence of glenohumeral joint abnormalities associated with fullthickness, reparable rotator cuff tears. Arthroscopy. 1997;13(4):450–5.

38. Abbot AE, Li X, Busconi BD. Arthroscopic treatment of concomitant superior labral anterior posterior (SLAP) lesions and rotator cuff tears in patients over the age of 45 years. Am J Sports Med. 2009;37(7):1358–62.

39. Franceschi F, Longo UG, Ruzzini L, Rizzello G, Maffulli N, Denaro V. No advantages in repairing a type Ⅱ superior labrum anterior and posterior (SLAP) lesion when associated with rotator cuff repair in patients over age 50: a randomized controlled trial. Am J Sports Med. 2008;36(2):247–53.

40. Kim SJ, Lee IS, Kim SH, Woo CM, Chun YM. Arthroscopic repair of concomitant type Ⅱ SLAP lesions in large to massive rotator cuff tears: comparison with biceps tenotomy. Am J Sports Med. 2012;40(12):2786–93.

41. Levy HJ, Schachter AK, Hurd JL, Lassen B, Panagopoulos G. The effect of rotator cuff tears on surgical outcomes after type Ⅱ superior labrum anterior posterior tears in patients younger than 50 years. Am J Sports Med. 2010;38(2):318–22.

42. Uggen C, Wei A, Glousman RE, ElAttrache N, Tibone JE, McGarry MH, et al. Biomechanical comparison of knotless anchor repair versus simple suture repair for type Ⅱ SLAP lesions. Arthroscopy. 2009;25(10):1085–92.

43. McCulloch PC, Andrews WJ, Alexander J, Brekke A, Duwani S, Noble P. The effect on external rotation of an anchor placed anterior to the biceps in type 2 SLAP repairs in a cadaveric throwing model. Arthroscopy. 2013;29(1):18–24.

44. McCormick F, Nwachukwu B, Solomon D, Dewing C, Golijanin P, Gross DJ, et al. The efficacy of biceps tenodesis in the treatment of failed superior labral anterior posterior repairs. Am J Sports Med. 2014;11.

45. Strauss EJ, Salata MJ, Sershon RA, Garbis N, Provencher MT, Wang VM, et al. Role of the superior labrum after biceps tenodesis in glenohumeral stability. J Shoulder Elbow Surg. 2014;23(4):485–91.

46. Fedoriw WW, Ramkumar P, McCulloch PC, Lintner DM. Return to play after treatment of superior labral tears in professional baseball players. Am J Sports Med. 2014;42:1155–60.

47. Economopoulos KJ, Brockmeier SF. Rotator cuff tears in overhead athletes. Clin Sports Med. 2012;31(4):675–92.

48. Reynolds SB, Dugas JR, Cain EL, McMichael CS, Andrews JR. Débridement of small partial-thickness rotator cuff tears in elite overhead throwers. Clin Orthop Relat Res. 2008;466(3):614–21.

肩胛骨运动障碍：过顶运动

Aaron Sciascia and W. Ben Kibler

14.1 引言

动态的过顶运动，如投掷、击球和发球动作是由关节和肌肉组织按一定顺序分段完成的。为了使动作能够高效完成，必须具有最佳的肌肉柔韧性、强度、本体感觉和耐力，以及始终如一地重复执行动作的能力。当一个或多个组成部分存在缺陷时，肩部可能会增加额外的负荷和应力，从而导致疼痛或损伤。

肩胛骨是整个动力链中的其中一环。已经认识到肩胛骨在肩部功能中起着许多作用，包括作为肌肉活动稳定的基础，将力和能量从躯干到手的最佳传递，以及通过肩膀、手臂和手的系统进行有效的工作。肩胛骨主要起到以下作用：控制内、外旋活动，避免过度内旋和前后倾，避免前倾，帮助控制回缩。回缩控制的丧失可以等同于动力链中出现的薄弱环节，因为无法维持肩胛骨回缩活动会降低手臂最佳运动功能。回缩的丧失可能是由于解剖结构破坏（组织结构紊乱）、解剖学上的损伤（组织柔韧性、力量不平衡）或动力链损伤（下肢柔韧性或力弱）引起的。

临床医生思考的重点是确定导致或促成损伤的原因。然后临床医师必须实施损伤康复和预防计划，这计划将首先消除身体缺陷，然后着重于增加运动员的运动寿命，同时降低受伤风险。本章的目的是描述正常的肩胛骨运动功能，既可以孤立的方式也可以动力学的功能链的形式来描述肩胛骨功能障碍对于肩关节的重要性；提供例行肩胛骨检查的方法；并提出康复治疗方案来治疗肩胛骨功能障碍和恢复手臂功能。

14.2 解剖学、生物力学及其首选分类法

动力链是激活、动员和稳定身体节段以产生动态活动的协调序列[1]。许多动力学链运动都表现出闭链和开链的活动。贯穿动力链各个环节的顺序力量发展概念是理解上肢主导运动活动中所涉及动力学的最佳框架。最佳运动功能是生理运动激活的结果，创造出特定的生物力学运动和位置，使用完整的解剖结构来产生力量和动作。运动特定功能发生在特定动作的启动、运动和合力的各个阶段。诸如投掷、撞击或射弹之类的过顶动作需要来自上肢和下肢的连续肌肉活动，即动力链活动。推动抛投物向前运动所需的大部分力量是在闭链式的大腿肌肉和躯干中发起的，通过使用闭链式生物力学的肩胛骨复合体中的肌肉汇集，并最终传递到手臂。

肩胛骨作为整个动力链的关键环节，它可以作为腿和躯干肌肉产生的能量和手臂肌肉产生的能量之间传递的桥梁。因此，肩胛骨的稳定性和优秀的运动能力是动力链的重要组成部分。

肩胛骨围绕三个不同的轴进行旋转运动，并在两个方向上平移，作为正常的肩胛肱骨节律[2]的一部分。旋转运动是向上/下旋转，其发生在垂直于肩胛骨的前/后轴周围，沿着内侧边界围绕垂直上下轴线的内/外旋转以及沿着肩胛骨脊柱水平的内侧至外侧轴线的前/后倾斜。沿胸廓向上或向下，在椭圆形胸廓的内侧至外侧，肩胛骨运动是复杂的和多维的，肩胛骨在完成肩胛骨的大部分作用时很少仅以一种单一方向的移动或平移。然而，失去对特定动作的控制似乎改变了盂肱关节的运动学和功能。失去对后倾的控制，允许更多的前倾以及失去对外旋的控制，允许更多的内旋，似乎与最常见的功能或损伤相关联。正常的肩胛骨静止位置和主动运动可以在过顶运动员中由于重复运动而改变，后倾和向上旋转的增加是常见的改变。

这些改变可以被统称为肩胛骨运动障碍。肩胛骨运动障碍指肩胛骨的运动和位置的改变，可能与肩

部症状有关。由于锁骨对肩胛骨的骨性稳定作用非常微小，因此动态肌肉功能是肩胛骨稳定并有目的地移动以完成其功能的主要方法。肩胛骨运动或位置改变的主要表现是肩胛骨内侧缘在静止或运动时的异常突起。肩胛骨运动障碍是肩关节疼痛的非特异性反应，而不是对某些盂肱疾病的特异性反应[3, 4]。这会导致肩胛骨的过度伸展和肩锁关节在运动的各个阶段的下降，会导致撞击症状加重。肩胛骨运动障碍有多种致病因素，包括近端（肌肉无力、不平衡、神经损伤）和远端（肩锁关节损伤、SLAP损伤、肩袖损伤）。内侧边界突出似乎是异常肌肉活动的结果，或者直接由于肌肉受累，如僵硬、力弱和疲劳，或者由于神经损伤，通常需要康复治疗。

通常独立收缩的上斜方肌和下斜方肌，以及前锯肌对肩胛骨稳定性和活动性作用最大。这两种肌肉收缩的偶合效果引起向上旋和后倾。这种力偶在手臂抬高开始时以及手臂抬高低于90°时特别活跃。当臂高超过90°时，较低的斜方肌被固定以通过牵拉的方式来控制肩胛骨向上旋转。在这个手臂位置，在前锯肌的作用下肩胛骨内侧缘与胸廓维持相对稳定，充当肩胛骨内旋的调节器。较低的斜方肌收缩在从最大高度下降时也是重要的，偏心地收缩以控制过度的前倾。其他内在肌肉，菱形体和胸小肌，也起着重要的作用，但不是主要作用。外部肌肉，主要是背阔肌和胸大肌，通过它们作为手臂原动力的作用形成肩胛运动。局部和全局的肌肉一起工作提供并行稳定性和最小限制的移动性。所有的肌肉都在复杂的动力链系统中运作，其中个别的身体部分或链接对多个周围结构产生影响。

动力链中肩胛骨及其周围的组织紊乱可能对功能产生有害影响。已发现肩胛运动障碍与过顶运动员的肩部和手臂几乎所有的病理损伤相关，包括盂唇损伤、肩关节撞击、肩关节不稳、肩袖损伤、肩锁关节分离和肘部内侧副韧带损伤。发病率各不相同，但是50%~100%的受伤运动员中可以发现运动障碍。运动障碍被认为是由于组织结构紊乱引起的疼痛从而导致肌肉功能抑制所致。也有人假设下肢受伤如：踝关节或膝关节损伤史可降低肩关节功能。值得怀疑的是动力链的近端连接处损伤使运动员在开始产生力之前不能够达到足够的稳定性，从而导致通过肩胛骨和手臂产生和传递的能量减少。因此对身体内任何静态限制结构的损伤可能会对手臂功能产生负面影响，这表明可能需要手术修复损伤组织以使肩胛骨功能充分恢复。观察到的近端或远端动力链环节的损伤，应首先

采用康复治疗等保守治疗方案。但是，如果症状得到控制但功能障碍继续存在，手术干预应视为最合适的治疗选择。

肩胛骨或肩胛骨周围的损伤，如肌肉紧张或无力，可在局部结构上增加负荷，造成损伤，也可在运动中对所需的生物力学功能产生负面影响。这已经在过顶竞技项目中得到了证明，特别是棒球和网球。生物力学评估往往表明，肩胛骨位置改变和盂肱关节运动范围的变化也表现出肌肉性能的改变。这些结果表明，投掷者的肩关节位置更加靠前，除了拥有靠前的肩胛骨位置之外，显示出下斜方肌和前锯肌肌肉性能下降。此外，随着外旋角度的增加，后侧肩袖和下斜方肌的影响降低，这表明休息位和有效活动角度的改变与肌肉的影响密切相关。因此，建议任何观察到的改变只有在与损伤相关的情况下才能进行治疗。

从生物力学的角度来看，动力链中特定节段的功能障碍可导致更远端的节段性能改变或损伤。例如，肩胛带的肌肉在投掷过程中不能产生可观的角速度；力主要由下肢和躯干的更近端部分产生。在投掷过程中，力量在肩和手臂上的远端部分转移并随后再吸收使这些部位容易受伤。在一个封闭的系统，如动力链中，一个区域的改变将对整个系统产生影响。这被称为"追赶"现象，其中交互时的变化改变了远侧节段的受力。增大的力对肩胛骨或肩部等远端部分造成额外的应力，这往往导致疼痛或解剖学上的损伤。

14.3 临床表现

在投掷运动员中，大多数与肩胛有关的问题都是由于失去了正常的肩胛位置和动态的肩胛运动的控制，导致姿势或运动的改变，产生了一个过度的姿势位置和动作。这种姿势和运动，在面对投掷或过顶运动的功能要求时，会产生不良影响，并使运动员肩部的运动学表现降低，增加受伤风险。

病史是评价的重要组成部分。应该询问有关肩胛骨、锁骨或肩锁关节创伤病史，慢性或急性脊髓症状，髋关节或腿部损伤，或任何其他部位的手术治疗经历。同样重要的是，要确定患者是否存在肩胛损伤的情况并接受过物理治疗，并记录治疗的确切程度以及结果。

要强调治疗方式，如早期的伴有抗阻力耸肩及开链式肩袖运动，以及肩部拉伸运动都没有发现对治疗肩胛骨运动障碍有确切效果。

不良的预后情况常被认为是因为：①只有症状（疼痛、刺激）得到解决；②在肩胛骨复位之前，做与肩胛骨运动障碍有关的训练，即在后收训练前做前伸训练；③对不稳定肩胛骨的练习方法要求非常苛刻（在掌握短杆练习动作前先进行传统的肩袖练习等长杆动作）。

肩胛骨体检的目标是确定肩胛骨运动障碍的存在与否；评估关节、肌肉和骨骼致病因素；并采用动态矫正方法来评估并纠正运动障碍对症状的影响。体检结果将有助于建立对功能障碍所有要素的全面诊断，并有助于指导治疗和康复。这次测试的结果将有助于建立所有功能障碍因素的完整诊断，并有助于指导功能障碍的治疗和康复。

对肩胛运动的动态检查可以通过观察在手臂抬高和下降时的临床表现中进行。该动作需要收缩肌肉以维持肩肱节律的闭链机制。如果不能维持这种节奏，就会导致肩胛骨内旋转增加，从而导致内侧边界突出。临床观察在有症状的患者中，边界突出及生物力学改变与运动障碍有关，这一方法在临床上是可靠的，可以作为判断是否存在运动障碍的基础[5, 7]。检查的方法是让患者将上肢的手臂举到最大的高度，然后让他们手持 3~5 磅（1 磅 =0.45 kg）的重量做降低动作 3~5 次。在症状一侧的内侧肩胛边界的任何突起都记录为"是"（突出显示）或"否"（未显示）。

肩胛骨辅助测试（SAT）和肩胛回缩测试（SRT）是矫正性操作，可以改变损伤症状，在伴随需要恢复的肩部损伤的功能障碍图表中，提供关于肩胛骨运动障碍的信息[8, 9]。SAT 有助于评估肩胛骨对撞击和肩袖强度的影响，而 SRT 则评估对肩袖强度和上盂唇症状的影响。SAT 的主要生物力学效应是在手臂抬高的整个弧段内增加肩胛骨后倾 7°~10°。该测试显示了"可接受的"交互式的可靠性。当疼痛的弧出现并且运动弧增加时会出现阳性的结果，这可以预期增加肩胛骨向上的旋转。在 SRT 中，检查者首先根据标准测试程序对冈上肌肌腱强度进行评分。然后检查者将肩胛骨固定并手动稳定在缩回位置。生物力学效应是增加外旋和后倾的组合。当出现冈上肌强度增加或内侧撞击症状在该位置减轻时，则出现阳性试验结果。虽然这些试验不能诊断肩部疾病的特异性形式，但阳性的 SAT 或 SRT 显示肩胛骨运动障碍直接参与了症状的产生，提示需要早期介入肩胛骨康复练习以改善对肩胛骨的控制[1, 2]。

可通过触诊胸小肌和肱二头肌的短头来评估肩胛骨喙突的稳定性。即使他们不是对症触诊，肌肉通常对触诊也是敏感的，即使它们在活动中没有症状，也可以触诊到挛缩带而追溯到它们在肋骨上的止点，当肩胛骨被最大限度地后收并且手臂慢慢外展至 40°~50°时将出现疼痛和僵硬的症状。

肩胛骨检查主要是评估影响肩胛骨位置和运动的近端动力链和远端盂肱关节结构。动力链筛选可以通过单腿稳定性评估——一种评估静态控制的站立平衡测试和一种评估动态控制的单腿蹲坐测试的组合来实现。在站立平衡测试中，要求患者将他们的手放在胸前并且单腿站立，不给予其他语言提示，出现诸如"特伦德伦伯格姿势"或被测试者出现内旋或外旋躯干无法控制负重肢稳定姿势，则考虑与臀中肌等近端核心肌群弱有关。单腿下蹲是进一步评估。假设站立平衡测试无阳性体征，则要求患者做重复半蹲和起立动作，不给予其他语言提示。在反复的平衡测试中评估运动能力，在站立平衡中无法引出的阳性体征可以通过单腿下蹲试验引出。患者还可以通过手臂动作保持平衡，甚至可能出现夸张的肢体旋转动作，称之为"开瓶器"姿势，以便应用更加强大有力的臂肌和躯干肌肉群补偿局部肌力的不足。

14.4 疾病的临床特异性表现和关节镜病理学

大多数肩胛骨运动障碍病例的根本原因与肌肉功能改变有关，即肌力失衡，缺乏灵活性或改变肌肉的活动模式。肩胛骨运动障碍所见的运动学改变也可能是由于神经系统问题，如胸长神经麻痹或副神经麻痹，这可以通过诊断性神经传导研究来确定。骨骼创伤如肩胛骨骨折可能导致该种情况存在，可用标准放射成像进行评估。之前描述了涉及菱形肌撕裂及肩胛骨附着部位下斜方肌损伤的软组织损伤，并将其标记为肩胛骨肌肉撕脱。这种损伤的患者在手臂休息和运动期间沿肩胛骨内侧边缘经常出现使人感到虚弱的疼痛，在向前抬高尤其是过顶运动中只能够有限地使用手臂功能，这与神经损伤的患者具有相似的肩胛骨功能障碍。在做出任何治疗决定之前应该首先排除它。

更常见的是，肩胛骨的改变是由于肱盂关节损伤导致的疼痛而引起的抑制作用，肩胛骨稳定肌肉之间的力量不平衡，肌肉疲劳或活动模式改变所致的抑制效果。前锯肌和下斜方肌通常较弱，收缩强度较低，潜伏期延长，斜方肌上部表现为肌力增强，潜伏期缩短。这导致运动中产生较少的后倾角，虽然产生较少的外部旋转及较少的向上旋转运动，但是增加了仰角。这些情况常发生在具有撞击、不稳定和盂唇撕裂等损伤现象的运动员中。

运动障碍也可能是由于止于喙突的肌肉功能障碍所引起的肌肉或关节囊僵硬所致，如胸小肌和肱二头肌的短头。这些肌肉的紧张降低肩胛骨的后倾角，使其向上旋转，以及外部旋转。同样的，胸大肌和背阔肌紧张度可以通过其对肱骨的作用而产生运动障碍。盂肱关节的内部旋转不足，与后侧肌的僵硬和囊的紧张度有关，通过在手臂旋转的过程中产生一束对肩胛骨的张力，使其产生运动障碍。

骨性损伤，如锁骨骨折和高能量的肩锁关节损伤，如果解剖结构不能完全恢复，可能会造成肌肉动力障碍。非正常骨连接及非连接部位会缩短支柱的长度并改变肩胛骨内旋和前倾的位置。除了长度的变化外，锁骨的弯曲或旋转也会影响肩胛的位置或运动。成角的骨折导致长度的缩短和旋转功能的异常。中段骨折的远端通常会向外侧旋转，在手臂抬起时，减少必要的锁骨后旋和肩胛骨后倾角。肩锁关节分离破坏了锁骨的支撑功能并允许力向第三方传导。导致肩胛骨的位置发生变化，将低于锁骨的下表面和胸廓的内侧。

14.5 治疗方案

由于最常见的病因是肌肉活动的改变，因此肩胛骨运动障碍通常可以采用保守治疗的方案，主要集中在恢复肌肉的灵活性，力量和恢复运动模式。必须将任何需要手术治疗的疾病作为肩胛骨周围肌肉康复的先决条件。例如肩胛骨肌肉撕脱、缩短、旋转或骨不连的锁骨骨折，肩锁关节关节病，以及关节内盂肱关节疾病，如盂唇或肱二头肌长头腱损伤，或肩袖损伤。

所有这些问题都给正常的肩胛功能造成了解剖学上的或生理上的限制。肩胛骨运动障碍的治疗从优化解剖结构开始，局限在肩胛骨周围，在盂肱关节、肩锁关节和锁骨的远端，以及在动力链的近端。这些改变将在评估过程中被发现。在近端，动力链的核心稳定性是优化肩胛运动的关键。通常，动力链核心区的运动是肩胛骨修复的首要阶段，其次是修复机体对肩胛骨的控制，最后是加强肩袖和增大手臂的肌肉力量。

14.6 康复

要进行肩胛骨和肩部的功能康复，需要康复每一个节段动力链的功能。这就需要对每一个的动力链段进行优化，并对各个部分进行适当的协调。为了保证每个节段的优化，一个典型的康复过程是：①获得所涉及的各个环节的灵活性；②建立核心力量和稳定性；③通过顺序激活来促进关键的动力链环节；④利用闭 – 开链的运动序列；⑤在多个层面上工作。这个康复顺序最近被详细地描述[10]。本书相关章节列出了每个节段适当的练习模板。

14.6.1 灵活性练习

使用各种技术和方法可以提高上肢和下肢的灵活性，静态和动态拉伸是临床医生可用的一些选择。根据之前有关上肢优势运动员灵活性缺陷的研究结果，除了膝关节活动组外，髋部伸肌、外展肌和旋转肌群应作为下肢的练习目标。改善下肢肌肉的柔韧性与改善下肢运动模式及改善整体运动表现有关。负责肩胛稳定和手臂旋转的肌肉，特别是胸小肌、背阔肌和后肩肌应该是上肢的焦点。

14.6.2 建立核心力量

局部的和躯干的稳定结构共同提供了最佳的核心稳定性。躯干的核心肌肉（腹肌、竖脊肌和髋外展肌）是为产生力量而设计的，但也为上肢功能提供了稳定性。核心强化治疗有助于临床医生帮助患有常见疾病（如腰痛和肩部撞击）的患者获得骨盆和躯干肌肉的力量。为了建立一个稳定的基础，康复计划应该集中于局部肌肉（腹横肌、腹直肌、腹斜肌、腰大肌），这些肌肉负责脊柱的稳定性和排列。核心是力量产生与转移的关键环节。因此，早期注重力量和稳定性对于后期的康复成功是必要的。

14.6.3 促进肩胛运动

肩胛周围肌肉，如前锯肌和下斜方肌，应该是早期训练和康复的重点。早期的训练应包括躯干和髋关节，以促进近端到远端的肌肉活动测序。重要的是要记住肩胛骨旋转本质上是辅助性的，而肩胛骨外翻是生理性的。因此，实施试图分离肩胛旋转的练习是无效的，应该劝阻。利用下肢来加强肩胛运动是理想的，因为它模仿了动力学链的排序。在髋关节和躯干延伸处的盂肱关节处有最小的应力，促进肩胛的收缩（图14.1、图14.2）。所有的练习都是用脚在地面开始，包括臀部伸展和骨盆控制。激活的模式是双侧的[11]。对角运动包括躯干围绕一个稳定的腿旋转，模拟正常的投掷模式（图14.3）。随着肩部愈合并准备在康复的

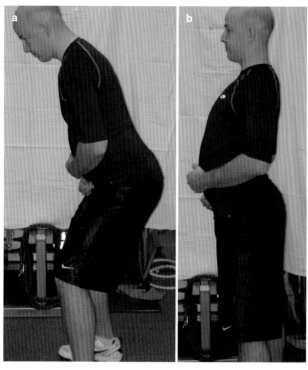

图 14.1 胸骨提升。这种操作是在躯干和膝盖稍微弯曲的情况下进行的（a）。指导患者伸展髋关节和躯干并缩回肩胛骨而不移动盂肱关节（b）

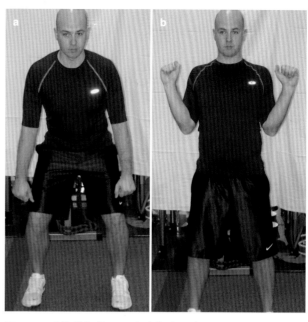

图 14.2 "抢劫"练习。该动作始于膝盖和躯干部开放，手臂远离身体（a）。指导患者伸直臀部和躯干，并将肘部放在后袋中，保持最后位置 5 秒（b）

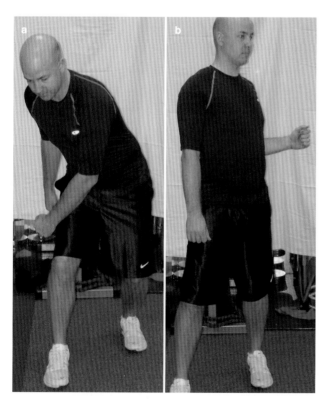

图 14.3 "割草机"练习。"割草机"动作从臀部和躯干部位开始，手臂稍向前抬起（a）。指导患者伸展臀部和躯干，然后转动躯干以促进肩胛骨回缩（b）

中间阶段或恢复阶段进行运动康复，可以将手臂运动作为锻炼的最后部分。

过度的肩胛骨前伸也不会导致肩袖损伤发生。当肩胛骨稳定并缩回时，肩袖强度会增加。负责执行肩胛骨回缩的肌肉可以通过偏心控制来帮助控制肩胛骨前伸。当动作强化时，这些肌肉可以适当地保持肩胛骨的稳定性，从而减少手臂运动过度。出于这个原因，训练的早期阶段应侧重于肩胛骨的加强，试图恢复正常的肩胛运动，而不是像传统的康复治疗方案那样强调肩袖的加强。

14.6.4 早期的闭链练习

基于动力学链的康复活动分为开链式和闭链式。通常，当软组织处于病理状态的时候，闭链练习应在康复过程中早期实施。以下 3 个组成部分在闭链练习中使用有利于早期康复。首先，可以控制运动环境。这使得闭链练习不需要具有高动态要求的设备，只需将其置于稳定的、轴向加载的静态设备中。其次，与通过一系列运动进行工作相比，闭环运动非常适合在"特定运动范围"工作。最后，闭链运动通过减少产生的力量和施加到所涉及的软组织上的压力来减轻肩袖和肩胛骨肌肉组织的负荷。这些类型的练习最适合重建动力链（如骨盆和躯干）链环的近端稳定性和控制。由于这些练习需要较长的手臂杠杆，因此对软组织的需求日益增加，因此与闭链练习相比，产生更大负荷的开放式练习应该在康复计划中使用。

闭链练习背后的基本原理是最大限度地发挥目标肌肉的激活能力。这涉及将肢体置于闭锁位置，强调正常的激活模式，并通过加强代偿性肌肉的激活来关注目标肌肉。例如，如果患者在手臂抬高期间出现耸肩，则可以假定在动态任务期间下斜方肌和／或前锯肌不能有效地工作。应采用闭链练习，如低位拉升练习，因为与杠杆作用相结合的短杠杆动作可促进下斜方肌和前锯肌的共同激活，从而减少上斜方肌的激活（图 14.4）。这是肩胛骨回缩和抑制的正常肌肉激活模式。一旦恢复正常激活模式，则可以采用更具挑战性的孤立练习。

14.6.5 多平面中的应用

加强和稳定应该首先强调从加强优势平面开始，然后进展到特定的平面。临床医生应避免使用单一的平面运动来阻断特定的肌肉或特定的关节。在康复方案的后期应采取更大的隔离措施。在早期阶段，重点应放在优势侧位置、活动和肌肉群收缩。以这种方式，恢复正常的生理活动，从而恢复正常的生物力学运动。

大多数活动，无论是运动相关的还是日常活动，都发生在横向平面上。因此，特别是在康复的早期阶段，应利用横向平面。当恢复正常的肩胛肱骨运动学

时，应进展到更多的平面上。横向平面的利用和躯干运动的影响有助于帮助肩胛骨的后收和前伸练习。通过加强近端稳定性，已经证明在手臂运动之前的髋部和躯干肌肉激活在特定活动期间将更加有效（图14.5）。除了产生和传递能量到远端部分，这种康复的组成部分允许使用稳定的基础手臂运动，并给下肢和驱动手臂施力（图 14.6、图 14.7）。康复计划也应该鼓励正确的本体感觉反馈，以便患者可以恢复到理想的生理水平。

14.7 优点、误区及并发症

将肩胛骨功能作为整体肩关节功能的一个组成部分的主要优点是允许临床医生采用全面的评估和治疗方法。这样的方法有助于将临床医生的注意力不仅仅只是集中在症状部位，而是更多地考虑引起症状和功能障碍的潜在原因。由于对节段运动和能量转移理论的理解，掌握了动力链模型也有助于了解肩胛骨对手臂功能的影响。

然而，运动障碍是非特异性的，因此可能被忽

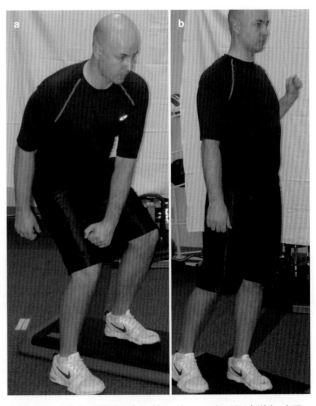

图 14.5 "横向步伐割草"练习（a、b）。通过增加步骤，患者被迫利用髋关节外展肌群，从而使锻炼更加有效

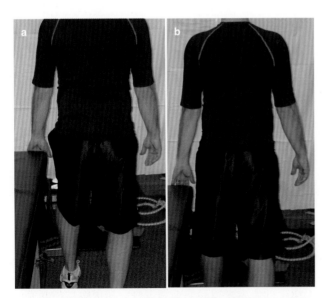

图 14.4 低位练习（a）将患者的手放置在坚硬表面的侧面，并使腿稍微弯曲（a）。指导患者伸长臀部和躯干，以便于肩胛骨收缩，并保持 5 秒（b）

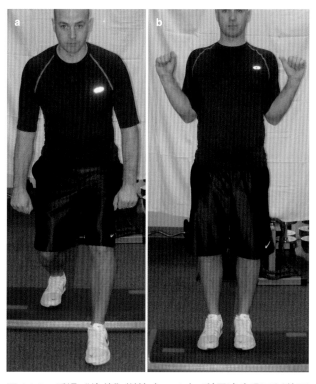

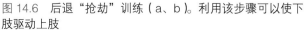

图 14.6　后退"抢劫"训练（a、b）。利用该步骤可以使下肢驱动上肢

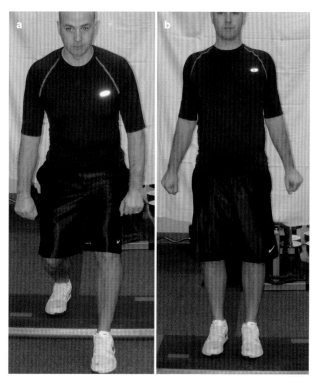

图 14.7　后退低摆（a、b）。该步伐需要臀部和躯干的延伸，这有利于肩胛骨的收缩

视为潜在的损伤或被错误地认为是病理性的疾病。重建激活模式和强度是一个挑战。为了有效地重建最佳的肌肉活动模式，临床医师必须充分了解足够的肩胛运动学以及动力链功能。这些重要的理论一直未引起重视，直到最近才通过专家发表的共识声明得以被大家知晓[3、9]。在这些共识出版之前，缺乏评估和管理肩胛骨的临床专业知识。为了恢复肩胛稳定性，应在康复期间处理前锯肌和斜方肌的问题。加强这些肌肉来获得稳定的、回缩的肩胛骨从而实现最大的肩袖强度。但是，与传统的康复理念相反，肩袖康复应该是在肩胛骨控制完成之后。开放式肩袖锻炼时，撞击疼痛增加则表明选择了错误的康复方式和错误的康复阶段。此外，肌肉力量通常需要4~6周的时间加强，因此必须给予足够的时间以恢复肩胛骨稳定性。

14.8　治疗运动员的经验

　　由于运动员经常参加体育运动的特殊情况，运动员往往会出现肩胛骨的位移。这些经常在过顶运动员间发生，包括棒球、垒球、网球和游泳。在某些情况下，这些改变可以被认为是积极的改变，例如骨骼未成熟的肱骨骨重塑导致翘起的外旋增加。但是，并不

是所有的适应都会带来积极的结果。肩胛骨运动障碍的发生是由于在强化项目时只专注于较大的肌肉而忽略全面综合性的方案。另外，过顶运动的重复性对有盂肱关节内旋、水平内收和总运动范围急剧下降的肩关节软组织存在短期和长期的影响。一个或多个方向上的运动损失可能影响肩胛骨功能，并导致在未来出现损伤。常规实施拉伸和加强肩胛骨和盂肱关节周围软组织的动作，既是先发性又是后发性活动，可以有效地减少伤害的发生。另一个原因是过顶运动员可能缺乏肌肉耐力。一般手臂疼痛不是由破坏的解剖结构产生的，这表明肢体不能处理所需的重复性任务，是由于经常使用或使用不正确造成的。实施加强肌肉耐力的调理计划，即低负荷、高重复的计划，可能有助于增加必要的肌肉耐力。

　　但是，即使肌肉生理学被优化，过度使用而没有适当的恢复时间也会导致肌肉疲劳，进而减少肌肉活动和力量产生，随后引起生物力学异常（下垂的翘起、肘关节下降），这些都会造成疼痛或酸痛。应该配上足够的休息和恢复，来减少体力活动负荷对肌肉功能的影响。最后，动力链功能应整合到整个康复和调节计划中。从康复早期阶段到体育运动调节的功能阶段，利用动力链来促进充分的肌肉活动，获得适当的运动

发展和最佳的动力输出。肩胛骨在正常节律和肩关节功能中起着多重关键作用。肩胛静息位置的改变和动态运动位置的改变，统称为肩胛骨运动障碍，经常与投掷运动员的肩伤相关。临床观察评估是最好地实现检查肩胛骨是否存在运动障碍以及动力链中的环节出现损伤的方法。如果存在肩胛骨运动障碍，则可采用矫正性手法来确定运动障碍对肩部症状的影响。如果动力链的其他部分存在缺陷，则还应该将其作为治疗肩胛骨功能障碍综合康复治疗方案的一部分。回缩、外旋和后倾位置中的肩胛骨的控制是重返状态的关键因素，运动员应该在进行相应活动之前进行优化。

14.9 基于动力链的肩胛骨康复指南

14.9.1 康复阶段

14.9.1.1 第一阶段：急性期（1~2周）
关键点：
- 灵活性获得
  - 上肢
    - "睡眠者"拉伸（后肩部肌肉）
    - 扩胸拉伸（胸肌）
    - 拐角拉伸（胸肌）
    - 门框拉伸（背阔肌）
  - 下肢
    - 髋关节旋转
    - 髋关节伸展
    - 髋关节屈曲
    - 其他操作需要
  - 组织完整性，允许被动活动关节
- 建立核心力量和稳定性
  - 下肢力量加强，推荐致力于髋关节的外展和伸展
    - 侧步
    - （从高处）走下来
    - 弓步前进
    - 瑞士球运动

目标：
- 肌肉或者关节囊的松紧没有了限制
- 为之后的肩胛骨运动质量确立躯干/髋关节的运动

14.9.1.2 第二阶段：恢复阶段（3~5周）
关键点：
- 促进临界动力链的连接

  - 促进收缩
    - 割草机动作（图14.3）
    - 抢劫动作（图14.2）
    - 利用闭链到开链的运动
  - 闭链运动
    - 滑动台（为了整合运动）
    - 低摆（图14.4）
    - 向下滑动（图14.8）
  - 开链
    - 后退低摆（图14.7）
    - 后退割草机（图14.5）
    - 后退抢劫（图14.6）

目标：
- 下肢带动上肢运动
- 有完全的活动范围
- 足够的肩胛骨控制来促进上肢运动

14.9.1.3 第三阶段：功能恢复阶段（5周左右）
关键点：
- 在多个平面活动
  - 综合运动
    - 拳击动作
    - 功能位置（图14.9）
    - 后退功能位置（图14.10）
  - 传统的肩袖训练
    - 肩胛面提高
    - 水平外展
    - 内外旋转

目标：
- 微调肩胛骨运动来减轻所有的肩胛骨运动障碍
- 增加旋转和肩胛骨稳定肌肉的力量和耐力

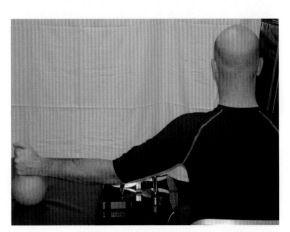

图14.8 向下滑动。这种运动可以促进局部和整体肌肉的同步收缩，从而使得肱骨头凹陷

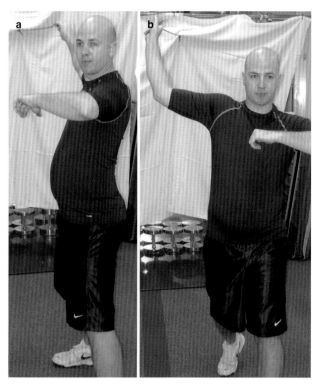

图 14.9　功能位置。运动员直立优势手呈 90°/90° 的姿势并且前臂手掌向下（a）。运动员按照指令旋转躯干同时保持脚不移动，并且手臂维持 90°/90° 的姿势（b）。前臂允许上翻来模仿过头投掷的动作

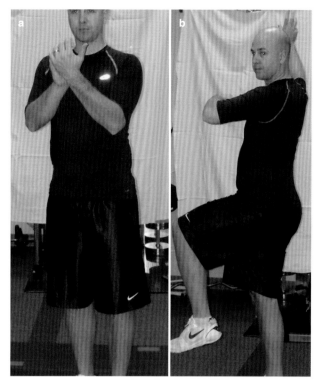

图 14.10　后退功能位置（a、b）。这个动作需要下肢稳定性来获得上肢的功率位置

参·考·文·献

1. Kibler WB. The role of the scapula in athletic function. Am J Sports Med. 1998; 26:325–37.

2. Kibler WB, Ludewig PM, McClure PW, Michener LA, Bak K, Sciascia AD. Clinical implications of scapular dyskinesis in shoulder injury:The 2013 consensus statement from the "scapula summit". Br J Sports Med. 2013; 47:877–85. doi:10.1136/bjsports-2013-092425.

3. Kibler WB, Ludewig PM, McClure PW, Uhl TL, Sciascia AD. Scapula summit 2009. J Orthop Sports Phys Ther. 2009; 39(11):A1–13.

4. Kibler WB, Sciascia AD. Current concepts:scapular dyskinesis. Br J Sports Med. 2010; 44(5):300–5. doi:10.1136/bjsm.2009.058834.

5. McClure PW, Michener LA, Sennett BJ, Karduna AR. Direct 3-dimensional measurement of scapular kinematics during dynamic movements in vivo. J Shoulder Elbow Surg. 2001; 10:269–77.

6. McClure PW, Tate AR, Kareha S, Irwin D, Zlupko E. A clinical method for identifying scapular dyskinesis:part 1:reliability. J Athl Train. 2009; 44(2):160–4.

7. McMullen J, Uhl TL. A kinetic chain approach for shoulder rehabilitation. J Athl Train. 2000; 35(3):329–37.

8. Sciascia A, Cromwell R. Kinetic chain rehabilitation:a theoretical framework. Rehabil Res Pract. 2012; 2012:1–9.

9. Sciascia AD, Thigpen CA, Namdari S, Baldwin K. Kinetic chain abnormalities in the athletic shoulder. Sports Med Arthrosc Rev. 2012; 20(1):16–21.

10. Tate AR, McClure PW, Kareha S, Irwin D, Barbe MF. A clinical method for identifying scapular dyskinesis:part 2:validity. J Athl Train. 2009; 44(2):165–73.

11. Uhl TL, Kibler WB, Gecewich B, Tripp BL. Evaluation of clinical assessment methods for scapular dyskinesis. Arthroscopy. 2009; 25(11):1240–8.

肩胛骨运动障碍：新的诊断方法——三维翼状 CT

Jin-Young Park and Jung-Taek Hwang

15.1 引言

肩胛骨运动障碍是指肩胛骨位置以及与胸廓相关的肩胛骨运动模式的可见异常改变[1-4]。肩胛骨运动障碍最常见的原因是肌肉激活和协调运动的异常改变。研究认为肩胛骨运动障碍会影响肩关节的肩胛骨肱骨节律（Scapulohumeral Rhythm，SHR）和肩关节运动学，因此，肩胛骨运动障碍在引起某些肩、肘关节病变的过程中有着重要作用[2-13]。根据肩胛骨运动障碍的类型来进行适当的康复治疗是很重要的，尤其是对优秀运动员来说。有几个评估肩胛骨运动障碍的系统。一个是 Kibler 的标准观察分类系统[1, 2, 14]。另一个是使用具有较高评分者间信度（Inter–Rater reliability，IRR）的三维翼状 CT 的评估[3, 4]。其他系统包括条纹投影技术[15]、双重校准方法[16]、红外热成像[17]和三维追踪[2, 17]。肩胛骨的三维运动研究也有一些固有的问题，如覆盖肩胛骨皮肤的运动、体表标志的选择、触诊阳性体表标志以及如何定义旋转角度。但是利用三维翼状 CT 评估肩胛骨运动障碍则可以排除这些问题。

15.2 肩胛骨运动障碍的分型

为了更准确地评估肩胛骨运动障碍，Kibler 提出了被认为是金标准的观察法分型[1, 2, 14]。1 型肩胛骨运动障碍的特征是下内侧肩胛角的突出，这与肩胛骨的过度前倾相关；2 型肩胛骨运动障碍的特点是整个内侧缘突出，这与肩胛骨过度内旋相关；3 型肩胛骨运动障碍的特征是向肩胛上缘突出，这与肩胛骨的过度上移相关；4 型肩胛骨运动障碍的特征是无明显外观异常，没有明显的不对称，没有观察内侧或上侧边界的突出[1-3, 14]（表 15.1、图 15.1）。另一种观察性评

价方法为"是 / 否"方法，将 3 个运动障碍类型（类型 1~3）分类为"是"的类别（观察到异常运动模式），而将正常的类别命名为"否"[2, 11, 18]。

15.3 肩胛骨运动障碍的三维翼状 CT 评估

有两项研究使用了三维翼状 CT 来评估肩胛骨运动障碍。在这些研究中，三维翼状 CT 图像是通过使用 16 排或 64 排的多层螺旋翼状 CT 仪（LightSpeed Pro16 或 LightSpeed VCT，GE Healthcare，LittleChalfont，Bucks，UK）获得的。每个受试者采用仰卧位或俯卧位，上肢置于身体两侧，手掌朝向身体。三维翼状 CT 扫描胸部区域，包括双侧肩胛骨、双侧锁骨以及从 C7 至 T7 椎体[3, 4]。

表 15.1　基于肩胛骨异常活动的肩胛骨运动障碍分型

分型	定义
1 型	肩胛骨内侧下缘突出。这与肩胛骨过度前倾相关
2 型	肩胛骨整个内侧缘突出。这与肩胛骨过度内旋相关
3 型	肩胛上缘突出，这与肩胛骨的过度上移相关
4 型	正常，没有发现肩胛骨的不对称，也没有观察到肩胛骨内侧或上缘的突出

注：引自 Kibler 等[1, 29]

15.3.1 三维翼状 CT 中肩胛骨 5 个运动及肩胛骨相关的 5 个角度的测量

15.3.1.1 肩胛骨的 5 个运动

肩胛骨运动是 3 个运动的组合——围绕垂直于肩胛骨平面水平轴的向上 / 向下旋转，围绕肩胛骨平面垂直轴的内 / 外旋转，以及围绕肩胛骨水平轴的前 / 后倾斜。锁骨作为肩关节复合体的支柱，将肩胛骨连

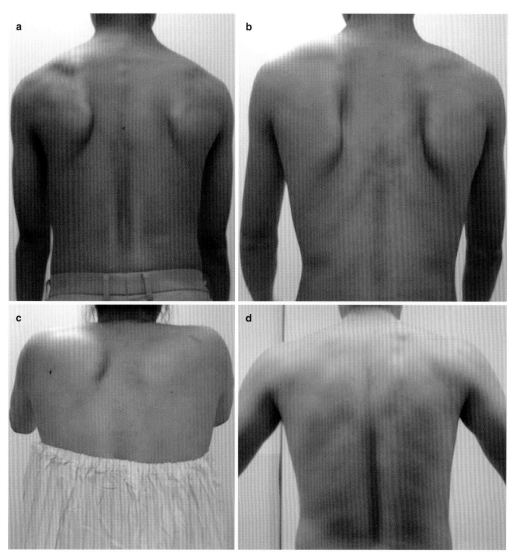

图 15.1　肩胛骨运动障碍。a.1 型运动障碍，内侧下缘突出（两侧肩胛骨，但左侧更明确）；b.2 型运动障碍，整个内侧缘突出（两侧肩胛骨，但左侧更明确）；c.3 型运动障碍，内侧上缘突出（左侧肩胛骨）；d.4 型运动障碍，正常肩胛骨姿势和位置（两侧肩胛骨）

接到身体中心部分。这可以使肩胛骨有 2 个运动存在：胸壁上的向上 / 向下平移和围绕胸部的收缩 / 伸展运动[18-20]（图 15.2）。作者采用上旋（UR）、上移（ST）、前倾（AT）、前伸（PRO）和内旋（IR）作为肩胛骨的 5 个运动方式。UR 是随着手臂的抬高肩胛下角向外的运动。ST 是指肩胛骨的上移并且没有内外移动。AT 是指肩峰前移和肩胛骨下角向后移动。PRO 是指肩胛骨的内侧缘无向上移动或者旋转的横向移动。IR 是指肩胛骨围绕垂直轴的旋转运动。这是肩胛骨的 3 个旋转和 2 个平移运动[3, 4, 18-20]。

15.3.1.2 三维翼状 CT 中肩胛骨位置的 5 个角度的测量

由于肩锁关节（AC）在肩胛骨旋转过程中没有平移运动，因此把肩胛骨下角（IMA）、肩锁关节和肩胛冈内侧缘（RSS）确定为 3 个骨性体表标志。测量标准包括肩胛骨的 5 个运动，3 个旋转和 2 个平移：上旋、内旋、前倾、前伸和上移。测量时选择角度指标进行测量，目的是为了避免由于解剖差异造成误差，如肩胛骨大小、脊柱侧弯和不同的肩峰形状[3, 4]。为了避免测量标准的差异，将 AC 关节的中心点指定

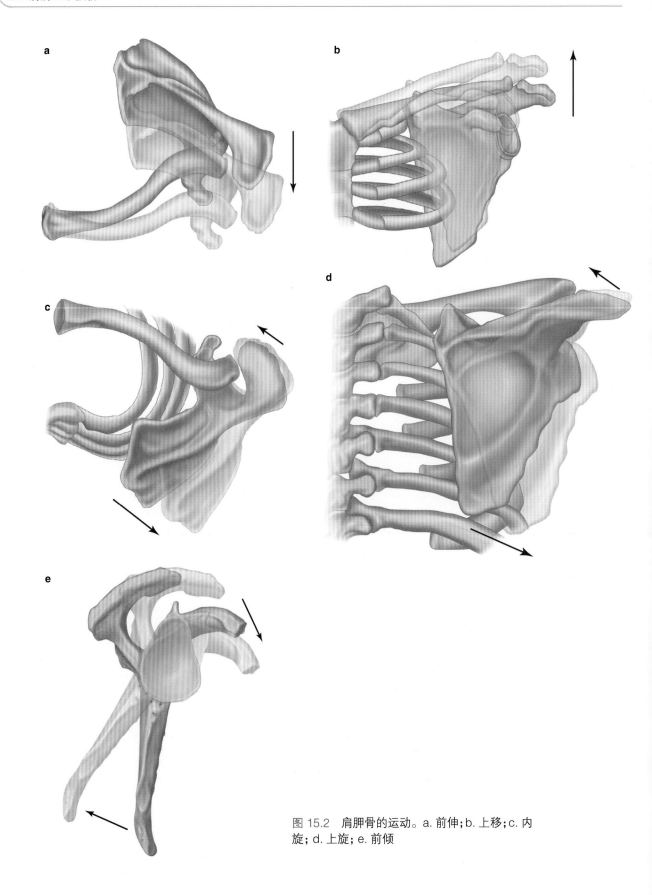

图 15.2 肩胛骨的运动。a. 前伸;b. 上移;c. 内旋;d. 上旋;e. 前倾

为 AC 关节，将肩胛骨的最尾端指定为 IMA，将肩胛冈的最内侧点指定为 RSS。测量肩胛骨运动的 5 个角度，参考以前的几个研究报告（下文）。由于三维翼状 CT 设置，在肩胛骨角度测量上做了一些修改 [3, 4]。

UR 角度

UR 角度是指肩锁关节和 RSS 连接线的延伸线和椎体轴（C7~T7）在后冠状位上的延伸线之间的角度 [3, 4, 17, 21, 22]（图 15.3b）。

IR 角度

IR 角度是指双侧肩锁关节连线与肩锁关节和 RSS 连线之间的角度。

AT 角度

AT 角度是指经过 IMA 点平行于肩胛骨内侧缘的直线与矢状面上 C7 和 T7 椎体前缘直线之间的角度 [3, 4, 17, 21]（图 15.3c）。

ST 角度

ST 角度是指肩锁关节至 C7 椎骨棘突中点的连线与冠状位上椎体轴（C7~T7）之间的角度 [3, 4, 18, 19]（图 15.3d）。

PRO 角度

PRO 角度是指椎体矢状轴（C7~T7）平行线与对应的肩锁关节到 C7 椎体中心连接线的角度 [3, 4, 17, 21]（图 15.3e）。

15.3.2 三维翼状 CT 下肩胛骨的 5 个角度和肩胛骨运动障碍观察分型之间的相关统计学分析

有 2 项研究关于应用三维翼状 CT 评估肩胛骨障碍。在他们的早期研究中，记录了 89 名运动员（178 例肩），7 名盲测员将肩胛骨运动障碍分为 4 类，这时的三维翼状 CT 是在仰卧位下检测到的。4 名盲测员对 5 个角度进行了评估（UR、IR、AT、ST 和 PRO 角度）。对肩胛骨运动障碍观察评估的评分者间信度（IRR）较好。三维翼状 CT 具有很高的 IRR。观察性评估与三维翼状 CT 分析之间存在着统计学上的相关性。与其他类型的肩胛骨运动障碍相比，3 型肩胛运动障碍的 UR 角度和 ST 角度以及 1 型肩胛骨运动障碍的 AT 角度均有增加，差异有统计学意义。与正常肩胛骨运动相比，2 型肩胛骨运动障碍的 IR 角度有所增加，差异有统计学意义。与正常肩胛骨运动相比，1 型肩胛动力障碍的 PRO 角度有所增加，差异也有统计学意义 [3]。在最近的一项研究中，165 例患者的 330 例肩胛骨运动被 7 个盲测者分类为 4 种类型。然后，对患者进行了三维翼状 CT 扫描，4 名盲测者测量了上述的 5 种角度 [4]。在 3 型中，UR 角度和 ST 角度比其他类型要大得多，而且 1 型的 AT 角度也出现了类似的改变。1 型、2 型和 3 型的 PRO 的角度明显大于

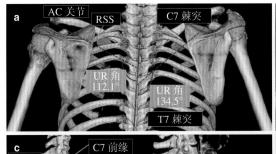
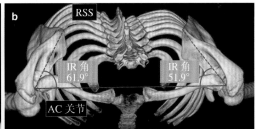
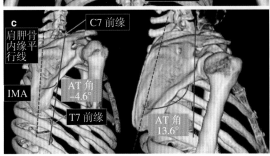
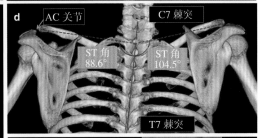
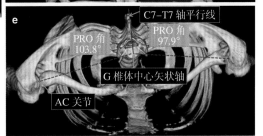

图 15.3　三维翼状 CT 上 5 个角度的测量。a. 上旋；b. 内旋；c. 前倾；d. 上移；e. 前伸（Park 等 [4]）

4 型，而且 2 型中的 IR 角度明显大于其他类型[4]。在最近的许多研究中，CT 的测量结果与之前的研究结果相似，但也存在一些差异。第一，2 型的 IR 角度与其他类型相比明显增加，而 3 型的 UR 、ST 角度和 1 型的 AT 角度与作者之前的研究相似。第二，与 4 型相比，1 型、2 型和 3 型中的 PRO 角度明显增加，而在之前的研究中，IR 角度仅仅在 1 型中有所增加。第三，根据这五种角度，确定了每个角度下肩胛运动障碍的临界值。第四，根据五种角度获得的肩胛骨运动障碍分型与继发疾病之间的相关性进行统计学分析[3, 4]。

15.3.3 依据每种观察分型间的显著相关性，采用三维翼状 CT 确定俯卧位肩胛骨 5 个角度的临界值

受试者特征曲线（receiver-operating characteristic，ROC）描述了不同类型肩胛骨运动障碍的每一个角度所确定的临界值存在明显的差异（表 15.2），5 个角度的临界值分别为 UR 117°、ST 90°、AT 8°、PRO 99°和 IR 51° [4]。

表 15.2 受试者特征曲线的临界值角度（Park 等）

角度	不同群组比较	临界值角度（ROC）	敏感度（%）	特异性（%）
UR	3 型 vs 1、2、4 型	117	84.6	74.1
ST	3 型 vs 1、2、4 型	90	80.8	63.0
AT	1 型 vs 2、3、4 型	8	94.6	84.5
PRO	1 型 vs 2、3、4 型	99	70.0	74.0
IR	2 型 vs 1、3、4 型	51	75.5	75.0

注：UR，上旋；ST，上移；AT，前倾；PRO，前伸；IR，内旋。

15.3.4 肩胛骨运动障碍三维翼状 CT 的 5 种角度临界值与继发疾病的相关性

统计分析显示，临界值角度与继发性疾病存在相关性。UR 角度与剥脱性骨软骨炎（OCD）和盂肱关节内旋障碍（GIRD）存在相关性，AT 和 IR 角度与肩关节多向不稳（MDI）相关[4]。另外，IR 角度与肩关节 Bennett 损伤存在低相关性。这些角度中，UR 与 GIRD、IR 和 MDI 存在高相关性[4]。作者的研究中各临界值角度和继发疾病之间的相关性与之前的研究一致。2010 年的一项研究表明，大学生棒球运动员与高中级别运动员相比有更高的 GIRD 发生率，而

前者的肩胛骨上旋要比后者小[23]。这个结果表明，患有 GIRD 的球员肩胛骨呈现较小的上旋。另一项关于 MDI 患者与无症状患者之间的对照研究结果显示，在肩胛骨外展的平面上肩胛骨上旋明显减小，而肩胛骨内旋明显增加[24]。

15.3.5 三维翼状 CT 对肩胛骨运动障碍康复治疗效果的评估

肩胛骨运动障碍的精确评估对于运动成绩的提高、继发疾病的治疗和运动损伤的预防起着很重要的作用[25-27]。基于三维翼状 CT 测量的角度和临界值，可进行精准的康复治疗。因为三维翼状 CT 可以准确地评估康复过程中的改善情况，它可以很方便地来决定康复类型、强度和持续时间。在临床上，肩胛骨运动障碍的康复常规是从近端开始到远端[1, 20]（见第 33 章）。初诊时通过对可疑肩胛骨运动障碍患者进行病史询问和常规体格检查便可获得观察分型。三维翼状 CT 检查常用于观察分型已高度支持肩胛骨运动障碍的患者。根据三维翼状 CT 的评估来确定肩胛骨运动障碍的康复策略。常规康复 3~4 个月后，采用三维翼状 CT 和观察的方式对患者进行再次评估，康复进度的评估要基于测量的 5 个角度、临界值和症状缓解程度。

15.4 优点及缺点

与其他的观察法相比[3, 28-29]（IRR：0.186~0.780），用三维翼状 CT 来评估肩胛骨运动障碍有更高的评分者间信度[3, 4]（IRR：0.972~0.981）。观察法评估肩胛骨运动障碍的评分者间信度低有以下几个原因[11]。首先，覆盖的肌肉和软组织不利于观察[30, 31]。其次，评估方法应当考虑肩胛骨的三种旋转运动和两种平移运动，但是临床观察法只能是静态的从一个面、最多两个面来评估肩胛骨[2, 30]。

俯卧位的三维翼状 CT 扫描评估肩胛骨运动障碍有以下几个优点。在一方面，首先，与仰卧位相比，俯卧位三维翼状 CT 扫描中的 IR、PRO 角度都有明显增加，尤其是 2 型。其次，使用临界值进行新的分类，可用于肩胛骨运动障碍患者的诊断，治疗和康复。再次，发现了肩胛骨运动障碍与一些继发疾病具有相关性，这种相关性可用于进一步研究继发疾病的病理和治疗。

另一方面，俯卧位三维翼状 CT 扫描评估肩胛骨运动障碍也有几个缺点。第一，俯卧位的三维翼状 CT 扫描有利于消除重力的影响，但重力本身会增大 2

型的 IR 和 PRO 角度。第二，参与研究的受试者都是有症状的运动员，并没有无症状的对照组。第三，三维翼状 CT 具有辐射暴露。为了获取三维翼状 CT 图像，肩胛骨、脊柱、乳房和其他组织都被扫描并且均暴露在辐射中。最佳的三维翼状 CT 扫描的辐射剂量约为 1 000 毫雷姆，国际标准年辐射剂量限值为 5 000 毫雷姆。因此，每年可以进行 2~3 次三维翼状 CT 扫描，间隔期要超过 3 个月。第四，三维翼状 CT 方法比观察评估法更昂贵。但是三维翼状 CT 分析具有成本效益，与观察法相比具有更高的 IRR。第五，三维翼状 CT 方法是静态评估而不是动态的。然而，有两项关于肩胛骨运动障碍三维翼状 CT 分析的研究表明肩胛骨的静态位置和动态运动之间在统计学上有着显著相关性。最后，本研究的三维翼状 CT 图像是受试者俯卧位时手臂放在两侧的。肩胛骨有几个重要的位置，如站立时手臂放在两侧或者手臂外展，仰卧位手臂外展，以及俯卧位手臂外展 [4]。

15.5 治疗运动员的经验

31 岁男性职业弓箭手，主诉拉满弓时右肩疼痛伴异响 3 个月，在作者的诊所接受治疗。在常规体格检查、X 线检查和 MR 关节造影检查后，诊断为后盂唇磨损和肱二头肌长头腱炎，并且已接受过保守治疗。应用肩胛骨运动障碍的观察分型，并在俯卧位扫描三维翼状 CT，发现他患有 1、2 型肩胛骨运动障碍。在三维翼状 CT 扫描中，双肩的 5 个角度分别如下（右 /左）：UR，130° / 116°；IR，59° / 53°；AT，1° / 4°；ST，100° / 98°；PRO，103° / 98°。常规进行对称的肩胛骨周围肌肉康复训练。随访 3 个月后，分别使用观察法和三维翼状 CT 进行复查。观察法诊断为没有肩胛骨运动障碍。在三维翼状 CT 分析中，双肩的 5个角度如下：UR，114° / 106°；IR，45° / 44°；AT，8° /7°；ST，89° / 88°；PRO，96° / 97°。常规康复治疗后，UR、IR、ST 和 PRO 角度均明显改善 [4]（图 15.4）。

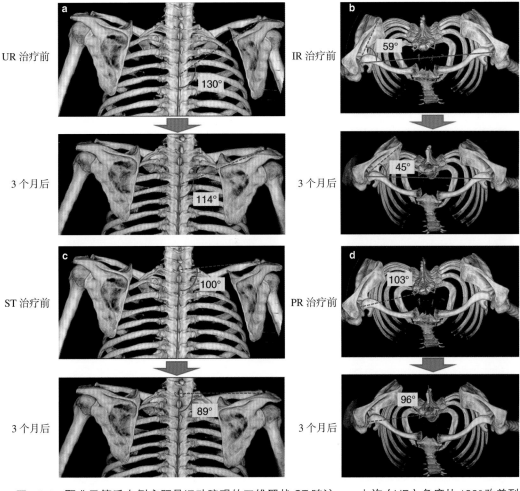

图 15.4　职业弓箭手右侧肩胛骨运动障碍的三维翼状 CT 随访。a. 上旋（UR）角度从 130° 改善到114°；b. 内旋（IR）角度从 59° 改善到 45°；c. 上移（ST）角度从 100° 改善到 89°；d. 前倾（PRO）角度从 103° 改善到 96°

参 · 考 · 文 · 献

1. Kibler WB, McMullen J. Scapular dyskinesis and its relation to shoulder pain. J Am Acad Orthop Surg.2003;11(2):142–51.

2. Uhl TL, Kibler WB, Gecewich B, Tripp BL. Evaluation of clinical assessment methods for scapular dyskinesis. Arthroscopy. 2009;25(11):1240–8. doi:10.1016/j.arthro.2009.06.007.

3. Park JY, Hwang JT, Kim KM, Makkar D, Moon SG, Han KJ. How to assess scapular dyskinesis precisely:3-dimensional wing computer tomography-a new diagnostic modality. J Shoulder Elbow Surg. 2013.doi:10.1016/j.jse.2012.10.046. pii:S1058-2746(12)00521-6. [Epub ahead of print].

4. Park JY, Hwang JT, Oh KS, Kim SJ, Kim NR, Cha MJ. Revisit to scapular dyskinesis:three-dimensional wing computed tomography in prone position.J Shoulder Elbow Surg. 2013. doi:10.1016/j.jse.2013.08.016. pii:S1058-2746(13)00444-8. [Epub ahead of print].

5. Barnett ND, Duncan RD, Johnson GR. The measurement of three dimensional scapulohumeral kinematics – a study of reliability. Clin Biomech (Bristol, Avon). 1999;14(4):287–90.

6. de Groot JH. The variability of shoulder motions recorded by means of palpation. Clin Biomech(Bristol, Avon). 1997;12(7–8):461–72.

7. Kibler WB, Ludewig PM, McClure P, Uhl TL, Sciascia A. Scapular Summit 2009:introduction. July 16, 2009, Lexington, Kentucky. J Orthop Sports Phys Ther.2009;39(11):A1–13. doi:10.2519/jospt.2009.0303.

8. Ludewig PM, Behrens SA, Meyer SM, Spoden SM, Wilson LA. Three-dimensional clavicular motion during arm elevation:reliability and descriptive data. J Orthop Sports Phys Ther. 2004;34(3):140–9.doi:10.2519/jospt.2004.1020.

9. Ludewig PM, Reynolds JF. The association of scapular kinematics and glenohumeral joint pathologies. J Orthop Sports Phys Ther. 2009;39(2):90–104.doi:10.2519/jospt.2009.2808.

10. Lyman S, Fleisig GS, Andrews JR, Osinski ED. Effect of pitch type, pitch count, and pitching mechanics on risk of elbow and shoulder pain in youth baseball pitchers. Am J Sports Med. 2002;30(4):463–8.

11. McClure P, Tate AR, Kareha S, Irwin D, Zlupko E. A clinical method for identifying scapular dyskinesis, part 1:reliability. J Athl Train. 2009;44(2):160–4.doi:10.4085/1062-6050-44.2.160.

12. Teece RM, Lunden JB, Lloyd AS, Kaiser AP, Cieminski CJ, Ludewig PM. Three-dimensional acromioclavicular joint motions during elevation of the arm. J Orthop Sports Phys Ther. 2008;38(4):181–90.doi:10.2519/jospt.2008.2386.

13. Hogfors C, Peterson B, Sigholm G, Herberts P. Biomechanical model of the human shoulder joint–II. The Shoulder rhythm. J Biomech. 1991;24(8):699–709.

14. Kibler WB, Chandler TJ. Range of motion in junior tennis players participating in an injury risk modification program. J Sci Med Sport. 2003;6(1):51–62.doi:10.1016/S1440-2440(03)80008-7.

15. Gomes PF, Sesselmann M, Faria CD, Araujo PA, Teixeira-Salmela LF. Measurement of scapular dyskinetics with the moire fringe projection technique.J Biomech. 2010;43:1215–9. http:// dx.doi.org/10.1016/j.biomech.2009.12.015.

16. Brochard S, Lempereur M, Remy-Neris O. Double calibration:an accurate, reliable and easy-to-use method for 3D scapular motion analysis. J Biomech.2011;44:751–4. http://dx.doi.org/10.1016/ j.jbiomech.2010.11.017.

17. Yano Y, Hamada J, Tamai K, Yoshizaki K, Sahara R, Fujiwara T, et al. Different scapular kinematics in healthy subjects during arm elevation and lowering:glenohumeral and scapulothoracic patterns. J Shoulder Elbow Surg.2010;19(2):209–15.doi:10.1016/j.jse.2009.09.007.

18. Tate AR, McClure P, Kareha S, Irwin D, Barbe MF. A clinical method for identifying scapular dyskinesis, part 2:validity. J Athl Train. 2009;44(2):165–73.doi:10.4085/1062-6050-44.2.165.

19. Ludewig PM, Phadke V, Braman JP, Hassett DR, Cieminski CJ, LaPrade RF. Motion of the shoulder complex during multiplanar humeral elevation. J Bone Joint Surg Am. 2009;91(2):378–89. doi:10.2106/JBJS.G.01483.

20. Kibler WB, Sciascia A. Current concepts: scapular dyskinesis. Br J Sports Med. 2010;44(5):300–5.doi:10.1136/bjsm.2009.058834. Epub 2009 Dec 8.

21. Karduna AR, McClure PW, Michener LA. Scapular kinematics:effects of altering the Euler angle sequence of rotations. J Biomech. 2000;33(9):1063–8.

22. Mandalidis DG, Mc Glone BS, Quigley RF, McInerney D, O'Brien M. Digital fluoroscopic assessment of the scapulohumeral rhythm. Surg Radiol Anat. 1999;21(4):241–6.

23. Thomas SJ, Swanik KA, Swanik CB, Kelly JD. Internal rotation and scapular position differences:a comparison of collegiate and high school baseball players. J Athl Train. 2010;45(1):44–50. doi:10.4085/1062-6050-45.1.44.

24. Ogston JB, Ludewig PM. Differences in 3- dimensional shoulder kinematics between persons with multidirectional instability and asymptomatic controls. Am J Sports Med. 2007;35(8):1361–70.

25. Fayad F, Roby-Brami A, Gautheron V, Lefevre-Colau MM, Hanneton S, Fermanian J, et al. Relationship of glenohumeral elevation and 3-dimensional scapular kinematics with disability in patients with shoulder disorders. J Rehabil Med. 2008;40(6):456–60.doi:10.2340/16501977-0199.

26. Meyer KE, Saether EE, Soiney EK, Shebeck MS, Paddock KL, Ludewig PM. Three-dimensional scapular kinematics during the throwing motion. J Appl Biomech. 2008;24(1):24–34.

27. Michener LA, Walsworth MK, Burnet EN. Effectiveness of rehabilitation for patients with subacromial impingement syndrome:a systematic review. J Hand Ther. 2004;17(2):152–64. doi:10.1197/j.jht.2004.02.004.

28. Ellenbecker TS, Kibler WB, Bailie DS, Caplinger R, Davies GJ, Riemann BL. Reliability of scapular classification in examination of professional baseball players. Clin Orthop Relat Res. 2012;470(6):1540–4.doi:10.1007/s11999-011-2216-0.

29. Kibler WB, Uhl TL, Maddux JW, Brooks PV, Zeller B, McMullen J. Qualitative clinical evaluation of scapular dysfunction:a reliability study. J Shoulder Elbow Surg. 2002;11(6):550–6.

30. Hill AM, Bull AM, Dallalana RJ, Wallace AL, Johnson GR. Glenohumeral motion:review of measurement techniques. Knee Surg Sports Traumatol Arthrosc. 2007;15(9):1137–43. doi:10.1007/s00167-007-0318-8.

31. Shaheen AF, Alexander CM, Bull AM. Tracking the scapula using the scapula locator with and without feedback from pressure-sensors:A comparative study.J Biomech. 2011;44(8):1633–6. doi:10.1016/j.jbiomech.2011.02.139.

过顶运动员中的后上方撞击及前上方撞击

Eugene W. Brabston, Balazs Galdi, and Christopher S. Ahmad

16.1 引言

重复的过顶动作不仅使肩关节处于最大的活动范围，而且使肩关节处于超负荷的巨大压力之中。事实上，专业的棒球投手较普通人增加了 92 Nm 的肩关节旋转扭矩，这甚至超出了在尸体肩关节试验中的扭转限制[52]。所以投掷运动员的肩关节可能会产生显著的病理性改变，这也是很常见的。在过去的一个世纪里，对于过顶运动员肩关节疼痛的病因已经有了不断增长的认识和理解。1959 年，Bennett 猜测，棒球投手容易出现肩关节后侧疼痛，这种疼痛通常是由于肱三头肌止点反复牵拉引起后关节囊炎症所致[3]。数年后，在给那些投掷后仰阶段有肩关节疼痛的患者进行手术治疗时，Lombardo 等发现在肩关节后侧关节囊存在骨化和软组织过度纤维化[38]。1985 年，Andrew 等发现投手们很容易出现冈上肌腱因过度使用而导致的部分撕裂，但无法描述这种情况的具体形成机制[1]。

1989 年，Jobe 等研究得出，当同时出现肩关节前方的不稳定及肩袖撞击时，行肩峰下减压手术治疗过顶运动员的成功率极低[30]。1991 年，Walch 等发现，当一位年轻投手的上臂处于后移外展位和被动外旋位时，冈上肌的深层和关节盂的后上缘之间存在撞击[61]。然而，不到一年后就发现了第一例证明肩关节内部撞击的具体机制的临床研究[60]。在他们的研究中表明，对 17 位目前存在肩关节在投掷运动中不明原因疼痛的运动员进行了关节镜检查，当患者上臂处于极度外旋位和 90° 外展位时（投掷动作），关节盂的后上缘和冈上肌冈下肌肌腱止点的下表面之间存在撞击。

16.2 损伤机制、生物力学和首选的分类方法

肩关节内部撞击征通常发生在肩袖被卷入肱盂关节内时，随着病理变化，这种内部撞击可能发生在众多位置。其中后上方撞击最常见，而且在上臂 90° 外展和极度外旋位时，冈上肌和冈下肌被卷入肱骨大结节和肱盂关节的后上缘之间最常发生。相应的，当上臂前屈、外展、内旋时，肱盂头前缘和关节盂前缘之间与冈上肌腱的撞击也称为肩关节前上撞击。因为这两种撞击都是在不同病情的患者身上单独出现，所以我们需要分别阐述。

16.2.1 肩关节后上撞击

对于一个投掷运动员的两侧肩关节，优势侧的肩关节外旋范围较大，内旋范围较小[5]。虽然总的角度没有明显改变，但外旋的角度增加了约 10°[42]。对于反复过顶运动所导致的这些改变，软组织及骨的适应都是次要的。反复过顶运动时，前方的关节囊和肱盂韧带被拉伸，后方的关节囊及盂肱韧带挛缩[19]。此外，正常儿童生长发育期间，在子宫内，肱骨向后旋转的角度为 78°，随着骨骼的发育成熟，这个角度缩小到 30°[18]。不论如何，在成年前进行反复投掷动作限制了肱骨头在生长发育时的解剖旋转进程[67]。

过顶运动员最常见的损伤包括后上盂唇的撕裂和肩袖下表面的冈上肌、冈下肌的撕裂。研究表明，36 名患有部分肩袖撕裂的运动员均伴有后上盂唇的撕裂[1]。虽然对于这种损伤的普遍性并没有什么争论，但病因仍有多种理论，比如后方关节囊挛缩，肩胛胸壁关节功能障碍和肩关节内部撞击。

Burkhart 等发现，在肩关节减速阶段和挥随阶段，

后方关节囊需要承受 750 N 的压力，同时，冈下肌和后方关节囊，或者说是盂肱下韧带对这股压力起主要限制作用[7]。随着时间推移，这些组织会增生变硬，盂肱关节的旋转中心会向后上方移位[23]。而这种改变会使上臂外展外旋时肩关节后方出现不稳定，从而增加了冈下肌的剪切力[24]。此外，在准备投掷阶段后期，肱二头肌止点被施加了一股称为剥离现象的扭转力，进而导致了肩关节上盂唇损伤（SLAP）[9]。

投掷运动中力量从躯干向肱骨传递，肩胛骨在其中起重要作用，与其他结构相似，肩胛骨同样需要在反复运动中做出适应性改变。投掷侧肩胛骨表现出更大范围的外展、前倾和下移[48]。在准备投掷阶段后期，肩胛骨向上旋转有助于维持盂肱关节的对称性[46]。然而，肩胛骨周围肌无力会破坏其正常关联性和肩胛带的力量传导，从而导致肩胛骨功能障碍和 SICK（翼状肩胛骨、向内下侧突出、喙突痛和肩胛骨运动功能障碍）[8]。当肩胛骨处于被前伸和上倾位时，关节盂后缘靠近肱骨，使后上盂唇和肩袖更加容易撞击和损伤。而且，患者的肩胛骨及盂肱关节成角增大，使肱二头肌的剥离现象更加明显，从而更容易导致 SLAP 损伤[34]。

在无症状患者中，尽管后上盂唇及肩袖确实存在正常的接触[51]，但反复运动会导致病理性改变。当肩关节处于 90°外展、90°外旋位时，冈上肌及冈下肌会被夹在大结节与盂唇之间[62]。肩袖的关节面侧和上方盂唇反复进行撞击，部分肩袖撕裂和上盂唇撕裂的可能性也大大增加[14]。当出现这种病理性改变，恶性循环也随之而来。运动员使用不恰当的方式进行投掷运动时，会相对缓和疼痛症状，却也使他们更容易进一步受到损害。

16.2.2 前上方撞击

目前的报道显示，在内部撞击损伤中，前上方撞击较为少见。常见肩胛下肌腱嵌入肱骨头前方和盂唇前方之间，进而导致肩胛下肌的下表面撕裂损伤。Gerber 等在关节镜下明确了此病灶的存在，并指出，这种损伤通常在上臂前屈、内收、内旋时出现[20]。有学者研究表明，50％的肱二头肌脱位均与前上方盂唇的退行性变有关，所以患者可能同时伴有肱二头肌长头腱和肌间沟的损伤[22]。不仅仅是过顶运动员，那些使用上肢操作轮椅的截瘫患者同样有这种情况出现。

肌腱下表面损伤的病因尚不明确，但普遍认为与肌腱深层血供较差有关，使肌腱更容易受损[2]。喙突下撞击目前被认为是肩关节前方疼痛的原因之一，并同样可以引起肌腱下表面撕裂。不仅如此，冈上肌全层撕裂也与肩胛下肌异常的程度相关[4]。这说明，在冈上肌全层撕裂时前方的不稳定比喙突撞击对肩胛下肌影响更明显异常的影响更为明显。

16.3 临床表现及体格检查

病史及体格检查对于内部撞击征的诊断起至关重要的作用。后上撞击的大部分患者均是 30 岁以下，喜欢参加需要反复投掷动作的运动。其主要人群是棒球运动员[41]，随后 Walch 等发现排球及网球运动员也是主要患者群体[60]。而且，那些虽不是运动员，但需要反复进行类似肩关节外展外旋的过顶运动的人群也会发生这种情况。

患有后上撞击征的运动员通常主诉在过顶动作时，或者是准备阶段时会出现肩关节疼痛（图 16.1）。典型症状为肩关节后侧疼痛，也有可能范围更大。事实上，Birkhart 等研究表明，在 96 名不能进行投掷动作的运动员之中，80％的患者有前方喙突区疼痛[8]，部分患者也会存在静息时钝痛不适，或者特定动作时

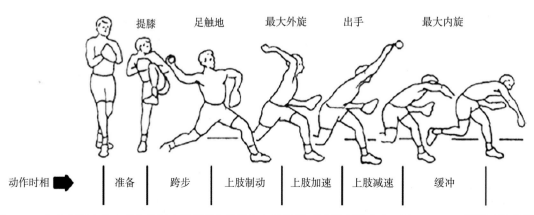

图 16.1　有内部撞击的患者会抱怨在投掷准备阶段和加速阶段时手臂出现疼痛（经 Digiovine 等许可转载[15]）

冈上肌撞击关节盂引起的尖锐的刺痛。他们通常不能记得引起疼痛的特定动作，但是能感觉到病情的进展。此外，他们通常会觉得很难热身或者"放松"，投手能够注意到投掷速度的下降，失去控制及准确性。他们可能也会存在类似肩袖损伤的症状，例如"死臂"、投掷后肩膀无力、"滑"肩、半脱位，或惧怕进行外展外旋动作等症状[10]。

与后上撞击相比，前上撞击的患者年龄偏大，某项研究表明，16 例前上撞击的患者平均年龄 45.3 岁[20]，而且，大部分患者并不是运动员，也没有参加过需要过顶动作的运动，都是泥瓦工或者木匠。当肩关节处于前屈、内收、内旋等过顶动作时，疼痛症状明显加重。患者可能会有肩关节前方逐渐加重的疼痛，或者当肱二头肌长头腱出现病理性变化时，肱二头肌肌间沟区也会出现疼痛。除此以外，绞锁弹响等症状也会出现在不稳定的上盂唇撕裂中。

逐步而系统的体格检查常用以评估下腰部、髋部及膝部功能，临床医师通过单腿下蹲试验评估功能性活动，明确对髋部及躯干的控制，肌肉间的不平衡及灵活性。检查患者背部，注意肩胛骨位置及肌肉萎缩情况，盂肱关节间隙、肩锁关节、肱二头肌长头腱及喙突处有无触痛，其中喙突处触痛提示胸小肌肌腱炎，这可能与肩胛骨运动障碍有关[8]。肩胛骨运动障碍的其他体征包括肩胛骨内侧边缘突出及"投掷肩"[35]。

由于优势侧肌肉相对强壮，过顶运动员的优势侧和非优势侧经常表现出不对称。应在体侧内收和外展 90° 的两个位置，对两侧肩关节的旋转范围进行彻底的评估。多年来，人们普遍认为受影响的肩关节会增加 10°~15° 的外旋范围，缩小 10°~15° 的内旋

范围，而整体的活动范围与对侧相同[47]。然而，最近的研究表明，有症状的内部撞击患者的肩关节活动范围也有所减小。在某项针对专业棒球运动员的研究中显示，优势侧肩关节的平均活动范围为 136.2°，而非优势侧肩关节的平均活动范围为 145.8°，两侧相差 9.6°。

虽然内部撞击患者通常存在生理性松弛，但这必须与病理性的不稳定区分开。即使没有任何脱位或者半脱位，患者也可能存在病变，从而改变了他们的投掷机制。需注意前方和后方的组织变化，并应与对侧肢体相比较。后方撞击试验也可以用来评估恐惧症状和病理性的不稳定。患者仰卧位时，肩关节外展 90°，前屈 10°，最大程度的外旋，阳性表现为肩关节后侧疼痛。Jobe 的重新定位试验也是一种有效的内部撞击试验，患者仰卧位，上臂外展 90°，前屈 10°，肩关节被动向前，伴随病理性松弛，患者主诉此时疼痛，当肩关节被动向后，疼痛随之消退[28]。

由于内部撞击通常与 SLAP 损伤有关，所以必须在体检时进行相关检查。为了进行 O'Brien 主动压迫试验，即最敏感、最具体的 SLAP 损伤检查，患者的手臂向前抬高到 90°，过中线内收 15°，进行最大程度的内旋，使拇指指向地面，嘱患者保持这个姿势，检查者站在患者身前，并向患者手臂施加向下的压力，用这种方法量化患者疼痛的程度，随后，患者的手臂在保持其他位置不变的同时进行上臂完全的外旋。当掌心完全朝上后，检查者再一次施加向下的压力，告知患者进行对抗（图 16.2 a、b）。当患者出现手臂内旋时疼痛程度明显增加，外旋时症状减轻或者消失时，考虑 O'Brien 试验阳性。为了达到最佳的效果，患者手臂被动上举不应超过 90°，而且应嘱患者

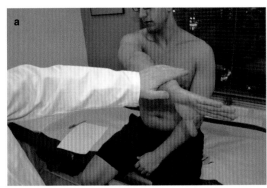
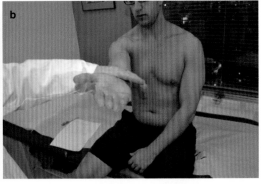

图 16.2　a、b. O'Brien 试验——患者的手臂向前升高到 90°，过中线内收 15°，尽可能内旋。要求患者保持这个位置，检查者站在患者身前，并向手臂提供向下的压力。随后，手掌完全朝上，检查者再次提供向下的压力。如果患者注意到手臂在内旋时出现明显疼痛并且伴随旋后疼痛逐渐缓解，则认为该测试为阳性

主动抵抗临床医师的下压[49]。

16.4 基本影像学检查

影像学评估需要从一个标准的肩关节系列开始，包括前后位、腋位和出口位视图，以评估肩关节整体的位置对位。对于内部撞击征，Bennett 等发现，在棒球运动员中，肩关节后下盂唇边缘骨赘增生，反复摩擦肱三头肌腱，他们将这种情况称为 Bennett 损伤[3]。通过检查患有内部撞击症的运动员，发现近 50% 的患者存在肱骨大结节硬化或囊性变[66]。此外，还可以注意到后侧盂唇边缘的圆形增生或重塑。

磁共振（MRI）是诊断肩关节病理状态的最有效的成像方式。值得注意的是，许多无症状的患者也可能有阳性的 MRI 表现，因此必须将 MRI 检查结果与体检结果进行比较。MRI 比关节镜检查更有优势，因为不仅可以检测关节面或肩袖滑囊面的撕裂，还可以诊断平时很难观察到的骨内变性。患有内部撞击症的患者常伴有关节侧肩袖撕裂。事实上，高达 40% 的职业棒球投手都有无症状的部分关节侧冈上肌肌腱（PASTA）损伤[12]。此外，造影剂还可增强 MRI 的对比度，提高诊断价值，诊断盂唇撕裂的敏感性、特异性和准确性约为 90%[16]（图 16.3）。一些专家也曾建议对肩关节外展位和外展外旋位进行 MRI 检查。最近的一项研究表明，这些位置的序列可以提高软组织、前后盂唇撕裂、SLAP 撕裂和明显的关节盂病变的诊断准确性[45]。

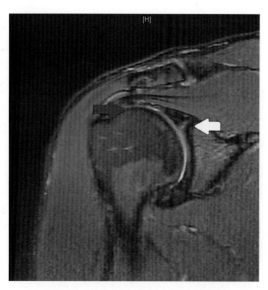

图 16.3　关节造影下 MRI 的冠状斜位图像显示了上盂唇撕裂（白色箭头），盂唇和盂唇之间的空间有造影剂渗入，以及部分厚度的肩袖撕裂（红色箭头）

内部撞击征患者最常见的 MRI 表现包括冈上肌或冈下肌腱下表面撕裂，以及肱骨头后部与上盂唇部位发现病理性囊性改变[21]。还有一些其他表现包括在关节囊后侧面成熟的骨形成（Bennett 病变）和盂肱下韧带复合体后带水平的后侧关节囊挛缩等[17]。也有可能是因为肩关节反复外展外旋，使压力慢性转移至肩胛盂的后上方，造成肩胛盂的重塑和冈盂切迹的狭窄。

16.5 特异性临床表现及关节镜下病理改变

在诊断性关节镜检查之前，彻底麻醉，以获得对患者肩关节运动范围和松弛程度的真实评估。临床医师应分别记录患者在中立位和 90° 外展位的前屈、外旋范围以及内旋活动范围。还需要检查肩关节前移和后移的程度。一度为轻度平移，二度移动至关节盂，三度可引起轻微的脱位，四度为明显脱位。所有的运动范围与移动程度均需与对侧进行比较。

通过探针，综合诊断性关节镜检查可以探查整个肩关节。根据预期的病理改变，治疗肩袖损伤采取沙滩椅位，治疗关节盂及关节囊可使患者取侧卧位。通常使用肩关节后侧及肩袖间隙入路，若需增加入路可根据关节镜探查结果决定。首先探查关节盂和肱骨头软骨磨损情况，然后评估上盂唇有无 SLAP 损伤，并从两侧入路入镜探查反复确认。肩胛盂软骨通常延伸至肩胛盂上角，这一区域软骨缺损表明盂唇损伤。Burkhart 等发现，当手臂放置在投掷位置时，若出现盂唇撕裂，唇瓣会从关节盂上剥离下来，称之为剥离现象[6]。沿大结节止点到结节间沟评估肱二头肌腱，探针将肱二头肌拨向关节内，全方位检查有无腱鞘狭窄或者滑膜炎，并测试肱二头肌腱止点的稳定性。

检查肱二头肌腱后，沿 12 点钟至 6 点钟对上盂唇和前方盂唇进行探查评估，评估前侧盂肱韧带的完整性以及关节松弛或撕裂程度。还需要检查肩胛下肌的撕裂情况，因为前上撞击会引起其下表面的撕裂损伤。然后，开始检查关节盂，评估关节盂的容积，观察有无滑膜炎或者含铁血黄素沉积。沿着关节盂，可进一步评估后侧关节盂唇。而且，可从前方入路放置关节镜，进一步探查此区域。

接下来开始探查肩袖，尤其注意冈上肌、冈下肌之间的肩袖下表面。将手臂 90° 外展并充分外旋，从后侧入路可评估肩袖和后上盂唇之间的异常撞击。最后，检查肩峰下间隙是否存在滑囊炎，以及是否有外部撞击的存在，比如喙肩韧带的磨损或骨化。

16.6 内部撞击

在对受影响的肩关节进行体格检查和适当的影像学检查后，临床医师可以提出适当的治疗意见。根据以下原则推荐非手术治疗或手术治疗。临床表现必须与影像学检查相一致，才能诊断内部撞击征。在无方向性的治疗或者关节镜检查中，无临床体征支持或影像学支持的内部撞击患者可能无法达到理想的恢复效果。运动员的功能水平恢复也是一个重要的参考因素，返回训练的时间长度、非手术治疗的时间周期和手术后康复所需的时间长度均是参考因素。最后，像其他包括肩袖撕裂、SLAP损伤、盂唇撕裂等病理改变，应根据诊断予以相应的治疗选择和康复时长。

16.6.1 非手术治疗

非手术治疗始终是治疗肩关节内部撞击征的第一选择。应告知患有内部撞击征的运动员，大多数患者在停止投掷运动和针对治疗后，疼痛症状会有所改善。新发有撞击征的患者应首先改变投掷模式，同时服用非甾体抗炎药，开始正规的治疗程序。在使用非甾体抗炎药和进行针对性的治疗时，可以在最初的2~3周减少投掷活动，促进炎症在初始阶段消退。

针对性的投掷训练应该包括3个关键部分，运动链的应用、肩关节的活动范围和锻炼肌肉强度锻炼[33]。学者普遍认为，建立在这3个原则之上的治疗方案，可以获得最大限度的治疗效果。

运动链的启动主要是使投掷运动更加动态化，更加高效。这些锻炼主要集中在近端核心肌群的锻炼、髋部的活动锻炼和力量锻炼。据了解，大约50%的投掷速度来自于躯干的动作和旋转[57]。力量从下肢和核心肌群传导至投掷侧手臂，其灵活性和流体动力学是非常重要的。为了鼓励在运动链中进行肌肉训练和控制，治疗应着重于核心肌群和下肢肌肉的灵活性、平衡性和力量强度。

肩关节活动锻炼的关键包括肩胛骨的稳定，恢复正常内外旋机制的缺陷，解除脊椎和肩关节之间所有的机械或动力限制。而投掷侧肩关节康复的第二个关键点则在于肌肉的平衡和对称[33]。然而，在恢复对称性和机械性运动之前应进行选择性拉伸训练，尽量避免所有引起病理性改变的运动。选择性拉伸训练不仅减轻了撞击，也减轻了旋转的缺陷，还可以防止后续的损伤[54, 63]。

后关节囊、肩袖后侧、胸小肌、肱二头肌短头等部位的挛缩会导致肩胛盂内旋限制。通过几种选择性拉伸训练来针对性提高后下侧挛缩的依从性。McClure等发现在进行交叉拉伸运动时，受影响侧肩关节的内旋范围较大[40]。另一项卧位拉伸训练进一步证明了它在治疗后关节囊挛缩和胸小肌挛缩方面是有效的，这也与肩胛骨病理性移位有关[36]。患者仰卧位，在运动员肩胛骨之间放置一个毛巾卷，在肩关节施加一个向后的压力，如此可以对胸小肌进行拉伸锻炼。另外还有内旋拉伸训练和水平内收拉伸训练。其中内旋拉伸锻炼是将手臂放在投掷位置（准备阶段），然后内旋手臂以拉伸后侧肩袖。而当肩胛骨稳定时，手臂水平内收可进行水平内收拉伸。

与对侧相比，所有这些拉伸训练的目标都是将内旋的减少降至18°以内（范围13°~20°）[64]。在Tyler等的一篇文章中，作者统计分析了对有症状的投掷者进行伸展运动的临床结果[58]。在该文章中，作者发现，症状完全缓解的患者与残留症状患者（35° vs 18°）相比，肩关节后侧紧张度有较大改善。有无疼痛残留症状患者的盂肱内旋缺陷和外旋损失的改善没有差异。

非手术治疗肩关节内部撞击的最后一条原则是通过恢复肩胛骨运动控制，启动肩胛骨反馈程序，以及通过增加重复投掷次数来促进肩肘偏心控制，从而使肩部特异性增强。一些学者指出，肩关节功能严重依赖于肩胛肌力量、耐力和神经肌肉控制[31]。以这些原则为重点的具体练习通常从闭合链练习开始，进行开放式肩胛骨肌肉训练。

对于投掷运动员肩关节病理性改变进程中出现的撞击，前部撞击仍然是一个部分已知但大部分未知的研究项目。已知的是，前上撞击可能是由于前方关节囊微观结构的长期不稳定，对关节囊和肩胛下肌腱的深部造成损伤。这种撞击通常发生在投掷的后续阶段。虽然没有特定的前上撞击征的治疗方案，但对于机械平衡的肩关节来说，相同的神经肌肉控制和肌肉补充都可能是有益的。此外，通过运动链练习强调适当的投掷力学可以教导正确的肌肉控制。

经过初始治疗后，进一步治疗的目的是提高力量和耐力，并逐步重新投入投掷运动。治疗分为几个阶段：第一阶段，急性期，侧重于肩胛骨和盂肱关节的控制和激活[33]。第二阶段侧重于核心练习，动力链和等张强化，此时是恢复阶段。最后一个阶段是功能阶段，重新开始投掷运动，重点放在控制、速度和耐力上。最后一部分的治疗可能是最有问题的，因为重新开始投掷运动非常依赖于患者对疼痛的反应。这种间隔投掷程序要求投掷运动员在投掷到正常速度和投掷次数前保持无痛。治疗预期是患者能够在 3 个月的时间内恢复到全速投掷。如果患者在 3~6 个月内未达到此标准，且无法达到竞技所需的水平，则认为患者需要手术治疗。

有一部分患者在诊断出内部撞击后可以采用非手术治疗。医生有责任判断那些在经过定向训练和治疗后可以获得最大疗效的患者。目前已经在体检中发现几项特征可以预测非手术治疗的成功率[32]。这些特征包括抗阻外展时的疼痛，前屈时的疼痛，以及治疗前肩胛骨的定位。这些学者还发现，90° 外展时的肩袖强度也可以预示未接受手术的患者的疗效成果。

16.6.2 手术治疗

内部撞击的手术治疗集中在通过体格检查和进一步影像学检查确定的病理部位。由于内部撞击体现的是一系列的损伤，骨科医生必须同时处理多处损伤部位，包括前后盂唇、上盂唇、肱二头肌肌腱、关节囊和肩袖，尤其是冈上肌和冈下肌前部。Jobe 认为，有 5 个主要的病理解剖部位：后上盂唇、肩袖的关节面部分、大结节、盂肱下韧带和后上关节盂[29]。这些损伤部位的治疗主要集中在恢复专业运动员运动时所需的运动机制和解剖机制。虽然手术修复不能使解剖结构"正常"，但它可以消除位置的偏差，提供结构更合理的唇盂和肩袖复合体。

16.6.2.1 内部撞击相关的盂唇损伤的手术治疗

盂唇在肩关节中不仅仅是提供机械稳定性的保险杠，还有许多其他用途。研究表明，在盂唇切除后，

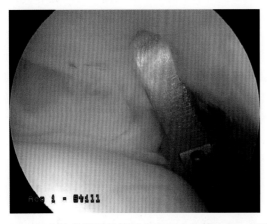

图 16.4 部分关节侧肌腱撕裂常见于内部撞击征。图为在内部撞击征时发现的部分关节侧肌腱撕裂，通常是后冈上肌和冈下肌撕裂

盂肱关节位移程度仅增加 10%~20%[37]。增强盂肱关节的凹陷/压缩机制已被关注，关节盂唇为肱二头肌、盂肱韧带和关节囊的附着部位，也含有本体感应反馈传感器[50, 59]。手术干预应该重点在于通过增强盂唇部组织的稳定性而不是通过限制软组织的顺应性来恢复盂唇的这些关键特征。

盂唇的外科治疗始于关节镜下评估，并在直视下机械测试盂唇。外科医生将需要查看盂唇是否附着于关节盂，并需要特别注意 SLAP 区域的上唇附着情况。诊断和治疗主要基于 SLAP 区域的关节镜评估[44]。在术中，将真正的 II 型 SLAP 撕裂与许多正常解剖变异之间区分开存在一些困难。上盂唇和前盂唇的正常变异包括下裂孔、伴绳索状 MGHL 的 Buford 综合征和盘状变异的上盂唇组织。前上盂唇损伤有很大的差异，可单独出现一条带状的盂肱中韧带，并不是前盂唇缺损[26]。评估盂唇部组织的质量，盂唇周围炎症的情况以及关节盂的情况，可以用于指导手术决策。术中执行动态测试以重新创建"剥离"机制可能会进一步证明盂唇部失去了完整性[6]。通过将手臂外旋和肩部外展的投掷位置来完成"剥离"机制。在阳性测试中，盂唇从后上关节盂"剥离"。关节镜评估也需要重点关注软骨损伤的情况，特别是将关节盂上缘软骨损伤，作为急性 SLAP 损伤的标志[53]。在不稳定和早期退行性改变的情况下，可以评估进一步的慢性损伤。如"Drive-throngh"征所示，通过观察关节的间隙检查盂肱关节韧带和关节囊。通过在直视下的动态外展和旋转测试，还可以注意到盂肱韧带的松弛。如 GIRD 现象[9]所述，对于任何粘连或顺应性降低，都需要注意后侧盂唇和后侧关节囊组织。

16.6.2.2 内部撞击相关的肩袖损伤的手术治疗

肩袖损伤是内部撞击的病理过程之一。研究发现的肩袖撕裂部位几乎总是下表面部分撕裂，距止点为 2~5 mm[32]（图 16.4）。实际上，这种下表面撕裂可能是专业投掷运动员的常见情况，已经有 40% 的无症状投手出现这种情况[12]。在有症状的患者中，有 80% 的专业过顶运动员在诊断为内部撞击时可发现肩袖关节面侧的部分撕裂[51]。这种部分肩袖撕裂的机制是上臂充分地水平外展，在肩袖后侧/盂唇界面处增加接触应力，代偿外旋。这种撞击相关肩袖撕裂的典型表现为磨损未延伸至冈下肌深面。如果有损伤延伸到冈上肌或冈下肌腱深面，部分学者推荐穿肌腱修复肩袖[25]。此外，许多学者同意，如果损伤未超过肩袖厚度的 50%，只需部分关节侧撕裂清理。这也致使一些

学者提出，如果损伤超过肩袖厚度的50%，就会形成与稳定相关的撞击撕裂[65]。Conway 等挑选了14名平均年龄16岁的棒球投手，均患有肩袖损伤，并发盂唇损伤和 SLAP 损伤等病变，并接受了腱内修复[13]。他们发现89%的腱内修复患者在16个月的随访中能够恢复到相同或更高的水平。Ide 等的另一项研究报道了冈上肌腱关节侧撕裂＞6 mm 的患者行关节镜下穿肌腱修复的结果[27]。在17例患者中有16例发现优异的结果。然而，在6名过顶投掷运动员中，只有2名能够恢复到以前同水平的运动。使用骨隧道和锚钉穿肌腱"腱-骨"修复技术也值得推荐[43]。虽然没有证据表明某一种固定技术比其他固定技术更加有效，但外科医生需要使用适当的肩袖修复技术来确保牢固固定。一些作者还建议通过用全层肩袖撕裂的修复技术修复部分肩袖撕裂。而只有肩袖损伤超过75%时才能转换成全层撕裂[39]。

存在前上撞击征时应同时评估肩胛下肌腱的情况。清理所有存在的磨损，如果肩胛下肌腱的完整性丧失，应同时修复肌腱。

16.6.2.3 后关节囊挛缩的手术治疗

GIRD 患者的手术治疗应严格限于那些通过积极的内旋拉伸计划未能改善症状的患者。如确认内旋缺陷，术中应检查后下关节囊的松紧度。对于在 GIRD 情况下非手术治疗失败的患者，选择性后方关节囊松解效果明显。在某项研究中，Morgan 等发现行关节囊切开后，内旋平均增加62°（55°~68°）[8]。在另一项研究中，Yoneda 等对16例患者进行了后关节囊松解[68]。结果表明，16例患者中有11例，包括4例无其他伴随病变的患者，都恢复到了受伤前的竞技水平。

有数项研究强调了在内部撞击情况下避免肩峰下减压的重要性[56]。Tibone 等研究表明，在内部撞击征患者行肩峰成形术后，只有22%的过顶运动员恢复了术前的竞技水平。这导致一些学者对内部撞击征患者行肩峰下减压，特别是在穿肌腱修复或明显的盂唇固定时行肩峰下减压提出争议。

16.7 作者的首选治疗方案

在对患者进行病史询问、体格检查及影像学检查确认后，建议在镇静药物下使用区域麻醉。患者的体位也非常重要。如果行盂唇修复或关节囊折叠时，患者取侧卧位，并在肩关节下垫沙袋，使所有骨性标志更加突出。在腋窝放置一个小垫块以增加盂肱关节间隙，充分外展、前屈和牵引患肢。另外，

患者取20°的反向 Trendelenburg 位，躯干略微向后倾斜。如果患者伴有 SLAP 撕裂或肩袖撕裂，则使用沙滩椅位。于肩峰外侧偏下作为后侧入路，置入关节镜进行探查诊断。此时可以观察到"穿越征"。使用针头通过肩袖间隙定位，使得器械可以平行于或高于上关节盂水平，如果需行 SLAP 修复，则可以通过前方入口直接行探查操作。根据预期的修复位置设置操作入路，如果需要更确切的仪器定位，则需要从前或后方入路进行操作。在建立前方入路后，除了肱二头肌止点和肩袖之外，还可用探针以探查剥离部分和盂唇部组织情况。同时还可以检查盂肱韧带张力和关节囊情况。

对于不稳定的 II 型或更大的 SLAP 撕裂，作者倾向于使用带线锚钉进行手术固定。在修整多余盂唇并为上盂唇创造一个骨床之后，通过经皮途径置入锚钉，而无需通过 Wilmington 的辅助入路进行套管辅助放置。之所以倾向经皮置入锚钉，因为尚不能排除套管通过 Wilmington 的辅助入路与术后疼痛和肩袖功能的关联性[11, 55]。作者通常会使用2.0带线锚钉和缝线套索。作者倾向于将较小的单线锚钉用于多个固定点，而不是较大的2.4双线锚钉。使用套索将缝合线穿过盂唇后，与内侧股线捆绑打结。使用开口剪线器切断缝线，以尽量减少关节内缝线负荷。在进行了盂唇部缝合后，再次评估剥离现象。我们倾向于尽量减少位于肱二头肌下方的前上盂唇上的锚钉固定位置，以尽量减少对正常肱二头肌的运动限制。

评估并固定 SLAP 区域后，检查肩袖的损伤程度（图16.5a~c）。如果发现肩袖撕裂超过肌腱厚度的50%，则需再次手术固定。否则，进行关节侧撕裂部分的修整清理。如果撕裂涉及75%以上，则将剩余的完整肌腱进行修整清理，然后进行全厚度修复。清理视野对损伤程度进行评估，了解刨刀的大小（通常为3.5 mm 或4.5 mm 刨刀），可能有利于使用刨刀的宽度来测量撕裂的程度。在放置锚钉并通过缝合线进行肌腱修复之前，进行肩峰下滑囊切除以便于缝线通过和可视化操作。在完整肌腱的部分保留的情况下将关节镜再次深入盂肱关节，并且使用针头确定锚钉预期的固定位置，经皮切口。钻孔导向器刺穿肌腱，并以适当的角度放置在大结节上，注意在锚钉固定点和关节边缘之间留出少量骨质。只有冈上肌前束附着在关节面旁，冈上肌后束和冈下肌丛附着于数毫米旁，以留出正常的解剖位置，即"裸区"。如果外科医生无意中未重建后方的"裸区"，则会导致过顶运动员的运动范围的限制和功能障碍。所以，除非绝对必要，否

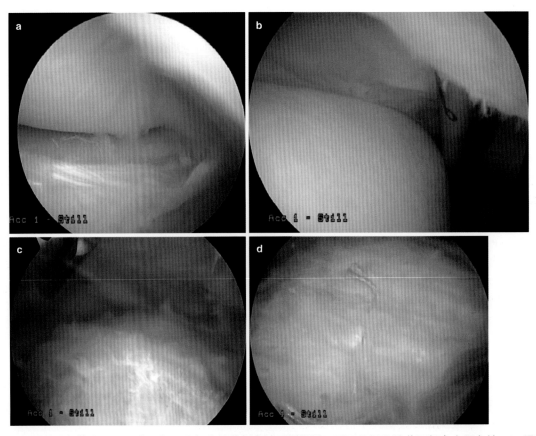

图 16.5 术中评估内部撞击。a. 图像上部可见部分关节侧肩袖后侧撕裂，后下盂唇及关节下部有少量变性。b. 用腱内修复术清理部分厚度关节侧肩袖撕裂。使用刨刀清理视野以促进愈合。c. 然后将镜头深入肩峰下空间进行滑囊切除术，然后再次进入盂肱关节间隙 b。识别腱内撕裂的前部和后部，并将 18 号针头经皮穿过每根锚钉线。PDS 缝合线穿过每根针，作为缝合肢体的梭子。每根 PDS 线通过前方入路，并绑定到单根 0 号线（Arthrex, Naples, FL）的两端。每个梭子都被拉动，镜头再次被放入肩峰下空间。锚钉线的每一根都通过一个侧向套管和系带取回。d. 将镜头再次引入肩峰下空间以结扎缝合线。在 c 图中注意到修复的次微观视图

则应避免在过顶运动员身上放置锚钉。可以使用类似的过线技术来修复腱内撕裂，而不需要锚钉固定。而一旦放置锚钉，就必须进行缝合。很多器械都可以用来通过缝合线，但作者更喜欢使用 18 号腰穿针的过线技术。也可以使用可过线的半月板修复装置来通过缝合线。主要是为了尽量减少对完整肩袖的创伤。取回其中一条缝线穿过腰穿针，然后使用腰穿针穿透完整的肩袖。再将另一根缝线穿过腰穿针，将两根缝线打结。镜头探查肩峰下空间，将线结拉紧。最后，重新从盂肱关节内检查肩袖修补的完整性。在修复肩袖后，检查后侧关节囊和肩袖后侧有无增厚和缺乏顺应性。在那些内部伸展运动未能改善的患者中，可进行选择性的后下关节囊松解。于右肩的 6~9 点钟的位置和左肩的 3~6 点钟位置进行关节镜下后关节囊切开术，可见到关节囊后侧的肌肉部分确认关节囊已得到适当松解。

16.8 投掷运动员内部撞击征的术后康复

康复的目标是保护手术修复的组织并促进组织愈合，同时防止任何显著的僵硬。通过限制使用和鼓励早期运动以尽量减少僵硬，解决急性炎症阶段和愈合之间存在微妙的平衡。术后的康复过程可能会根据固定程度而改变。穿肌腱和肩袖全层修复的术后康复原则非常相似。手术完成后，立即鼓励肘关节伸屈锻炼，手臂放置在带有小型外展枕头的吊带上，并连续佩戴 6 周。手术后患者立即开始肩关节被动外旋运动。术后 6 周开始过顶活动。肩袖修补、三角肌修补和肩胛骨稳定术后 8~10 周的康复重点是等张强化。通常在术后 3~4 个月的范围内嘱患者按投掷方案开始活动，随着力量允许，逐渐进行进一步活动锻炼。通常，运动员可以在术后 6~12 个月的康复治疗后恢复竞技性投掷运动。

16.9 治疗的优点、误区和并发症

在投掷运动员中对内部撞击的治疗对于骨科医师来说可能是一个挑战。难点有三，首先，医师对与内部撞击征相关的疼痛知之甚少。尽管在内部撞击的临床情况中存在多个病理部位，但尚不清楚一些病变是如何引起疼痛而其他部位不引起疼痛。疼痛可以局限于肩部的某个区域，也可以更加扩散。这导致一些学者推荐基于疼痛的模式进行治疗[17]。其次，内部撞击的诊断并不总是被临床医师所理解。内部撞击征实际上是多个需要注意的部位损伤引起的一系列病理性改变。通过全面评估所有内部损伤部位的受损情况，可以为治疗提出更合适的建议，并最终提供更准确的治疗周期和恢复竞技的时间。内部撞击征难以治疗的第三个难点是运动员的功能水平恢复。专业投掷运动员对肩关节运动的生理范围、速度和重复压力都有极高的要求，运动员必须在竞争激烈的环境中保持优异的表现。与劳动者或非竞技运动员相比，运动范围和速度的微小变化等因素都可能会对过顶运动员的预期水平产生深远的影响。

在治疗内部撞击征方面取得显著结果的最大困难之一是稳定性和强度之间的平衡。由于损伤模式是多因素所致，非手术和手术治疗都集中在保持过顶所需的最大运动范围。通过选择性投掷动作和拉伸锻炼进行高水平投掷运动，非手术治疗通常能够解决持续性疼痛[63]。如果非手术治疗效果欠佳，临床医师必须明确诊断，并熟练掌握手术技巧来治疗内部撞击征。术前需与患者讨论，虽然手术治疗可以改善症状，但可能存在残留，包括持续疼痛和运动范围的丧失。外科医生必须充分理解手术治疗撞击征的原理，尽量减少术后僵硬和疼痛。主要包括正确定位锚钉，适当修复肩袖和盂唇组织，尽量减少肱二头肌束缚，选择性地松解后下关节囊，避免伴随进行性的肩峰下压力降低。患者接受术后僵硬的小风险，这些意愿通常会让医生得出非手术和手术治疗的总体结论。获得积极成果的另一个关键原则是采取团队性方法来治疗投掷运动员。理疗师、治疗师、行政助理和运动训练师应该始终讨论运动员接受治疗的计划和进展。将过程及结果进行文件记录，并作为所有团队成员都可以共同参考的流程，这是非常有用的。运动员也应该遵守流程，以便达到预期的治疗效果。

16.10 结论

针对过顶运动员的治疗是一项复杂的工作。内部撞击征必须由专科骨科医师根据临床表现和影像学结果进行诊断。内部撞击征表示可能由多个范围或系列的病变引起疼痛，进而导致肩关节功能障碍。治疗重点是保持高水平的运动和力量锻炼，同时促进疼痛的消退。使用特定的肩关节活动训练可以解决大多数症状，这些活动训练主要集中在动力链锻炼、肩部活动范围锻炼和力量强化。当非手术措施失败时，手术治疗可以达到试图恢复功能解剖的作用。

参·考·文·献

1. Andrews JR, Broussard TS, Carson WG. Arthroscopy of the shoulder in the management of partial tears of the rotator cuff: a preliminary report. Arthroscopy. 1985;1(2):117–22.

2. Bath SS, Bath SS, Tehranzadeh J. Anterosuperior glenoid impingement syndrome. Clin Med Insights Arthritis Musculoskelet Disord. 2012;5:15–8.

3. Bennett GE. Elbow and shoulder lesions of baseball players. Am J Surg. 1959;98:484–92.

4. Bergin D, Parker L, Zoga A, Morrison W. Abnormalities on MRI of the subscapularis tendon in the presence of a full-thickness supraspinatus tendon tear. AJR Am J Roentgenol. 2006;186(2):454–9.

5. Bigliani LU, Codd TP, Connor PM, Levine WN, Littlefield MA, Hershon SJ. Shoulder motion and laxity in the professional baseball player. Am J Sports Med. 1997;25(5):609–13.

6. Burkhart SS, Morgan CD. The peel-back mechanism: its role in producing and extending posterior type Ⅱ SLAP lesions and its effect on SLAP repair rehabilitation. Arthroscopy. 1998;14(6):637–40.

7. Burkhart SS, Morgan CD, Kibler WB. The disabled throwing shoulder: spectrum of pathology part Ⅰ: pathoanatomy and biomechanics. Arthroscopy. 2003;19(4):404–20.

8. Burkhart SS, Morgan CD, Kibler WB. The disabled throwing shoulder: spectrum of pathology part Ⅲ: the SICK scapula, scapular dyskinesis, the kinetic chain, and rehabilitation. Arthroscopy. 2003;19(6):641–61.

9. Burkhart SS, Morgan CD, Kibler WB. The disabled throwing shoulder: spectrum of pathology part Ⅱ: evaluation and treatment of SLAP lesions in throwers. Arthroscopy. 2003;19(5):531–9.

10. Castagna A, Garofalo R, Cesari E, Markopoulos N, Borroni M, Conti M. Posterior superior internal impingement: an evidence-based review [corrected]. Br J Sports Med. 2010;44(5):382–8.

11. Cohen DB, Coleman S, Drakos MC, et al. Outcomes of isolated type Ⅱ SLAP lesions treated with arthroscopic fixation using a bioabsorbable tack. Arthroscopy. 2006;22(2):136–42.

12. Connor PM, Banks DM, Tyson AB, Coumas JS, D'Alessandro DF. Magnetic resonance imaging of the asymptomatic shoulder of overhead athletes: a 5-year follow-up study. Am J Sports Med.

2003;31(5):724–7.

13. Conway JE. Arthroscopic repair of partial-thickness rotator cuff tears and SLAP lesions in professional baseball players. Orthop Clin North Am. 2001;32(3):443–56.

14. Davidson PA, Elattrache NS, Jobe CM, Jobe FW. Rotator cuff and posterior-superior glenoid labrum injury associated with increased glenohumeral motion: a new site of impingement. J Shoulder Elbow Surg. 1995;4(5):384–90.

15. Digiovine NM, Jobe FW, Pink M, Perry J. An electromyographic analysis of the upper extremity in pitching. J Shoulder Elbow Surg. 1992;1(1):15–25.

16. Dinauer PA, Flemming DJ, Murphy KP, Doukas WC. Diagnosis of superior labral lesions: comparison of noncontrast MRI with indirect MR arthrography in unexercised shoulders. Skeletal Radiol. 2007;36(3):195–202.

17. Drakos MC, Rudzki JR, Allen AA, Potter HG, Altchek DW. Internal impingement of the shoulder in the overhead athlete. J Bone Joint Surg Am. 2009;91(11):2719–28.

18. Edelson G. The development of humeral head retroversion. J Shoulder Elbow Surg. 2000;9(4):316–8.

19. Garth Jr WP, Allman Jr FL, Armstrong WS. Occult anterior subluxations of the shoulder in noncontact sports. Am J Sports Med. 1987;15(6):579–85.

20. Gerber C, Sebesta A. Impingement of the deep surface of the subscapularis tendon and the reflection pulley on the anterosuperior glenoid rim: a preliminary report. J Shoulder Elbow Surg. 2000;9(6):483–90.

21. Giaroli EL, Major NM, Higgins LD. MRI of internal impingement of the shoulder. AJR Am J Roentgenol. 2005;185(4):925–9.

22. Gleyze P, Habermeyer P. Arthroscopic aspects and chronologic outcome of lesions of the labro-ligament complex in post-traumatic antero-inferior instability of the shoulder. A prospective study of 91 cases. Rev Chir Orthop Reparatrice Appar Mot. 1996;82(4):288–98.

23. Greiwe RM, Ahmad CS. Management of the throwing shoulder: cuff, labrum and internal impingement. Orthop Clin North Am. 2010;41(3):309–23.

24. Grossman MG, Tibone JE, McGarry MH, Schneider DJ, Veneziani S, Lee TQ. A cadaveric model of the throwing shoulder: a possible etiology of superior labrum anterior-to-posterior lesions. J Bone Joint Surg Am. 2005;87(4):824–31.

25. Heyworth BE, Williams 3rd RJ. Internal impingement of the shoulder. Am J Sports Med. 2009;37(5): 1024–37.

26. Ide J, Maeda S, Takagi K. Normal variations of the glenohumeral ligament complex: an anatomic study for arthroscopic Bankart repair. Arthroscopy. 2004;20(2):164–8.

27. Ide J, Maeda S, Takagi K. Arthroscopic transtendon repair of partial-thickness articular-side tears of the rotator cuff: anatomical and clinical study. Am J Sports Med. 2005;33(11):1672–9.

28. Jobe CM. Posterior superior glenoid impingement: expanded spectrum. Arthroscopy. 1995;11(5):530–6.

29. Jobe CM. Superior glenoid impingement. Orthop Clin North Am. 1997;28(2):137–43.

30. Jobe FW, Kvitne RS, Giangarra CE. Shoulder pain in the overhand or throwing athlete. The relationship of anterior instability and rotator cuff impingement. Orthop Rev. 1989;18(9):963–75.

31. Kibler WB. Scapular involvement in impingement: signs and symptoms. Instr Course Lect. 2006;55:35–43.

32. Kibler WB, Dome D. Internal impingement: concurrent superior labral and rotator cuff injuries. Sports Med Arthrosc. 2012;20(1):30–3.

33. Kibler WB, Kuhn JE, Wilk K, et al. The disabled throwing shoulder: spectrum of pathology-10-year update. Arthroscopy. 2013;29(1):141–161.e26.

34. Kibler WB, Ludewig PM, McClure PW, Michener LA, Bak K, Sciascia AD. Clinical implications of scapular dyskinesis in shoulder injury: the 2013 consensus statement from the "Scapular Summit". Br J Sports Med. 2013;47(14):877–85.

35. Kibler WB, Sciascia A, Wilkes T. Scapular dyskinesis and its relation to shoulder injury. J Am Acad Orthop Surg. 2012;20(6):364–72.

36. Laudner KG, Sipes RC, Wilson JT. The acute effects of sleeper stretches on shoulder range of motion. J Athl Train. 2008;43(4):359–63.

37. Lippitt SB, Vanderhooft JE, Harris SL, Sidles JA, Harryman 2nd DT, Matsen 3rd FA. Glenohumeral stability from concavity-compression: a quantitative analysis. J Shoulder Elbow Surg. 1993;2(1):27–35.

38. Lombardo SJ, Jobe FW, Kerlan RK, Carter VS, Shields Jr CL. Posterior shoulder lesions in throwing athletes. Am J Sports Med. 1977;5(3):106–10.

39. Mazoue CG, Andrews JR. Repair of full-thickness rotator cuff tears in professional baseball players. Am J Sports Med. 2006;34(2):182–9.

40. McClure P, Balaicuis J, Heiland D, Broersma ME, Thorndike CK, Wood A. A randomized controlled comparison of stretching procedures for posterior shoulder tightness. J Orthop Sports Phys Ther. 2007;37(3):108–14.

41. McFarland EG, Selhi HS, Keyurapan E. Clinical evaluation of impingement: what to do and what works. J Bone Joint Surg Am. 2006;88(2):432–41.

42. Meister K, Day T, Horodyski M, Kaminski TW, Wasik MP, Tillman S. Rotational motion changes in the glenohumeral joint of the adolescent/Little League baseball player. Am J Sports Med. 2005;33(5):693–8.

43. Meister K, Seroyer S. Arthroscopic management of the thrower's shoulder: internal impingement. Orthop Clin North Am. 2003;34(4):539–47.

44. Mileski RA, Snyder SJ. Superior labral lesions in the shoulder: pathoanatomy and surgical management. J Am Acad Orthop Surg. 1998;6(2):121–31.

45. Modi CS, Karthikeyan S, Marks A, et al. Accuracy of abduction-external rotation MRA versus standard MRA in the diagnosis of intra-articular shoulder pathology. Orthopedics. 2013;36(3):e337–42.

46. Myers JB, Laudner KG, Pasquale MR, Bradley JP, Lephart SM. Scapular position and orientation in throwing athletes. Am J Sports Med. 2005;33(2):263–71.

47. Myers JB, Laudner KG, Pasquale MR, Bradley JP, Lephart SM. Glenohumeral range of motion deficits and posterior shoulder tightness in throwers with pathologic internal impingement. Am J Sports Med. 2006;34(3):385–91.

48. Myers JB, Oyama S, Hibberd EE. Scapular dysfunction in high school baseball players sustaining throwing-related upper extremity injury: a prospective study. J Shoulder Elbow Surg. 2013;22(9):1154–9.

49. O'Brien SJ, Pagnani MJ, Fealy S, McGlynn SR, Wilson JB. The active compression test: a new and effective test for diagnosing labral tears and acromioclavicular joint abnormality. Am J Sports Med. 1998;26(5):610–3.

50. Pagnani MJ, Deng XH, Warren RF, Torzilli PA, Altchek DW. Effect of lesions of the superior portion of the glenoid labrum on glenohumeral translation. J Bone Joint Surg Am. 1995;77(7):1003–10.

51. Paley KJ, Jobe FW, Pink MM, Kvitne RS, ElAttrache NS. Arthroscopic findings in the overhand throwing athlete: evidence for posterior internal impingement of the rotator cuff. Arthroscopy. 2000;16(1):35–40.

52. Sabick MB, Torry MR, Kim YK, Hawkins RJ. Humeral torque in professional baseball pitchers. Am J Sports Med. 2004;32(4):892–8.

53. Savoie 3rd FH, Field LD, Atchinson S. Anterior superior instability with rotator cuff tearing: SLAC lesion. Orthop Clin North Am. 2001;32(3):457–61, ix.

54. Shanley E, Rauh MJ, Michener LA, Ellenbecker TS, Garrison JC, Thigpen CA. Shoulder range of motion measures as risk factors for shoulder and elbow injuries in high school softball and baseball players. Am J Sports Med. 2011;39(9):1997–2006.

55. Stephenson DR, Hurt JH, Mair SD. Rotator cuff injury as a complication of portal placement for superior labrum anterior-posterior repair. J Shoulder Elbow Surg. 2012;21(10):1316–21.

56. Tibone JE, Jobe FW, Kerlan RK, et al. Shoulder impingement syndrome in athletes treated by an anterior acromioplasty. Clin Orthop Relat Res. 1985;198:134–40.

57. Toyoshima S, Miyashita M. Force-velocity relation in throwing. Res Q. 1973;44(1):86–95.

58. Tyler TF, Nicholas SJ, Lee SJ, Mullaney M, McHugh MP. Correction of posterior shoulder tightness is associated with symptom resolution in patients with internal impingement. Am J Sports Med. 2010;38(1):114–9.

59. Veeger HE, van der Helm FC. Shoulder function: the perfect compromise between mobility and stability. J Biomech. 2007;40(10):2119–29.

60. Walch G, Boileau P, Noel E, Donell ST. Impingement of the deep surface of the supraspinatus tendon on the posterosuperior glenoid rim: an arthroscopic study. J Shoulder Elbow Surg. 1992;1(5):238–45.

61. Walch G, Liotard JP, Boileau P, Noel E. Posterosuperior glenoid impingement. Another shoulder impingement. Rev Chir Orthop Reparatrice Appar Mot. 1991;77(8):571–4.

62. Walch G, Liotard JP, Boileau P, Noel E. Posterosuperior glenoid impingement. Another impingement of the shoulder. J Radiol. 1993;74(1):47–50.

63. Wilk KE, Hooks TR, Macrina LC. The modified sleeper stretch and modified cross-body stretch to increase shoulder internal rotation range of motion in the overhead throwing athlete. J Orthop Sports Phys Ther. 2013;43(12):891–4.

64. Wilk KE, Macrina LC, Fleisig GS, et al. Correlation of glenohumeral internal rotation deficit and total rotational motion to shoulder injuries in professional baseball pitchers. Am J Sports Med. 2011;39(2):329–35.

65. Wright SA, Cofield RH. Management of partial thickness rotator cuff tears. J Shoulder Elbow Surg. 1996;5(6):458–66.

66. Wright RW, Steger-May K, Klein SE. Radiographic findings in the shoulder and elbow of Major League Baseball pitchers. Am J Sports Med. 2007;35(11):1839–43.

67. Yamamoto N, Itoi E, Minagawa H, et al. Why is the humeral retroversion of throwing athletes greater in dominant shoulders than in nondominant shoulders? J Shoulder Elbow Surg. 2006;15(5):571–5.

68. Yoneda M, Nakagawa S, Mizuno N, et al. Arthroscopic capsular release for painful throwing shoulder with posterior capsular tightness. Arthroscopy. 2006;22(7):801.e1–5.

17

创伤性肩关节前方不稳定：一般概念与治疗原则

Alexandre Lädermann, Samy Benchouk, and Patrick J. Denard

17.1 引言

盂肱关节的关节弧度只有 6°，骨性限制小。这一特点使得盂肱关节活动度非常大，容易发生不稳定。盂肱关节脱位的发生率约为 1.7%，是最容易发生脱位的大关节[1]。90% 以上脱位病例发生的是前方不稳定[2,3]；这些病例通常有创伤史，在参加身体接触类运动的年轻运动员中高发[4]。随着关节不稳定的反复发作，关节内不可逆损伤的进展可能影响手术效果，这就为早期手术提供了理论基础。事实上，复发性不稳定将导致骨质磨损[5]、软骨损伤与软组织损伤的加重（图 17.1）[6]，并可能导致慢性疼痛、功能障碍、延误工作和运动[7,8]，最终可导致肩关节病[9]。因此，肩关节前脱位的治疗方案取决于发病时参与的运动、体格检查和影像学检查等因素。无论是选择非手术治疗还是手术治疗，手术目的都是为了实现肩关节的稳定、良好功能与完全无痛。

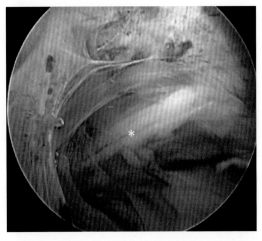

图 17.1　经后侧入路的左肩关节镜下视野。此患者已经历 50 次以上的半脱位。腋神经清晰可辨（白色星号）。关节囊、盂肱下韧带已不存在，肩胛下肌几乎无法辨认

肩关节镜技术相对于开放性技术有明显的优势：创伤小；视野的改善；辨认病变结构更容易；肩关节内损伤相关病变的同期治疗，如盂肱韧带肱骨侧的撕裂（HAGL）或者上盂唇前后部损伤（SLAP）。基于这些优势，关节镜肩关节稳定手术已经成为一种可行且应用较广的治疗前方不稳定的术式[10-13]。

本书的第一章、第二章和第三章已经论述了肩关节解剖学、生物力学、流行病学和体格检查。因此，本章将着重介绍原发创伤性肩关节前方不稳定的病理、分类、自然病程和治疗。同时也将介绍作者目前应用的治疗方式，并提供了一种分级的治疗方法。

17.2 损伤机制、生物力学与分类

运动员的创伤性肩关节前方不稳定，通常由外展、外旋的上肢受到向前的暴力，或者由于肩关节受到直接暴力而发生。创伤性前脱位时，许多肩关节静态的和动态的稳定结构可被破坏。盂唇、盂肱韧带与盂肱关节囊等静态稳定结构将损伤，包括前盂唇撕裂、经典 Bankart 损伤（图 17.2）及其变异。其中经典 Bankart 损伤的变异又包括盂唇关节内撕裂（GLAD 损伤）、Perthes 损伤、前下盂唇韧带连同骨膜袖状撕脱伤（ALPSA 损伤），虽然这些损伤单独发生不会产生不稳定，但几乎总是存在[14-17]。其他常见的损伤包括：盂肱韧带的拉长和 HAGL 病变（图 17.3）[18]。上述结构的损伤随着发作次数的增加，会变得越来越严重[19-21]。盂肱中韧带的功能是在上肢 45° 外展和 45° 外旋时，限制上肢的前后移动，而盂肱下韧带则在更大外展角度时限制上肢的移动[22]。

除了软组织损伤，复发性脱位还可促发骨性病变[23,24]。骨性病变在复发性的病例中常见，包括关节盂缺损（骨性 Bankart 或前方关节盂的切削导致关

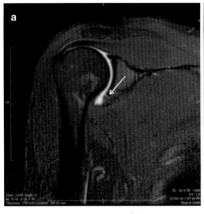
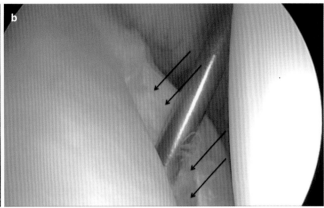

图 17.2　a. 右肩关节冠状位磁共振成像显示前下盂唇的撕裂（白色箭头）；b. 关节镜证实了关节盂表面的不连续和撕裂的前盂唇（黑色箭头）

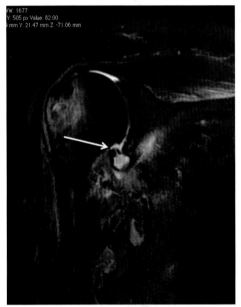
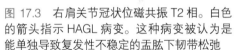

图 17.3　右肩关节冠状位磁共振 T2 相。白色的箭头指示 HAGL 病变。这种病变被认为是能单独导致复发性不稳定的盂肱下韧带松弛

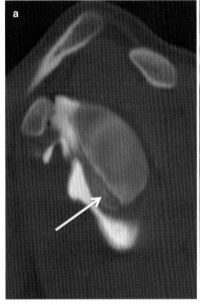
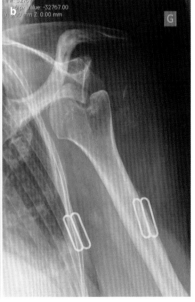

图 17.4　a. 左肩关节矢状位 CT 扫描显示，能产生"倒梨"形关节盂的 Bankart 骨折（白色箭头）；b. 前后位 X 线片显示，伴发肱骨头 Hill-Sachs 损伤的盂肱关节前下脱位

节盂凹面的缺失），肱骨头后外侧嵌入（Hill-Sachs 损伤），喙突或者肱骨近端骨折（图 17.4）[5]。鉴于关节盂平均直径约为 24 mm，一个 6 mm 或更宽的关节盂骨块通常相当于关节盂面积的 25% 或更多，可被认为是大骨块 [25, 26]。这种明显的关节盂骨缺损，在关节镜直视下呈倒梨形。所有的 Hill-Sachs 损伤都是因挤压而造成（因为至少挤压一次）。因此，"挤压"和"非挤压"的概念容易混淆。最近 DiGiacomo 等建议将此病变描述为"在轨"（on-track）或"非在轨"（off-track），以确定在关节盂骨缺损少于 25% 的情况下，除了关节镜 Bankart 修复术外，还是否需要做骨质填充手术 [27]。这一观点将在后面更详细地探讨。

另外，对于年龄 40 岁以上且有肩袖病变的患者，需要在手术治疗后一定时间内限制主动活动 [28, 29]。由于伴发不稳定的肩袖撕裂通常发生于非运动人群，所以本章不再详细讨论这种情况。

运动员受伤的程度、性质和伴发伤是非常多变的。因此，从病理解剖的角度来降低不稳定的复发率是可取的。所有对骨和软组织稳定结构的损伤，以及对血管和神经系统的损伤，都必须检查并进行分析，以便给患者提供最佳的治疗方案。

不稳定可分为原发性和复发性。后者又可进一步分为脱位、半脱位、脱位恐惧和不稳定疼痛肩。脱位是指肩关节面的完全错位。半脱位是指在关节面没有完全错位的情况下，肱骨头相对于盂唇的症状性偏

移。脱位恐惧是指在屈肘 90°、肩关节外展 90° 做肩关节外旋动作时,对肩关节即将脱位的恐惧。这是一种不稳定的现象,或者是成功的盂肱关节稳定术后持续存在的对脱位恐惧的现象[30]。不稳定疼痛肩指在恐惧试验检查过程中仅有疼痛(相对于不稳定感)[31, 32]。大多数患者都有创伤史,但却无法明确描述受伤的细节。然而,仔细的术前检查或者关节镜检查可显示大多数患者有不稳定的证据(例如盂唇撕裂,盂唇骨折或 Hill-Sachs 损伤)。

目前已提出了 5 种类型的创伤性肩关节前脱位。喙突下脱位最常见,其脱位方向为前下。其他类型包括关节盂下脱位、锁骨下脱位、腹膜后脱位和胸廓内脱位。胸廓内脱位是罕见的,通常伴发于严重的创伤[33, 34]。

17.3 临床症状与体格检查

病史应该记录年龄、优势手、职业、参与的体育活动、初步的损伤机制、受伤时上肢的位置(后伸、外展、外旋易于前脱位)、肩关节脱位持续时间、复位方法、复位次数(区分脱位与半脱位)、以前非手术或手术治疗的效果。复发性创伤性肩关节前方不稳定通常容易在病史、影像学与恐惧征阳性的基础上做出诊断。然而,当诊查参加身体接触类运动的运动员时,应特别注意,因为他们可能没有经历过明显的脱位或半脱位,而只是主诉疼痛或乏力,就像上文讨论过的一样。

全面的体格检查是必不可少的。目的是确定关节不稳定的方向和是否存在相关的病理性过度松弛,并排除神经和肩袖损伤。应评估盂肱关节主动和被动的活动范围。肩袖检查包括了力量测试,如压腹试验[35]、熊抱试验[36]、Jobe 试验[37, 38] 和外旋抗阻试验。作者一般不会系统地检查前部和上部盂唇病变,因为敏感性和特异性差[39]。但需要对上肢的神经与血管情况进行评估,特别是腋神经,因为对于创伤性不稳定,腋神经同时受到损伤的发生率高。

正常情况下的松弛是生理性的和无症状的,是肱骨头相对于关节盂的任意方向的移动[40]。可用沟槽征、前后抽屉试验、过度外展与体侧外旋试验来评估松弛程度。前两种试验只是定性的,并不是作者常规要做的。但是,过度松弛是体质性的、多方向的、双侧的和无症状的。肩关节过度松弛最好的确定方法可能是体侧外旋 ≥ 85°[41]。这种非病理性的过度松弛是

发生不稳定的危险因素,但是除非还有明确的病理松弛,否则它本身不需要治疗。如果盂肱关节旋转中立位时被动外展 > 105°,或者存在外展 > 90° 时恐惧征阳性或者双侧肩关节对比差异超过 20°,那么就可以认为盂肱下韧带存在病理性松弛[42]。为了便于检查时患者配合,患者最初被要求先向检查者展示他或她所存在的功能问题。体格检查再加上病史,通常能提供所需的信息。然而,如果不稳定的方向未知,就应进行恐惧试验(肩关节外展、外旋位以检查前方不稳定)。恐惧试验时,患者对脱位的恐惧感或者肩关节前方的疼痛感,是由前关节囊盂唇复合体的损伤而造成的,它可以通过肱骨后移来缓解。综上所述,如果恐惧试验阳性,则说明不稳定;当体侧外旋 ≥ 85°,则说明多方向过度松弛;如果过度外展试验阳性,则说明盂肱下韧带的病理性松弛。

17.4 必要的影像学检查

影像学的评估是基于急性脱位还是慢性脱位。

17.4.1 急性脱位

盂肱关节前后位 X 线片、肩胛骨 Y 位片(肩胛骨侧位片)和腋位片[43],是诊断创伤性肩关节前方不稳定的主要影像学资料。其中第三种至关重要,因为仅凭前两种不能排除脱位。X 线片检查的目的是确定脱位的方向、并评估伴发的病变(图 17.5)。一旦复位,如果存在伴发的骨折,或者怀疑有肩袖损伤、血管损伤,CT、B 超、MRI、增强 CT 等检查是有必要的。

17.4.2 复发性脱位

如果已经有 X 线片的话,首先分析 X 线片,确定肩关节不稳定的方向。然后拍摄其他位置的 X 线片,包括中立位、内旋位、外旋位,肩胛骨 Y 位片和 Bernageau 片(关节盂侧位片)[44]。必须进行评估是否存在骨质缺损、静态不稳定、脱位后关节病和喙突骨折不愈合(如计划进行喙突移位手术)。MRI 对于评估前盂唇撕裂和 Hill-Sachs 病变很有用。伴发的关节内病变也应评估(图 17.6),如 SLAP、HAGL、肩袖病变或盂唇旁囊肿[45]。对于复发性不稳定,需要注意骨质缺损量,这可通过三维 CT 来评估。CT 可以更好地评估关节盂骨缺损和 Hill-Sachs 病变的范围,并有助于选择关节镜下 Bankart 手术还是 Latarjet 手术(伴有关节盂缺损的前向稳定手术)(图 17.7)。

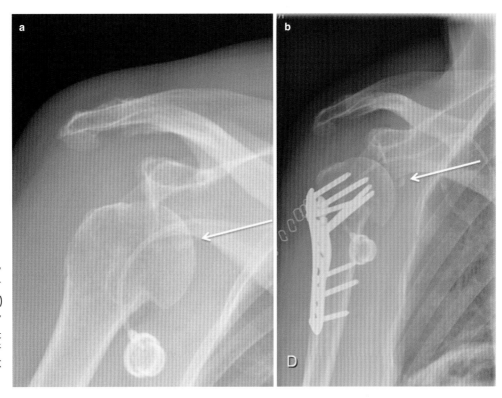

图 17.5　a. 右肩关节骨折脱位的 X 线片。前方 Bankart 骨折（白色箭头）在首次治疗时漏诊；b. 骨折已经行内固定术，但是由于忽略了 Bankart 骨折（白色箭头），肩关节仍不稳定

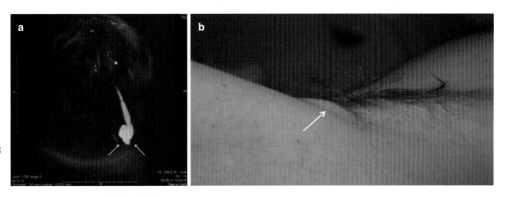

图 17.6　a. 距离肩关节盂唇 9 cm、经由肱三头肌长头的大囊肿（绿色箭头）（已获引用许可）；b. 患者主诉腋窝褶皱处的包块（白色箭头）

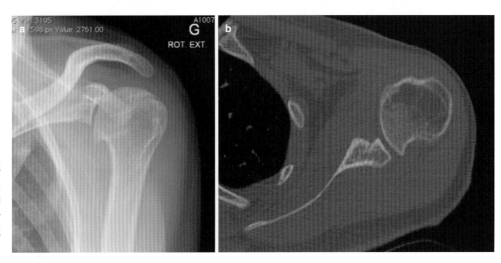

图 17.7　a. 32 岁女性患者，复发性左肩关节脱位，前后位 X 线片显示明显的肩关节骨关节病；b. 同一患者的 CT 扫描显示明显的关节盂和肱骨骨缺损

17.5 治疗方式的选择

17.5.1 初次急性创伤性脱位的治疗

只要有可能,在尝试复位之前首先拍摄 X 线片。这将允许对脱位类型和伴随的骨损伤进行评估。试图复位伴有骨折的脱位可能会造成临床上的不良后果 (图 17.8)。由于神经、血管损伤的可能 (图 17.9) [47, 48],复位之前的体格检查应评估上肢神经、血管的情况。

第二步是由医生实施手法闭合复位。目前文献已经描述了很多适用的盂肱关节复位方法 [49-58]。复位时应尽可能轻柔而快速。对于伴有骨折的脱位病例,最好能在全身麻醉后肌肉放松的情况下进行复位。复位后,拍摄 X 线片来验证复位是否充分。非手术治疗的疗效仍有争议 [59]。接受了非手术治疗的患者中只有一半在 10 年后肩关节仍稳定 [60]。然而,复发率高度依赖于患者的年龄和活跃性。研究报告称,20 岁以下患者有 72%~95% 的复发率,年龄在 20~30 岁

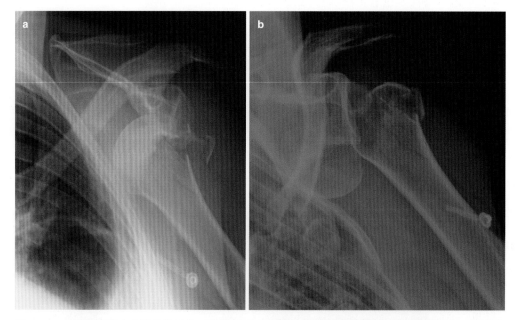

图 17.8　a. 复位前的左肩关节前后位 X 线片显示,肩关节前脱位伴无移位的肱骨颈骨折;b. 在肌肉没有充分放松的情况下尝试复位。X 线片显示,肱骨颈骨折出现移位,肱骨头仍然在肩关节前方而未复位

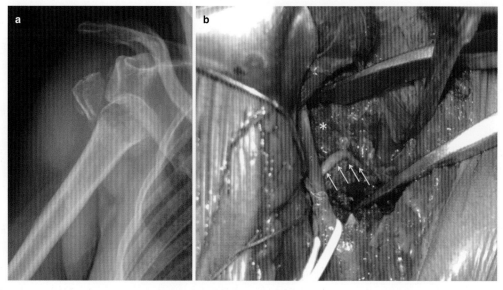

图 17.9　a. 54 岁患者,经历了右肩关节骨折脱位。临床检查过程中,未扪及周围脉搏搏动;b. 切开复位时,发现骨折的肱骨头压迫腋动脉 (白色箭头)

的患者有 70%~82% 的复发率 [60-66]，30 岁以上患者仅有 30% 的复发率 [67]。如果 30 岁以上的患者只是初次脱位，他们中大部分可能都不需要进行手术治疗。因此，对于不积极参加体育运动的、功能要求低的、合并肱骨骨折的 [60]、年龄 30 岁以上的患者 [61]，或者对于赛季中发生肩关节脱位的运动员 [4]，发生初次创伤性前脱位时，建议采取非手术治疗。对于后一种情况，只要赛季里有足够的时间允许运动员进行足够的康复锻炼，则可以允许运动员尝试参加比赛。康复锻炼包括恢复活动范围和加强动态稳定性，可能会促进运动员在几周内就恢复运动。具有防止肩关节极度外展、后伸和外旋作用的制动支具，可减少复发的风险，因此经常被推荐使用。然而，对于那些必须完成过顶动作（诸如投掷）的患者来说，这样的支具无法佩戴。另外，运动员在赛季中再次发生肩关节脱位时，应该停止运动并维持肩关节稳定，以避免盂肱关节进一步损伤。

许多研究比较了非手术治疗和关节镜稳定手术。这些研究显示，在初次脱位后，关节镜稳定手术后复发性不稳定的风险降低到了非手术治疗的 1/7[59]。一项循证研究得出结论，对于年龄在 30 岁以下的、参加高强度体育活动的成年人，早期的手术干预是恰当的 [68]。因此，对那些积极参加身体碰撞运动或身体接触运动或过顶类运动的患者，或有再次脱位风险的患者（消防员、极限运动者），或伴发关节盂骨折的患者，或慢性前方半脱位的患者，或肩关节内有组织嵌入的患者，或偏心性复位的患者，或有肩袖撕裂的患者，非手术治疗通常是不恰当的，需要及时手术治疗。

17.5.2 急性或复发性肩关节前方不稳定的手术治疗

复发性脱位并不是一个小问题。每一次脱位都会产生新的病变、并增加发生脱位性关节病的风险。因此，对于脱位复发率高的喜爱运动的年轻人，初次脱位时早期手术治疗的概念也被引入。应该提出一整套外科手术方式，其最终目的是在保持活动范围的同时达到无痛且稳定的肩关节。手术方法应基于患者骨缺损的程度和脱位复发的个体特异性危险因素。

Boileau 等提出了一个简易的 10 分制的量表评分系统 [不稳定严重性指数评分系统（ISIS）]。此评分系统基于术前问卷调查、体格检查和前后位 X 线片，来确定关节镜下 Bankart 修复手术后失败的风险（表 17.1）[69]。在这个模型中，ISIS ≤ 3 分意味着 5 % 的复发率；ISIS 4~6 分意味着 10 % 的复发率；ISIS > 6

分意味着 70% 的复发率。尽管此评分系统有缺陷，但经过验证 [70]，其优点是容易提醒临床医生在评估患者时要考虑的重要因素。

表 17.1　不稳定严重性指数评分系统基于术前问卷调查、体格检查和前后位 X 线片

预后因素	分值
年龄（岁）	
<20	2
≥ 20	0
所参加运动的性质（术前）	
竞技性	2
娱乐性或未参加	0
运动的类型（术前）	
接触类或者过顶类	2
其他	0
肩关节过度松弛	
肩关节过度松弛（前方或者下方）	1
正常松弛	0
前后位 X 线片上显示 Hill-Sachs 病变	
外旋时可见	2
外旋时不可见	0
在正位 X 线片关节盂轮廓缺失	
轮廓缺失	2
无	0
总分	

Bankart 修复术的目的是通过将盂唇重新固定于关节盂上并将盂肱下韧带上移紧缩，来重建解剖结构。以前普遍认为至少需要使用 3 枚双线缝线锚钉 [71]。然而，最近的一项研究表明，1~2 枚锚钉就已足够 [72]。医生必须谨慎地看待后面这种观点，因为锚钉放置的位置很可能是最重要的因素。换句话说，放置 3 枚锚钉可能反映了这样一个事实：外科医生充分放置了下位锚钉，并使得病变从下往上移动了。尽管这种手术可以开放的方式进行，但关节镜手术的优势在于它能保护肩胛下肌，并可评估伴发病变 [73-75]。文献表明，术前评估复发风险低的患者可受益于切开修复术或关节镜修复术，手术后的复发率可接受 [76]。

Connoly 已详细描述了 Remplissage 术 [77]。对于大的 Hill-Sachs 损伤且关节盂骨缺损 < 25% 的病例，可以用作关节镜下 Bankart 修复术的附加手术。该技术包

括后关节囊与冈下肌腱的固定、Hill-Sachs 损伤的填充。其目的是使 Hill-Sachs 损伤处于关节囊外而避免进入关节内。最近，Wolf、Arianjam、Boileau 等展示了关节镜下 Remplissage、前 Bankart 联合修复术令人振奋的中长期疗效 [13, 78]。然而，Remplissage 手术的指征尚未很好地界定。最近，DiGiacomo 等介绍了"在轨的"与"非在轨的"Hill-Sachs 损伤的概念 [27]。这一观点结合了 Yamamoto 等关节盂轨迹的概念。Yamamoto 等描述了在外展过程中，肱骨头后方与关节盂的接触变化 [79]。根据对正常个体的研究，这个接触区域即"关节盂轨迹"平均占了关节盂宽度的 83%。DiGiacomo 等建议，正常的关节盂直径可通过对侧关节盂的 CT 扫描，或者关节镜检查（从关节面裸区到后关节盂边缘的距离的两倍）来确定。然后，剩余的关节盂轨迹是正常的关节盂直径乘以 0.83、再减去关节盂前方骨缺损。最后，测量冈下肌内缘至 Hill-Sachs 损伤（或 Hill-Sachs 间隙）最内侧面的距离。如果 Hill-Sachs 间隙大于剩余的关节盂轨迹，那么病变就被认为是"非在轨的"，此时除了关节镜下 Bankart 修复术，还将推荐加做 Remplissage 术。然而，这一手术方法的疗效必须在临床上加以评估证实，并且在评估时，如韧带状态（能使 Hill-Sachs 损伤产生影响的 HAGL 损伤、韧带松弛和平移）、术中测量是否可靠等这些因素应不予以考虑。

对于关节盂骨缺损 ≥ 25% 关节盂直径的病例，关节镜 Bankart 修复术有着令人无法接受的高复发率。Burkhart 和 DeBeer 报告称，对于关节盂骨缺损 < 25% 的病例，关节镜 Bankart 修复术后的脱位复发率为 4%。然而，对于关节盂骨缺损 ≥ 25% 的病例，关节镜术后的脱位复发率为 67%[25]。他们推荐采用 Latarjet 手术来治疗关节盂骨缺损大的病例。1954 年，Latarjet 报道将喙突下部固定于前关节盂的喙突移位手术。Patte 和 Debeyre 首先提出，这个手术通过 3 个方面取得了优异的肩关节稳定性 [80]：①上肢外展外旋时，联合肌腱的吊索效应；②增加或恢复关节盂前后径的"骨效应"；③缝合下方关节囊到喙肩韧带残端。即使在关节盂骨缺损大的情况下，Latarjet 手术后的复发率也非常低，使其成为治疗关节盂严重骨缺损的金标准。实际上，由于 Latarjet 手术可以防止 95%~99% 的病例出现复发性前不稳定 [81, 82]，它已经成为许多欧洲外科医生的首选技术。这个术式同时也是许多参加接触类运动的运动员的首选 [83]。虽然传统上它是一种开放手术，但目前这一手术已可以在关节镜下实施 [10, 11, 84, 85]。然而，到目前为止还没有任何一种关节镜下 Latarjet 手术被证明比开放手术更优。关节镜下 Latarjet 手术的风险仍然很高，学习曲线也很长 [86]。

一些学者推荐自体髂嵴或胫骨同种异体移植作为修复关节盂骨缺损的方法。然而，经证实，Latarjet 术最重要的稳定作用是由联合腱在肩关节活动范围末段和中段位置时所提供的 [87]。因此，作者认为，对于髂嵴或胫骨移植的适应证应该限于翻修，如 Latarjet 手术失败等情况。

17.6 作者首选的治疗方式

与上文讨论过的一样，治疗方式是根据患者的个体因素和伴发的病变而确定的。一般来说，对于 30 岁以下的患者，作者在初次创伤性前方不稳定发作后予以限制活动，并告知患者疾病的自然病程、可能出现的复发，以及继发性损伤的可能性。对于大多数 30 岁以上的患者，建议非手术治疗，采用标准的悬吊固定 3 周，然后逐渐加强功能锻炼并恢复活动。对于持续存在乏力或复发性不稳定的患者，可以通过 MRI 来评估可能伴发的肩袖撕裂，并进行肩关节稳定手术。

对于大多数关节盂骨缺损 < 25%（基于术前影像学资料）的病例，作者采取关节镜 Bankart 修复术，术中应用前侧入路与后侧入路进行修复，前外侧入路提供视野，并基于病理损伤的程度使用 2~4 枚锚钉。作者最近已经采纳了 DiGiacomo 等的建议，在术中确定是否需要加做 Remplissage 手术 [27]，但如前所述，这一术式的效果还不确定。

对于关节盂骨缺损 ≥ 25% 的病例，作者采取 Latarjet 重建术 [83]。作者中有一位经常采用关节镜下 Latarjet 重建术，对此技术有经验。他们相信，经过改良后关节镜下 Latarjet 重建术将更安全，但目前由于术式的复杂性和长的学习曲线，还不能推荐这种技术广泛应用。

作者为所有肩关节前方不稳定的患者绘制了治疗流程图（图 17.10）。当然，即使没有严重的关节盂骨缺损（例如，参加接触类运动的年轻男运动员），如果觉得复发的风险很高，作者还是会毫不犹豫地推荐 Latarjet 重建术。

17.7 康复

17.7.1 急性初次创伤性脱位的非手术治疗

虽然以前曾推荐肩关节外旋位制动，但目前已证实，在初次创伤性肩关节前脱位后，肩关节内旋位制动就足够了 [88, 89]。对于制动时长有相互矛盾的证据，

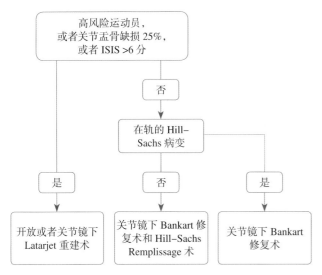

图 17.10 作者手术治疗肩关节前方不稳定患者的流程图

但通常建议制动 3 周，随后进行肩袖和肩部稳定结构的力量锻炼。肘关节、腕关节和手部的活动范围锻炼可以立即进行。然后，进行闭链功能锻炼来促进肩袖功能恢复，从而增强关节稳定性、刺激肌肉协调性和恢复本体感觉[90]。对于投掷运动员来说，体育训练的恢复应从 3 个月开始并逐渐加强。完全恢复体育运动通常在 5~6 个月以后。

17.7.2 Bankart 修复术后和 Remplissage 稳定术后的康复方案

肩关节悬吊制动 4 周。然后开始被动和辅助活动的前屈和外旋练习。6 周后，患者开始肩袖和肩部稳定结构的强化练习。对于那些经历 Remplissage 术的患者，强化练习推迟到术后 12 周才开始。患者一旦恢复活动范围，就可以进行非接触性运动。根据个体的肩关节功能恢复情况，完全恢复投掷或接触类运动通常在 6 个月以后。

17.7.3 Latarjet 重建术后康复方案

肩关节悬吊制动 10 天。随后，要求患者每天至少进行 5 次屈伸和外旋练习。无需物理治疗。患者在前 6 周内不得用术侧手臂搬运东西或进行屈肘抗阻力活动。如无不适，鼓励进行日常活动。6 周后允许参加非接触类体育运动。如果 3 个月后证实移植的喙突已骨性愈合，通常可恢复接触类运动。

17.8 优缺点与并发症

采用缝合锚钉的关节镜 Bankart 修复术，具有如

下优点：微创、允许对伴发病变进行评估、允许外科医师缝合损伤的盂唇并拉紧盂肱韧带来进行解剖重建。虽然短期效果优异，但中期报告的结果显示不稳定复发率增高。根据 Hobby 等的 Meta 分析[91]，关节镜 Bankart 修复术后的复发率（脱位和半脱位）为 0~29.6%，平均为 8.9%。复发率随各种患者相关因素而变化，尤其是骨缺损量[25, 71]。一些技术因素也对手术的成功很重要[69]。锚钉应放在关节面的边缘（而不是在关节盂颈部），以使盂唇的缓冲作用能重新恢复。外科医师必须确保关节囊能从下往上适度平移。作者认为把前上外侧入路作为观察入路是最好的，因为这个入路能正面直视关节盂，从而能正确地恢复解剖和平移关节囊。有一种并发症是脱位后肩关节关节病的加重，其发生率与其他手术后的发生率相似[92]。

对于孤立性肱骨头后上部巨大骨缺损的病例，Bankart 修复术联合 Hill-Sachs Remplissage 术可能是最佳的选择。文献报告的结果显示，关节囊与冈下肌腱后侧部同肱骨缺损处的愈合率很高，而且肩关节外旋活动范围仅有中度的减少。此外，大多数患者还能回到体育运动中，包括参与过顶运动项目，大约 70% 的患者能恢复到术前的竞技水平[13, 78]。据报道，Hill-Sachs Remplissage 术是一种关节囊和肌腱的后侧固定手术，它的作用类似于减少肱骨头前移和术后再脱位的一根缰绳。然而，本章的作者观察到，根据嵌入骨折的位置，这个手术实际上相当于包括小圆肌在内的关节囊和肌肉的固定手术，而不是经典所描述的关节囊和肌腱固定手术（图 17.11、图 17.12）。Remplissage 术的一个技巧是在 Bankart 修复术前先将

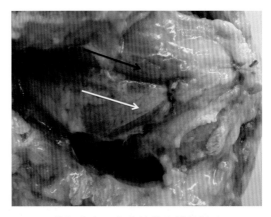

图 17.11 尸体标本上，右肩关节肩袖修补和 Hill-Sachs Remplissage 术（3 个低的线结）后的后侧视图。注意 Remplissage 术的 3 个线结中，最上部的这个线结接近冈下肌（黑色箭头），两个下部的结穿过了小圆肌（白色箭头）。这就表明为关节囊和肌肉的固定手术

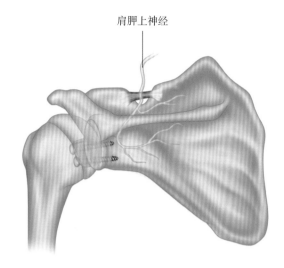

肩胛上神经

图 17.12　Latarjet 重建术中，拧入螺钉的方向与关节盂轴线夹角超过 10°，就有损伤肩胛上神经冈下肌分支的风险（已获转载许可）

缝线穿过后关节囊，直到 Bankart 修复术完成后才将缝线收紧打结。这一操作顺序允许外科医生对肱骨头后侧空间进行评估，并维持了 Bankart 修复所需的工作空间。另外，如果 Remplissage 缝线没有盲目收紧，

就可以在进行 Remplissage 术或者 Bankart 修复术前进行肩峰下滑囊切除术。在肩峰下滑囊切除术中，放回 Remplissage 术所使用的锚钉导向器，以保护锚钉缝线免受意外损伤。对 Remplissage 术的担忧可能包括潜在的外旋肌损伤、成本的增加、难度的增加和手术时间的延长。然而，除了术后外旋活动范围的中度丢失外，尚未发现 Remplissage 术的其他并发症。

开放的或关节镜下的 Latarjet 重建术都是要求严格的手术。不管关节盂缺损的大小，术后至少有 83% 的患者可以继续进行体育活动。Lädermann 等报道了一项包含了 107 例患者的研究，术后平均 Walch–Duplay 评分 [93] 为 93 分、97% 的病例有良好或优异的效果、95% 的患者对效果非常满意或满意 [81]。然而，仍存在短期和长期的并发症。短期并发症包括感染、复发性盂肱关节不稳定和神经损伤 [81, 94, 95]。在准备移植喙突的过程中轻柔操纵，并避免过度剥离喙突内侧，可以避免损伤肌皮神经 [96]。肩胛上神经容易在放置螺钉的时候损伤，如果螺钉置入方向与关节盂轴面的夹角控制在 10° 以内，可以避免损伤肩胛上神经（图 17.13）[94]。术后肩关节不稳定复发率为 1.7%~14.2%，

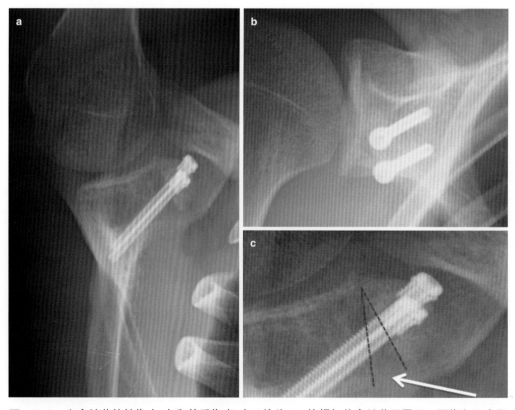

图 17.13　左肩关节的轴位（a）和前后位（b）X 线片。2 枚螺钉偏离关节盂平面，而指向了肩胛冈关节盂的凹口。放大的轴位平片（c）证实关节盂和移植骨之间（以虚线分隔）接触很差（白色箭头）。如果螺钉与关节盂轴线平行，关节盂和移植骨之间能接触得更好，损伤肩胛上神经的风险也将更低

平均值为 6.8%[97-100]。最近的一项研究显示，Latarjet 重建术后肩关节不稳定的复发率是 Bankart 修复术的一半[101]。在长期随访中，Lädermann 等报告称，在 117 例患者中只有 2 例出现复发不稳定或半脱位（1.7%）。117 例患者中 4 例主诉一直存在对肩关节脱位的恐惧，可能与持续存在的不稳定或颅脑损伤的后遗症有关[30]。不稳定复发与影像学的变化有关，包括移植的喙突出现假关节病（1.7%）、骨溶解（3.4%）、骨折（0.9%）和偏移（0.9%）[81]。为了获得移植骨的理想骨愈合，建议：①术前停止吸烟[95, 102]；②术后 6 周内停用抗炎药物[103]；③剥离喙突表面皮质骨、暴露宽大平整的松质骨床；④使用 2 枚螺丝（而不是 1 枚）；⑤在骨愈合过程中，防止屈肘抗阻力活动（图 17.14）。建议将移植的喙突与关节盂充分接触并进行内固定，如果固定在内侧，容易发生复发。主要的长期并发症是肩关节关节病和伴发的疼痛。大约 30% 的患者存在肩关节关节病[81, 92]（30% 的病例分级为 Samilson[46]1 级、3% 的病例为 Samilson 2 级、3% 的病例为 Samilson 3 级[81]）。Latarjet 重建术后肩关节病的确切原因仍未知[104]。危险因素包括患者手术时的年龄超过 40 岁、移植的喙突过度向关节盂外侧突出[81]。前一个危险因素可解释为肩关节稳定术前发生了更多的脱位或半脱位。的确，初次脱位到手术之间的耽搁时间过长，可能会增加发展成肩关节病的可能性。另一个因素可能继发于退变，这种退变与软骨质量差、软骨自我修复能力差相关，导致在进行稳定性手术时软骨损伤范围已经明显扩大。相反，过度松弛对发生肩关节关节病有保护作用[81]。我们认为，过度松弛可能会减少术后肱骨头与关节盂的接触压力，从而防止继发性肩关节关节病的发生。性别、体育活动与优势手等因素未发现对此有影响[81]。

17.9 治疗运动员的经验

对于参加接触类运动的运动员，其复发性不稳定手术治疗的目标是实现肩关节的稳定，尽早恢复运动，并且并发症风险少、不出现复发。运动员肩关节前方不稳定的治疗与先前讨论的治疗方法没有本质上的区别。肩关节不稳定可以发生于投掷类运动员（慢性过度使用所致损伤），但在接触类运动员（急性创

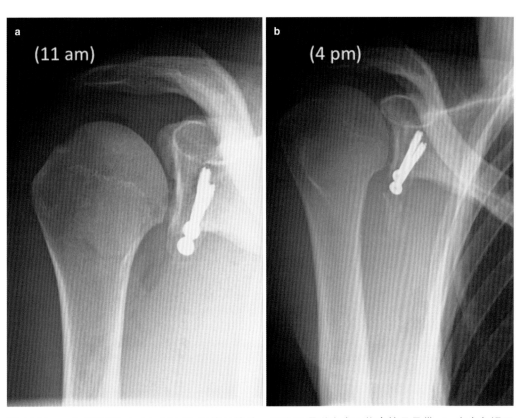

图 17.14　a. 左肩关节 Latarjet 术后 10 天的 X 线片。医生已嘱咐患者不能拿掉悬吊带；b. 患者忽视了医生的建议，并马上尝试进行屈肘抗阻力活动。在他最后一次练习 5 小时后，回到了医院。X 线片显示，移植的喙突骨块由于肱二头肌短头的收缩而被拉出

伤性脱位）中更为常见。后一类运动员在自然病程中有复发的危险因素，因此会在 ISIS 评分中获得高分值，这也导致对此类运动员通常推荐采用 Latarjet 手术。

Cho 等报道，以关节镜稳定手术治疗的 29 名运动员中，总复发率为 17%，其中参加非碰撞类运动的运动员复发率为 7%、碰撞类运动员复发率为 29%[105]。然而，该报道中部分病例用缝合锚钉修复，而另外一部分病例修复用的是已经被证明效果欠佳的平头钉。与此类似的是，Owens 等报道接受生物可吸收钉治疗的 40 名运动员中，初次脱位后关节镜稳定手术的脱位复发率为 14%[106]。另一方面，Burkhart 和 DeBeer 证实，即使在参加接触类运动的运动员中，可接受的复发率（在他们的病例系列中是 6.5%）能通过应用缝合锚钉的关节镜修复来实现[25]。虽然如此，当关节盂骨缺损 > 25%，或有大的 Hill-Sachs 病变时，参加接触类运动的运动员复发率高达 89%。因此，对于参加碰撞类运动的运动员来说，评估骨质缺损程度是最重要的。事实上，在这个人群中，作者采取 Latarjet 手术的指征是关节盂骨缺损 20%（在某些情况下甚至更低）。

参·考·文·献

1. Romeo AA, Cohen BS, Carreira DS. Traumatic anterior shoulder instability. Orthop Clin North Am. 2001;32(3):399–409.

2. Goss TP. Anterior glenohumeral instability. Orthopedics. 1988;11(1):87–95.

3. Owens BD, Agel J, Mountcastle SB, Cameron KL, Nelson BJ. Incidence of glenohumeral instability in collegiate athletics. Am J Sports Med. 2009;37(9): 1750–4. doi:10.1177/0363546509334591.

4. Owens BD, Dickens JF, Kilcoyne KG, Rue JP. Management of mid-season traumatic anterior shoul der instability in athletes. J Am Acad Orthop Surg. 2012;20(8):518–26. doi:10.5435/JAAOS-20-08-518.

5. Edwards TB, Boulahia A, Walch G. Radiographic analysis of bone defects in chronic anterior shoulder instability. Arthroscopy. 2003;19(7):732–9.

6. Gleyze P, Habermeyer P. Arthroscopic aspects and chronologic outcome of lesions of the labro-ligament complex in post-traumatic antero-inferior instability of the shoulder. A prospective study of 91 cases. Rev Chir Orthop Reparatrice Appar Mot. 1996;82(4): 288–98.

7. Headey J, Brooks JH, Kemp SP. The epidemiology of shoulder injuries in English professional rugby union. Am J Sports Med. 2007;35(9):1537–43. doi:10.1177/0363546507300691.

8. Meller R, Krettek C, Gosling T, Wahling K, Jagodzinski M, Zeichen J. Recurrent shoulder instabil ity among athletes: changes in quality of life, sports activity, and muscle function following open repair. Knee Surg Sports Traumatol Arthrosc. 2007;15(3):295–304. doi:10.1007/s00167-006-0114-x.

9. Hovelius L, Sandstrom B, Saebo M. One hundred eighteen Bristow-Latarjet repairs for recurrent anterior dislocation of the shoulder prospectively followed for fifteen years: study Ⅱ-the evolution of dislocation arthropathy. J Shoulder Elbow Surg. 2006;15(3):279–89. doi:10.1016/j.jse.2005.09.014.

10. Boileau P, Mercier N, Roussanne Y, Thelu CE, Old J. Arthroscopic Bankart-Bristow-Latarjet procedure: the development and early results of a safe and reproductible technique. Arthroscopy. 2010;26(11):1434–50. doi:10.1016/j.arthro.2010.07.011.

11. Lafosse L, Boyle S, Gutierrez-Aramberri M, Shah A, Meller R. Arthroscopic latarjet procedure. Orthop Clin North Am. 2010;41(3):393–405. doi:10.1016/j. ocl.2010.02.004.

12. Morgan CD, Bodenstab AB. Arthroscopic Bankart suture repair: technique and early results. Arthroscopy. 1987;3(2):111–22.

13. Wolf EM, Arianjam A. Hill-Sachs remplissage, an arthroscopic solution for the engaging Hill-Sachs lesion: 2- to 10-year follow-up and incidence of recurrence. J Shoulder Elbow Surg. 2013. doi:10.1016/j.jse.2013.09.009.

14. Bankart AS. Recurrent or habitual dislocation of the shoulder-joint. Br Med J. 1923;2(3285):1132–3.

15. Neviaser TJ. The anterior labroligamentous periosteal sleeve avulsion lesion:a cause of anterior instability of the shoulder. Arthroscopy. 1993;9(1):17–21.

16. Neviaser TJ. The GLAD lesion:another cause of anterior shoulder pain. Arthroscopy. 1993; 9(1):22–3.

17. Speer KP, Deng X, Borrero S, Torzilli PA, Altchek DA, Warren RF. Biomechanical evaluation of a simulated Bankart lesion. J Bone Joint Surg Am. 1994;76(12):1819–26.

18. Wolf EM, Cheng JC, Dickson K. Humeral avulsion of glenohumeral ligaments as a cause of anterior shoulder instability. Arthroscopy. 1995;11(5):600–7.

19. Bigliani LU, Pollock RG, Soslowsky LJ, Flatow EL, Pawluk RJ, Mow VC. Tensile properties of the inferior glenohumeral ligament. J Orthop Res. 1992;10(2):187–97. doi:10.1002/jor.1100100205.

20. Habermeyer P, Gleyze P, Rickert M. Evolution of lesions of the labrum-ligament complex in posttraumatic anterior shoulder instability:a prospective study. J Shoulder Elbow Surg. 1999;8(1):66–74.

21. Urayama M, Itoi E, Sashi R, Minagawa H, Sato K. Capsular elongation in shoulders with recurrent anterior dislocation. Quantitative assessment with magnetic resonance arthrography. Am J Sports Med. 2003;31(1):64–7.

22. Burkart AC, Debski RE. Anatomy and function of the glenohumeral ligaments in anterior shoulder instability. Clin Orthop Relat Res. 2002;400:32–9.

23. Grifith JF, Antonio GE, Yung PS, Wong EM, Yu AB, Ahuja AT, Chan KM. Prevalence, pattern, and spectrum of glenoid bone loss in anterior shoulder dislocation:CT analysis of 218 patients.

AJR Am J Roentgenol. 2008;190(5):1247–54. doi:10.2214/AJR.07.3009.

24. Buscayret F, Edwards TB, Szabo I, Adeleine P, Coudane H, Walch G. Glenohumeral arthrosis in anterior instability before and after surgical treatment:incidence and contributing factors. Am J Sports Med. 2004;32(5):1165–72. doi:10.1177/0363546503262686.

25. Burkhart SS, De Beer JF. Traumatic glenohumeral bone defects and their relationship to failure of arthroscopic Bankart repairs:significance of the inverted-pear glenoid and the humeral engaging Hill-Sachs lesion. Arthroscopy. 2000;16(7):677–94.

26. Burkhart SS, Debeer JF, Tehrany AM, Parten PM. Quantifying glenoid bone loss arthroscopically in shoulder instability. Arthroscopy. 2002;18(5):488–91. doi:10.1053/jars.2002.32212.

27. DiGiacomo G, Itoi E, Burkhart S. Evolving concept of the Hill-Sachs lesion:from "engaging/non-engaging"lesion to "on-track/off-track" lesion. Arthroscopy. http://dx.doi.org/10.1016/j.arthro.2013.10.004.

28. Antonio GE, Griffith JF, Yu AB, Yung PS, Chan KM, Ahuja AT. First-time shoulder dislocation: high prevalence of labral injury and age-related differences revealed by MR arthrography. J Magn Reson Imaging. 2007;26(4):983–91. doi:10.1002/jmri.21092.

29. Itoi E, Tabata S. Rotator cuff tears in anterior dislocation of the shoulder. Int Orthop. 1992;16(3):240–4.

30. Haller S, Cunningham G, Lädermann A, Hofmeister J, Van De Ville D, Lovblad KO, Hoffmeyer P. Shoulder apprehension impacts large-scale functional brain networks. AJNR Am J Neuroradiol. 2013. doi:10.3174/ajnr.A3738.

31. Boileau P, Zumstein M, Balg F, Penington S, Bicknell RT. The unstable painful shoulder (UPS) as a cause of pain from unrecognized anteroinferior instability in the young athlete. J Shoulder Elbow Surg. 2011;20(1):98–106. doi:10.1016/j.jse.2010.05.020.

32. Patte D, Bernageau J, Rodineau J, Gardes JC. Unstable painful shoulders (author's transl). Rev Chir Orthop Reparatrice Appar Mot. 1980;66(3):157–65.

33. Patel MR, Pardee ML, Singerman RC. Intrathoracic dislocation of the head of the humerus. J Bone Joint Surg Am. 1963;45:1712–4.

34. Wirth MA, Jensen KL, Agarwal A, Curtis RJ, Rockwood Jr CA. Fracture-dislocation of the proximal part of the humerus with retroperitoneal displacement of the humeral head. A case report. J Bone Joint Surg Am. 1997;79(5):763–6.

35. Gerber C, Hersche O, Farron A. Isolated rupture of the subscapularis tendon. J Bone Joint Surg Am. 1996;78(7):1015–23.

36. Barth JR, Burkhart SS, De Beer JF. The bear-hug test: a new and sensitive test for diagnosing a subscapularis tear. Arthroscopy. 2006;22(10):1076–84. doi:10.1016/j.arthro.2006.05.005.

37. Jobe FW, Jobe CM. Painful athletic injuries of the shoulder. Clin Orthop Relat Res. 1983;173:117–24.

38. Liotard J, Walch G. Test de Jobe. Recherche d'une atteinte du tendon supraépineux. In: Rodineau J, editor. 33 tests incontournables en traumatologie du sport, vol 1 L'épaule. Paris: Éd. scientifiques; 2009.

39. Cook C, Beaty S, Kissenberth MJ, Siffri P, Pill SG, Hawkins RJ. Diagnostic accuracy of five orthopedic clinical tests for diagnosis of superior labrum anterior posterior (SLAP) lesions. J Shoulder Elbow Surg. 2012;21(1):13–22. doi:10.1016/j.jse.2011.07.012.

40. Gerber C, Terrier F, Ganz R. The Trillat procedure for recurrent anterior instability of the shoulder. J Bone Joint Surg Br. 1988;70(1):130–4.

41. Walch G, Agostini JY, Levigne C, Nove-Josserand L. Recurrent anterior and multidirectional instability of the shoulder. Rev Chir Orthop Reparatrice Appar Mot. 1995;81(8):682–90.

42. Gagey OJ, Gagey N. The hyperabduction test. J Bone Joint Surg Br. 2001;83(1):69–74.

43. Bloom MH, Obata WG. Diagnosis of posterior dislocation of the shoulder with use of Velpeau axillary and angle-up roentgenographic views. J Bone Joint Surg Am. 1967;49(5):943–9.

44. Bernageau J, Patte D, Debeyre J, Ferrane J. Value of the glenoid profile in recurrent luxations of the shoulder. Rev Chir Orthop Reparatrice Appar Mot. 1976;62 Suppl 2:142–7.

45. Cunningham G, Lädermann A, Guerne PA. Large paralabral cyst in the axilla. Joint Bone Spine. 2012. doi:10.1016/j.jbspin.2012.06.004.

46. Samilson R, Prieto V. Dislocation arthropathy of the shoulder. J Bone Joint Surg Am. 1983;65:456–60.

47. de Laat EA, Visser CP, Coene LN, Pahlplatz PV, Tavy DL. Nerve lesions in primary shoulder dislocations and humeral neck fractures. A prospective clinical and EMG study. J Bone Joint Surg Br. 1994;76(3):381–3.

48. Brown FW, Navigato WJ. Rupture of the axillary artery and brachial plexus palsy associated with anterior dislocation of the shoulder. Report of a case with successful vascular repair. Clin Orthop Relat Res. 1968;60:195–9.

49. Clotteau JE, Premont M, Mercier V. A simple procedure for reducing dislocations of the shoulder without anaesthesia (author's transl). Nouv Presse Med. 1982;11(2):127–8.

50. Janecki CJ, Shahcheragh GH. The forward elevation maneuver for reduction of anterior dislocations of the shoulder. Clin Orthop Relat Res. 1982;164:177–80.

51. Kocher T. Eine neue Reductionsmethode für Schulterverrenkung. Berl Klin. 1870;7:101–5.

52. Lacey 2nd T, Crawford HB. Reduction of anterior dislocations of the shoulder by means of the Milch abduction technique. J Bone Joint Surg Am. 1952;34-A(1):108–9.

53. Lippert 3rd FG. A modification of the gravity method of reducing anterior shoulder dislocations. Clin Orthop Relat Res. 1982;165:259–60.

54. Manes HR. A new method of shoulder reduction in the elderly. Clin Orthop Relat Res. 1980;147:200–2.

55. Milch H. Treatment of dislocation of the shoulder. Surgery. 1938;3:732–40.

56. Mirick MJ, Clinton JE, Ruiz E. External rotation method of shoulder dislocation reduction. JACEP. 1979;8(12):528–31.

57. Parisien VM. Shoulder dislocation:an easier method of reduction. J Maine Med Assoc. 1979;70(3):102.

58. Waldron V. Dislocated shoulder reduction—a simple method that is done without assistants. Orthop Rev. 1982;11:105–6.

59. Murray IR, Ahmed I, White NJ, Robinson CM. Traumatic anterior shoulder instability in the athlete. Scand J Med Sci Sports. 2013;23(4):387–405. doi:10.1111/j.1600-0838.2012.01494.x.

60. Hovelius L, Augustini BG, Fredin H, Johansson O, Norlin R,

Thorling J. Primary anterior dislocation of the shoulder in young patients. A ten-year prospective study. J Bone Joint Surg Am. 1996;78(11):1677–84.

61. te Slaa RL, Brand R, Marti RK. A prospective arthroscopic study of acute first-time anterior shoulder dislocation in the young: a five-year follow-up study. J Shoulder Elbow Surg. 2003;12(6):529–34. doi:10.1016/S1058274603002180.

62. Taylor DC, Arciero RA. Pathologic changes associated with shoulder dislocations. Arthroscopic and physical examination findings in first-time, traumatic anterior dislocations. Am J Sports Med. 1997;25(3):306–11.

63. Marans HJ, Angel KR, Schemitsch EH, Wedge JH. The fate of traumatic anterior dislocation of the shoulder in children. J Bone Joint Surg Am. 1992;74(8):1242–4.

64. Henry JH, Genung JA. Natural history of glenohumeral dislocation–revisited. Am J Sports Med. 1982;10(3):135–7.

65. Postacchini F, Gumina S, Cinotti G. Anterior shoulder dislocation in adolescents. J Shoulder Elbow Surg. 2000;9(6):470–4. doi:10.1067/mse.2000.108385.

66. Simonet WT, Cofield RH. Prognosis in anterior shoulder dislocation. Am J Sports Med. 1984; 12(1):19–24.

67. Robinson CM, Howes J, Murdoch H, Will E, Graham C. Functional outcome and risk of recurrent instability after primary traumatic anterior shoulder dislocation in young patients. J Bone Joint Surg Am. 2006;88(11):2326–36. doi:10.2106/JBJS.E.01327.

68. Handoll HH, Almaiyah MA, Rangan A. Surgical versus non-surgical treatment for acute anterior shoulder dislocation. Cochrane Database Syst Rev. 2004;1, CD004325. doi:10.1002/14651858. CD004325.pub2.

69. Balg F, Boileau P. The instability severity index score. A simple pre-operative score to select patients for arthroscopic or open shoulder stabilisation. J Bone Joint Surg Br. 2007;89(11):1470–7. doi:10.1302/0301-620X.89B11.18962.

70. Rouleau DM, Hebert-Davies J, Djahangiri A, Godbout V, Pelet S, Balg F. Validation of the instability shoulder index score in a multicenter reliability study in 114 consecutive cases. Am J Sports Med. 2013;41(2):278–82. doi:10.1177/0363546512470815.

71. Boileau P, Villalba M, Hery JY, Balg F, Ahrens P, Neyton L. Risk factors for recurrence of shoulder instability after arthroscopic Bankart repair. J Bone Joint Surg Am. 2006;88(8):1755–63. doi:10.2106/ JBJS.E.00817.

72. Witney-Lagen C, Perera N, Rubin S, Venkateswaran B. Fewer anchors achieves successful arthroscopic shoulder stabilization surgery: 114 patients with 4 years of follow-up. J Shoulder Elbow Surg. 2013. doi:10.1016/j.jse.2013.08.010.

73. Rowe CR, Patel D, Southmayd WW. The Bankart procedure: a long-term end-result study. J Bone Joint Surg Am. 1978;60(1):1–16.

74. Wolf EM. Arthroscopic capsulolabral repair using suture anchors. Orthop Clin North Am. 1993;24(1):59–69.

75. Cole BJ, Romeo AA. Arthroscopic shoulder stabilization with suture anchors:technique, technology, and pitfalls. Clin Orthop Relat Res. 2001;390:17–30.

76. Harris JD, Gupta AK, Mall NA, Abrams GD, McCormick FM, Cole BJ, Bach Jr BR, Romeo AA, Verma NN. Long-term outcomes after Bankart shoulder stabilization. Arthroscopy. 2013;29(5):920–33. doi:10.1016/j.arthro.2012.11.010.

77. Connolly J. Humeral head defects associated with shoulder dislocations. In:American Academy of Orthopaedic Surgeons. Instructional course lectures. St. Louis:Mosby; 1972. p 42–54.

78. Boileau P, O'Shea K, Vargas P, Pinedo M, Old J, Zumstein M. Anatomical and functional results after arthroscopic Hill-Sachs remplissage. J Bone Joint Surg Am. 2012;94(7):618–26. doi:10.2106/ JBJS.K.00101.

79. Yamamoto N, Itoi E, Abe H, Minagawa H, Seki N, Shimada Y, Okada K. Contact between the glenoid and the humeral head in abduction, external rotation, and horizontal extension:a new concept of glenoid track. J Shoulder Elbow Surg. 2007;16(5):649–56. doi:10.1016/j.jse.2006.12.012.

80. Patte D, Debeyre J. Luxations récidivantes de l'épaule. Tech Chir Orthop. 1980;44265:44–52. Encycl Med Chir Paris.

81. Lädermann A, Lubbeke A, Stern R, Cunningham G, Bellotti V, Gazielly DF. Risk factors for dislocation arthropathy after Latarjet procedure:a long-term study. Int Orthop. 2013. doi:10.1007/s00264-013-1848-y.

82. Walch G, Boileau P. Latarjet-Bristow procedure for recurrent anterior instability. Tech Shoulder Elbow Surg. 2001;1:256–61.

83. Joshi MA, Young AA, Balestro JC, Walch G. The Latarjet-Patte procedure for recurrent anterior shoulder instability in contact athletes. Clin Sports Med. 2013;32(4):731–9. doi:10.1016/j.csm.2013.07.009.

84. Boileau P, Mercier N, Old J. Arthroscopic Bankart-Bristow-Latarjet (2B3) procedure:how to do it and tricks to make it easier and safe. Orthop Clin North Am. 2010;41(3):381–92. doi:10.1016/j.ocl.2010.03.005.

85. Lafosse L, Lejeune E, Bouchard A, Kakuda C, Gobezie R, Kochhar T. The arthroscopic Latarjet procedure for the treatment of anterior shoulder instability. Arthroscopy. 2007;23(11):1242 e1241– 45. doi:10.1016/j.arthro.2007.06.008.

86. Nourissat G, Ciais G, Tiemtore R, Augouard S. Short term complications of arthrolatarjet. Paper presented at the Closed meeting. Madrid:SECEC/ ESSSE; 2013.

87. Yamamoto N, Muraki T, An KN, Sperling JW, Cofield RH, Itoi E, Walch G, Steinmann SP. The stabilizing mechanism of the Latarjet procedure:a cadaveric study. J Bone Joint Surg Am. 2013;95(15):1390–7. doi:10.2106/JBJS.L.00777.

88. Vavken P, Sadoghi P, Quidde J, Lucas R, Delaney R, Mueller AM, Rosso C, Valderrabano V. Immobilization in internal or external rotation does not change recurrence rates after traumatic anterior shoulder dislocation. J Shoulder Elbow Surg. 2013. doi:10.1016/j.jse.2013.07.037.

89. Itoi E, Hatakeyama Y, Sato T, Kido T, Minagawa H, Yamamoto N, Wakabayashi I, Nozaka K. Immobilization in external rotation after shoulder dislocation reduces the risk of recurrence. A randomized controlled trial. J Bone Joint Surg Am. 2007;89(10):2124–31. doi:10.2106/JBJS.F.00654.

90. Jaggi A, Lambert S. Rehabilitation for shoulder instability. Br J Sports Med. 2010;44(5):333–40. doi:10.1136/bjsm.2009.059311.

91. Hobby J, Griffin D, Dunbar M, Boileau P. Is arthroscopic surgery for stabilisation of chronic shoulder instability as effective as open surgery? A systematic review and meta-analysis of 62 studies including 3044 arthroscopic operations. J Bone Joint Surg Br. 2007;89(9):1188–96. doi:10.1302/ 0301-620X.89B9.18467.

92. Hovelius LK, Sandstrom BC, Rosmark DL, Saebo M, Sundgren KH, Malmqvist BG. Long-term results with the Bankart and Bristow-Latarjet procedures: recurrent shoulder instability and arthropathy. J Shoulder Elbow Surg. 2001;10(5):445–52. doi:10.1067/mse.2001.117128.

93. Walch G. The Walch-Duplay rating sheet for anterior instability of the shoulder. Paris: SECEC/ ESSSE; 1987. p. 51–5.

94. Ladermann A, Denard PJ, Burkhart SS. Injury of the suprascapular nerve during latarjet procedure: an anatomic study. Arthroscopy. 2012;28(3):316–21. doi:10.1016/j.arthro.2011.08.307.

95. Shah AA, Butler RB, Romanowski J, Goel D, Karadagli D, Warner JJ. Short-term complications of the Latarjet procedure. J Bone Joint Surg Am. 2012;94(6):495–501. doi:10.2106/JBJS.J.01830.

96. Clavert P, Lutz JC, Wolfram-Gabel R, Kempf JF, Kahn JL. Relationships of the musculocutaneous nerve and the coracobrachialis during coracoid abutment procedure (Latarjet procedure). Surg Radiol Anat. 2009;31(1):49–53. doi:10.1007/s00276-008-0426-2.

97. Allain J, Goutallier D, Glorion C. Long-term results of the Latarjet procedure for the treatment of anterior instability of the shoulder. J Bone Joint Surg Am. 1998;80(6):841–52.

98. Burkhart SS, De Beer JF, Barth JR, Cresswell T, Roberts C, Richards DP. Results of modified Latarjet reconstruction in patients with anteroinferior instability and significant bone loss. Arthroscopy. 2007;23(10):1033–41. doi:10.1016/j.arthro.2007.08.009.

99. Cassagnaud X, Maynou C, Mestdagh H. Clinical and computed tomography results of 106 Latarjet-Patte procedures at mean 7.5 year follow-up. Rev Chir Orthop Reparatrice Appar Mot. 2003;89(8): 683–92.

100. Collin P, Rochcongar P, Thomazeau H. Treatment of chronic anterior shoulder instability using a coracoid bone block (Latarjet procedure):74 cases. Rev Chir Orthop Reparatrice Appar Mot. 2007;93(2):126–32.

101. Bessiere C, Trojani C, Pelegri C, Carles M, Boileau P. Coracoid bone block versus arthroscopic Bankart repair:a comparative paired study with 5-year follow-up. Orthop Traumatol Surg Res. 2013;99(2):123–30. doi:10.1016/j.otsr.2012.12.010.

102. Chen Y, Guo Q, Pan X, Qin L, Zhang P. Smoking and impaired bone healing:will activation of cholinergic anti-inflammatory pathway be the bridge? Int Orthop. 2011;35(9):1267–70. doi:10.1007/s00264-011-1243-5.

103. Pountos I, Georgouli T, Calori GM, Giannoudis PV. Do nonsteroidal anti-inflammatory drugs affect bone healing? A critical analysis. Scientific World Journal. 2012;2012:606404. doi:10.1100/2012/606404.

104. Hovelius L, Saeboe M. Neer Award 2008: arthropathy after primary anterior shoulder dislocation–223 shoulders prospectively followed up for twenty-five years. J Shoulder Elbow Surg. 2009;18(3):339–47. doi:10.1016/j.jse.2008.11.004.

105. Cho NS, Hwang JC, Rhee YG. Arthroscopic stabilization in anterior shoulder instability: collision athletes versus noncollision athletes. Arthroscopy. 2006;22(9):947–53. doi:10.1016/j.arthro.2006.05.015.

106. Owens BD, DeBerardino TM, Nelson BJ, Thurman J, Cameron KL, Taylor DC, Uhorchak JM, Arciero RA. Long-term follow-up of acute arthroscopic Bankart repair for initial anterior shoulder dislocations in young athletes. Am J Sports Med. 2009;37(4):669–73. doi:10.1177/0363546508328416.

创伤性肩关节前方不稳定：骨性 Bankart 损伤 ——不同程度骨缺损的治疗

Laurent Lafosse, Simon Fogerty, and Claudio Rosso

18.1 引言

关节盂前方骨缺损往往与肩关节不稳定相关，也是手术后肩关节不稳定复发的主要原因之一[22]。盂肱关节骨性结构是不稳定的，主要体现在肱骨头和关节盂之间尺寸的不匹配。对于肩关节复发性不稳定的患者，尤其是运动员患者，如能早期诊断关节盂骨损伤，将有助于制定安全有效的手术或非手术方案[1]。骨性 Bankart 损伤是发生肩关节前脱位以后，出现的多种骨损伤中的一种。如果存在关节盂骨损失，肱骨头很容易在肩关节中度外展（30°~90°），轻中度外旋的情况下出现半脱位[1]。骨性 Bankart 损伤是复发性不稳定的易感因素[21]。Milano 等的一项研究显示，骨性 Bankart 损伤的存在与脱位的复发显著相关[22]。关节盂骨缺损的大小很难准确地测量。到目前为止，根据骨缺损大小来指导骨性 Bankart 损伤治疗的相关文献较少、证据不足。

随着关节镜器械和技术的发展，目前已可以实施关节镜下关节盂骨缺损和关节盂骨折的微创重建与固定。本章将重点阐述关节盂骨缺损对复发性肩关节不稳定的影响、关节盂骨缺损治疗的最新进展、相关的手术治疗技术。将有助于骨科医师处理这一临床病症[21]。

18.2 损伤机制与生物力学

肩关节脱位的一个具有挑战性的问题是，从初次受伤开始，骨折块就可能出现骨吸收。这意味着在进行骨折固定时，骨块可能比最初受伤时要小很多，以至于重新固定后仍无法恢复肩关节的稳定性[24]。Nakagawa 等认为，在初次创伤发生后的 1 年内，大多数骨折块吸收严重。他们建议，在关节镜检查前，

不仅要评估关节盂骨缺损情况，还要评估骨折块吸收情况[24]。Park 等报道，术后 3 个月时，骨折块比术前变小了[27]。然而，在术后 3 个月至术后 1 年的这段时间内，骨折块无明显吸收。他们推断，小骨块解剖复位并固定于盂唇是可行的[27]。

骨缺损的存在与脱位的复发有显著的相关性。骨缺损的大小与脱位的次数、距初次脱位的时间长短、是否参加体力劳动等密切相关[10, 22]。

在脱位频率高的患者中，骨性 Bankart 损伤也更为常见[10]。对于出现骨性 Bankart 损伤的年轻运动员来说，早期的手术治疗是很好的选择，可防止发生再次脱位[32]。

Jiang 等报道了骨块复位后用缝合锚钉固定的效果[13]。他们确定了骨折块复位愈合与术后盂肱关节稳定性之间的相关性。随访期间的 CT 复查显示，13.5% 的病例（5/37）出现骨折块的不愈合。4 例失败病例中，有 3 例重建的关节盂仍小于正常关节盂大小的 80%，但所有成功的病例均大于 80%。对于此类病例，关节镜下复位固定骨性 Bankart 损伤，可取得良好的疗效。他们推断，重建后关节盂的大小对于手术成功至关重要[13]。

Itoi 等研究了关节盂骨缺损对稳定性的影响，并确定如果关节盂骨缺损 > 21%，即使这已经是在进行 Bankart 修复术之后，也会导致肩关节不稳定[12]。另一项研究中，Gerber 等证实，如果关节盂骨缺损超过肩盂宽度的 50%，那么应力减少 30% 仍能使肩关节脱位[9]。还有一项研究显示，如果以关节盂 12 点钟的位置为 0°、6 点钟的位置为 180°，那么关节盂骨缺损的关键方位是 80°~100° 的位置[41]。随着上述研究结果的发表，采用骨移植治疗肩关节前方不稳定的临床指征不断修订。今天，基于以上的生物力学数据，对于骨缺损超过关节盂表面积 20%~25% 的患者，建议进

行骨重建[21]。

虽然本章主要涉及骨缺损，但关节盂周围软组织损伤的重要性也不应忽视，周围软组织的情况很大程度上影响着治疗方案的制定。影像学资料方面，CT可能对评估骨损伤和盂唇有帮助，MRI 对评估韧带组织更合适。

18.3 分类

肩关节前方不稳定的关节盂缺损有几种不同的分类方法。

Bigliani 等将关节盂骨缺损分为 3 种类型，类型Ⅰ为撕脱性骨折但关节囊仍然附着；类型Ⅱ为骨折块愈合不良且内侧移位；类型Ⅲ为关节盂局部骨质完全缺损（类型ⅢA 是参照关节盂直径，骨缺损 < 25%；类型ⅢB 是参照关节盂直径，骨缺损 > 25%）[2]。Itoi 等按照骨缺损占关节盂周长的百分比，将关节盂骨缺损分级为 9%、21%、34% 和 46%。他们发现，21%的骨缺损是显著增加前方不稳定的一个阈值。然而，他们也发现，如果已经实施过了 Bankart 修复术，那么此阈值意味着更严重的骨质丢失[12]。Gerber 和 Nyffeler 提出了另一种描述静态和动态不稳定的分类方法。但如果 Bankart 修复术足以处理不同大小的关节盂骨块，那么这种分类方法对于治疗方案的选择似乎没有什么帮助。

需要注意的是，不稳定不仅取决于骨缺损还取决于骨缺损的位置。右肩关节盂在 2∶30~3∶30 的位置，也就是 80°~100° 的位置，是发生肩关节前方不稳定的关键方位[41]。这也支持了之前三维成像研究的结果：肩关节复发性脱位患者中，关节盂骨缺损的平均方位是 3 点钟方向[34]。

18.4 必要的影像学检查

首先拍摄 X 线片，包括肩关节前后 X 线片、Bernageau 片（关节盂侧位片）、腋位片（图 18.1~ 图 18.3）、肩胛骨 Y 位片。但如果对是否存在骨缺损有任何的怀疑，就应该进一步做 CT 或 MRI 扫描[1]。

在治疗肩关节不稳定时，需要给初次脱位的患者提供不同的治疗方案以获得最佳的疗效。肩关节脱位后，MRI 扫描对于发现病变很有用。一项研究中[35]，58 例肩关节创伤性前脱位的患者，在闭合复位 2 周后接受了 MRI 检查。初次脱位后关节内的积血或积液，可被当作"造影剂"来鉴别 MRI 中显示

的病变。在之后 8 年多的随访中，磁共振检查的结果与肩关节功能、稳定性、Rowe 评分、西安大略肩不稳定指数（WOSI）进行了相关性分析。除了年龄 30 岁以上这个因素外，MRI 显示的骨性 Bankart 损伤也是初次脱位后肩关节功能和稳定性的重要预后因素。MRI 发现的关节盂边缘骨折，只有 60% 能在 X 线片上显示出来[35]。

由于上述原因，目前有一个研究项目正在对肩关

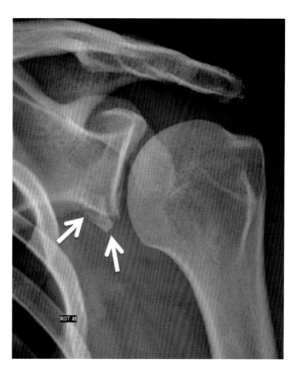

图 18.1　标准的前后位 X 线片显示巨大的骨性 Bankart 损伤（白色箭头）

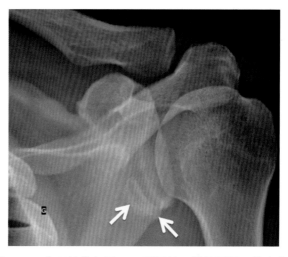

图 18.2　此 X 线片与图 18.1 所示的 X 线片同属一位患者。可以看到巨大的骨性 Bankart 损伤（白色箭头）

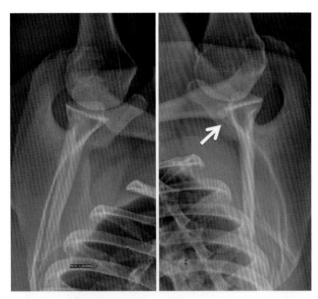

图 18.3 此图是 Bernageau 和腋位片，充分显示了关节盂的前部和后部。白色箭头显示了内移的巨大 Bankart 损伤（与图 18.1 和图 18.2 同属一位患者）。在骨块已吸收的情况下，可用来评估关节盂骨缺损

节脱位后的患者进行应力位肩关节 MRI 检查，以确定前向移动的阈值。这项研究中，用 20 N 的力向前方拉肱骨，上肢的重量通过杠杆系统来抵消。MRI 与三维重建后，测试关节盂和肱骨之间的平移量。该系统曾在健康受试者中得到验证，现在用来分析肩关节脱位的患者。

准确地测量骨缺损的大小需要先进的影像设备。虽然普遍认为 CT 可更准确地估计骨折块（图 18.4），但最近一项对 18 具尸体肩关节的研究表明，MRI 与 CT、三维 CT 相比，准确度相似[11]。然而，这项研究的缺点是，尸体肩关节周围没有软组织，这使得骨骼和盂唇关节囊复合体之间的分辨变得困难。另一项研究分析了三维影像中显示的关节盂骨缺损与关节镜检查结果的关联性。关节镜检查时使用探针来测量前后

径。作者发现的灵敏度达 92.7% 和特异性达 77.8%。目前，三维 CT 中的"圆周法"似乎仍然是术前评估关节盂骨缺损的金标准[37]。圆周法就是计算两个面积的百分比。环绕关节盂做一个圆（圆的面积为面积 A），此圆的边缘经过关节盂上下缘。骨折块的面积（面积 B）用徒手测量工具估算。骨缺损的百分比是面积 B 与面积 A 的比值。然而，这一方法并未将骨折块的位置考虑在内。

术前应排除 Hill-Sachs 损伤。如果存在 Hill-Sachs 损伤，就应根据 Yamamoto 等推荐的方法来估算关节盂轨迹。如果 Hill-Sachs 损伤太偏内侧，就可能咬合了[42]。关节盂轨迹定义为关节盂宽度的 84%，这意味着关节盂骨缺损对关节盂轨迹有重要影响。

作者的首选方法是通过术前三维 CT 的横断面影像，来评估关节盂前部的骨缺损。然而，需要强调的是，即使通过三维扫描，骨折块大小也常被低估，这一点在制定手术方案时应考虑在内。

CT 对评估骨质和盂唇损伤有帮助，MRI 对评估韧带结构更适合。手术方案依赖于对韧带组织与骨缺损情况的评估。否则可能只有在关节镜检查时，外科医生才会意识到韧带已经严重损伤需要进行骨重建。

18.5 特异性临床与关节镜下表现

首先，要注意患者全面、特异的病史。应记录年龄、性别、工作、运动类型（接触与非接触）、运动水平（竞技性或娱乐性）等信息。然后应记录肩关节脱位的细节，包括脱位的次数、脱位的方向、肩关节的复位（患者本人复位、医生复位、医生在手术室复位），以及肩关节手术史。

以上所述的因素对于确定患者的需求和评估损伤的严重程度是很重要的（手术室复位表明存在伴发 Hill-Sachs 损伤和严重的关节盂骨缺损）。

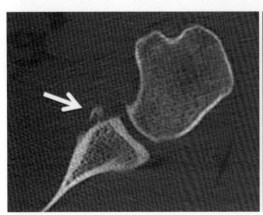
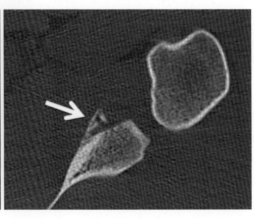

图 18.4 显示的是中等大小（＞5 mm）的骨性 Bankart 损伤（箭头）。请注意这两张 CT 片显示的病变大小的差异。内移的骨块已经骨愈合，因此不适合实施简单的 Bankart 修复术。此外，骨性 Bankart 损伤占关节盂宽度的 25% 以上

临床上，需检查肩关节活动范围，包括肩关节 90° 外展时的内旋活动范围和外旋活动范围。大多数患者会抱怨肩关节 90° 外展时对外旋活动的恐惧感。恐惧试验不仅要在肩外展 90° 时测试，也要在肩关节 0° 和 140° 外展时测试。Gagey 试验能评估盂肱下韧带的松弛 [8]。肩袖完整性可通过 Jobe 试验（冈上肌）、palm-up 试验（冈下肌）和 belly-press 试验（肩胛下肌）来评估。

一旦有手术指征，可在"沙滩椅"体位上实施关节镜手术。手术适应证请参见下文。

采用双入路评估关节盂骨缺损：关节镜置于后入路（图 18.5 和图 18.6），肩袖间隙入路作为操作入路。首先，对伴随的病变进行诊断性关节镜检查，如盂唇撕裂、SLAP 损伤、肱二头肌长头腱损伤、肩袖损伤、Hill-Sachs 损伤、HAGL 损伤（喙肱韧带撕裂）。最好通过正位视角来检查关节盂。检查关节盂前方，确定是否存在 ALPSA 损伤（前盂唇韧带骨膜袖状撕脱伤）[25, 26]。"倒梨形"关节盂的存在，表明关节盂宽度至少减少了 25%~27% [20]。在肩袖间隙入路放入探针，按照 Burkart 等的建议，在裸区的高度，测量关节盂骨缺损的百分比 [4]。为了更好地评估病变，可使用交换棒将关节镜置入肩袖间隙入路来检查（图 18.7）。

18.6 治疗选择

传统上，所有患者都需要先进行一段时间的非手术治疗；然而，对于年轻的运动员患者，早期手术治疗可能更有益 [7]。

手术适应证应基于病史、体格检查、影像学检查、关节镜检查等。

18.6.1 非手术治疗

经全面的询问病史、体格检查、影像学检查，如骨折块小且无明显移位，可尝试选择非手术治疗，即将患侧手臂悬吊于内旋位置上。最近的一项 meta 分析显示，患侧手臂不应悬吊于外旋位 [40]。对于大多数病例，肩关节创伤性前脱位以后，如果存在骨折块，应进行手术治疗。

18.6.2 手术治疗

开放性和关节镜的手术方法都已应用于临床。最近的研究显示，关节镜下软组织手术的效果与传统开放手术的效果类似 [5]。

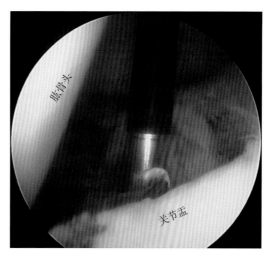

图 18.5　后入路观察关节盂前方。似乎无骨性 Bankart 损伤，只需要修复软组织（与图 18.4 同属一位患者）

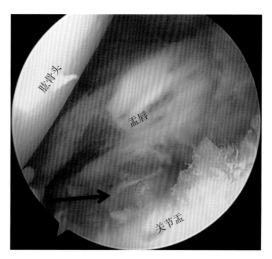

图 18.6　与图 18.5 相同，从后入路进一步检查。可见大的 Bankart 损伤骨块（黑色箭头）。骨块大小在术中很容易被低估

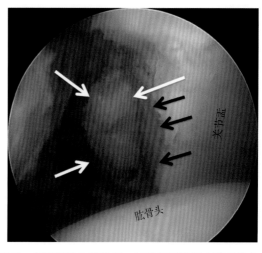

图 18.7　肩袖间隙入路视图。清理后显露出内移且骨愈合的骨性 Bankart 损伤（白色箭头）。黑色箭头显示关节盂骨缺损

双排缝合是关节镜治疗肩关节不稳患者骨性Bankart损伤的一项新技术。这一技术是在关节镜下采用缝合锚钉修复固定骨性Bankart损伤的骨块。它应用了创新的褥式缝合、稳定的固定方式，将骨折块挤压到骨床上，并更好地恢复了关节盂前缘的骨结构，从而可改善骨性愈合[45]。Lafosse等描述了采用缝合锚钉进行双排缝合的Cassiopeia技术[16]。这种技术的主要优点是具有强大组织抓持力的W形结构。

尽管与软组织病变相比，小的骨缺损相对来说比较少见，但在肩关节不稳定的治疗中，它们依然非常重要。较小的骨缺损可以用关节镜治疗，但较大的骨缺损通常需要开放手术来防止不稳定复发[5]。多项研究表明，对于急性创伤所致的关节盂小骨折块，在急性期实施关节镜软组织修复术能取得手术的成功[5, 28, 29, 32]。Park等的研究显示，术后1年CT随访，小的Bankart骨块已经愈合而未被吸收，软组织也重新附着愈合[27]。Bankart修复术联合Remplissage手术已经在前一章中阐述，本章不再赘述。

如图18.7和图18.8所示，对于更大的骨块和创伤后超过3周的小骨块，采用软组织修复术就不适合，常常会导致手术失败[5, 6, 24, 28]。这可能由于软组织条件差或修复过程中未能处理伴发的损伤（比如ALPSA或HAGL损伤）[19, 26, 31]。

Kim等发表了一项关于关节镜修复的研究。他们对于骨性Bankart损伤小于关节盂宽度25%的患者，根据缺损大小来指导关节镜修复[15]。对于小的缺损（< 12.5%），采用缝合锚钉进行关节囊与盂唇的修复，并且不切除骨块。对于中度缺损（12.5%~25%），解剖复位骨块后采用缝合锚钉进行固定，并在术后用CT来评估复位是否充分。他们比较了手术前后的VAS疼痛评分和改良Rowe评分，并对术后复发率进行了分析。他们得出的结论是，对于小的骨性Bankart损伤，仅修复关节囊盂唇组织就足够了。然而，对于中度损伤，应重建关节盂骨性结构，以更好地改善功能和减轻疼痛[15]。

最近的一项生物力学研究表明，肩关节38%~49%的稳定性是由关节盂的骨性结构所提供[43]。这就是很多学者更喜欢用Latarjet、Bristow，或者游离骨移植技术来重建关节盂骨结构的原因[3, 18, 21, 23, 36, 38, 42, 44]。在过去的5年里，包括Latarjet或Bristow技术在内的全关节镜下骨移植技术，绝大多数源自法国（图18.9~图18.11）[3, 18]。这些技术将骨移植的优点和关节镜微创的优点结合在一起[17]。

其他罕见的适应证是，肩关节脱位后关节盂存在单一骨折块。在这种情况下，如果骨折碎片足够大，可以在急性期使用空心螺钉来复位固定骨折块[14, 28]。

18.7 作者首选的治疗方案

作者的治疗建议见图18.12。

下列情况下，作者实施关节镜Bankart修复术：

- 盂唇完整的孤立Bankart损伤
- 良好的软组织条件

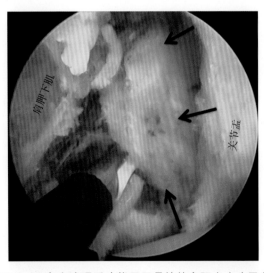

图18.8　只有在清理后才能显示骨块的实际大小（黑色箭头）（与图18.6同属一位患者）

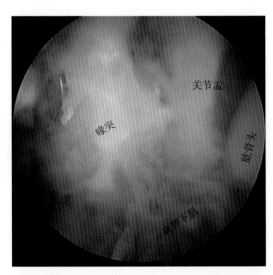

图18.9　此图显示，喙突已经移位到关节盂前缘，形成骨性阻挡。同时，可看到肩胛下肌肌腱与联合肌腱（左下角）形成的吊索效应

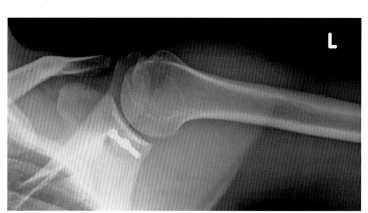
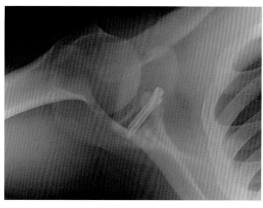

图 18.10　这张术后 6 个月的 X 线片，很好地显示了螺钉的位置（与图 18.4、图 18.5、图 18.7 和图 18.11 同属一位患者）

图 18.11　这张腋位片显示了关节盂前部的移植骨块。可观察到螺钉与关节盂平行（与图 18.4、图 18.5、图 18.7 和图 18.10 同属一位患者）

- 没有其他损伤，如 HAGL、ALPSA 损伤等
- 无明显的关节盂骨缺损或肱骨头骨缺损（Hill–Sachs 损伤）；或者关节盂骨折块能用于关节盂重建

反过来，如果存在上面提到的软组织损伤，且关节盂骨块足够大，那么仅仅修复软组织是不够的。举个例子，对于骨缺损小但伴发韧带撕裂的患者，就应该实施骨阻挡手术，包括关节盂的骨移植手术。本文作者最喜欢的技术是由他们于 2007 年首次提出的全关节镜下 Latarjet 手术[18]。这一术式临床疗效优异。作者即将发表的平均 6 年的随访研究显示，术后复发率低达 1.6%，平均 WOSI 指数高达 9.4。这一技术已经发展多年，本章的作者将于今年发表此技术的新进展[33]。

18.8　术后康复

Bankart 损伤修复术后，肩关节应在内旋位固定 6 周。外旋固定不能产生益处[40]。然后开始活动度练习，并根据患者功能锻炼的进度，大概从第 8 周开始进行强化锻炼。通常术后 3~6 个月才能恢复体育运动，具体时间需依据运动类型。作者最近的一项研究发现，竞技运动员比娱乐型运动员更快地恢复到术前运动水平，男性运动员比女性运动员的恢复速度要快[10]。这可能由于精英级运动员和男性运动员更容易获得理疗。

骨性重建术后，由于使用了螺钉固定，肩关节结构更加稳定，则可以加快康复进程。患侧上肢颈腕

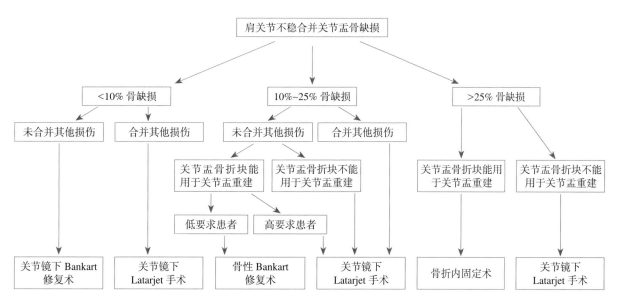

图 18.12　根据骨缺损大小来指导骨性 Bankart 损伤的治疗

带悬吊约 5 天。随后开始活动度练习。完全的骨愈合一般需要 3 个月。通常术后 2~3 个月时，患者可恢复运动。

18.9 运动员治疗的优点、难点、并发症和经验

18.9.1 优点

全关节镜下 Latarjet 手术的优点是三重阻挡效应[43]，同时结合了关节镜手术瘢痕小、美观的优点。三重阻挡效应包括重建的前盂唇、关节盂边缘的骨重建、肩胛下肌与联合腱吊索效应所提供的动态稳定性。如果对 Bankart 修复术后的稳定性存有疑虑，那么就应该实施关节镜下 Latarjet 手术。因此，在术前的门诊，医生就应该对患者进行相应的建议。

18.9.2 难点和并发症

关节镜下 Latarjet 手术有几个难点，因为它不是单纯的关节镜手术，而是肩关节前方的内镜手术。全关节镜下 Latarjet 手术只能由熟练掌握关节镜技术的外科医生，在全面熟悉周围血管、神经等结构后才能实施。根据 Lafosse 最近的报道，术中可能会遇到几个难点[33]。第一，正确建立骨移植的前内侧入路很困难，但这可通过学习来掌握。由于神经血管丛在胸小肌前方，所以实际上并没有多少危险。第二，30°关节镜会造成轻微的视觉扭曲。这可通过从多个入路观察移植物，来避免移植物放置不到位。第三，由于腋神经非常近，所以肩胛下肌的劈开是手术的十个步骤中最为关键的一环。为了避免损伤腋神经，应该沿着劈开的肩胛下肌寻找腋神经。正确的肩胛下肌劈开将确保喙突准确移位到关节盂上。第四，肌皮神经位于联合腱内侧、胸小肌下方，应引起重视。

并发症可能包括腋神经损伤以及移植物的不愈合或畸形愈合。除了感染外，移植物的不愈合或畸形愈合是罕见却影响最大的并发症。

18.9.3 治疗运动员的经验

本文作者在治疗精英级运动员方面有着丰富的经验。滑雪运动员、身体接触类项目的运动员以及其他专业人士，例如舞蹈家，都取得了非常好的疗效，并在术后获得了多种国际奖项。由于 2 年的随访显示 Bankart 修复术的失败率很高，所以对于精英级运动员和竞技运动员，全关节镜下 Latarjet 手术是首选的治疗方法[7, 30]。

参·考·文·献

1. Bhatia S, Ghodadra NS, Romeo AA, Bach BR, Verma NN, Vo ST, Provencher MT. The importance of the recognition and treatment of glenoid bone loss in an athletic population. Sports Health. 2011;3(5):435–40. doi:10.1177/1941738111414126.

2. Bigliani LU, Newton PM, Steinmann SP, Connor PM, McLlveen SJ. Glenoid rim lesions associated with recurrent anterior dislocation of the shoulder. Am J Sports Med. 1998;26(1):41–5.

3. Boileau P, Bicknell RT, El Fegoun AB, Chuinard C. Arthroscopic Bristow procedure for anterior instability in shoulders with a stretched or deficient capsule:the "belt-and-suspenders" operative technique and preliminary results. Arthroscopy. 2007; 23(6):593–601. doi:10.1016/j.arthro.2007.03.096.S0749-8063(07)00434-3 [pii].

4. Burkhart SS, Debeer JF, Tehrany AM, Parten PM. Quantifying glenoid bone loss arthroscopically in shoulder instability. Arthroscopy. 2002;18(5):488–91. doi:10.1053/jars.2002.32212.

5. Bushnell BD, Creighton RA, Herring MM. Bony instability of the shoulder. Arthroscopy. 2008;24(9):1061–73. doi:10.1016/j.arthro.2008.05.015.

6. Dumont GD, Russell RD, Robertson WJ. Anterior shoulder instability:a review of pathoanatomy, diagnosis and treatment. Curr Rev Musculoskelet Med. 2011;4(4):200–7. doi:10.1007/s12178-011-9092-9.

7. Elmlund AO, Kartus J, Rostgard-Christensen L, Sernert N, Magnusson L, Ejerhed L. A 7-year prospective, randomized, clinical, and radio-graphic study after arthroscopic Bankart reconstruction using 2 different types of absorbable tack. Am J Sports Med. 2009;37(10):1930–7. doi:10.1177/0363546509335197.

8. Gagey OJ, Gagey N. The hyperabduction test. J Bone Joint Surg Br. 2001;83(1):69–74.

9. Gerber C, Nyffeler RW. Classification of glenohumeral joint instability. Clin Orthop Relat Res. 2002;400:65–76.

10. Gerometta AC, Rosso C, Klouche S, Hardy P. Arthroscopic Bankart shoulder stabilization in athletes:return to sports and functional outcomes at 2 years mean follow-up. Knee Surg Sports Traumatol Arthrosc. 2014 Apr 22. [Epub ahead of print]. DOI 10.1007/s00167-014-2984-7.

11. Gyftopoulos S, Hasan S, Bencardino J, Mayo J, Nayyar S, Babb J, Jazrawi L. Diagnostic accuracy of MRI in the measurement of glenoid bone loss. AJR Am J Roentgenol. 2012;199(4):873–8. doi:10.2214/ AJR.11.7639.

12. Itoi E, Lee SB, Berglund LJ, Berge LL, An KN. The effect of a glenoid defect on anteroinferior stability of the shoulder after Bankart repair:a cadaveric study. J Bone Joint Surg Am. 2000;82(1):35–46.

13. Jiang CY, Zhu YM, Liu X, Li FL, Lu Y, Wu G. Do reduction and healing of the bony fragment really matter in arthroscopic bony bankart reconstruction?:a prospective study with clinical

and computed tomography evaluations. Am J Sports Med. 2013;41(11):2617–23. doi:10.1177/0363546513499304.

14. Kim KC, Rhee KJ, Shin HD. Arthroscopic three-point double-row repair for acute bony Bankart lesions. Knee Surg Sports Traumatol Arthrosc. 2009;17(1):102–6. doi:10.1007/s00167-008-0659-y.

15. Kim YK, Cho SH, Son WS, Moon SH. Arthroscopic repair of small and medium-sized bony bankart lesions. Am J Sports Med. 2014;42(1):86–94. doi:10.1177/0363546513509062.

16. Lafosse L, Baier GP, Jost B. Footprint fixation for arthroscopic reconstruction in anterior shoulder instability:the Cassiopeia double-row technique. Arthroscopy. 2006;22(2):231.e1–6. doi:10.1016/j. arthro.2005.11.008.

17. Lafosse L, Boyle S. Arthroscopic Latarjet procedure. J Shoulder Elbow Surg. 2010;19(2 Suppl):2–12. doi:10.1016/j.jse.2009.12.010.

18. Lafosse L, Lejeune E, Bouchard A, Kakuda C, Gobezie R, Kochhar T. The arthroscopic Latarjet procedure for the treatment of anterior shoulder instability. Arthroscopy. 2007;23(11):1242. e1–5. doi:10.1016/j.arthro.2007.06.008.

19. Lee BG, Cho NS, Rhee YG. Anterior labroligamentous periosteal sleeve avulsion lesion in arthroscopic capsulolabral repair for anterior shoulder instability. Knee Surg Sports Traumatol Arthrosc. 2011;19(9):1563–9. doi:10.1007/s00167-011-1531-z.

20. Lo IK, Parten PM, Burkhart SS. The inverted pear glenoid:an indicator of significant glenoid bone loss. Arthroscopy. 2004;20(2):169–74. doi:10.1016/j. arthro.2003.11.036.

21. Martetschlager F, Kraus TM, Hardy P, Millett PJ. Arthroscopic management of anterior shoulder instability with glenoid bone defects. Knee Surg Sports Traumatol Arthrosc. 2013;21(12):2867–76. doi:10.1007/s00167-012-2198-9.

22. Milano G, Grasso A, Russo A, Magarelli N, Santagada DA, Deriu L, Baudi P, Bonomo L, Fabbriciani C. Analysis of risk factors for glenoid bone defect in anterior shoulder instability. Am J Sports Med. 2011;39(9):1870–6. doi:10.1177/0363546511411699.

23. Mochizuki Y, Hachisuka H, Kashiwagi K, Oomae H, Yokoya S, Ochi M. Arthroscopic autologous bone graft with arthroscopic Bankart repair for a large bony defect lesion caused by recurrent shoulder dislocation. Arthroscopy. 2007;23(6):677.e1–4. doi:10.1016/j.arthro.2006.01.024.

24. Nakagawa S, Mizuno N, Hiramatsu K, Tachibana Y, Mae T. Absorption of the bone fragment in shoulders with bony Bankart lesions caused by recurrent anterior dislocations or subluxations:when does it occur? Am J Sports Med. 2013;41(6):1380–6. doi:10.1177/0363546513483087.

25. Neviaser TJ. The anterior labroligamentous periosteal sleeve avulsion lesion:a cause of anterior instability of the shoulder. Arthroscopy. 1993;9(1):17–21.

26. Ozbaydar M, Elhassan B, Diller D, Massimini D, Higgins LD, Warner JJ. Results of arthroscopic capsulolabral repair:Bankart lesion versus anterior labroligamentous periosteal sleeve avulsion lesion. Arthroscopy. 2008;24(11):1277–83. doi:10.1016/j. arthro.2008.01.017.

27. Park JY, Lee SJ, Lhee SH, Lee SH. Follow-up computed tomography arthrographic evaluation of bony Bankart lesions after arthroscopic repair. Arthroscopy. 2012;28(4):465–73. doi:10.1016/j.arthro.2011.09.008.

28. Porcellini G, Campi F, Paladini P. Arthroscopic approach to acute bony Bankart lesion. Arthroscopy. 2002;18(7):764–9.

29. Porcellini G, Paladini P, Campi F, Paganelli M. Long-term outcome of acute versus chronic bony Bankart lesions managed arthroscopically. Am J Sports Med. 2007;35(12):2067–72. doi:10.1177/0363546507305011.

30. Privitera DM, Bisson LJ, Marzo JM. Minimum 10-year follow-up of arthroscopic intra-articular Bankart repair using bioabsorbable tacks. Am J Sports Med. 2012;40(1):100–7. doi:10.1177/0363546511425891.

31. Provencher MT, Ghodadra N, Romeo AA. Arthroscopic management of anterior instability:pearls, pitfalls, and lessons learned. Orthop Clin North Am. 2010;41(3):325–37. doi:10.1016/j. ocl.2010.02.007.

32. Rhee YG, Cho NS, Cho SH. Traumatic anterior dislocation of the shoulder:factors affecting the progress of the traumatic anterior dislocation. Clin Orthop Surg. 2009;1(4):188–93. doi:10.4055/cios.2009.1.4.188.

33. Rosso C, Bongiorno V, Samitier G, Szoelloesy G, Lafosse L. Update and pearls and pitfalls on the arthroscopic Latarjet procedure. Knee Surg Sports Traumatol Arthrosc. 2014 May 10. [Epub ahead of print]. DOI 10.1007/s00167-014-3038-x.

34. Saito H, Itoi E, Sugaya H, Minagawa H, Yamamoto N, Tuoheti Y. Location of the glenoid defect in shoulders with recurrent anterior dislocation. Am J Sports Med. 2005;33(6):889–93. doi:10.1177/0363546504271521.

35. Salomonsson B, von Heine A, Dahlborn M, Abbaszadegan H, Ahlstrom S, Dalen N, Lillkrona U. Bony Bankart is a positive predictive factor after primary shoulder dislocation. Knee Surg Sports Traumatol Arthrosc. 2010;18(10):1425–31. doi:10.1007/s00167-009-0998-3.

36. Scheibel M, Kraus N, Diederichs G, Haas NP. Arthroscopic reconstruction of chronic anteroinferior glenoid defect using an autologous tricortical iliac crest bone grafting technique. Arch Orthop Trauma Surg.2008;128(11):1295–300.doi:10.1007/s00402-007-0509-2.

37. Sugaya H, Moriishi J, Dohi M, Kon Y, Tsuchiya A. Glenoid rim morphology in recurrent anterior glenohumeral instability. J Bone Joint Surg Am. 2003;85-A(5):878–84.

38. Taverna E, Golano P, Pascale V, Battistella F. An arthroscopic bone graft procedure for treating anterior-inferior glenohumeral instability. Knee Surg Sports Traumatol Arthrosc. 2008;16(9):872–5. doi:10.1007/s00167-008-0541-y.

39. Thomazeau H, Courage O, Barth J, Pelegri C, Charousset C, Lespagnol F, Nourissat G, et al. Can we improve the indication for Bankart arthroscopic repair? A preliminary clinical study using the ISIS score. Orthop Traumatol Surg Res. 2010;96(8 Suppl):S77–83. doi:10.1016/j.otsr.2010.09.007.

40. Vavken P, Sadoghi P, Quidde J, Lucas R, Delaney R, Mueller AM, Rosso C, Valderrabano V. Immobilization in internal or external rotation does not change recurrence rates after traumatic anterior shoulder dislocation. J Shoulder Elbow Surg. 2014;23(1):13–9. doi:10.1016/j.jse.2013.07.037.

41. Yamamoto N, Itoi E, Abe H, Kikuchi K, Seki N, Minagawa H, Tuoheti Y. Effect of an anterior glenoid defect on anterior

shoulder stability:a cadaveric study. Am J Sports Med. 2009;37(5):949–54. doi:10.1177/0363546508330139.

42. Yamamoto N, Itoi E, Abe H, Minagawa H, Seki N, Shimada Y, Okada K. Contact between the glenoid and the humeral head in abduction, external rotation, and horizontal extension:a new concept of glenoid track. J Shoulder Elbow Surg. 2007;16(5):649–56. doi:10.1016/j.jse.2006.12.012.

43. Yamamoto N, Muraki T, An KN, Sperling JW, Cofield RH, Itoi E, Walch G, Steinmann SP. The stabilizing mechanism of the Latarjet procedure:a cadaveric study. J Bone Joint Surg Am. 2013;95(15):1390–7. doi:10.2106/JBJS.L.00777.

44. Young AA, Maia R, Berhouet J, Walch G. Open Latarjet procedure for management of bone loss in anterior instability of the glenohumeral joint. J Shoulder Elbow Surg. 2011;20(2 Suppl):S61–9. doi:10.1016/j.jse.2010.07.022.

45. Zhang J, Jiang C. A new "double-pulley" dual-row technique for arthroscopic fixation of bony Bankart lesion. Knee Surg Sports Traumatol Arthrosc. 2011;19(9):1558–62.doi:10.1007/s00167-010-1390-z.

创伤后肩关节前方不稳：Hill-Sachs 损伤

Nobuyuki Yamamoto and Eiji Itoi

19.1 引言

Hill–Sachs 损伤是复发性肩关节前脱位患者最常见的损伤之一。Hill–Sachs 损伤的患病率非常高。大部分为小到中等大小的损伤，不一定需要治疗。然而，临床医师可能会遇到一个比较大的 Hill–Sachs 损伤，这是术后复发的危险因素。一个与关节盂边缘结合的大的 Hill–Sachs 损伤称为"啮合型 Hill–Sachs 损伤"，这个就需要治疗[2]。多大的 Hill–Sachs 损伤需要治疗呢？作者提出用"关节盂轨迹"的概念来评估风险，在本章中，作者将描述如何使用关节盂轨迹进行风险评估及他们对关节盂和肱骨头双极病变的治疗策略。

19.2 生物力学

关于 Hill–Sachs 损伤的位置，Saito 等[19] 用 35 个肩关节复发性前脱位的计算机断层图像确定。他们得出结论是 Hill– Sachs 损伤存在于肱骨头顶部 0~24 mm。一般认为，当肱骨头被肩袖肌肉所产生的力压迫到肩胛骨边缘时，会产生一个 Hill–Sachs 损伤。问题是需要多少力量来建立一个 Hill–Sachs 损伤。我们进行了一个简单的实验来确定关节盂缘产生 Hill–Sachs 损伤时的压缩力（未发表的数据）（图 19.1a、b）。实验表明，最大压缩力为 946 N（96.5 kg），可能大于患者的体重。

作者证实，用新鲜尸体生物力学研究，通过确定肱骨头上的关节盂的位置，使上肢沿后臂运动范围升高，就有发生 Hill–Sachs 损伤的危险。当上肢处于最大外旋和水平外展的时候，与关节盂的接触面就从肱骨头后侧的内下方转到外上侧部分了，制造出一个新的接触带。作者将这个接触带定义为"关节盂轨迹"（图 19.2）。根据尸体肩部的测量结果，在尸体标本上关节盂轨迹的宽度等于肩关节盂宽度的 84%[12]，而

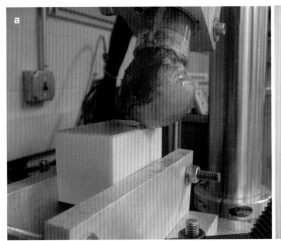
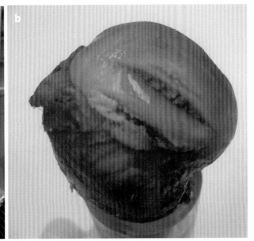

图 19.1 a. 制作 Hill–Sachs 损伤的实验照片。用一个正方形的模具模拟关节盂压缩肱骨头。b. 人为制造出来的 Hill–Sachs 损伤，通过模具压缩肱骨头造成的 Hill–Sachs 损伤

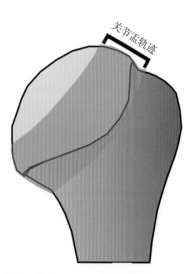

图 19.2 关节盂轨迹。当上肢被举到最大外旋和水平外展位时，关节盂的接触面积就发生了改变，出现了一个接触带，作者定义这个接触带为"关节盂轨迹"

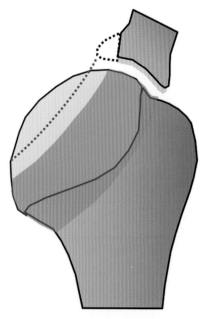

图 19.3 当关节盂轨道存在关节盂缺损时。如果存在关节盂缺损（虚线标识），其缺损的宽度应该从关节盂宽度的83% 中减去

在活体上等于肩关节盂宽度的83%[7]。作者推荐使用关节盂轨迹的概念来评估关节盂啮合的风险 [4]。如果 Hill–Sachs 损伤的位置明显超过关节盂轨迹的内侧缘，这种损伤是需要治疗的。另一方面，如果 Hill–Sachs 损伤在关节盂轨迹内，不存在 Hill–Sachs 损伤和关节盂前缘之间的啮合风险，这种损伤不需要治疗。Hill–Sachs 损伤和关节盂边缘理论上两者接触的发生率应该是100%，因为 Hill–Sachs 损伤是两者接触的结果。这意味着 Hill–Sachs 损伤和关节盂都参与其中了，不只是单方面的问题。事实上，如果存在较大的关节盂缺损，则可以更频繁地观察到啮合[13]。因此，当考虑到 Hill–Sachs 损伤的临界大小时，也必须同时考虑关节盂的骨缺损。作者的新概念"关节盂轨迹"，使他们能够考虑两者损伤。如果存在关节盂缺损，则应从关节盂宽度的83% 减去缺损宽度（图 19.3）。以前，作者把病变称为"啮合"或"非啮合"的 Hill–Sachs 损伤。然而，这个专业术语会比较容易混淆，因为在 Bankart 修复之前的啮合病变通常会在 Bankart 修复损伤后变成非啮合病变。在 Bankart 修复后，只有7%的 Hill–Sachs 病变仍然是一个啮合病变 [8]。为了避免混淆，Di Giacomo 等提出了一个新的术语"on-track"（在轨的）和"off-track"（非在轨的）损伤。Hill–Sachs 损伤仍然在关节盂轨道的，这意味着在 Bankart 修复后没有啮合的风险，这就是一个"on-track"的损伤，而如果 Hill–Sachs 损伤累及关节盂轨迹以外，

这意味着即使完成 Bankart 修复仍然有啮合的风险，这种就叫"off-track"损伤。

19.3 临床表现

病例一

一位 51 岁的女子从楼梯上跌倒导致左侧持续的外伤性肩关节脱位。此后发生了 15 次肩关节脱位事件。她有一个小的关节盂缺损（3 mm 宽）和一个大的 Hill–Sachs 损伤（关节盂宽度的 86%），这损伤不在关节盂轨迹内（off-track 损伤）（图 19.4a、b）。作者进行关节镜下 Remplissage 手术即关节镜下冈下肌

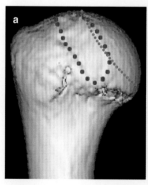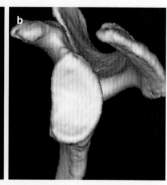

图 19.4 a. 肱骨头三维 CT 图像。这个 Hill–Sachs 损伤（蓝色虚线标识）位于关节轨迹的内侧（橙色虚线标识）。b. 关节盂的三维 CT 图像。关节盂骨缺损的宽度为 3 mm，为一个小缺损

腱固定术，结合关节镜下 Bankart 修复。手术后一年半情况如图 19.5，尽管她在外旋的范围内有轻微的限制（内收和外展均为 20°），且喜欢打高尔夫球，但仍没有再发生脱位。

病例二

一位 18 岁的男子在橄榄球比赛中导致了左肩关节的脱位。在随后的橄榄球比赛中总共发生过 3 次同样的肩关节脱位。他有一个大的关节盂缺损（关节盂宽度的 23%）和一个大的 Hill–Sachs 损伤（关节盂宽度的 80%），虽然在关节盂轨迹内但非常接近关节盂轨迹内侧线（图 19.6a、b）。作者对患者进行了 Latarjet 手术。术后 2 年的情况如图 19.7，他既没有肩关节活动范围的限制，也没有复发，没有先前的顾虑。他可以 100% 地恢复到以前的水平。

19.4 影像学

19.4.1 X 线

作者提倡 3 个位置的摄片：①拍肩关节前后位片，以评价关节盂碎骨块；②肩关节腋位片（关节盂骨缺损或骨折或 Hill–Sachs 损伤）；③喙突正位片（Stryker notch 位）Hill–Sachs 损伤。然而，不幸的是，X 射线不能精确评估 Hill–Sachs 损伤的大小。

19.4.2 CT（3D-CT）

这会带给医生很多骨损伤的信息，但一个小 Hill–

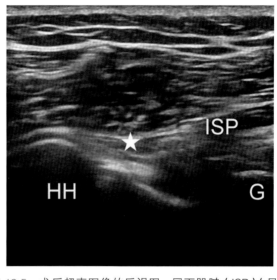

图 19.5　术后超声图像的后视图。冈下肌腱（ISP）（星号所示）固定在肱骨头（HH）缺损处。G 为关节盂边缘

Sachs 损伤和磨损型关节盂缺损可能并不能总是被诊断出来。在这种情况下，去除肱骨头的肩关节三维重建计算机断层扫描（CT）是很有用的，并提供了极好的信息。矢状位及轴位 CT 图像或三维 CT 图像测量双侧肩关节非常有用，可以用来反复评价测量 Hill–Sachs 损伤的大小。作者常规会对复发性前盂肱关节不稳定的患者进行三维 CT 扫描和磁共振关节造影检查。

19.4.3 MRI

初次脱位的轴位磁共振图像显示，可以看到肱骨头后部凹陷性的高信号，即肱骨头压缩骨折（图 19.8）。

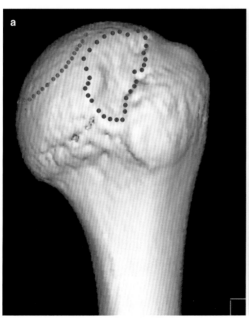
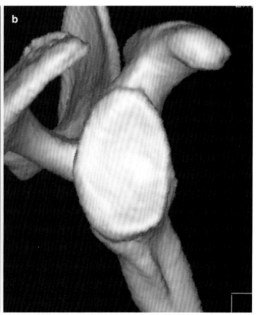

图 19.6　a. 一个大的 Hill–Sachs 损伤。有一个大的 Hill–Sachs 损伤（蓝色虚线标示），在关节轨迹上（橙色虚线标示）但非常接近关节轨迹的内侧缘。b. 较大的关节盂轨迹。关节盂骨缺损大小为 4.5 mm 宽，达到了健侧肩关节的关节盂宽度的 23%

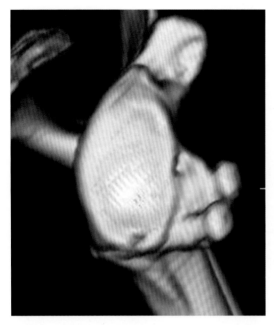

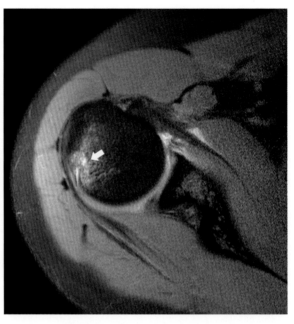

图 19.7　术后三维 CT 图像，可以观察到移植骨的愈合情况

图 19.8　初始脱位后的 Hill-Sachs 损伤。图中显示的 Hill-Sachs 损伤就是肱骨头后部凹陷性的高信号（箭头所示）

19.4.4　超声造影术

Hill-Sachs 损伤可以通过后侧定位在上肢轻度屈曲位很容易被观察到（图 19.9）。

19.5　疾病特异的临床及关节镜下表现

Burkhart 和 De Beer 报道了首例"啮合型 Hill-Sachs 损伤"。据报道，这种啮合型 Hill-Sachs 损伤的患病率为 1.5%。Kurokawa 等[5] 报道称，他们研究的 100 例肩关节复发性前脱位病例中，有 94 例肩关节有 Hill-Sachs 损伤，其中有 7 例（7.4%）被明确为在关节盂轨迹内（on-track）的啮合型 Hill-Sachs 损伤。有趣的是，Park 等[8] 报道了啮合型 Hill-Sachs 损伤的发病率，报道了行关节镜下 Bankart 修复后肩关节啮合情况。根据他们的报告显示，983 例患者中有

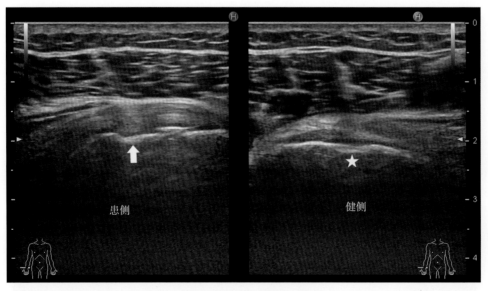

图 19.9　超声图像显示双侧肩关节的 Hill-Sachs 损伤。Hill-Sachs 损伤（箭头所示），需要和肱骨头关节面与肱骨大结节之间裸区（星号所示）相区分

70 例（7%）在 Bankart 修复后仍有啮合的发生。很明显，啮合型 Hill-Sachs 损伤的患病率很低。但是，经 Remplissage 手术修复的啮合型 Hill-Sachs 损伤的病例却非常高，达到了 27%~43% 的比例。这可能是由于对啮合型 Hill-Sachs 损伤的误解。是否存在啮合情况应该是在 Bankart 修复后再次进行评估。然而，这些学者在 Bankart 修复前就进行了 Hill-Sachs 损伤的动态评价。从"啮合 / 非啮合"损伤到"on-track/off-track"损伤的概念转变有助于避免对肱骨头与关节盂双侧损伤的误解，更好地进行评价。

19.6 治疗方案

通过两种可行的手术方法可避免产生 Hill-Sachs 损伤与关节盂前缘之间的啮合：①减少外旋的运动范围；②填充肱骨头缺损。前者包括肱骨前方软组织缩短或肱骨旋转截骨术。后者包括用骨移植材料或软组织或经皮肱骨头成形术来填充 Hill-Sachs 损伤。关节镜下 Remplissage 手术就是后面的一种方法。

19.7 作者首选的治疗方法（表 19.1）

表 19.1 作者的治疗策略

关节盂缺损（%）[a]	Hill-Sachs 损伤	治疗	占比（%）[b]
< 25	on-track	ABR	93
> 25	on-track	Latarjet	0
< 25	off-track	ABR + Remplissage (or Latarjet)	5
> 25	off-track	Latarjet	2

注：ABR，关节镜下 Bankart 修复；a. Percentage of the glenoid width；b. Kurokawa et al. JSES 2013[5]

万一碰到了"off-track"的 Hill-Sachs 损伤，治疗方案则取决于关节盂缺损的大小。如果关节盂缺损小于 25%，这种关节盂缺损是不需要其他治疗的[13]。这种"off-track"的 Hill-Sachs 损伤完全可以通过关节镜下 Remplissage 手术解决。Latarjet 手术可能是另一种选择，因为 Latarjet 手术使关节盂轨迹变得更宽，将"off-track"的 Hill-Sachs 损伤变成"on-track"损伤。如果关节盂缺损大于 25%，则需要进行关节盂缺

损的治疗。作者建议将喙突骨转移至关节盂缺损处，不仅重建关节盂凹陷处而且也将偏"off-track"的 Hill-Sachs 损伤变成"on-track"损伤。

提到 Latarjet 手术，这里有几种改良的方法。有一些是修复喙肩韧带的残端及关节囊穿隧道固定于喙突去代替 Bankart 损伤修复。其他修复 Bankart 损伤就用缝合锚钉缝合关节盂。最近，一些外科医生进行了全关节镜下 Latarjet 手术。基本上，作者遵循的都是 Walch 教授所描述的手术技术[10]，分离在 2/3 处的肩胛下肌肉 / 肌腱，用 2 枚螺钉固定喙突。唯一的区别是，作者修复 Bankart 损伤时使用缝合锚钉固定在关节盂，而不是缝合喙肩韧带到关节囊。

19.8 康复

上肢一般固定在内收和内旋位 3 周，然后进行钟摆练习（见 31.2.1.1）。3 周后，开始钟摆练习。上肢可以逐渐自由地进行日常生活活动，启动主动辅助肩关节活动练习（见第 31.2.1.3~31.2.1.17 节）。肌肉强化练习（见第 32.1.2.1~32.1.2.4 节）一般在 6~8 周达到骨愈合以后进行。慢跑和跑步在 2 个月后可以进行。如果肌肉力量恢复到对侧肩关节的 90% 以上，4 个月后完全可以参加体育运动。

19.9 优缺点和并发症

Latarjet 手术有一个高效的稳定机制。Yamamoto 等[14] 使用新鲜尸体的生物力学研究表明，稳定的主要机制是在上肢运动的极限范围和中立位时，由肩胛下肌和联合肌腱产生弹弓效应。其余的稳定性来自于上肢处于运动最大范围时缝合喙锁韧带到关节囊和在中立位关节盂缺损的重建。因此，证明 Latarjet 手术有其合理的稳定机制，它可用于治疗高复发风险的患者，如运动员参加的碰撞运动。关于 Latarjet 手术缺陷和并发症，临床医生需要在定位移植骨时小心。对于早期骨关节炎的预防来说，喙突移植的精确定位是至关重要的。最近的报告显示[10]，通过喙突骨移植的适当定位可以避免术后关节炎。它应该与关节盂表面平行，不能突出于关节盂。重要的是检查关节面的方向并将钻头平行于这个平面。另外，固定骨块要用 2 枚没有经过扩孔的螺钉锥形固定。这些技术细节有助于避免并发症，如假关节形成、骨化性肌炎和喙突骨折等。

关节镜下 Remplissage 手术也是常用的一种方法，对于一个大的 Hill-Sachs 损伤来说这是个有效的方法。

这种手术方法是由 Wolf 等 [11] 首先报道。由于其操作简单，关节镜下 Remplissage 手术结合 Bankart 修复已被广泛使用。许多临床论文已经证明了它的良好结果。Remplissage 手术后，关节盂不能移动到其损伤的部位，由于被固定于关节外，因此关节盂只能在损伤部位的周围活动。作者推测，这会导致关节运动范围受限。OMI 等 [6] 进行了一项研究来证明这一假说。临床上，Boileau 等 [1] 报道行关节镜下 Remplissage 手术的 42 例患者外旋范围都减少了，体侧外旋减少 8° 和外展位外旋减少 9°。考虑到术后运动范围的限制，对于经常需要进行过顶运动的运动员应避免使用关节镜下 Remplissage 手术。

19.10 治疗运动员的经验

关节镜下 Bankart 修复已成为治疗复发性肩关节前脱位的金标准。为了证实 Bankart 修复的临床疗效，对 100 例复发性肩关节前脱位无大块骨缺损的病例进行回顾性分析 [15]。作者的数据表明，随访的运动员组关节镜下 Bankart 修复术后复发率要比开放手术组高 2 倍，在无随访的运动员组关节镜下 Bankart 修复术后复发率要比开放手术组高 3 倍。这些数据表明，在治疗高风险组运动员时，单独使用 Bankart 修复是不够的。因此，对于这些有高再脱位风险的患者，作者会选择 Latarjet 手术。

参·考·文·献

1. Boileau P, O'Shea K, Vargas P, et al. Anatomical and functional results after arthroscopic Hill-Sachs remplissage. J Bone Joint Surg Am. 2012;94(7):618–26.

2. Burkhart SS, Danaceau SM. Articular arc length mismatch as a cause of failed bankart repair. Arthroscopy. 2000;16:740–4.

3. Di Giacomo G, Itoi E, Burkhart SS. Evolving concept of bipolar bone loss and the Hill-Sachs lesion:from "engaging/non-engaging" lesion to "on-track/off-track" lesion. Arthroscopy. 2014;30:90–8.

4. Itoi E, Yamamoto N. Shoulder instability:treating bony loss. Curr Orthop Pract. 2012;23:609–15.

5. Kurokawa D, Yamamoto N, Nagamoto H, Omori Y, Tanaka M, Sano H, Itoi E. The prevalence of a large Hill-Sachs lesion that needs to be treated. J Shoulder Elbow Surg. 2013;22(9):1285–9.

6. Omi R, Alexander W. Hooke A, Zhao K, et al. The effect of the remplissage procedure on shoulder range of motion:a cadaveric study. Am J Sports Med. 2014;30(2):178–87.

7. Omori Y, Yamamoto N, Koishi H, et al. Measurement of the glenoid track in vivo, investigated by the 3D motion analysis using open MRI. Read at 78th annual meeting, AAOS, San Diego, 15–19 Feb 2011.

8. Park CS, JH Yoo, NS Cho, YG Rhee. Arthroscopic remplissage for humeral defect in anterior shoulder instability:is it needed? Presented at the 39th annual meeting of Japan Shoulder Society, Tokyo, 5–6 Oct, 2012.

9. Saito H, Itoi E, Minagawa H, Yamamoto N, Tuoheti Y, Seki N. Location of the Hill-Sachs lesion in shoulders with recurrent anterior dislocation. Arch Orthop Trauma Surg. 2009;129(10):1327–34.

10. Walch G, Boileau P. Latarjet-Bristow procedure for recurrent anterior instability. Tech Shoulder Elbow Surg. 2000;1(4):256–61.

11. Wolf EM, Pollack M, Smalley C. Hill-Sachs "Remplissage":an arthroscopic solution for the engaging Hill-Sachs lesion. Arthroscopy. 2007;23:e1–2.

12. Yamamoto N, Itoi E, Abe H, et al. Contact between the glenoid and the humeral head in abduction, external rotation, and horizontal extension:a new concept of glenoid track. J Shoulder Elbow Surg. 2007;16:649–56.

13. Yamamoto N, Muraki T, Sperling JW, et al. Stabilizing mechanism in bone-grafting of a large glenoid defect. J Bone Joint Surg Am. 2010;92:2059–66.

14. Yamamoto N, Muraki T, An KN, et al. The stabilizing mechanism of the Latarjet procedure:a cadaveric study. J Bone Joint Surg Am. 2013;95(15):1390–7.

15. Yamamoto N, Kurokawa D, Hatta T, et al. Shoulder stabilization for traumatic anterior shoulder instability:contact athletes versus noncontact athletes. Read at 78th annual meeting, AAOS, Chicago, 19–23 Mar, 2013.

对抗性运动肩关节后向不稳定

Eric P. Tannenbaum, Nathan J, Kopydlowski, and Jon K.Sekiya

20.1 引言

肩关节脱位在专业运动员中是相对常见的一种疾病，但是，相比较于肩关节前脱位，肩关节后脱位发生率非常低，有报道显示，肩关节后脱位的发生率占所有肩关节脱位的2%~12%[1]。然而，在过去，人们对这种损伤认识不足，导致报道的后脱位发生率比实际肩关节发生率低，肩关节后向不稳定在运动员人群中越来越多地被认识到，并且对于许多骨科医师来说是一个复杂棘手的问题。"肩关节后向不稳定"意义广泛，既包含了肩关节慢性固定性后脱位，也包含了更为常见的复发性肩关节后向半脱位[2]。

由于盂肱关节受到反复前后向应力作用，某些特定的运动员如肩关节过顶投掷或对抗性运动更容易发展为肩关节后向不稳定。最近由Bradley等完成了一项前瞻性研究，调查200例单纯性肩关节后脱位患者，发现其中58%(117/200)的运动员从事对抗性运动[3]。其中常见的运动为足球（60%）、篮球（21%）、摔跤（12%）、曲棍球（4%）、冰球（2%）和武术（1%）。

对于骨科医师而言，了解哪些运动员是发生肩关节后向不稳定的高风险人群非常重要，同时如何正确地分类、评估以及治疗那些有肩关节后脱位可疑症状的患者亦非常重要。对肩关节后脱位病理解剖的全面了解、掌握特殊体格检查方法以及合理使用影像学检查方法对于形成正确的诊断以及指导治疗均非常重要。

本章节将概述肩关节后脱位的诊断以及治疗决策，为手术医师能有效地诊断以及治疗肩关节后向不稳定运动员提供帮助。

20.2 病理解剖、生物力学以及分类

肩关节是人体所有关节中活动范围最大的关节，同时也是最不稳定的关节。用于比喻盂肱关节最经典的模型就是高尔夫球（肱骨头）与球座（关节盂表面）。该模型显示了在整个运动轨迹中肱骨头仅小部分关节面与关节盂相连。具体而言，在任何位置仅25%的肱骨头关节面与关节盂相接触[4]。

因此肩关节有赖于静力性稳定结构（被动）以及动力性稳定结构（主动）来保持肩关节的对合性，并且预防盂肱关节病理性移位。肩关节内的负压机制同样对于肩关节的稳定性非常重要。静力性稳定结构包括骨性、软组织解剖结构。关节的骨性形态，包括关节盂与肱骨头匹配性、关节盂倾斜度，喙肩弓以及关节盂的大小均有助于肩关节的稳定。骨性缺损比如后侧关节盂骨性磨损，关节盂发育不全，关节盂或者肱骨头过度后倾均可导致稳定性结构的有效性降低，并且导致肩关节后脱位可能。Owens等在一项包含714例运动员的前瞻性研究中发现关节盂的后倾增加是肩关节后向不稳定的重要风险因素[1]。

软组织静力性稳定结构包括关节盂、关节囊以及关节囊周围韧带（如关节囊韧带复合结构）。运动员由于某些反复的特殊性动作产生的微小损伤应力作用于后关节囊盂唇复合体，进而导致肩关节后关节囊变薄或者后关节盂唇撕裂[2, 5]。盂唇为附着于关节盂周围的一圈致密纤维软骨组织，它通过增加关节盂的深度、匹配性以及关节盂的面积来增加关节的稳定性。其中大约10%盂肱关节稳定性由关节盂唇产生[6]。另外，关节盂唇为关节囊韧带提供稳定的纤维软骨锚定，这些韧带为关节囊增厚的部分。这些韧带包括盂肱上韧带、盂肱中韧带以及盂肱下韧带。更进一步的解剖研究把盂肱下韧带复合体分为前束、后束以及腋带[7]。当肩关节处于内收、屈曲以及内旋位置时，肩关节后关节囊以及盂肱下韧带后束为防止肩关节后移位的主要限制性因素[8]。

肩关节的动力性稳定结构包括肩袖、三角肌、肱二头肌长头腱以及肩胛旋转肌。其中肩胛下肌腱被认为是防止肩关节后移位的最重要的动力性稳定结构[9]。肩胛旋转肌保证了在肩关节运动过程中的肱骨头与肩胛骨同步。肩袖、三角肌以及肱二头肌长头腱将肱骨头拉向关节盂造成凹面压配效应，为肩关节提供了进一步动力性稳定。肩袖贴附于部分关节囊上，肌肉收缩时使关节囊紧张并提供额外保护。此外，当关节周围的本体感受器感受到关节囊牵拉或者肩关节运动时将触发肩袖肌的收缩反应。所以，任何对于上述解剖结构的破坏将都会导致肩关节不稳的风险增加。

已经有一系列的专业词汇以及分型用于描述肩关节不稳定，包括肩关节不稳的程度、急性或者慢性、受伤机制、脱位方向，以及是否为随意性脱位[10]。然而，仍没有任何一个单一系统能有效地指导治疗、预测预后，并能在医生之间达成精准、有效的沟通。

脱位的程度仅仅简单地表示肱骨头超过正常肩关节活动方位的移位程度，可以简单地分为肩关节半脱位以及肩关节脱位两种类型。运动员外伤性完全性肩关节后脱位的受伤机制为一次性由前向后的直接暴力导致后关节囊撕裂、后方盂唇撕裂（反向Bankart损伤）、肩袖撕裂或者骨性缺损（反向骨性Bankart损伤或者反向Hill-Sachs损伤）。一旦有过一次肩关节后脱位，患者出现复发性肩关节脱位、疼痛以及力弱的风险将会明显增加。另一方面，典型外伤性复发性肩关节后向半脱位的机制为反复微小创伤导致肩关节后方关节囊韧带复合结构冗余。运动员参加对抗性运动时，这两种受伤机制均可导致肩关节不稳的发生。

肩关节后向不稳定根据脱位的方向又可进一步分为单向（后方）、双向（后下）以及多向不稳（后、下以及前向）。单独肩关节后向不稳定相较于双向或者多向肩关节后向不稳定发生率少得多。最后，肩关节自发性脱位（习惯性或者心理性）尽管少见，但是认识这种类型仍然非常重要，这种类型肩关节不稳患者多有某些潜在心理疾病需要预先处理，在患者全身情况得到很好处理之前，手术对于这类肩关节脱位患者来说是禁忌证。

对于术语缺乏统一的认识将会对肩关节后脱位的诊断以及治疗造成挑战。比如"松弛"和"不稳"两种术语就经常被不正确地使用和混淆，"松弛"的定义为肩关节肱骨头的移位增加，而"不稳"的定义是肩关节松弛并伴有患者主观肩关节不稳定感（比如患

者恐惧感）。因此，患者有肩关节松弛但是无肩关节不稳定症状常见于马方综合征或者Ehlers-Danlos病。

20.3 临床表现和必要的体格检查

全面的病史采集以及体格检查对于表现为肩关节疼痛或者不稳的运动员非常重要。运动员的年龄、性别、运动类型（对抗性 vs 非对抗性，投掷类 vs 非投掷类）、位置（前锋、四分位、外场手等）、优势手 vs 非优势手以及运动水平均需要记录。对于参与对抗性运动的运动员应当被看作是肩关节后向不稳定的高危人群，并且高度警惕肩关节后向不稳定，比如摔跤、足球、棒球、曲棍球、橄榄球以及冰球[11]。

研究显示，美式橄榄球运动员存在较高的肩关节后向不稳定的发生率[3]。这是由于前锋在对抗过程中将上肢置于所谓的"挑衅位"——前屈90°，内收以及内旋位，并伴轴向应力加载于肩关节[12]。Kaplan等研究了美国职业橄榄球联盟的顶尖运动员后发现大约50%的患者曾经有过肩关节外伤病史[13]。在这些病例当中，4%的人存在肩关节后向不稳定。这些患者就应该进一步询问过去肩关节外伤病史。

肩关节后向不稳定不同于前向不稳定，通常表现为某些特定动作的疼痛，而主诉肩关节不稳定仅排第二位[5]。这种肩关节的疼痛多定位不明确，在肩关节前屈90°、内收内旋位时可诱发[12]。临床上，不稳定感通常被称为"恐惧"，因为当肩关节处于前屈、内收、内旋位时肩关节即将向后脱位并产生不适感。如果患者伴有反Bankart损伤，会同时主诉肩关节弹响及绞锁，并且后关节线部位有压痛。

患者通常描述在比赛的后阶段感觉肩关节不稳加重，这是由于高强度的运动导致肩袖肌肉以及其他动力性稳定结构疲劳，进而导致肩关节凹面负压机制失效。肩关节的不稳将导致运动水平的降低，由于患者拟通过调整肩关节的生物力学机制去代偿肩关节的不稳定。类似的情况常见于专业棒球投手，当一局比赛末期时，他们若感到肩关节疲劳时往往需要换替补投手上场。患者有时候会有肩关节向后脱位感，并需要现场或者急诊复位肩关节。就如Hawkins所强调的那样，肩关节后向不稳定往往表现为肩关节后向半脱位，而非肩关节真正后脱位[2]。

常规的肩关节体格检查包括肩关节的对称性，主、被动活动度，关节线的压痛，肌力检查。另外，肩关节前、下、后方移位度以及患者整体韧带松弛度需要评估。肩关节下方松弛度可通过Sulcus试验进行

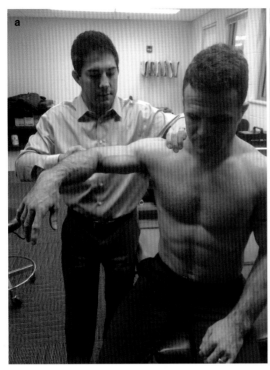
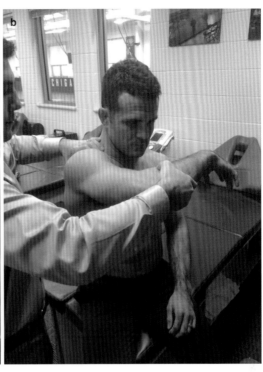

图 20.1　Jerk 试验：患者取坐位，检查者一手固定患侧肩胛骨以及锁骨，检查者另手将患侧上臂外展 90°、内旋，肘关节屈曲（a）。施加向后轴向应力，同时将肘关节逐渐内收至胸前（b）。阳性体征时患肩关节肱骨头向后半脱位出现弹响或者"弹跳"并伴有疼痛。保持轴向应力，肩关节逐渐恢复至起始位置，由于肱骨头复位至关节盂可出现第二次弹跳

评估，患者上肢处于内收旋转中立位时，检查者向下牵拉患肢，若肩峰与肱头之间出现间隙表示 Sulcus 试验阳性。

除肩关节常规检查外，一系列特殊体格检查用于评价肩关节后向不稳定，包括 Jerk 试验、后向压力试验、Kim 试验以及后方加压 – 轴移试验等（图 20.1~图 20.4）。Kim 的一项研究显示，Jerk 试验在诊断后方盂唇损伤敏感性高，而 Kim 试验在诊断下方盂唇损伤时敏感性更高 [14]。两者试验相结合诊断肩关节后下盂唇损伤的敏感性达 97%。

20.4　必要的影像学检查

运动员表现为肩关节疼痛或不稳均需要进行肩关节三位片检查，包括前后位、腋位以及冈上肌出口位片。通常情况下，肩关节的 X 线片检查为正常，然而，结合不同位置的 X 线片有利于精确评估肩关节的骨性病理情况，包括反向 Hill–Sachs 损伤（图 20.5）、反向骨性 Bankart 损伤（图 20.6）、关节盂畸形、关节盂发育不良或者肱骨小结节骨折等。部分研究采用应力位片评估肩关节后向不稳定，在肩关

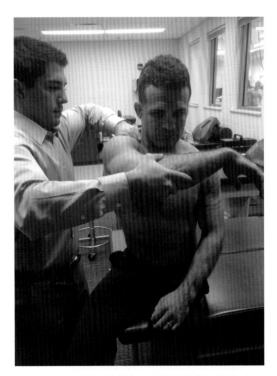

图 20.2　后方应力试验：患者取坐位，检查者一手固定患侧肩关节及锁骨，另手将上臂前屈 90°、内旋，并施加向后纵向应力。若肩关节半脱位伴有疼痛或恐惧感表明阳性体征

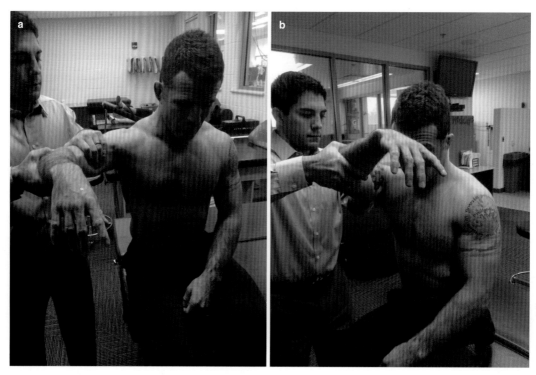

图 20.3 Kim 试验：患者取坐位，上臂前屈外展 90°（a）。上臂被动抬高 45°，通过肘关节施加轴向应力，另手在肱骨近端施加向下、向后应力，若患者出现肩关节半脱位并伴疼痛，表明试验阳性（b）

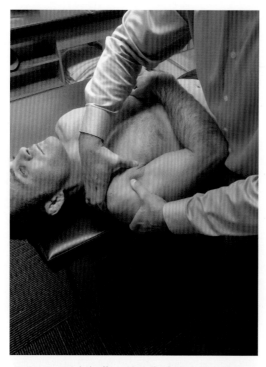

图 20.4 后方加载 – 轴移位试验（后方抽屉试验）：患者取仰卧位，检查者一手固定肩胛，另手先将肱骨近端置于中立位，施加后向应力以评估肱骨头移位程度

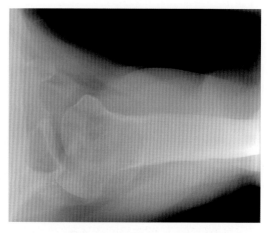

图 20.5 X 线片示巨大反 Hill–Sachs 损伤

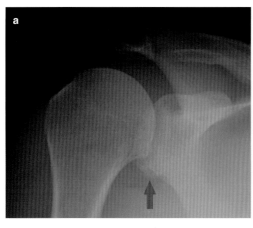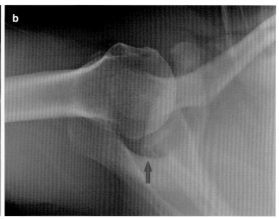

图 20.6　a. 前后位；b. 腋位盂肱关节 X 线片，显示反骨性 Bankart 损伤（红箭头）

节前方施加后向应力以评估肩关节后脱位程度，但是此方法并不常用。

　　尽管肩关节 X 线片对于排除肩关节骨性缺损非常有价值，但很多时候都是阴性发现。磁共振或者磁共振造影能提供更多有价值的关节软组织损伤信息，这些软组织结构的病变较之骨性损伤更为典型。特别是磁共振能直接提供后方关节囊盂唇韧带复合结构、肱二头肌长头腱止点、肩袖以及肩袖间隙的直观影像（图 20.7）。

　　磁共振关节腔造影对于发现 Kim 损伤或者盂唇边缘性撕裂非常有帮助，这些损伤通常被 MRI 检查所遗漏。

　　若肩关节 X 线片发现肩关节骨性结构异常，通常需进一步 CT 检查以更好地评估肩关节骨性缺损情况。CT 是用于评估反向 Hill-Sachs 损伤或者关节盂缺损大小的最佳影像学手段，它有助于手术者判定肱骨头关节面软骨受累比例。

　　动态 B 超是文献中常提及的另外一项经济快速用于客观量化盂肱关节松弛度的检查工具。但是由于骨科医师在判读 B 超影像时存在困难，导致其在临床上并未广泛使用 [15]。

20.5　治疗方案选择

　　通常推荐开始采用保守治疗，通过主动康复锻炼加强肩关节动力稳定结构，尽管对于高水平运动员，治疗策略往往更为激进，以缩短缺席竞技赛场的时间。到目前为止，仍然没有明确的证据表明支具或者胶带固定在治疗肩关节后脱位有效。某些肩关节后向不稳定患者，保守治疗非常有效 [2, 5, 16, 17]。特别是那些由于反复微小创伤而非一次性巨大创伤导致的肩关节后向

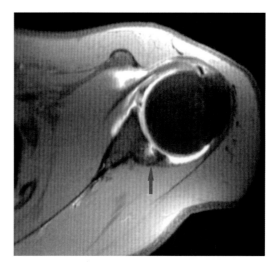

图 20.7　MRI 示反 Bankart 损伤（箭头）

不稳定，保守治疗可以取得更加良好的效果。Burkhead 和 Rockwood 报道大约 80% 的非创伤性肩关节后向不稳定患者可通过保守治疗治愈，相比之下，外伤性肩关节后向不稳定保守治疗的成功率只有 16% [17]。

　　保守治疗失败后通常可考虑手术治疗，但是手术多可以推迟到赛季末进行。手术策略主要分为两部分：纠正软组织病变（更为常见）以及纠正骨性缺损。当然，部分运动员需要同时处理软组织以及骨性病变。骨性缺损通常采取开放手术，而软组织病变通常在关节镜下完成。但最近亦有文献报道采取关节镜处理肩关节骨性缺损，如反向 Hill-Sachs 损伤等 [18]。

　　肩关节后向不稳定最常见的软组织病变为后关节囊冗余伴有或不伴有反向 Bankart 损伤。通常这些损伤同时发生，后关节囊冗余多通过垂直后关节囊紧缩手术予以解决，同时伴随的反向 Bankart 损伤可以通过关节镜下锚钉技术予以修复固定。Savoie 等采取肩

关节镜治疗后向不稳，发现单纯反 Bankart 损伤发生率为 51%，67% 的患者存在后关节囊松弛，同时合并两种病变的仅占所有关节的 16%[19]。他们同时报道了其他相关损伤，SLAP 损伤（20%）、盂肱上韧带损伤（7%）、肩袖间隙损伤（61%）、盂肱中韧带损伤（38%）、盂肱下韧带损伤（27%），以及增大的腋袋（20%）。

尽管骨性缺损包括反向 Hill-Sachs 损伤以及后方关节盂缺损并不多见，且多与严重创伤或者肩关节直接后脱位相关联，在此介绍针对此类型损伤的常见治疗举措是非常值得的。关节面 25%~30% 软骨面受累的反向 Hill-Sachs 损伤需要采取手术治疗[20]。现有解剖技术以及非解剖技术用于治疗较大的反向 Hill-Sachs 损伤导致的肩关节后向不稳定。Mclaughlin 技术通过转位肩胛下肌腱固定于肱骨头骨缺损处，从而防止肱骨头后脱位以及缺损与关节盂后缘形成绞锁[21]。Neer 改良了 Mclaughlin 技术，通过截骨将小转子联同肩胛下肌腱一起固定于肱骨头前方缺损处[22]。改良的 Mclaughlin 技术对于合并小结节骨折的反向 Hill-Sachs 损伤非常适合。

反向 Hill-Sachs 损伤可以通过植骨填充来达到解剖重建，采取同种骨移植还是异体骨移植主要取决于术前骨缺损大小的评估，对于缺损在 25% 或者以下的反向 Hill-Sachs 损伤推荐采用自体骨移植，对于缺损大于 25% 的损伤多常用异体骨软骨移植[22]。特别推荐使用同种异体骨移植重建肱骨头较大的骨缺损[23, 24]。

关节盂缺损导致的肩关节后向不稳定可通过关节盂后方髂骨阻挡技术或关节盂后方楔形截骨术予以纠正。此外 Skendzel 和 Sekiya 介绍了一种关节镜下异体骨软骨移植手术治疗肩关节后向不稳定[25]。所有这些肩关节盂后方成形术适合于关节盂后方骨缺损导致的关节不稳定。当然，对于既往后关节囊紧缩成形术后失败的患者同样适用。

20.6 作者偏好的治疗方法

我们推荐手术前在麻醉状态下对患者进行体格检查。患者侧卧位，患肩向上，患肩关节腋下垫枕有利于盂肱关节良好视野。我们偏好采用前、后入路，可以更好地观察关节后方盂唇以及关节盂，同时可精确地放置关节囊缝合钩。术前需标记肩关节骨性标志，后侧入路在肩峰后外侧角内下 1~2 cm，在肩胛下肌腱上方以及喙突外侧缘建立前侧入路，相当于 5 点钟位置。在手术前需进行仔细的关节镜检查，以免遗漏术前未被发现的病理损伤。

在肩关节修复过程中，关节镜放置于前方入路观察关节盂以及后方盂唇，后方入路作为工作通道，作者推荐使用刨削器对破裂的关节囊盂唇碎屑以及后方关节盂缘进行新鲜化处理以利于愈合。作者坚信多皱褶关节囊紧缩术在修复这类损伤中非常具有优势[26, 27]。

第一枚锚钉需要置钉于后方盂唇 7 点钟位置（图 20.8），最下方的一针需要通过穿刺器穿过锚钉附近的盂唇，接着穿刺器需要穿过后下以及外侧的关节囊，穿梭缝合技术可以用来缝合下方关节囊。我们需要重复使用这种方法 2~3 次皱缩后方关节囊直到产生足够的紧张度（图 20.9）。我们推荐锁定滑结 Weston 结来打结固定皱缩的关节囊[28]。根据肩关节不稳的方向以及严重程度，其他锚钉可以置于 5 点、9 点以及 11 点

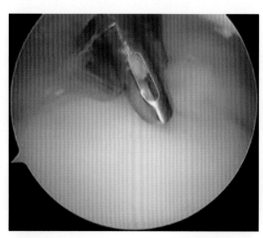

图 20.8 锚钉置钉位置：第一个锚钉需置于 7 点钟位置

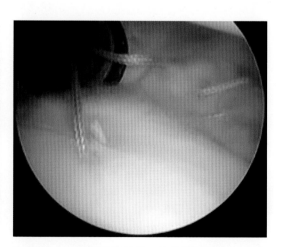

图 20.9 关节囊皱缩术后：关节囊需皱缩 2~3 次以达到足够的关节囊紧张度

钟位置。手术完成后，关节囊需要有轻度的紧张（图
20.10）。肩袖间隙的闭合通常不需要，除非对于中立
位时 Sulcus 征阳性，30°外旋仍然阳性的患者。关节
镜探查需要确定这种损伤。

术后第一天患者即开始功能锻炼，首先通过钟摆
运动来主动或者被动锻炼肩关节的活动度，肩关节悬
吊 6 周，2~3 个月后恢复肩关节活动度，康复锻炼需
重点关注肩关节周围肌肉力量练习，目标是术后 6 个
月患者能重返对抗赛场。

20.7 康复锻炼

患者术后即刻应采取冷敷疗法以减轻术后肩关
节肿胀，肩关节外旋位悬吊 1 个月，除功能锻炼时间
外均需外旋位悬吊固定。术后 2 周开始患肢钟摆运动
（图 20.11）。此外，开始肩关节轻柔被动活动度锻炼，
肩胛骨平面上举90°，体侧外旋30°。在术后 1 个月内，
患者应避免肩关节主动外展、水平位内收，前屈以及
内旋等动作。术后 1~2 个月，主动以及被动肩关节活
动度锻炼需要控制在 15° 水平位外展至全范围水平位
外展，肩胛骨水平位全范围上举，内旋 45° 以及后伸
20° 范围。在此阶段需要开始肩关节囊拉伸以及肩
关节活动度锻炼，如耸肩以及肩胛骨内收锻炼等。患肢
需要继续悬吊至术后 6 周。术后 2~4 周，此阶段强调
恢复肩关节的全范围活动度以及肩关节周围肌肉肌力

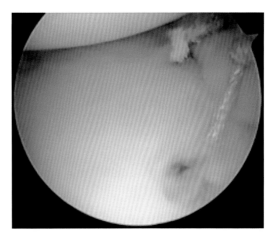

图 20.10　紧缩的关节囊：所有皱缩打结完成后，
关节囊需适度过紧

练习，可采用橡皮筋及哑铃进行练习（图 20.12）。术
后 4 个月，患者肩关节恢复到全范围活动度，主动力
量锻炼多采用重复低强度练习以达到肩关节周围正常
肌力。

肩关节术后 6 个月，患者已经获得良好的肩关
节周围肌肉力量，此时，患者可以逐渐回归工作以及
控制状态的日常活动，患者需要进一步加强肩关节周
围肌肉力量练习，并且尽量避免高负重练习。患者逐
渐开始功能性训练，如游泳、网球以及间断性投掷运
动。如果患者恢复全范围活动度且无肩关节疼痛以及
压痛，肩关节体格检查非常满意，在征得同意的情况

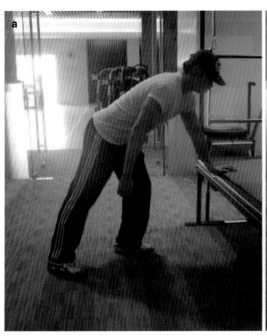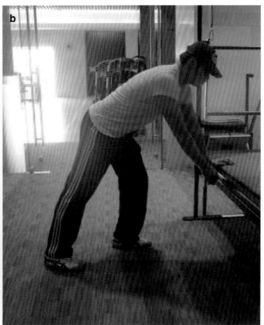

图 20.11　钟摆运动：患者弯腰，健侧上肢撑于桌上，患肢自然下垂（a）。患肢予以顺时针或者逆时针
钟摆运动（b）

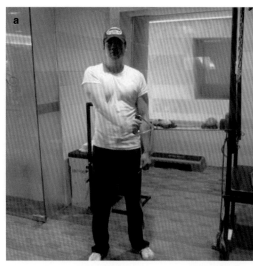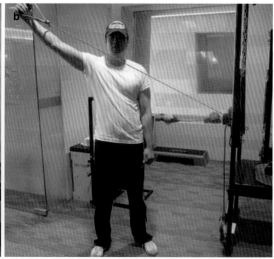

图 20.12　利用橡皮筋的对角锻炼：将橡皮筋一端固定于墙上或者门上，患者健侧肩关节正对固定点（a）。患侧上肢握住橡皮筋一端，自健侧髋部斜拉向外上方（b）

下患者可完全恢复到正常的日常生活和工作。是否能重新返回对抗性运动需要个体化分析，通常建议在肩关节术后康复锻炼 8 个月后恢复到对抗比赛中。

20.8　优点、缺点以及并发症

我们开始肩关节镜手术之前，我们需要评估手术方式的优缺点。正确的诊断对于处理肩关节不稳非常重要。详细的病史采集以及体格检查包括稳定性检查以及 Sulcus 征非常重要。影像学评估肩关节是否存在骨性缺损亦非常重要，因为肩关节骨性缺损是关节镜手术修复的禁忌证。手术可取侧卧位以及沙滩椅位。作者偏好侧卧位，因为侧卧位可提供更好的手术视野以及方便建立前方、后下侧入路。关节腔注射10~20 ml 无菌性生理盐水扩充关节腔以免放置套管时损伤关节内结构。

当修复关节腔内病变时，后下方病理损伤需要优先处理，以免其他结构修复后导致肩关节工作间隙变窄。即便后下方盂唇完整，我们仍建议使用锚钉来维持关节囊皱缩的紧张与稳定。

熟悉肩关节的解剖非常重要，术中做入路时需注意避免损伤腋神经以及旋肱后动脉，腋神经通过四边孔自后方绕向前方，在 5 点钟至 6 点钟位置最靠近关节盂。同时在术中操作需保持在距离关节盂 15 mm 范围以内，以避免损伤肩胛上神经。

该手术术后并发症的发生率相对较低，但如其他手术一样，同样存在感染以及术后血管、神经损伤等并发症，如损伤肩胛上神经、动脉，腋神经以及旋肱后动脉等。即使通过术后康复锻炼，患者术后也可能无法获得全范围的肩关节活动度，这可能与肩关节囊过度挛缩相关。术后肩关节复发性脱位与患者潜在病理损伤未得到纠正密切相关，比如骨性缺损。有时候需要通过进一步手术治疗来处理既往疏漏的病变。最后，当我们采用开放楔形截骨纠正肩关节关节盂后方骨性缺损时，可能出现关节盂骨折、骨不愈合、退变性骨关节炎以及骨坏死等并发症。

参·考·文·献

1. Owens BD, Campbell SE, Cameron KL. Risk factors for posterior shoulder instability in young athletes. Am J Sports Med. 2013;41(11):2645–9.
2. Hawkins RJ, Koppert G, Johnston G. Recurrent posterior instability (subluxation) of the shoulder. J Bone Joint Surg Am. 1984;66(2):169–74.
3. Bradley JP, et al. Arthroscopic capsulolabral reconstruction for posterior instability of the shoulder: a prospective study of 200 shoulders. Am J Sports Med. 2013;41(9):2005–14.
4. Codman E. The shoulder. Boston: Thomas Todd; 1934.
5. Fronek J, Warren RF, Bowen M. Posterior subluxation of the glenohumeral joint. J Bone Joint Surg Am. 1989;71(2):205–16.
6. Halder AM, et al. Effects of the glenoid labrum and glenohumeral abduction on stability of the shoulder joint through concavity-compression: an in vitro study. J Bone Joint Surg Am. 2001;83-A(7):1062–9.

7. O'Brien SJ, et al. The anatomy and histology of the inferior glenohumeral ligament complex of the shoulder. Am J Sports Med. 1990;18(5):449–56.

8. Pagnani MJ, Warren RF. Stabilizers of the glenohumeral joint. J Shoulder Elbow Surg. 1994;3(3): 173–90.

9. Blasier RB, et al. Posterior glenohumeral subluxation: active and passive stabilization in a biomechanical model. J Bone Joint Surg Am. 1997;79(3):433–40.

10. Kuhn JE. A new classification system for shoulder instability. Br J Sports Med. 2010;44(5):341–6.

11. Owens BD, et al. Incidence of glenohumeral instability in collegiate athletics. Am J Sports Med. 2009; 37(9):1750–4.

12. Tibone J, Ting A. Capsulorrhaphy with a staple for recurrent posterior subluxation of the shoulder. J Bone Joint Surg Am. 1990;72(7):999–1002.

13. Kaplan LD, et al. Prevalence and variance of shoulder injuries in elite collegiate football players. Am J Sports Med. 2005;33(8):1142–6.

14. Kim SH, et al. The Kim test: a novel test for posteroinferior labral lesion of the shoulder–a comparison to the jerk test. Am J Sports Med. 2005;33(8):1188–92.

15. Borsa PA, et al. Comparison of dynamic sonography to stress radiography for assessing glenohumeral laxity in asymptomatic shoulders. Am J Sports Med. 2005;33(5):734–41.

16. Pollock RG, Bigliani LU. Recurrent posterior shoulder instability. Diagnosis and treatment. Clin Orthop Relat Res. 1993;291:85–96.

17. Burkhead Jr WZ, Rockwood Jr CA. Treatment of instability of the shoulder with an exercise program. J Bone Joint Surg Am. 1992;74(6):890–6.

18. Duey RE, Burkhart SS. Arthroscopic treatment of a reverse hill-sachs lesion. Arthrosc Tech. 2013;2(2):e155–9.

19. Savoie 3rd FH, et al. Arthroscopic management of posterior instability: evolution of technique and results. Arthroscopy. 2008;24(4):389–96.

20. Cicak N. Posterior dislocation of the shoulder. J Bone Joint Surg Br. 2004;86(3):324–32.

21. McLaughlin H. Posterior dislocation of the shoulder. J Bone Joint Surg Am. 1952;24-A-3:584–90.

22. Finkelstein JA, et al. Acute posterior fracture dislocations of the shoulder treated with the Neer modification of the McLaughlin procedure. J Orthop Trauma. 1995;9(3):190–3.

23. Sekiya JK, et al. Hill-Sachs defects and repair using osteoarticular allograft transplantation: biomechanical analysis using a joint compression model. Am J Sports Med. 2009;37(12):2459–66.

24. Kropf EJ, Sekiya JK. Osteoarticular allograft transplantation for large humeral head defects in glenohumeral instability. Arthroscopy. 2007;23(3):322.e1–5.

25. Skendzel JG, Sekiya JK. Arthroscopic glenoid osteochondral allograft reconstruction without subscapularis takedown: technique and literature review. Arthroscopy. 2011;27(1):129–35.

26. Sekiya JK, et al. Arthroscopic multi-pleated capsular plication compared with open inferior capsular shift for reduction of shoulder volume in a cadaveric model. Arthroscopy. 2007;23(11):1145–51.

27. Sekiya JK. Arthroscopic labral repair and capsular shift of the glenohumeral joint: technical pearls for a multiple pleated plication through a single working portal. Arthroscopy. 2005;21(6):766.

28. Elkousy HA, et al. A biomechanical comparison of arthroscopic sliding and sliding-locking knots. Arthroscopy. 2005;21(2):204–10.

运动员肩关节多向不稳和松弛

Hiroyuki Sugaya

21.1 引言

1971 年，Endo 等首先在日文论文中报道了肩关节超范围活动的现象，并提出肩关节松弛的概念 [1]。1980 年 Neer 和 Foster 第一次提出肩关节多向不稳定（MDI）的概念和外科手术方法：开放下关节囊移位术 [2]。我们认为肩关节松弛和 MDI 是一种类似的疾病概念。MDI 是一个有症状多方向的肩关节半脱位或脱位 [2]，病理解剖已被确定为关节囊冗余或盂肱关节囊的原发性松弛。MDI 或肩关节松弛患者可出现各种临床表现，从仅仅肩部不适而没有肩关节不稳定的感觉，到反复发作的有症状的肩关节半脱位或脱位。通常情况下，与正常对照组相比，这些患者肩胛骨向上旋转能力下降，肌力不平衡，肩关节神经肌肉控制欠佳。最常用的治疗 MDI 和肩关节松弛的方法是非手术治疗，特别是物理疗法。这种治疗选择是建立在这样的基本原理的基础上，加强肩胛骨和肩袖肌肉力量来弥补肩关节的被动稳定性，有助于肩关节的主动运动。大部分 MDI 和松弛的患者对物理治疗反应良好。然而，当涉及运动员，MDI 和松弛的物理治疗却不能达到预期效果，由于不稳定的肩关节无法满足运动员体育竞技的需求，尤其是在过顶运动中。

21.2 发病原因、生物力学和分型

盂肱关节具有特别的解剖结构，最少的骨骼接触，却可以提供最大范围的肩关节运动。静态和动态的稳定结构共同提供盂肱关节的稳定性。稳定机制的下降可以导致肩关节不稳。

静态稳定结构包括关节盂的凹陷和前倾，关节盂唇、盂肱韧带和关节囊。多数意见认为关节囊松弛是肩关节多向不稳和松弛的主要病理原因。有些患者表现出全身关节松弛。Dewing 等 [3] 测量磁共振关节囊的横截面积，发现患侧与对照组相比面积增加。关节盂的形态和变异是另一个影响盂肱关节稳定的因素。Kikuchi 等报道一项尸体研究发现关节盂前倾 5° 和后倾 15° 会降低关节的稳定性 [4]。另外一项研究测量了关节盂的三维形态和变异，发现 MDI 患者后倾增加，关节盂平坦 [5]。这些结构的不足需要其他稳定结构来代偿。

动态稳定结构主要由肩袖和肩胸肌群来提供。肩袖通过张力束缚肱骨头保持在关节盂中心，同时参与平衡盂肱关节的接触压力 [6]。肩胛骨的稳定机构对肩关节的稳定性有重要影响。肩胛骨运动和肩胛骨周围肌肉功能的障碍在 MDI 患者中都有报道 [7, 8]。Ogston 和 Ludewig [7] 分析了 MDI 患者的肩关节三维立体运动，发现肩胛骨外展运动时和没有症状的对侧比较，肩胛骨的上旋运动减少、内旋运动增加。肌电图检查发现 MDI 的患者肌肉运动存在异常的模式，例如胸大肌运动短波幅，冈上肌、冈下肌和肱二头肌的长波幅 [8]。肩胛骨异位和功能障碍不但损害了盂肱关节的稳定性，同时也是肩袖功能下降的相关因素。

所以，MDI 和肩关节松弛的发病原因是多种因素作用的结果。多数患者的肩关节初始不稳定都是混杂了多种致病因素。例如，年轻的投掷运动员如果关节比较松弛，重复的过顶运动会导致关节盂唇和关节囊的微小损伤，这种损伤又会进一步加重 MDI 或关节松弛。肩胛骨周围肌肉失衡导致的肩胸关节功能障碍，在年轻运动员中同样会引起 MDI 或者肩关节松弛。

21.3 临床表现及基本体格检查

MDI 或肩关节松动的患者可以出现各种症状，从

肩部不适到不稳定的感觉，到经常出现症状性半脱位或脱臼。大多数患者在 2/3 的生命周期里会伴随出现隐匿性发作和非特异性的、与肩关节活动有关的疼痛[9]。患者经常抱怨肌力的下降和运动成绩的下降。

广泛性关节松弛在 MDI 患者中常见，应予以评估。松弛的症状包括肘关节或掌指关节过伸、膝反屈、髌骨不稳和拇指放在同侧前臂的能力。如果发现严重的全身松弛，应考虑先天性结缔组织病，如 Ehler-Danlos 综合征。它们可以导致异常的结缔组织，从而导致关节松弛（图 21.1）。我们应该注意这些疾病，因为这些疾病的手术成功率不高。

准确的体格检查对于 MDI 和肩关节松动患者的诊断和充分治疗至关重要。患者应脱去衣服，以便充分观察肩胛骨。首先，应检查肩胛骨的姿势和位置。典型情况下，肩关节松动或 MDI 患者的肩胛骨有双侧延长。其次，以主动和被动的方式检查肩部的运动。在主动运动过程中，应注意肩胛运动的运动学。被动的运动范围通常是正常的；然而，许多 MDI 或伴有松弛的肩关节患者在查体过程中常伴有疼痛或恐惧。

评估肩部不稳定性有多种查体方法。然而，在 MDI 检查中最重要的动作是沟槽征[2]。在上肢中立位时用力向下牵引上肢。当外侧肩峰远端出现一个酒窝时，测试结果是阳性的（如图 21.2 所示）。这项测试也可以在上肢内收、外展和内外旋转时进行。当肱骨头的移位距离肩峰超过 2 cm 时，怀疑肩峰高度松弛；但是，除非患者有症状，否则不一定是异常的。

加载位移试验也经常用于检查肩部不稳定性。患者取坐位，上肢位于中立位，通过施加轴向载荷，肱骨头位于肩胛盂中央。然后，通过肱骨近端位移程度

将肩关节不稳定分为三级（图 21.3）。按平移程度分为：0 级，无平移；1 级，向关节盂边缘平移；2 级，脱位伴自发复位；3 级，脱位，无自发复位。

其他检查肩关节前方不稳定的试验包括前方恐惧试验、再复位试验和 Fulcrum 试验。后方不稳定性的试验包括后方恐惧试验和 Jerk 试验。Jerk 试验对后路不稳很敏感，需在坐位时进行，单手稳定患者肩胛骨的同时，在 90° 外展和内旋转时，检查者抓住肘关节，并向近端方向轴向加压肱骨。上肢水平地在身体上移动。当肱骨头突然发出响声从肩胛骨后滑落时，测试呈阳性[10, 11]。

21.4 影像学基础

MDI 的诊断主要依靠临床，但无论怎样，影像学在某些情况下也是有帮助的。偶尔，标准 X 线片显示异常的关节盂，发育异常或发育不全。在我院，对于年轻的运动员，除了拍摄标准的前后位外，我们还经常做上肢抬高位的双侧肩部 X 线摄影。此时的 X 线片有时可以显示肩关节松动患者肱骨头滑移的情况（图 21.4）。

CT 扫描也是可选的，无论怎样，如果标准 X 线片怀疑关节盂异常，CT 则有助于精确评估关节盂的形状和类型。重建后的三维 CT 可用于评估异常的关节盂形态。

MRI 常用于诊断肩关节不稳患者的软组织病变。MR 关节造影是评价不稳定肩关节的首选方法，因为关节囊可以扩张，从而提高对唇、肩关节间隙和肩关节韧带的判定。随着盂肱关节容积的增加会有很多异

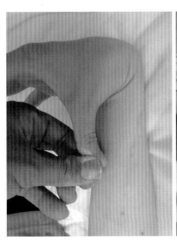
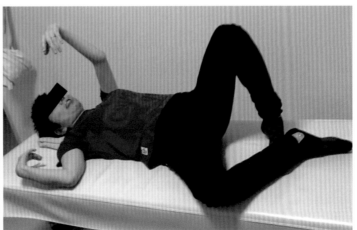

图 21.1 Ehler-Danlos 综合征（EDS）。一位患有 Ehler-Danlos 综合征的 27 岁女士，她躺在检查台上，姿势显得非常舒适，她的双肩、臀部、膝盖、脚踝和上肢（右）关节都非常松弛。同一患者右掌指关节过伸（左）

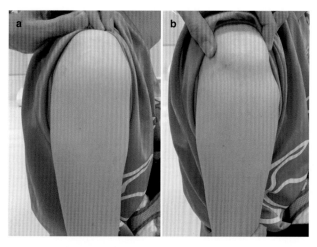 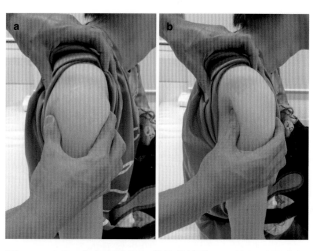

图 21.2　MDI 患者的沟槽征。a. 中性（无牵引）；b. 向下牵引放置，沟槽清晰

图 21.3　MDI 患者中进行加载位移试验。a. 施加后平移力；b. 施加前平移力

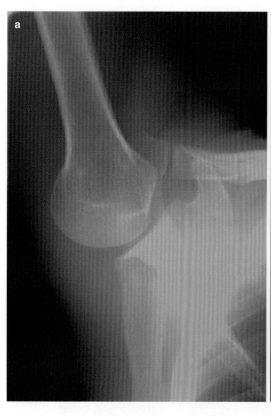 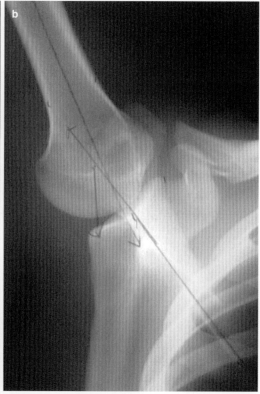

图 21.4　伴有肩关节松弛投掷运动员的肱骨头滑移。a. 肩部松弛患者；b. 正常

常发现[3]，如盂唇的异常，包括盂唇的撕裂可以出现在 MDI 或肩关节松动的患者身上（图 21.5）。然而，这些还不够具体，可能并不反映实际的不稳定性。

21.5　疾病特殊的临床表现和关节镜下的病理情况

　　MDI 或肩关节松动患者常常会抱怨手臂在一定位置会出现疼痛和（或）非自主脱位 / 半脱位和肩关节松动的感觉。如上所述，大多数患者都伴有肩胛骨功能障碍，如肩胛骨前倾，肩胛骨下旋。此外，他们还可能在胸椎和肋骨范围内失去关节正常的活动 / 灵活性。因此，首选治疗是纠正这些功能性问题，大多数患者的治疗效果相对较好[12]。

　　然而，即使经过一定时间的最佳物理治疗，至少 3~6 个月，如果患者仍然有症状，那就建议采用手术治疗。如下所述，手术治疗的金标准是关节镜下关节囊缝合术。当外科医生将关节镜放置到盂肱关节时，他们通常会发现冗余的关节囊，其特点是关节内间隙宽，关节囊组织薄而差（见图 21.6）。有时，关节盂唇、肱二头肌长头腱以及盂肱中、下韧带也是发育不良的。虽然轻微的盂唇损伤有时与 MDI 或肩关节松动有关，但即使在某些创伤性事件导致患者出现明显症状以后，也无法观察到明显的损伤迹象（图 21.7）。

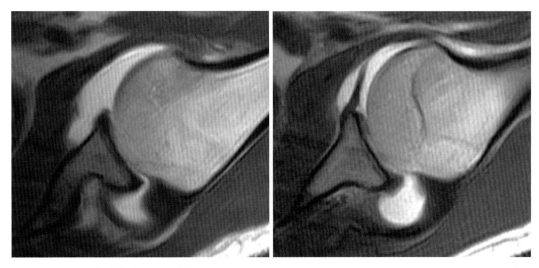

图 21.5 MR 关节造影（ABER 位）

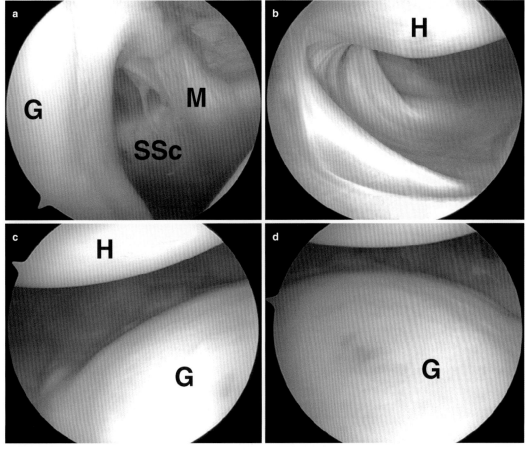

图 21.6 a~d. MDI 患者的关节镜检查结果。右肩关节可从后入路发现，虽然未发现明显的解剖结构破坏，但可以观察到的是宽而多余的关节囊和较薄的盂肱中韧带。H，肱骨头；G，关节盂；M，盂肱中韧带；SSc，肩胛下肌

21.6 治疗方案选择

MDI 初期的标准治疗是康复。非手术治疗在大约 80% 的 MDI 患者中是成功的[12]。康复的目的是加强肩袖，最大限度地利用凹面压力机制和肩胛骨稳定，以稳定盂肱关节[6]。改善关节盂的动态位置以及制定肩关节本体感受的运动方案，可提高盂肱关节的动态稳定性。要改善肩关节的稳定性推荐至少需要 6 个月的康复锻炼时间；然而，一些作者建议可能需要更长的康复锻炼时间[13]。

Burkhead 和 Rockwood 报告了 83% 的无创伤性肩关节不稳患者的非手术治疗的良好甚至非常优异的结果[12]。然而，Misamore 等[14] 的一项长期随访研究报告了不怎么理想的结果。在一组年轻运动员患者中，采用改良的 ROWE 评分表，36 例患者中有

19 例患者被评定为不良结果，只有 8 例患者在平均 8 年随访后没有疼痛和不稳定[14]。这项研究表明，伴有 MDI 的运动员患者对康复的反应可能不太好。建立更好的康复计划以最大限度地提高运动员患者的长期疗效可能是很重要的。然而，对于非手术治疗反应较差的运动员患者，我们应该毫不犹豫地进行手术治疗。

尽管有不错的康复治疗，但是症状日益严重的患者应考虑手术治疗。手术治疗应个体化，以解决肩关节不稳的解剖原因。

1980 年，Neer 和 Foster 引入了开放性下方肩关节囊移位术后，成功地治疗了 MDI 患者[2]。在这项技术中，肩胛下肌被切除，以及松解肱骨头从前到后的关节囊。在盂肱中下韧带之间做一 T 形切口，将下方关节囊上移，上方关节囊下移。该方法减少了后方

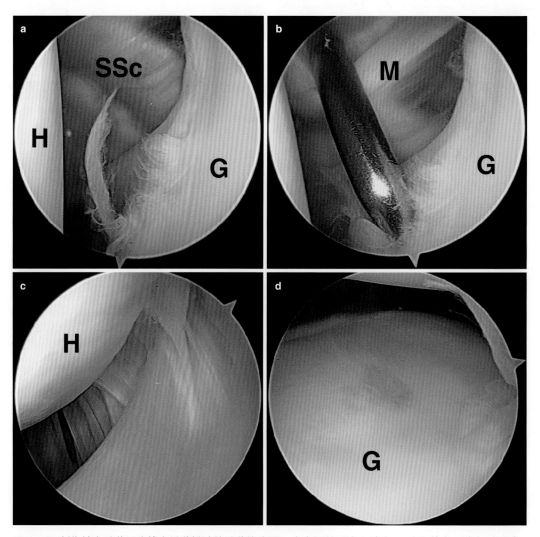

图 21.7　创伤性肩关节不稳伴肩关节松动的关节镜表现。右肩可从后方入路（a~c）和前方入路（d）观察。观察到前方盂唇有轻微的撕裂（a、b），同时有一个薄而宽的关节囊（c、d）。在上一次创伤性事件之后，这位患者出现了严重的症状，尽管是细微的损害，但她在手术前并不能保持上肢的稳定。H，肱骨头；G，关节盂；M，盂肱中韧带；SSc，肩胛下肌

关节囊的冗余，消除了下方关节囊袋。然后将肩胛下表面重新连接到重建的关节囊上。Neer 和 Foster 报告说，40 个患肩中有 39 个肩部的不稳定被消除 [2]。自那时以来，其他一些研究也显示了令人满意的结果。然而，重返运动场率仍然低于最佳水平。Pollock 等报告说，在 36 名运动员中，只有 25 名（69%）能够在采取开放性下方关节囊移位手术后恢复到以前的运动水平 [15]。主要原因可能是肩胛下肌损伤。因此，关节镜治疗已经兴起，在保留肩胛下肌和更好地显示整个肩关节囊解剖的能力方面具有明显的优势。

首先介绍关节镜下关节囊热挛缩术作为开放式下方关节囊移位术的替代方法。关节囊热挛缩术是一种将射频或激光应用于关节囊内，导致细胞坏死和胶原交联破坏的技术。然而，软骨溶解、神经热损伤和高失败率已经有报道。MDI 患者的不稳定复发率为 12%~64%，关节囊热挛缩术不是治疗 MDI 的推荐方法 [16]。

关节镜下关节囊折叠术是目前治疗 MDI 和肩关节松动最常用的技术。关节囊磨损后，关节囊折叠顺序开始于原发不稳定的方向，以促进愈合。缝线穿过关节囊组织，可以直接缝合到盂唇，也可以使用缝合锚钉。重复这些步骤完成前、下、后关节囊的移位。避免腋神经损伤是必要的，因为腋神经的走行靠近下方腋袋。在这个过程中可以闭合肩袖间隙。关节镜下关节囊折叠技术与开放性下方关节囊移位技术一样，有效地减少了关节囊的体积，并依赖于折叠的大小。尸体研究表明，关节镜下关节囊折叠术能像开放性关节囊移位术一样有效减少关节囊体积 [17, 18]。一项系统性回顾研究建议，就肩关节不稳定的复发率而言，可以将肩关节镜下关节囊折叠术的临床结果与开放性下方关节囊移位术的临床结果相比较 [19]。Gartsman 等 [20] 对 47 例关节镜下治疗的 MDI 患者进行了调查，结果显示 94% 的患者疗效良好或优。此外，26 例患者中有 22 例（85%）在术后恢复了他们所期望的运动水平 [20]。另一项研究报告说，在 40 例 MDI 患者中，有 86% 的患者可以在关节镜下关节囊折叠术后恢复运动，几乎没有限制 [21]。然而，Ma 等 [22] 报告说，23 名过顶运动员中只有 5 人能够恢复到完全的运动水平，尽管所有患者都对术后的稳定性感到满意。处理有 MDI 的运动员仍然是一个挑战。

21.7 作者的首选治疗方案

由于大多数患者对物理治疗反应良好，首先将患者送往康复科，在康复科可以控制肩胛骨的位置和活动度，同时控制躯干和胸壁的活动。此外，家庭锻炼，包括伸展和加强躯干和肩胛骨周围肌肉也是鼓励的。至少需要 3~6 个月的治疗，以消除或减轻他们的症状。

一旦保守治疗失败，作者更愿意进行关节镜下手术。由于这些患者通常仅通过体格检查和术前影像学难以发现解剖紊乱，在麻醉下检查和关节镜诊断是非常重要的，因此，有些需要在手术中做出最终诊断和决策。手术的目的是通过肩关节本体感觉来减少关节囊体积和诱导生物反馈，因此，对整个下盂肱韧带（IGHL）进行关节囊折叠是基本可行的。如果患者的关节盂唇是完整的，则在 IGHL（图 21.8 和图 21.9）可以放置三条缝合线。甚至可以的话，利用缝合锚钉完成关节囊的折叠。最后，肩袖间隙在上臂的最大外旋位予以关闭（图 21.10）。

图 21.8 关节镜下关节囊折叠术示意图。首先，将关节镜插入到前上入路，然后用后下入路在后下关节囊和盂唇上放置 2 号高强度缝线。然后，将关节镜切换到后方入路，然后以前方入路作为工作通道，在前下关节囊和盂唇上放置另一条 2 号高强度缝合线。最后，将最后一条 2 号缝合线放置在前下关节囊和盂唇上（a）。然后，将这三条缝合线都打结（b）。打结后，另两条高强度缝合线放置在肩袖间隙，即肩胛下肌腱和盂肱上韧带（SGHL）上，保持上臂最大外旋位

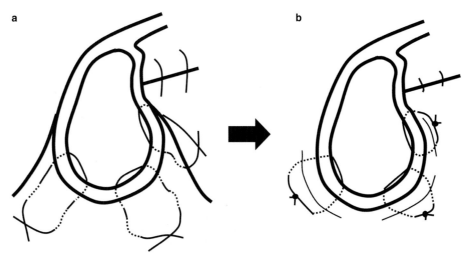

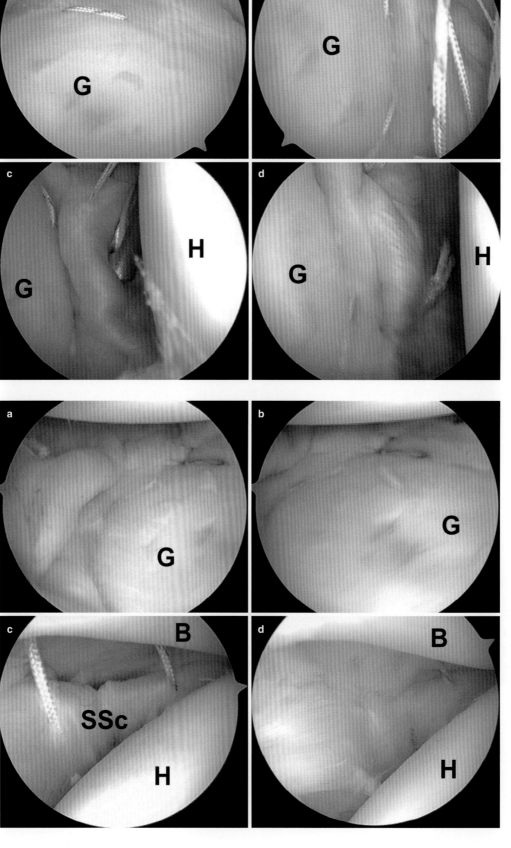

图 21.9　关节囊折叠术关节镜下观。a. 一条 2 号缝合线以褥式的方式放在后下关节囊和盂唇上；b. 前下方和前方缝合线是以褥式方式缝合的；c、d. 前下、前方缝线予以打结。H，肱骨头；G，关节盂

图 21.10　关节镜下关节囊折叠术和肩袖修复术的最后观。a、b. 关节囊折叠术后从前方入路观察；c. 在上臂最大限度地外旋时，在肩胛下肌腱和盂肱上韧带（SGHL）上放置两条 2 号缝线；d. 这些缝合线都是在上臂相同的外旋位打结的。H，肱骨头；G，关节盂；B，肱二头肌长头；SSc，肩胛下肌

21.8 康复

MDI 和肩关节松动患者最常见的突出表现是肩胛骨长时间处于下旋位（图 21.11 和图 21.12）。这是基于丧失了胸椎和肋骨的灵活性，以及核心力量的薄弱性。因此，康复首先是为了恢复胸椎和肋骨的灵活性和柔韧性，此外还要通过调整骨盆倾斜来控制姿势。然后矫正肩胛骨的位置，恢复肩胛骨的活动。为了保持最佳的盆腔倾斜，有时在进行肩胛骨控制之前需要进行躯干和核心肌群加强练习，因为姿势和胸椎的排列对肩胛骨的位置和活动有很大的影响。最后，开始进行力量和协调性练习，包括核心肌群和下肢，以及肩袖和肩胛骨周围肌群。这些患者康复的主要目的是矫正肩胛骨位置，恢复肩胛骨的正常活动。

21.9 治疗运动员的经验

一名 21 岁的大学体操女运动员和男运动员在练习使用静止环时，不慎受伤导致左肩半脱位。从那以后，她在练习双杠时，甚至在跑步的时候，都有肩关节不稳定的感觉，偶尔会有半脱位。1 年后，她向作者抱怨，她的左肩在练习和比赛中状态不佳。经过查体，她没有表现出任何失去运动活动度的迹象，而是抱怨当她的上臂被置于最大限度的外旋、屈曲和内旋时，会有一种害怕脱位的恐惧感觉。影像学检查显示较宽的关节囊体积和轻微的后关节囊损伤，但在 MRA 图像上并没有明显的 Bankart 损害（图 21.13）。因此，关节镜下手术是她保守治疗 6 周后进行的。麻醉下检查发现，她的左肩存在多方向松弛。关节镜检查显示关节囊体积宽，后方盂唇和关节囊损伤，但

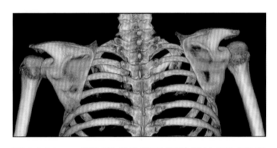

图 21.11　一例运动员肩胛骨和肋骨的 3D CT 图像。从后面观，可以观察到受累侧肩胛骨位置异常（右侧）。请参阅图 35.3

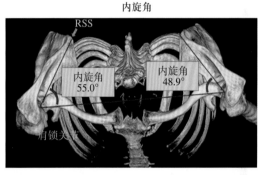

图 21.12　一例运动员肩胛骨和肋骨的 3D CT 图像（右）。从顶部看。与正常侧（左）相比，右肩胛骨相对于肋骨向前旋转。请参阅图 35.8

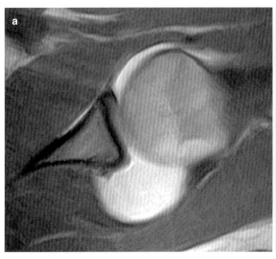

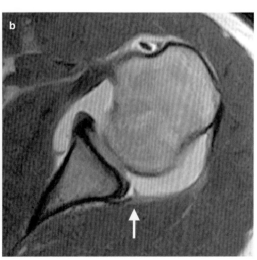

图 21.13　术前 MRA 图像。患者后关节囊体积很大，但没有显示 Bankart 损伤，也没有在 ABER 位图像（a）上显示肱骨头的 Hill-Sachs 损伤。位图怀疑后方关节囊损伤（b，箭头）

Bankart 和 Hill-Sachs 病变未得到证实（图 21.14）。关节镜下除肩袖间隙外，行后关节囊修补和前下关节囊折叠术（图 21.15）。3 个月后，她开始练习，6 个月后又回到比赛中

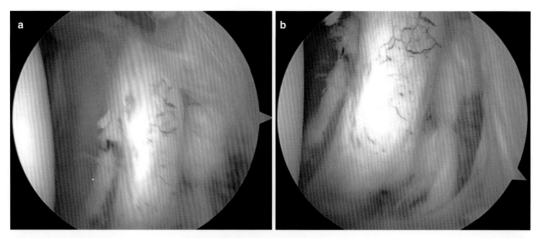

图 21.14　关节镜检查，证实后关节囊撕裂和盂唇损伤合并关节囊腔体积过大（a、b）

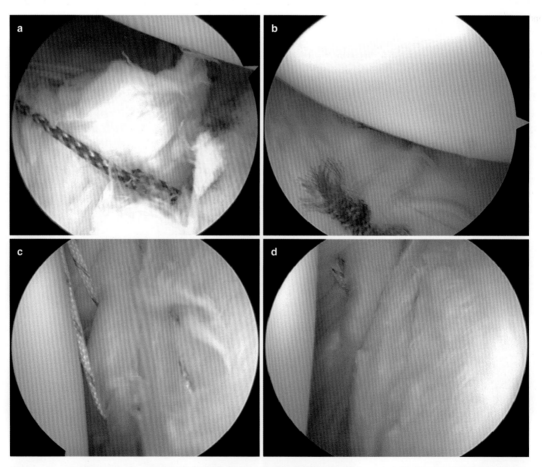

图 21.15　关节镜下手术。行后方关节囊修补术，采用两种缝合锚钉（a、b）和前下关节囊折叠术（c、d）。a、c. 打结前；b、d. 打结后

参·考·文·献

1. Endo T, et al. Sog. Schulterschlottergelenk. Cent Jpn Orthop Trauma. 1971;14:630–1.

2. Neer Ⅱ CS, Foster CR. Inferior capsular shift for involuntary inferior and multidirectional instability of the shoulder. A preliminary report. J Bone Joint Surg Am. 1980;62:897–908.

3. Dewing CB, McCormick F, Bell SJ, et al. An analysis of capsular area in patients with anterior, posterior, and multidirectional shoulder instability. Am J Sports Med. 2008;36:515–22.

4. Kikuchi K, Itoi E, Yamamoto N, Seki N, Abe H, Minagawa H, Shimada Y. Scapular inclination and glenohumeral joint stability:a cadaveric study. J Orthop Sci. 2008;13:72–7.

5. Von Eisenhart-Rothe R, Meyr HO, Hinterwimmer S, et al. Simultaneous 3D assessment of glenohumeral shape, humeral head centering, and scapular positioning in atraumatic shoulder instability. Am J Sports Med. 2010;38:375–82.

6. Bell JE. Management of multidirectional instability. Orthop Clin North Am. 2010;41:357–65.

7. Ogston JB, Ludewig PM. Differences in 3-dimensional shoulder kinematics between persons with multidirectional instability and asymptomatic controls. Am J Sports Med. 2007;35:1361–70.

8. Illyés Á, Kiss RM. Kinematics and muscle activity characteristics of multidirectional shoulder joint instability during elevation. Knee Surg Sports Traumatol Arthrosc. 2006;14:673–85.

9. Gaskill TR, Taylor DC, Millett PJ. Management of multidirectional instability of the shoulder. J Am Acad Orthop Surg. 2011;19:758–67.

10. Kim SH, Park JS, Jeong WK, Shin SK. The Kim test:a novel test for posteroinferior labral lesion of the shoulder–a comparison to the jerk test. Am J Sports Med. 2005;33:1188–92.

11. Cuéllar R, González J, de la Herrán G, Usabiaga J. Exploration of glenohumeral instability under anesthesia:the shoulder jerk test. Arthroscopy. 2005;21:672–9.

12. Burkhead Jr WZ, Rockwood Jr CA. Treatment of instability of the shoulder with an exercise program. J Bone Joint Surg Am. 1992;74:890–6.

13. Illyés A, Kiss J, Kiss RM. Electromyographic analysis during pull, forward punch, elevation and overhead throw after conservative treatment or capsular shift at patient with multidirectional shoulder joint instability. J Electromyogr Kinesiol. 2009;19:e438–47.

14. Misamore GW, Sallay PI, Didelot W. A longitudinal study of patients with multidirectional instability of the shoulder with sevento ten-year follow-up. J Shoulder Elbow Surg. 2005;14:466–70.

15. Pollock RG, Owens JM, Flatow EL, et al. Operative results of the inferior capsular shift procedure for multidirectional instability of the shoulder. J Bone Joint Surg Am. 2000;82:919–28.

16. Miniaci A, Codsi MJ. Thermal capsulorrhaphy for the treatment of shoulder instability. Am J Sports Med. 2006;34:1356–63.

17. Flaningan DC, Forsythe T, Orwin J, et al. Volume analysis of arthroscopic capsular shift. Arthroscopy. 2006;22:528–33.

18. Sekiya JK, Willobee JA, Miller MD, et al. Arthroscopic multi-pleated capsular plication compared with open inferior capsular shift for reduction of shoulder volume in a cadaveric model. Arthroscopy. 2007;23:1145–51.

19. Jacobson ME, Riggenbach M, Wooldridge AN, et al. Open capsular shift and arthroscopic capsular plication for treatment of multidirectional instability. Arthroscopy. 2012;28:1010–7.

20. Gartsman GM, Roddey TS, Hammerman SM. Arthroscopic treatment of multidirectional glenohumeral instability:2- to 5-year follow-up. Arthroscopy. 2001;17:236–43.

21. Baker Ⅲ CL, Mascarenhas R, Kline AJ, et al. Arthroscopic treatment of multidirectional shoulder instability in athletes:a retrospective analysis of 2- to 5-year clinical outcomes. Am J Sports Med. 2009;37:1712–20.

22. Ma HL, Huang HK, Chiang ER, et al. Multidirectional shoulder instability in overhead athletes. Orthopedics. 2012;35:e497–502.

运动员的肩锁关节问题：锁骨远端骨溶解

Yon-Sik Yoo

22.1 引言

锁骨远端骨溶解（osteolysis of the distal clavicle，DCO）是一种过度使用损伤、一系列重复微创伤的后遗症。它本质上是由难以耐受的运动量导致的锁骨远端缓慢骨溶解和重吸收的一种应力诱导的微骨折或应力反应或应力衰竭综合征的结果 [1]。它常见于力量型运动员和过顶重体力劳动者。它被称为"举重肩" [2]。

1936 年，Dupas 等首先描述了锁骨远端骨溶解是创伤的结果 [3]。1959 年，Ehricht 成为第一个描述在空气锤操作者中慢性重复微创伤导致的锁骨远端骨溶解的研究者 [4]。此后，锁骨远端骨溶解被分为创伤性（微创伤）、非创伤性（应力诱导）两种发病机制 [5, 6]。随后，它是在柔道选手、送货员和手球运动员中被诊断出来，而最近在举重训练者中，它被认为是由累及锁骨远端再吸收的应力衰竭综合征引起的 [7]。

创伤性 DCO 结果通常由肩锁关节脱位、锁骨骨折，甚至没有明显的肌肉骨骼损伤的轻微挫伤所致。而非创伤性 DCO（ADCO），也被称为过度使用或应力诱导的 DCO，是最常见的类型。1982 年，首先出现了男性重量训练者 ADCO 的系列报道。锁骨远端和肩锁关节的过度活动导致骨溶解，它是超过骨负载损伤愈合能力的重复性损害。最被广泛接受的病因涉及软骨下骨微骨折与后续尝试修复之间的关系，这与重复微创伤的病因一致 [8]。为了进一步增加鉴别诊断，2000 年，Hawkins 等描述了特发性 DCO 并报道了 3 例相同的病例。

1982 年，Cahill 描述了第一组由 46 例男性、平均年龄 23.3 岁、由上肢重量训练者组成的 ADCO 病例 [1]。此后，有超过 100 例年轻的力量型运动员和过顶重体力劳动者的病例被报道。在这些病例报告中，

上肢应力来自几个月的强化训练和抬举动作 [6]。在大多数病例报告中，没有意外创伤史。Matthews 等在女性健美运动员中报道了一例 ADCO [5]。

22.2 解剖学和生物力学

22.2.1 锁骨远端的解剖学和生物力学

平坦的锁骨远端部起抵抗肌肉和韧带力量的作用，而不像抵抗轴向负载的锁骨内侧。肩锁（AC）关节是一种微动关节，由喙锁韧带（锥形和梯形韧带），上、下 AC 韧带和 AC 关节囊稳定。一个纤维盘状软骨板存在于凸起的锁骨远端和平坦的肩峰之间，不完全地划分关节。关节面通常内下倾斜，尽管 Urist [9] 描述的 AC 关节方向有许多变化。喙锁韧带为 AC 关节提供垂直稳定性，而 AC 韧带赋予水平稳定性。由于 AC 关节是表浅的，并且在轴向垂直界面中的相对较弱的连接，其易受到各种创伤。AC 关节在过顶的重活动中受到最大限度的负荷。

22.2.2 发病机制

DCO 的发病机制常有争论。许多假设已经被讨论过却没有明确的共识 [10, 11]。这些机制包括血液供应、继发性改变的自主神经系统的功能失调、代谢性充血、缺血性骨坏死、反应性滑膜炎和应力性骨折 [12, 13]。

最公认的病因是反复微创伤或过度训练导致软骨下骨微骨折及伴随其后的骨修复的重复性应力损伤。骨吸收和沉积之间存在着不稳定的平衡 [14]。Cahill 等发现在他的系列手术标本中的 50% 出现软骨下骨微骨折，提出重复微创伤造成软骨下骨应力性骨折重塑 [1]。在肩关节举重训练中过伸肩关节时过度牵拉肩锁关节，导致随后伴有充血反应而累积的软

骨下骨骨折，并最终有助于 ADCO 的病理形成。患者的手术标本也显示软骨下骨的成骨活跃强度，这表明一个活跃的修复过程。锁骨外侧端关节软骨表现出裂纹、退变和软骨缺损区域[8]。Matthews 等报道了在女性患者的锁骨远端切除标本上的组织病理学检查结果。标本显示软骨下骨微囊变，关节软骨破坏，并增加破骨细胞的活性和转化骨形成，再次与上述重复应激现象一致[5]。

ADCO 的第二个理论是 Brunet 等描述的滑膜侵袭软骨下骨，如同骨溶解的可能原因，与报告的 MRI 检查结果滑膜增生相似[16]。

其他理论包括滑膜充血后破骨细胞的骨吸收，伴有自主神经功能障碍的神经血管损伤、缺血性坏死、充血的代谢作用[17]。Roach 和 Schweitzer 等报告了 7 例脊髓损伤和锁骨远端骨溶解之间的关联[18]。

22.2.3 病理

一直以来的发现是慢性炎症、滑膜疾病纤维化、小梁结构丧失、关节变性和成骨活跃。ADCO 切除标本显示了近端骨小梁矿化弱、远端致密瘢痕组织和薄、无组织的偶尔有破骨细胞、多核巨细胞的绒毛增生的纤维软骨层。在骨吸收部位有活跃的成骨细胞并伴有大量的骨样接骨板和富血管的结缔组织。滑膜发病机制的支持者已经证明了增生的滑膜组织迁移到软骨的锁骨远端。

22.3 临床表现与基本物理检查

骨溶解的发生率与进行力量训练的运动员人数的增加是平行的。Scavenius 和 Iversen[20] 报道称举重运动员的患病率为 27%。DCO 经常与其他肩部疾病（如不稳定、撞击、肩袖撕裂、肌腱炎、盂唇疾病）一同被发现[1]。

22.3.1 临床表现

虽然 DCO 是一个良性的自限性过程，但它在竞技体育运动员和体力劳动者中造成了相当高的发病率。这可能是双方面原因造成的。

Haupt HA 观察到，在进行举重项目后的晚上，受训者的疼痛和不适通常会更加严重[2]。在年轻活跃的男性中，这种情况经常发生在竞技运动和繁重体力劳动中。在与活动有关的肩关节区域内会有一种隐痛感，并因任何 AC 关节的应力活动而加重。重量训练相关的如卧推、俯卧撑、双杠以及运动相关的活动

如投掷、过顶活动和水平内收等都加重疼痛。不会有对肩区造成重大伤害的病史。在受影响的一侧入睡会很难。疼痛可能会向周围的三角肌或斜方肌放射，并通过长时间的休息来缓解。可能会有受影响的肩关节的运动受限。

22.3.2 基本物理检查

这些受害者通常都很年轻，他们的肌肉发达，身体脂肪含量较低[21]。在单侧病例中，AC 关节和周围软组织肿胀可能有或较好。在受影响的远端锁骨和 AC 关节处会有压痛。这种疼痛在双臂交叉内收动作或手摸背后肩内旋时加重，包括主动的和被动的。AC 关节在水平和垂直层面都是稳定的。局部的弹响可能出现。肩的运动范围是正常的，除了在内收和内旋的活动范围末时不适。应完成对肩部的全面检查，以排除伴随疾病。DePalma 的 I 型和 II 型 AC 关节面与身体纵轴夹角小则（更多的力量集中在远端锁骨上）更容易患 DCO。颈椎和神经血管的评估也很重要，可以排除潜在的疼痛来源。AC 关节注射可以是 DCO 处理的诊断性治疗方式。

22.4 基本的放射学检查

22.4.1 X 线片检查

由于年龄、活动相关，以及在个体远端锁骨影像学表现上的放射技术相关的因素，很难在早期的 X 线片上诊断 DCO[6]。在出现症状后几个月到几年内 AC 关节的前后位伴 30° 头倾 X 线片将揭示非常微小的变化。Zanca 前后位伴 15° 头倾将没有重叠的脊柱和肩胛骨，从而更好地观察 AC 关节[22]。虽然 AC 关节软组织肿胀是最早的发现，但它是最不特异性的[17]。放射学早期的征象包括在典型的"火焰形状"表现下的软骨下骨局灶性丢失，无骨关节炎变化[11]，锁骨远端的微囊性变化，以及不累及肩峰的 AC 关节间隙增宽[1]。全关节病变的存在应促使我们考虑其他鉴别诊断，如 AC 关节炎。较好的评价结果包括：在疾病早期的远端锁骨骨质减少，逐步侵蚀、吸收和锁骨尖细化、肩峰的杯状化、萎缩性钙化[12]，以及在疾病晚期的 AC 关节间隙增宽[5]。

在可能持续 12~18 个月的裂解期，病理特征包括骨量减少、皮质边缘吸收、软骨下囊性改变，以及随后锁骨远端影像学上可达 0.5~3.0 cm 溶解，并逐渐变细导致关节间隙增宽。持续 4~6 个月的修复期的特点

是有愈合的证据，例如远端锁骨皮质的重构与软骨下囊肿的减少，但 AC 关节典型的表现是永久的间隙增宽（图 22.1、图 22.2 和图 22.3）。

22.4.2 核素骨扫描检查

在 DCO 的早期，99mTc 扫描会显示在锁骨远端的血流灌注相和血池相的摄取明显增加。此外，在延迟相还会有锁骨远端局部摄取增加。

有时，邻近的肩峰也有增加的活跃表现[1]。但这种骨骼扫描的困难是高灵敏度和非常低的特异性，这需要在临床发现的背景下进行解释。一些学者指出，所有长骨的骨末端都显示了对骨扫描的摄取增加，而锁骨也不例外。这区域的摄取增加是由于年轻个体所施加的应力导致骨转换的增加，这是一个正常现象[23]。它可能与血流量增加和局部淤血有关。

22.4.3 MRI

MRI 显示 T2 加权像信号增强，尤其是在流体敏感的 STIR 像上和 T2 加权序列上的自旋回波脂肪抑制像上。

锁骨远端骨髓水肿是最常见的 DCO 的临床表现并与患者症状高度相关[12]，但水肿也可在肩峰看到。其他常见的发现是骨碎片和骨不规则[12]、AC 关节囊肿胀、少量关节积液、关节内骨碎片[12]。

锁骨远端无移位的软骨下骨折（软骨下低信号线集中在水肿的锁骨远端）[24] 是最近的发现（图 22.4）。

22.4.4 超声或 CT 引导下的 AC 关节注射

注射利多卡因或布比卡因（局部麻醉药）到 AC

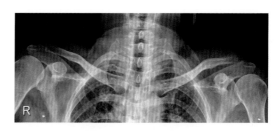

图 22.1　右侧锁骨远端外伤性骨溶解

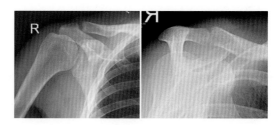

图 22.2　Zanca 位和肩胛骨 Y 位显示沿锁骨远端软骨下骨细微的侵蚀

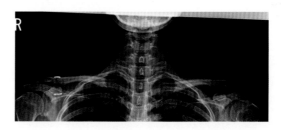

图 22.3　锁骨远端骨折固定术后锁骨远端骨溶解

关节可能会暂时缓解疼痛，可以作为一种诊断工具。最大的好处可能是暂时缓解疼痛，可以被看作是一个诊断性工具确认疼痛是局限在 AC 关节。如果患者保守治疗 3 个月没有效果，关节内注射皮质激素伴有或

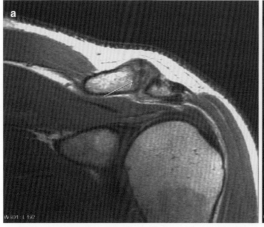
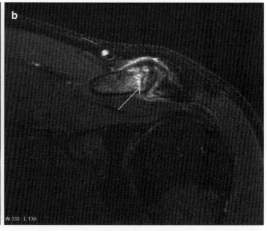

图 22.4　斜冠状位质子密度（a）和脂肪抑制（b）MRI 显示远端锁骨上广泛的水肿。标注清晰可见的低信号（箭头），以远端锁骨的水肿为中心，与软骨下骨折一致。此外，肩峰顶端也有一点水肿。液体存在于肩锁关节

无透明质酸都可以考虑用来短期缓解症状[6]。然而，它们长期的效果有限。超声图像引导注射允许在皮肤上获得最佳点的位置、适当的深度和针倾斜度，并正确定位针尖[6]。

22.5 特定疾病的鉴别诊断和自然史

22.5.1 鉴别诊断

虽然 DCO 是一种良性的疾病可以直接诊断，但在诊断时应该排除一些更重要的疾病。其中包括盂肱关节和肩峰下损伤、多发性骨髓瘤、类风湿关节炎、甲状旁腺功能亢进、痛风、硬皮病、脓毒症、结核性关节炎、骨关节病、皮质类固醇诱导的关节病、原发性和转移性肿瘤、大量的骨溶解（Gorham 病）、佝偻病、早衰症、嗜酸性肉芽肿和颅骨锁骨发育不全综合征[25]。

DCO 的诊断通常是通过病史、体格检查和普通的 X 线片来诊断。

骨扫描、MRI 和鉴别诊断性注射对那些不能明确诊断或其他肩部问题患者的诊断是有帮助的[21]。

22.5.2 自然史

骨溶解过程在时间上是可变的，但在演化过程中是一致的。裂解期可持续 12~18 个月，导致远端锁骨骨丢失 0.5~3 cm，很少涉及肩峰端。可能发生韧带钙化和骨膜下反应。在修复阶段，远端锁骨变得光滑，并随着皮质的重新构造逐渐变细，但 AC 关节将永久变宽[17, 26]。

DCO 是一种自限性疾病，在 1~2 年内疾病活动转归。虽然大多数患者保守治疗效果良好，但随着症状的减轻，以及部分或完全骨修复，通常会恢复以前的活动水平[27]。症状从活跃的裂解期到终末期的阶段[17]将逐渐消失。

22.6 治疗

DCO 的治疗方法通常是由症状和疾病阶段所决定的。然而，在该疾病的治疗过程中确实存在争议，一些作者认为，治疗不足会导致骨质溶解扩大，而另一些人则认为，骨损害的最终严重程度是预先确定的，与发病的严重程度直接相关[16, 25]。

22.6.1 非手术治疗

早期诊断和治疗已被证明能够成功地减少临床症状，在某些情况下阻止骨溶解过程，并产生不同程度的逆转和愈合。延迟诊断通常会导致 AC 关节永久变宽，并有不同程度的活动功能障碍和疼痛[26]。

避免进行刺激性动作，改变举重训练的技巧和动作，对受影响的肢体采用冷冻疗法、非甾体类抗炎药治疗和进行制动固定是初步治疗的基础。激素注射的作用有限。Haupt 建议在年轻运动员的举重训练方式中做一些修改[2]。举重训练技巧的具体修改包括在杠铃上缩小手间距（比肩宽要少 1.5 倍），并控制卧推的下降速度，在前胸上方约 4~6 cm 停止。窄握柄允许运动员做出调整角度的卧推维持肩关节外展小于 45°，肩关节后伸小于 15°。这就降低了远端锁骨上的压力[28]。Haupt 升级了一个常规程序，削减了卧推、反屈伸和俯卧撑。替代建议是绳索交叉、哑铃斜压、直杆斜压[2]。所有的动作都是用一个窄的抓柄方式来完成的，不超过肩宽的 1.5 倍。

力量翻或称高翻，虽然是一个相当充分的身体功能锻炼，但在"折磨"阶段（提拉第二阶段）确实对 AC 关节施加了很大的压力。在运动的这一部分，肩胛被耸起，手肘弯曲，然后肩胛外展使杠铃上升到一个"折磨"的位置。如果运动员有 AC 关节损伤，应改为只允许的拉举运动称为"力量翻的高拉"或"力量拉"。这个动作的关键是运动员既可以取得下肢训练效果，避免了不合时宜上举导致额外的 AC 关节创伤。完成运动的首选方式是调整运动方法或起始位置至使肘部甚至或额面以上开始上举或反复（珩磨技术）[28]。

日常膳食中添加多种矿物质，也推荐氨基葡萄糖和硫酸软骨素[26]。阿仑膦酸钠（双磷酸盐）和其他保守的方式[29]已经在成功缓解症状和影像学表现的病例中报道。考虑到患者的症状和功能状态，只要患者愿意，就应使用保守治疗方案[26]。

CT 引导下 AC 关节注射治疗可选择皮肤最佳接入点的位置、合适的深度和针头的倾斜度，以注射局部麻醉剂和皮质类固醇激素的混合制剂。保守疗法强调使用非甾体抗炎药和所有运动后 AC 关节冷冻疗法[2]。从某种意义上说，持续的身体活动和发病机制将导致"自我手术"，即锁骨将自行切除。

适当的教育来指导运动员如身体碰撞风险运动员和接触性运动运动员，当摔倒、铲球和举重时使用适当的技术。此外，重要的是要确保正确使用和安装保护设备。最后，康复计划应完成肩袖肌肉、三角肌、斜方肌和其他关节的肌肉的力量和耐力的训练。

尽管创伤性 DCO 损伤后直接固定，似乎并没有减少骨溶解的早期表现。然而，早期治疗可以减少骨丢失的总量，有助于减少溶解期，有利于初始修复和减少临床症状[30]。

22.6.2 手术治疗

手术的一般适应证包括顽固性和孤立性肩锁关节痛，伴有 AC 关节压痛，AC 关节影像中明显的异常征象，缺乏对保守治疗的反应，不愿意放弃或更改举重或运动训练或体力劳动[1, 5, 16]。锁骨远端切除术（DCR）是最常见的 DCO 手术类型。一旦患者严格按照适当的指征选择手术，选择开放 DCR 或关节镜下DCR 以及锁骨远端切除的多少应先做出决定。

开放式和关节镜下锁骨远端切除术均能成功减轻疼痛，并恢复患者先前的活动水平[1, 31]。而 Cahill 等报道以开放的方式切除 1~2 cm 的锁骨远端的疗效优异，40 例中 37 例恢复负重训练或竞技体育[1]。Ague等报道关节镜手术仅切除 4 mm 也有效[21]。关节镜下DCR 是最小的微创和最大可视范围的手术，减少手术并发症和获得超早期康复。相关的关节内损伤的情况也可以同时进行诊断和治疗。

肩锁关节创伤后疼痛是否由锁骨远端骨质溶解或轻微的不稳定引起是很难确定的。因此，推荐手术前必须仔细评估肩锁关节稳定性。这应包括在前、后和上、下平面的锁骨远端的活动测试，以及对现有低级别的肩锁关节分离的影像证据的术前 X 线片进行仔细推敲。在这种情况下，关节镜下锁骨远端切除术是一种低并发症的早期治疗方案。然而，应该提醒患者，如果关节镜下切除锁骨远端后疼痛持续，可能需要肩锁关节开放稳定手术。

22.6.2.1 开放式锁骨远端切除

开放式 DCR 的理由是，病变关节表面可以直视下切除，有足够宽的边缘防止锁骨肩峰进一步接触。2 个皮肤切口中的任何一个都可以使用，斜的和水平的[2]。三角肌和斜方肌筋膜必须分离以暴露 AC 关节。经典 Mumford 术式可实施，即 1~2 cm 的锁骨远端以及肩峰切除。AC 关节下关节囊可以合并入三角肌和斜方肌筋膜修复以消除任何潜在的死腔。Flatow 及其同事主张转移喙肩韧带覆盖锁骨外端为举重运动员提供额外的稳定性[31]。

大多数后续研究都报道了积极的结果，认为改善疼痛是成功的主要指标。Slawski 和 Cahill 对 12 名现役举重运动员和 2 名体力劳动者使用开放式 DCR 进行了治疗。他们报告说，所有的患者在术后平均 9 周的时间内恢复了完全的体育活动和就业，最终恢复到比有症状前更强或更好的竞技或劳动水平。根据加州

大学洛杉矶分校（UCLA）的肩评量表，有 8 个优秀和 9 个好的结果[10]。

虽然开放手术可以获得优秀的临床结果，但是暴露 AC 关节所需的广泛的组织损伤会导致肌肉无力[5, 32, 33]和 AC 韧带的断裂[31]。

22.6.2.2 关节镜下锁骨远端切除

由于肩关节镜手术的优势明显，所以拿关节镜下的 DCR 与开放式 DCR 的比较是不明智的，就像拿苹果与橘子的比较。有证据显示，0.5~1.0 cm 的关节镜下切除可与开放式手术过程中 1.5~2.0 cm 的切除相似[5, 34]，建议为关节镜下 DCR 过程中最理想的切除骨量。有两种方法，间接法（肩峰下入路）或直接法（上入路）。这两种方法都提供了降低并发症的优势，减少了手术后的制动，更早地恢复正常活动，并改善了切口外观。这些早期结果是令人鼓舞的，但本疾病的总体疗效值得进一步证实。这种疾病作为一种低流行率的疾病，可能在我们的社会中变得越来越普遍[21]。

肩峰下（间接）入路

肩峰下入路首先由 Ellman 和 Esch 描述，保留了上方的 AC 关节韧带，并且减少了术后水平不稳定的机会。根据外科医生的训练和操作舒适程度，可以在侧卧位或沙滩椅位进行手术。该技术使用前入路器械操作，后入路观察和侧入路水流入口。刨刀用来清理阻挡视野的滑囊。射频刀用来清楚地划定远端锁骨，并尽量减少出血。操作应该非常小心，不要破坏支撑的韧带和关节囊。一旦获得良好的视野，通过前入路使用磨钻（通常 5~6 mm）来清除任何多余的骨赘，并从远端到后方切除远端锁骨。这种技术的改进包括从后入路和侧入路操作，以及通过三个标准入路观察。可以使用已知的磨头直径来测量骨深度。然而，Tolin 和 Snyder 建议常规使用两根针来标定关节的方向，以及通过测量皮肤上两根针之间的距离来测量切除的骨量。虽然一些研究者建议切除一小部分内侧肩峰，但大多数人认为没有必要。为了帮助切除锁骨远端的上部，可以手动施加压力使锁骨进入肩峰下空间。有人认为，这种技术的失败并不是由于去除了骨量，而是由于 AC 韧带切除不均或断裂的结果。这将导致锁骨平移，导致与肩峰撞击并引起反复症状[35, 36]。这种问题经常发生在关节镜下切除术时，如果不采取措施来保护稳定的韧带外膜。如果这种不稳定性在术中得到确认，Morrison 及其同事推荐远侧锁骨的后缘切成斜面，以避免由此产生的疼痛撞击[37]。

Kay 等于侧卧牵引位治疗 10 例 DCO。经滑囊入路结合肩峰减压行锁骨远端切除术。所有患者都有满

意的结果，并返回到伤前运动水平或高于其伤前运动水平[38]。人们经常认为，经滑囊方法可能不容易接近具有内侧倾斜的紧靠关节处的锁骨，特别是在骨关节炎的关节中，即使对锁骨上方直接施加压力。针对这些病例，偏好使用经滑囊入路的外科医生提出增加开放入路。Tolin 和 Snyder 相信他们通过在 70° 外展位手臂上使用 10~15 磅（1 磅 =0.45 kg）的侧方牵引能克服这个问题[40]。

上（直接）入路

最初由 Lanny Johnson 描述，后来由 Flatow 及其同事倡导[35]，上入路提供了一个直接显露 AC 关节的方法。虽然一些研究者推荐对肩峰下潜在病变进行常规关节镜检查，但也有一些研究者认为在孤立的 AC 问题中没有理由破坏滑囊[35]。上入路还可以在直视下切除锁骨的外端，而不会出现经滑囊入路的水肿和出血。使用两个小直径针（22 号，1.5 英寸）（1 英寸 =2.54 cm）来确定 AC 关节的位置和方向，以便准确地引入手术器械。这是至关重要的，否则关节倾斜的变化可能难以评估。一个 4.0 mm 的 30° 关节镜和必要的器械通过直接的前上和后上入口放入 AC 关节。如果关节间隙狭窄，可以先放置一个 2.7 mm 的关节镜。AC 关节的关节囊和韧带骨膜下剥离以暴露锁骨远端，允许在切除过程中直接观察到锁骨。用 5.0 mm 电动全径刨削器切除软骨盘和关节内软组织。射频可用于清理锁骨的外端，保护包含 AC 韧带和关节囊的软组织。在此之后，如果关节空间足够大，则引入 6.0 mm 的磨头。如果空间太小，则可以使用较小的磨头创建更多的空间，直到可以容纳 6.0 mm 的磨头。大约 4~7 mm 的远端锁骨被切除。切除后应仔细检查关节镜下的关节，以确保足够的骨质被切除和去除松散的碎片。探测边缘至关重要，以确保没有残留挂下来的骨嵴[35,41]。

这种方法保留了关节的稳定性，防止了远端锁骨过度后移与肩峰撞击的疼痛（图 22.5）。

Flatow 等报道了使用上入路 91 % 的成功率[35]，而 Zawadsky 等报道上入路关节镜下 DCR 的所有结果是良好或优秀[41]。Bigliani 等[42] 提出了更有限的锁骨切除术，以改善外观和功能。有限的（小于 1~2 cm）关节镜下 DCR，平均 4.5 mm，特别在举重运动员中，已经显示出可喜的结果[21]。手术方法由 AC 关节上方的两个关节镜入路组成[42]。使用标准关节镜仪器（30° 和 4.0 mm 关节镜）、关节镜刨刀和 4 mm 电动磨头。清理 AC 关节软骨盘和软骨碎屑等残余物。将锁骨远端 4 mm 用磨头切除，以磨头直径作为参考。用

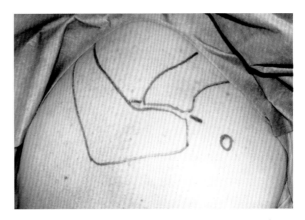

图 22.5 锁骨远端、肩峰、肩锁关节和喙突的皮肤标记。前上方入路在肩锁关节前方 3~5 mm。后上方入路位于肩锁关节线后方的由肩峰和锁骨远端形成的切迹上

射频将关节囊从锁骨上提起并保护好 AC 韧带后，用磨钻将远端锁骨的骨皮质切除。锉刀可以通过入口用来完成远端锁骨的轮廓修整[21]。

Branch 等报道 5 mm 切除是足够的（图 22.6）。他们报道如果喙肩韧带和肩锁韧带完整无损，则 5 mm 切除足以防止肩关节旋转和轴向负载时的肩锁撞击[43]。

22.7 作者的治疗选择与文献综述

Song 等 8 年内治疗了 17 例患者由 II 级 AC 关节损伤保守治疗后残余疼痛和不稳定，关节镜下 DCR 平均手术时期在伤后 12 个月。在最初的 4 例中，使用肩峰下经滑囊的入路，其余患者使用 2.7 mm 关节镜进行上入路手术。有 4 例患者有 DCO 的影像学证据。17 例患者中有 2 例（11.8%）因持续性疼痛和进一步的不稳定性需要额外的手术。其余 15 例患者中，11 例在随访末表现出良好的主观疗效（视觉模拟评分和 constant 肩关节评分），而 4 例则判断结果是一般或差。主观满意度的结果中，17 例中的 6 例（35.3%）结果为差。然而，随访末没有患者显示任何明显的临床不稳定性或症状。他们得出的结论是，关节镜下锁骨远端切除术在统计学上改善了疼痛评分和 constant 评分，似乎是一个合理的初始治疗选择，并发症发生率较低[44]。以往的研究表明了关节镜下 DCR 的有效性和安全性。

Ague 等治疗 10 名举重运动员，平均年龄为 30.4 岁，患有孤立 ADCO。随访平均 18.7 个月，门诊有限的 DCR 手术后他们可以在术后第 1 周内（平均 3.2 天，范围 1~6 天）恢复训练。术前训练水平可以在术后第

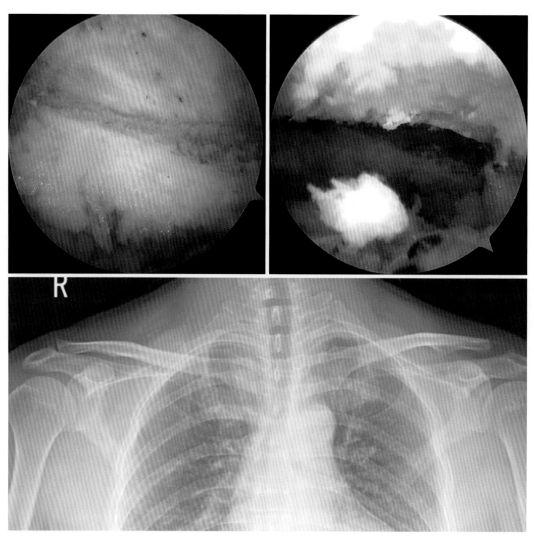

图 22.6　远端锁骨切除术后的关节镜下观察及术后 X 线片

2 周达到（平均 9.1 天，范围 7~12 天），并且所有这些患者均保持无症状。很少有患者会在硬推或倾推中力量减弱。在最后的随访中，锁骨远端的 X 线表现没有改变[21]。

Rabalais R. David 和 McCarty Eric 在对同行评审期刊上发表的英文文献进行系统性综述后得出结论：关节镜下 DCR 比开放性 DCR 具有更好或更优的结果，但由Ⅲ级或Ⅳ级证据组成，主要包括系列回顾性病例[45]。在另一篇文献的系统回顾中，Michael Pensak 等得出的结论是：与开放手术相比，用关节镜上入路（直接）ACDR 治疗的患者可以更快地恢复运动，同时获得相似的长期预后[46]。

虽然锁骨远端切除已被证明是一个成功的手术，但也有一些失败的报道。最不确定的失败原因之一可能是异位骨化形成。因此，大多数研究者建议去除关节内的所有骨质和碎屑，以避免新骨形成。Berg 和

Ciullo 认为，这可能是导致肩锁关节成形术和锁骨远端切除术失败的较常见原因[47]。他们建议对如长期吸烟者和慢性肺病并发低氧血症的患者使用预防措施。

切除锁骨远端和对 AC 关节的破坏可能会造成锁骨远端不稳定的可能性。Blazar 等评估了 17 例锁骨远端移位患者（开放手术和关节镜手术），发现平均前后位移 8.7 mm（3~21 mm），明显大于对侧肩部（平均 3.2 mm，范围 1~6 mm）。通过问卷确定的疼痛程度与位移量相关，并显示锁骨远端前后不稳定可导致术后疼痛，导致手术结果不佳[48]。正如 Branch 等所建议的那样[43]，不稳定性可能使肩锁关节和斜方肌附着的软组织的张力增加而引起术后症状，而不是通过持续的骨性撞击。这也得到了这样一个事实的支持，即不稳定性的存在也会在进行较大切除的开放手术中导致不满意的结果。除了不稳定之外，DCR 的并发症包括潜在的肌肉损伤、出血过多、锁骨外侧骨折和感染。

22.8 总结

锁骨远端骨溶解是一种独特的疾病，可能是一种过度使用的现象。当改变活动方式和保守治疗未能缓解病情时，远端锁骨切除术提供了良好的结果。在单纯的 DCO 中几乎没有任何开放手术的指征，关节镜手术中尽管上入路和肩峰下入路各有优缺点。肩峰下入路的方法具有一定的优势，包括：①评估其他病理或通过建立的入路解决其他病变；②减少损伤关节囊；③不需要小工具。缺点包括：①侵犯了一个可能没有病变的区域；②更多的入路；③更多的出血和液体外渗。但是，直接入路的优点应不也该被忽视。

参·考·文·献

1. Cahill BR. Osteolysis of the distal part of the clavicle in male athletes. J Bone Joint Surg. 1982;64A:1053–8.

2. Haupt HA. Upper extremity injuries associated with strength training. Clin Sports Med. 2001;20(3):481–90.

3. Dupas J, Badilon P, Daydé G. Aspects radiologiques d'une ostéolyse essentielle progressive de la main gauche. J Radiol. 1936;20:383–7.

4. Ehricht HG. Die Osteolyse in lateralen Claviculaende nach Pressluftschaden. Arch Orthop Unfallchir. 1959; 50:576–82.

5. Matthews LS, Simonson BG, Wolock BS. Osteolysis of the distal clavicle in a female body builder. A case report. Am J Sports Med. 1993;21(1):150–2.

6. Sopov V, Fuchs D, Bar-Meir E, et al. Stress-induced osteolysis of distal clavicle: imaging patterns and treatment using CT guided injection. Eur Radiol. 2001;11(2):270–2.

7. Smart MJ. Traumatic osteolysis of the distal ends of the clavicles. J Can Assoc Radiol. 1972;23(4):264–6.

8. Schwarzkopf R, Ishak C, Elman M, Gelber J, Strauss DN, Jazrawi LM. Distal clavicular osteolysis a review of the literature. Bull NYU Hosp Jt Dis. 2008; 66(2):94–101.

9. Urist MR. Complete dislocation of the acromioclavicular joint. J Bone Joint Surg Am. 1963;45:1750–3.

10. Slawski DP, Cahill BR. Atraumatic osteolysis of the distal clavicle: results of open surgical excision. Am J Sports Med. 1994;22:267–71.

11. Cahill BR. Atraumatic osteolysis of the distal clavicle. A review. Sports Med. 1992;13:214–22.

12. de la Puente R, Boutin RD, Theodorou DJ, Hooper A, Schweitzer M, Resnick D. Post-traumatic and stressinduced osteolysis of the distal clavicle: MR imaging findings in 17 patients. Skeletal Radiol. 1999;28:202–8.

13. Resnick D, Kang HS. Internal derangements of joints: emphasis on MR imaging. 1st ed. Philadelphia: WB Saunders; 1997. p. 287–8.

14. Dye SF, Chew MH. The use of scintigraphy to detect increased osseous metabolic activity about the knee. Instr Course Lect. 1994;43:453–69.

15. Neer II CS. Shoulder reconstruction. Philadelphia: WB Saunders Co; 1990.

16. Brunet ME, Reynolds MC, Cook SD, et al. Atraumatic osteolysis of the distal clavicle: histologic evidence of synovial, pathogenesis. A case report. Orthopedics. 1986;9(4):557–9.

17. Arnold H, Levine M, Pais J, Schwartz EE. Posttraumatic osteolysis of distal clavicle with emphasis on early radiographic changes. Am J Roengenol. 1976;127:781–4.

18. Roach NA, Schweitzer ME. Osteolysis of the distal clavicle occur following spinal cord injury? Skeletal Radiol. 1997;26:16–9.

19. Levine WN, Barron OA, Yamaguchi K, et al. Arthroscopic distal clavicle resection from a bursal approach. Arthroscopy. 1998;14(1):52–6.

20. Scavenius M, Iversen BF. Nontraumatic clavicular osteolysis in weight lifters. Am J Sports Med. 1992; 20:463–7.

21. Auge 2nd WK, Fischer RA. Arthroscopic distal clavicle resection for isolated atraumatic osteolysis in weight lifters. Am J Sports Med. 1998;26(2):189–92.

22. Zanca P. Shoulder pain: involvement of the acromioclavicular joint: analysis of 1,000 cases. Am J Roentgenol Radium Ther Nucl Med. 1971;112(3):493–506.

23. Clancey GJ. Osteolysis in the distal part of the clavicle in male athletes. J Bone Joint Surg Am. 1983; 65(3):421.

24. Kassarjian A, Llopis E, Palmer WE. Distal clavicular osteolysis: MR evidence for subchondral fracture. Skeletal Radiol. 2007;36:17–22.

25. Reber P, Patel AG, Hess R, Noesberger B. Posttraumatic osteolysis of the distal clavicle. Arch Orthop Trauma Surg. 1996; 115:120–2.

26. Gajeski BL, Kettner NW. Osteolysis of the distal clavicle: serial improvement and normalization of acromioclavicular joint space with conservative care. J Manipulative Physiol Ther. 2004;27:e12.

27. Owens BD, Keenan MAE. Distal clavicle osteolysis treatment & management. http://emedicine.medscape.com/article/1262297.

28. Fees M, Decker T, Snyder-Mackler L, et al. Upper extremity weight-training modifications for the injured athlete. A clinical perspective. Am J Sports Med. 1998;26(5):732–42.

29. Mulari MTK, Mattila K, Gu G, Parkkola K, Kalervo Väänänen H. Successful treatment of the posttraumatic osteolysis of distal clavicle with alendronate. Injury Extra. 2006;37:345–8.

30. Michael MA, Bassano JM. Posttraumatic osteolysis of the distal clavicle: analysis of 7 cases and a review of the literature. J Manipulative Physiol Ther. 2001; 24(5):356–61.

31. Flatow EL, Duralde XA, Nicholson GP, et al. Arthroscopic resection of the distal clavicle with a superior approach. J Shoulder Elbow Surg. 1995;4 (1 Pt 1):41–50.

32. Cook FF, Tibone JE. The Mumford procedure in athletes. An objective analysis of function. Am J Sports Med. 1988;16(2):97–100.

33. Sachs RA, Stone ML, Devine S. Open vs. arthroscopic acromioplasty: a prospective, randomized study. Arthroscopy.

1994;10(3):248–54.

34. Gartsman GM. Arthroscopic resection of the acromioclavicular joint. Am J Sports Med. 1993;21(1):71–7.

35. Flatow EL, Cordasco FA, Bigliani LU. Arthroscopic resection of the outer end of the clavicle from a superior approach: a critical, quantitative, radiographic assessment of bone removal. Arthroscopy. 1992;8(1):55–64.

36. Flatow EL. The biomechanics of the acromioclavicular, sternoclavicular, and scapulothoracic joints. Instr Course Lect. 1993;42:237–45.

37. Morrision DS, Frogameni AD, Woodworth P. Nonoperative treatment of subacromial impingement syndrome. J Bone Joint Surg Am. 1997;79(5):732–7.

38. Kay SP, Ellman H, Harris E. Arthroscopic distal clavicle excision. Technique and early results. Clin Orthop Relat Res. 1994;301:181–4.

39. Henry MH, Liu SH, Loffredo AJ. Arthroscopic management of the acromioclavicular joint disorder. A review. Clin Orthop Relat Res. 1995;316:276–83.

40. Tolin BS, Snyder SJ. Our technique for the arthroscopic Mumford procedure. Orthop Clin North Am. 1993;24(1):143–51.

41. Zawadsky M, Marra G, Wiater JM, et al. Osteolysis of the distal clavicle: long-term results of arthroscopic resection. Arthroscopy. 2000;16(6):600–5.

42. Bigliani LU, Nicholson GP, Flatow EL. Arthroscopic resection of the distal clavicle. Orthop Clin North Am. 1993;24:133–41.

43. Branch TP, Burdette HL, Shahriari AS, Carter FM, Hutton WC. The role of the acromioclavicular ligaments and the effect of distal clavicle resection. Am J Sports Med. 1996;24:293–7.

44. Song HS, Song SY, Yoo YS, Lee YB, Seo YJ. Symptomatic residual instability with grade II acromioclavicular injury. J Orthop Sci. 2012;17:437–42.

45. Rabalais RD, McCarty E. Surgical treatment of symptomatic acromioclavicular joint problems: a systematic review. Clin Orthop Relat Res. 2007;455:30–7.

46. Pensak M, Grumet RC, Slabaugh MA, Bach Jr BR. Systematic review open versus arthroscopic distal clavicle resection. Arthroscopy. 2010;26(5):697–704.

47. Berg EE, Ciullo JV. Heterotopic ossification after acromioplasty and distal clavicle resection. J Shoulder Elbow Surg. 1995;4(3):188–93.

48. Blazar PE, Iannotti JP, Williams GR. Anteroposterior instability of the distal clavicle after distal clavicle resection. Clin Orthop Relat Res. 1998;348:114–20.

运动员的肩锁关节问题：肩锁关节损伤

Yon-Sik Yoo

23.1 引言

该损伤的背景非常有趣。希波克拉底（公元前460—377 年）曾说，那个时候的医师很容易把它和盂肱关节的损伤混为一谈。Galen（129—199 年）从他一次摔跤的受伤中，诊断出自己的肩锁关节损伤。他试着用希波克拉底提出的方法，用绷带紧紧捆住锁骨，试图来治疗自己，却因为不适而没有继续治疗下去 [1]。恰当地说，这是一个最古老的并且涉及运动的肩锁关节损伤的病例。

肩锁（AC）关节损伤非常常见，通常发生在 20多岁和 30 多岁的人群，特别是那些运动型人群。尤其是运动员和接触性运动的运动员，由于导致受伤机制的原因，更容易出现这个损伤。肩锁关节疼痛约占所有肩关节损伤的 9%[2]，在肩关节运动损伤高达40%~50%[3, 4]。绝大多数损伤是男性比女性多见，男女之比为 5∶1。大部分是不完全移位的。从曲棍球、冰球运动损伤的统计中可以得出，肩锁关节损伤是第三大高发的损伤，仅次于脑震荡和膝关节内侧副韧带损伤 [5]。值得一提的是，研究中约有 15% 的损伤发生在肩关节，这是继膝关节和腿（一起），以及头部之后的第三个最常见的损伤部位。

23.2 解剖学、生物力学及优先的分类

23.2.1 关节解剖与生物力学

肩锁关节是可动关节，或者说是滑膜关节，是可以自由运动的关节。这个关节允许旋转、前后及上下移动。关节周围有滑膜囊，关节面由透明软骨和关节盘构成，关节盘为半月板形结构 [2]。许多研究已证明这种结构与年龄有关，大约从 40 岁开始退化 [6-8]。这

个新月形结构的实际功能是微不足道的。肩锁关节是由胸外侧神经、肩胛上神经和腋神经支配的。

肩锁关节的关节面是轻微倾斜的或者略弯的。这个弯曲允许肩峰在锁骨外侧端向前或向后滑动。肩胛骨的运动使肩胛盂保持面对着肱骨头。肩锁关节倾斜的特点，促使暴力通过手臂，带动肩峰挤向锁骨外侧端的下方，从而使锁骨高出肩峰。这是个重要的关节，因为它除了促成整个肩关节运动之外，还起着传导锁骨与肩峰之间力量的作用。肩锁关节有 3 个自由度。运动可以在肩峰和锁骨外侧端之间发生，围绕垂直轴、冠状轴和矢状轴。

多个研究表明，随着肩关节的外展和上举，锁骨可以旋转 40°~45°。但是，Rockwood 等报道，以肩峰为参照，这个旋转活动度只有 5°~8°，因为肩胛骨和锁骨是同步运动的。虽然在肩锁关节的旋转运动仍存在争论，但是肩锁关节在上臂外展时的主要功能是当上臂外展 100° 后，允许肩胛骨持续外旋，此时由于胸锁关节之间韧带的存在，胸锁关节活动度受到限制。

肩锁关节的其他重要功能是从附属骨架向中轴骨传递力量，并且具有悬吊上肢的功能。

肩锁关节是由静态稳定系统和动态稳定系统来稳定的。静态稳定系统包括 AC 关节囊和支撑 AC 关节的韧带，包括肩锁韧带、喙锁（CC）韧带和喙肩（CA）韧带。

动态稳定是由肌肉提供，起源于锁骨的三角肌和从筋膜插入肩峰的斜方肌。

AC 关节囊和 AC 韧带的主要作用是限制肩锁关节的前后运动。AC 韧带由 4 部分组成：上、下、前、后。这些韧带中，后方和上方的韧带是维持 AC 关节水平稳定性的主要因素。这些（后上方）韧带是粗壮的，由三角肌斜方肌筋膜延伸过来。

喙锁韧带是维持 AC 关节垂直方向稳定的主要结构。喙锁韧带包含锥状和斜方韧带。这两个组成部分在解剖学上截然不同，但在相应的功能上是统一的。在多达 30% 的受试者中，这些骨性结构仅仅挨在一起，可能会形成一个喙锁关节。这些韧带防止肩胛骨和锁骨分离，并且将斜方肌纤维的力传到肩胛骨上。

根据 Bearden 等[10]报道，喙锁韧带（CC 韧带）的正常长度是 1.1~1.3 cm。Fukuda[9]认为锥状韧带是限制锁骨上移主要结构，斜方韧带主要限制 AC 关节的压力。许多有关锥状韧带和斜方韧带的研究得出，锥状韧带是非常重要的，当肩锁关节脱位并伴有喙锁韧带损伤时候，锥状韧带的结构需要精心修复[9, 11]。

23.2.2 损伤机制

肩锁关节损伤在运动员，尤其是接触性运动的运动员中很常见。常见的损伤机制是肩部的直接损伤，很少情况下是暴力损伤。典型的病史就是当肩关节处于内收时候，发生在肩峰上的暴力。

当肩关节处于内收位时出现一个对肩峰的直接暴力，导致肩峰向下方和内侧移动，此时锁骨由胸锁关节韧带稳定。这个机制包含很多损伤，通常是在摔倒时候，肩上外侧部分着地导致。随着外力的增加，暴力会导致稳定韧带的系统失效。当 CC 韧带和三角肌斜方肌筋膜失效后，跟随的是 AC 关节韧带和关节囊破坏。间接暴力损伤不常见。间接损伤发生在摔倒时，伸开的手或肘变成内收位，肱骨位置的改变，使肱骨头撞击到肩峰。关节的皮下部位肌肉覆盖很小，从而容易受损。在这种情况下，喙锁韧带通常不会损伤，因为在这个机制下，喙锁间隙变小。

23.2.3 分类

对肩锁关节脱位的分类最初是由 Tossy 等提示的[13]。他们将它分为 3 种类型的损伤：Ⅰ 型、Ⅱ 型和 Ⅲ 型，但是 Rockwood 修改了这种分类方式[14]。在 1984 年，他们又增加了 3 个等级的损伤分型，即 Ⅳ 型、Ⅴ 型和 Ⅵ 型。这种分类包括所有的损伤，从肩锁韧带扭伤，到明确的重度肩锁关节脱位，包括肩锁韧带、喙锁韧带以及斜方肌和三角肌筋膜的断裂。这是最常用的肩锁关节损伤分类方法（图 23.1、表 23.1）。

表 23.1　根据 Rockwood 分类的肩锁关节损伤模式

损伤类型	AC 关节	AC 韧带	CC 韧带	三角肌和斜方肌	锁骨移位
Ⅰ 型	完整	扭伤	完整	完整	无移位
Ⅱ 型	水平方向不稳定	撕裂	扭伤 / 完整	完整	轻微向上移位
Ⅲ 型	中断	撕裂	撕裂	通常完整	向上移位
Ⅳ 型	中断	撕裂	撕裂	撕脱	向后移位
Ⅴ 型	中断	撕裂	撕裂	撕脱	严重向上移位，喙锁间隙增加 100% 以上
Ⅵ 型（少见）喙突下	中断	撕裂	撕裂	不确定	向下方移位
Ⅵ 型（少见）肩峰下	部分或全部损坏	撕裂	完整	不确定	向下方移位

23.2.3.1 Ⅰ 型

大多数 Ⅰ 型损伤表现为肩锁关节韧带和关节囊轻度拉伤。Ⅰ 型损伤相当于 Ⅰ 级损伤。这些损伤通常是由肩部直接暴力造成的。尽管 AC 韧带扭伤、AC 关节、CC 韧带还是完整的。三角肌斜方肌筋膜也是完整的。疼痛是最小的，AC 关节是稳定的。尽管锁骨末端的骨膜会在远期出现钙化表现，但在受伤时的 X 线片也是阴性的。治疗基本上是保守的。

23.2.3.2 Ⅱ 型

更多数的暴力会导致 Ⅱ 型或 Ⅱ 级损伤。在这类损伤中，AC 韧带是破裂的，而 CC 韧带是完整的。然而，CC 韧带有一定程度的扭伤。三角肌斜方肌筋膜也是完整的。AC 关节不稳尤其在冠状面呈现。由于 CC 韧带是完整的，垂直稳定是存在的。有相当多的疼痛和压痛。在 X 线片甚至在应力位 X 线片上显示锁骨相对于肩峰出现轻度抬高。由于在 AC 关节上，肩胛骨处于内旋的状态，可出现 AC 关节变宽。随着应力的增加，畸形和不稳定变得更加明显。这些损伤经过保守治疗也取得了很好的疗效，很少需要手术治疗。

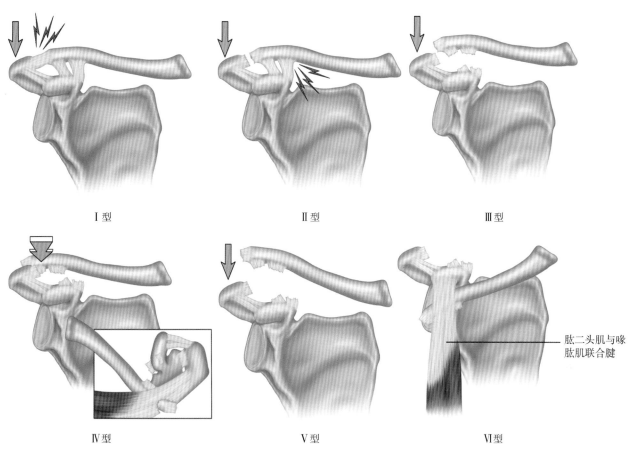

图 23.1　肩锁关节损伤。Ⅰ型：肩锁关节扭伤，撕裂的纤维很少。Ⅱ型：完整的喙锁韧带，肩锁韧带断裂。Ⅲ型：肩锁和喙锁韧带断裂。Ⅳ型：两个韧带复合体断裂伴锁骨向后移位。Ⅴ型：两个韧带复合体断裂，伴有显著的上方锁骨下移位。Ⅵ型：韧带复合体断裂，移位到喙突前下

23.2.3.3　Ⅲ型

这种损伤的特点是肩锁、喙锁韧带同时断裂。这些都是由足够大的力量同时造成的两个韧带破坏。文献报道说三角肌和斜方肌是完整的，并且三角肌和斜方肌筋膜无明显损伤。运动时疼痛剧烈，肩锁关节遭到破坏，锁骨向上移位。肩锁关节在横向和前后向均出现不稳。应力位上表现为锁骨远端和肩峰出现分离，并且移位明显。X 线片提示喙锁间隙较正常出现 25%~100% 的增宽。锁骨上移位是由于肩部复合体和肩胛骨的下移。关于这些损伤的治疗主要分为两种观点。一些外科医师主张手术治疗，但许多骨科医生经过 6 个月的保守治疗后，仍旧有残留或持续的症状，才选择手术治疗。患者的身体状况和需求也是决定这些损伤治疗方案的一个重要因素。通过密切的病情观察，作者的首选疗法也是保守的。对于运动员，作者也采用同样的方法，因为运动员手术后的康复阶段是非常艰难的。

23.2.3.4　Ⅳ型

这种损伤的特点是锁骨通过斜方肌的牵拉向后移

位。暴力作用于肩峰使肩胛骨向前下方移位，从而造成锁骨后移。肩锁、喙锁韧带均撕裂。由于三角肌和斜方肌的分离，斜方肌、三角肌筋膜出现断裂。锁骨有时可顶到后方的皮肤。尽管腋位 X 线片显示锁骨后移位，但正侧位 X 线片看起来正常，从而可能会产生误导。CT 扫描常常可以明确这类损伤。需要注意的是，这类损伤常常伴有胸锁关节前位移。因此，在Ⅳ型肩锁关节损伤的每一例患者，均需评估胸锁关节摄片。这些损伤相对比较少见。

23.2.3.5　Ⅴ型

这类损伤是Ⅲ型损伤的严重形式，出现于损伤暴力较大时。肩锁、喙锁韧带均断裂，并且肩锁关节出现两个方向上的极其不稳定。三角肌和斜方肌出现分离。锁骨向上移位并且出现明显分离。由于胸锁乳突肌的失效，锁骨远端出现明显的向上移位，伴随着肩胛复合体的下移，最终导致肩关节出现明显畸形。X 线片提示喙锁间隙的增加超过正常的 100%。还有一些学者认为在 X 线片上，肩锁关节间隙的改变可达

100%~300%[2]，而Ⅲ型损伤的锁骨末端与肩峰的距离比正常增加25%~100%。

23.2.3.6 Ⅵ型

这类损伤极为罕见。Gerber 和 Rockwood[15] 报道过 3 例，并且这是有史以来数量最多的文献报道。这类损伤以锁骨向下脱位为特征。这类损伤是严重的创伤，常伴有许多其他部位损伤。这类损伤被认为是由上臂过度外展、外旋，同时伴有肩胛骨回缩引起的。锁骨不可避免地出现在肩峰或喙突下位置。韧带和肌肉的损伤程度取决于锁骨的移位程度。在喙突下位置时，肩锁韧带、喙锁韧带同时出现断裂，三角肌和斜方肌也有不同程度的损伤。被挤到完整的联合腱的后方。在肩峰下位置时，肩锁韧带被撕裂，但喙锁韧带都完好无损。大多数患者由于锁骨的位置改变出现感觉异常。

23.3 临床表现

主要症状为疼痛，主要体征为位于 AC 关节处压痛，尽管肿胀和畸形常伴有疼痛和压痛。任何移动肩关节的动作都会引起疼痛。疼痛和压痛随着脱位程度的增加而增加。三型或五型肩锁关节脱位可出现锁骨远端异常隆起。水平面和垂直面的不稳定程度可以根据位的移位等级来评定（用移位的等级来描述）（图 23.2）。

23.4 必要的影像学检查

23.4.1 正位片和 Zanca 位片

肩锁关节的影像摄片有点棘手。肩关节 X 线检查通常针对盂肱关节结构提供合适的观察角度。然而，对于肩锁关节需要更多的穿透的射线，因此看到的是不合适的视野或者是更多的暗区。为了对 AC 关节提供一个适当的成像，相对于盂肱关节，穿透的射线或电压需要调小 50%。

另外重要的一点是，在一个标准的 X 线正位片上，锁骨远端与肩的位置和肩胛冈是重叠的，并且没有得到一个较好的视角。Zanca 评估了 1 000 例肩痛患者的 X 线片，最后提出 Zanca 位片，即 X 射线束被给予 10°~15°头倾角，来清楚地显示肩锁关节。

同样重要的是与正常侧的对照，以确保不漏过那些提示肩锁关节损伤的微小变化。建议在同一胶片上同时拍摄两侧的肩锁关节。

23.4.2 侧位片 / 腋位片

只有正位或 Zanca 位是不够的。微小的前后位移可以被侧位片或者腋位片检测到。因此，在诊断肩锁关节脱位时，通常建议包括腋位。而且Ⅳ型损伤时，锁骨向后移位的情况，仅能在侧位片或者腋位片上才看得到，在正位片上常常显示正常。

23.4.3 应力位片

随着现代成像技术和 CT 成像的普及，许多骨科医生不喜欢使用应力位片。应力位片通常用来区分不完全和完全的 AC 关节损伤（Ⅱ型和Ⅲ型损伤）。使用 10~15 磅（4.5~6.8 kg）的力向下牵拉患者的手腕，同时拍摄两侧的关节正位 X 线片作为对比。明显的半脱位或脱位时，锁骨的外侧端向上移位。然而，应力位片给患者带来很大的不适，因此它们很少提供额外的信息。所以现在很少被使用。

23.4.4 Stryker Notch 位片

这种位置的摄片是患者仰卧时，手放在头上。X 射线光束从 10°方向从头侧聚集到喙突。这种 X 射线能够最好地显示喙突侧面，从而能够识别可能存在于 AC 关节脱位的所有喙突骨折。该位置的摄片可以用于当正位片显示肩锁关节脱位但喙锁距离正常，或者喙锁间距与未受伤侧相当时，来明确可疑的喙突骨折。

23.4.5 CT 扫描

三维 CT 扫描是作者首选的 AC 关节脱位的检查方式。三维计算机断层扫描对所有肩锁关节损伤、脱位和其他病症的检测具有较高的敏感性和特异性。所有方向的锁骨位移，包括上、后、喙突下，肩峰外侧端或其下端，均能容易地被 CT 扫描发现（图 23.3）。

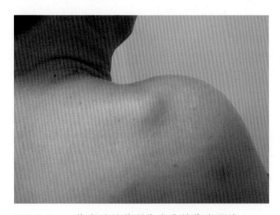

图 23.2　一位肩锁关节脱位患者的临床照片

23.5 治疗方法选择

肩锁关节损伤治疗方式的选择依据损伤的严重程度或患者的要求而有所不同。

手术或非手术治疗的目的是获得一个无痛的肩关节，同时具有活动度大、力足、日常活动无限制的特点。从普通人到运动员或者业余运动员到职业运动员，他们的要求随之变化，这些要求对这类损伤的治疗决策起着重要作用。然而，关于运动员 AC 关节损伤治疗的同类研究很少。没有前瞻性研究来比较手术和非手术治疗对Ⅲ型 AC 关节损伤的患者的疗效。因此，对于运动员，任何一种治疗方法都不具有绝对的适应证。

23.5.1 非手术治疗

非手术治疗通常是Ⅰ型和Ⅱ型损伤的治疗方式。一般的共识是对于这类损伤采取保守治疗，排除特殊情况。Ⅰ型损伤通过休息和简单的悬吊、捆扎或用肩关节支具固定 1~2 周，并通过冰敷、非甾体抗炎药来减少疼痛不适。对于Ⅱ型损伤，这个时间稍长一点，持续固定治疗 2~3 周，并采取对症支持治疗。直到患者恢复全范围并且无痛的活动度时，才开始完全恢复日常活动。当所有的症状已经消除后，可以开始体育锻炼，这个时间通常是 6~8 周，对于Ⅱ型损伤可能需要更长时间。当保守治疗出现持续症状或不良预后时，可考虑手术治疗。然而，对于Ⅰ型和Ⅱ型损伤的治疗，人们越来越趋向于保守治疗。Moushine 等[17]在他们的研究中发现，27% 的Ⅰ型和Ⅱ型 AC 关节损伤经保守治疗后，在受伤 26 周后出现分离，需要进一步手术治疗。肩胛骨运动障碍作为肩锁关节脱位的后遗症引起越来越多的人关注[18]。综合其他各方面的考虑，保守治疗仍然是Ⅰ型和Ⅱ型损伤的首选。

非手术治疗Ⅲ型损伤需要使用吊带、冰敷和止痛药。当疼痛缓解后，可以停止使用吊带，并开始轻度活动。当受伤肩部恢复充分的力量和活动范围时，才开始进行体育活动。这可能需要 8~12 周。

23.5.2 手术治疗

严重等级高的或者保守治疗失败的肩锁关节脱位，则采用手术治疗。一般说来，Ⅳ型、Ⅴ型和Ⅵ型脱位几乎都是需手术治疗的，而在以前，对于Ⅲ级脱位的治疗，出现了不同观点。现在许多外科医师，包括作者对于Ⅲ型 AC 关节损伤，更倾向于进行保守治

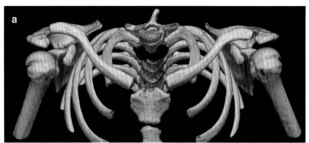
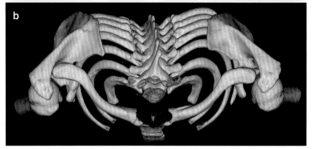

图 23.3　a. 三维 CT 扫描图像显示右侧肩锁关节脱位伴锁骨上移；b. 三维 CT 扫描俯视图，显示右侧肩锁关节脱位，右侧锁骨向后移位

疗，但在没有改善或预后不好的情况下，转向手术治疗。这种策略也适用于运动员。Ⅲ型肩锁关节损伤的运动员几乎都要接受保守治疗，包括吊带、冰敷和非甾体抗炎药。McFarland 等[19]在 1997 年公布了大联盟棒球医师的调查结果，评估了这类损伤的治疗方式（Ⅲ型肩锁关节脱位）。他发现 69% 的医师进行非手术治疗。此外，非手术治疗与手术治疗的效果相当，其中 80% 的运动员通过非手术治疗，疼痛得到了彻底的缓解，并获得了正常的功能。

同时考虑到运动员在手术治疗中存在的问题。康复的时间需很长，那是因为喙锁距离的恢复，是通过拉紧的绳索固定或移植物通过隧道进入锁骨和喙突固定。由于运动员的功能需求增加，肩锁关节压力增加，隧道内发生病理性骨折的风险较高。常见的手术并发症包括感染、僵硬、不遵从康复等，也可以导致结果改变。因此，目前运动员的Ⅲ型 AC 关节脱位的治疗方法是以保守治疗为主。

治疗 AC 关节脱位有许多手术方法。内容是无穷无尽的，并且增长迅速。我们在这里只讨论最重要和最常用的外科技术，尤其提到作者首选的技术。

所有技术都以获得和保持解剖复位为目的，手术治疗的主要原则包括：

（1）喙锁间距的重建。

（2）肩锁关节协调性的重建。

（3）韧带的解剖重建。

23.5.2.1 肩锁关节的一期重建

在历史上，肩锁关节一期固定一直用光滑或螺纹导针或克氏针穿入并横跨于肩锁关节。这个做法实际上已经被废弃了，因为内植物出现了灾难性的副作用。针发生了迁移，出现在肺部、心脏和主要血管等[20, 21]（图 23.4）。

然而，另一种改进后的技术在世界各地出现，包括欧洲，尤其在亚洲，就是钩板技术。钩板跨越关节，钩就在肩峰下，将锁骨向下撬，并用螺钉固定。许多外科医师也主张用钩板重建韧带。用钩板取得了良好的效果，但它既有好的一面也有坏的一面。钩板的优点包括植入方法相对容易，术后能早期活动。然而，已知的钩板并发症非常严重，包括复发性脱位[22]、固定失败、锁骨远端钢板的内侧应力骨折，皮肤切口并发症[23]。Folwaczny 等[24] 调查出患者术后满意率仅为63.2%。主要的缺点是必须在活动之前，大约 2~3 个月内取出内植物。常见的并发症是感染、钢板变弯、钢板滑动、锁骨骨折和钩移位到肩峰下。

最主要的缺点是，它是一种非自然的固定，理论上会干扰肩关节运动的生物力学。虽然许多观点不一致，但钩板仍然是许多外科医师和研究机构治疗 AC 关节脱位首选的内植物。

23.5.2.2 韧带重建

Weaver 和 Dunn[25] 是率先提出喙肩韧带转位到锁骨的。他们的做法是，联合肩锁关节切除并行成形术，将缩短的喙肩韧带缝合到锁骨肩峰端的髓腔固定，从而修复锁骨外侧端。这种结构可以用缝合环或螺钉来增强固定，从而为重建的韧带愈合过程提供保护作用（图 23.5）。

韧带重建的另一种技术是利用自体半腱肌腱移植。这种技术可以与锁骨远端切除术联合应用。Jones 等[26] 描述了用半腱肌移植物做成环状，绕在喙突和锁骨肩之间，从而修复重建 AC 关节。Yoo 等[27] 最近找到了一种新的关节镜下小切口辅助下用双束、三隧道法，采用自体半腱肌腱韧带重建 CC 韧带。这种结构的生物力学测试是良好的（图 23.6）。

最近，Lafosse 等[28] 描述了全关节镜下 CA 韧带转位技术治疗急性或慢性肩锁关节脱位。

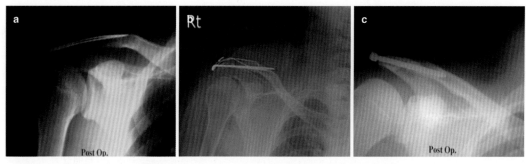

图 23.4 AC 关节主要的不同固定方法。a. 用钢丝固定 AC 关节；b. 用张力带固定 AC 关节；c. 用 Knowles 插入固定 AC 关节

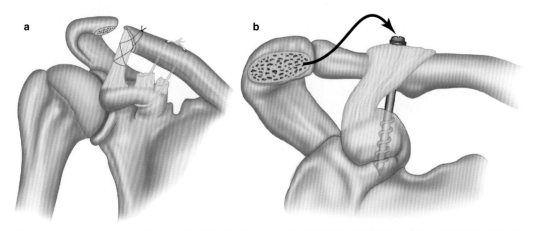

图 23.5 a. Weaver-Dunn 手术，切除锁骨远端，将喙肩韧带转移至锁骨髓腔。该结构已经用围绕锁骨和喙突的缝合环来增强固定；b. 将喙肩韧带从肩峰转移到锁骨，并用螺钉固定锁骨喙突

23.5.2.3 喙突和锁骨之间的固定

喙锁螺钉固定是一种已很长时间被用于治疗肩锁关节脱位的技术。Bosworth[29] 早在 1941 年就普及这项技术，并且在许多地方，它仍然是一个相当流行的技术用于治疗 AC 关节分离。

采用局部麻醉，透视下通过经皮技术放置螺钉。患者坐在座位上，肩部上部大约在锁骨远端的内侧 3.8 cm 处置入。锁骨上钻一个孔，在此之后，一名助手通过压低锁骨和抬高手臂，并用特殊的锁骨按压装置来复位 AC 关节。然后在透视引导下，用尖钻在喙突基地的皮质上方钻一个孔。插入一个常规的螺钉。最近，3.5 mm 或 4.5 mm 松质螺钉常与垫圈一起使用。手术本身建议将螺钉无限期保留，除非有特定的适应证出现。Bosworth 不建议修复 CC 韧带或探查 AC 关节。

然而，目前的建议是做 CC 韧带修复并同时用喙锁骨松质螺钉固定，使用一个垫圈和螺钉，并在术后 8 周将其取出。在拆除螺钉之前，手臂不得抬高超过 90°。

喙锁螺钉主要并发症包括感染、螺钉退出和螺钉取出后再脱位（图 23.7）。

23.6 作者首选的治疗方式

在急性期（小于损伤后 4 周的情况下），作者的首选治疗是在关节镜辅助小切口的技术下，用 tightrope 技术进行喙锁固定。对于陈旧性或慢性病例，作者用一个小型开放切口的技术做双束解剖重建喙锁韧带。该技术在作者的医院已进行了相当长的一段时间，取得了良好的效果。该技术主要用于 V 型 AC 关节分离和在某些情况下的 III 型 AC 关节脱位。对于 IV 型损伤，作者更愿意采用切开复位钩钢板固定。我们对 VI 型损伤没有任何经验。

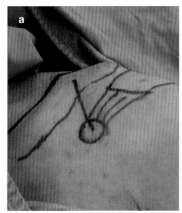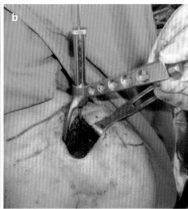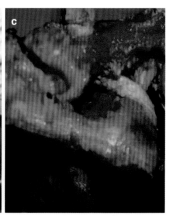

图 23.6　a. 喙突、锁骨、肩峰和喙肩韧带的表面标记。请注意，从锁骨到喙骨的骨隧道的尝试方向也被标记出来；b. 导丝从锁骨插入喙突；c. 尸体标本显示应用半腱肌移植经锁骨和喙突骨隧道技术双束重建喙锁韧带

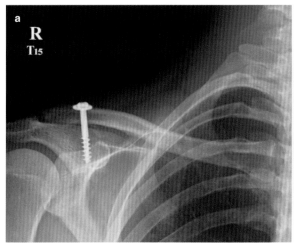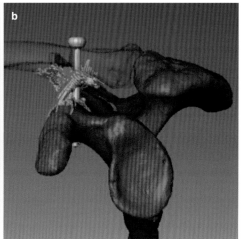

图 23.7　a. 显示用垫圈螺钉固定喙锁的 X 线片；b. 显示喙锁关节螺钉的固定：螺钉从锁骨进入喙突基部

23.6.1 双束重建喙锁韧带的外科技术 [27]

整个过程是在关节镜下，通过锁骨远端后侧做一个小切口完成的。患者在常规肩关节镜侧卧位下手术。一个标准的后入路是在肩峰后外侧角内下方各1 cm处。然后关节镜进入盂肱关节并检查寻找相关的损伤，接着进入肩峰下间隙。肩峰前角旁开约1.5 cm建立前外侧入路。通过外侧入路使用3.5 mm直角射频消融装置清理肩峰下滑囊，形成更好的视野并松解喙突基底部的解剖组织。

找到喙突基底部后，为了更方便地让移植物通过，在外侧入路下清理喙突基底部周围的软组织。

下一步，在锁骨外侧端后方做一个2 cm长的切口，这基本上是凸起的点。在锁骨上剥离斜方肌。锥状结节前方约1 cm处钻入不穿透骨皮质的小孔作为锥状隧道锁骨侧的标志。在关节镜观察下，用肩锁关节tightrope导向器（Arthrex，Naples，FL，USA）通过前入路放置在喙突基底部，而其另一端（钻套）放置在锁骨的预钻孔处。钻头的导向器架在这个位置，并于关节镜下将一个2.4 mm的导针从锁骨上表面至喙突下钻入。接下来，基于这个2.4 mm预钻隧道，用带铰刀的导向钻建立一个5.5 mm隧道。将锥状韧带在锁骨的隧道处定位，通过固定锥状韧带，使关节的解剖复位。

对于斜方韧带，导针从锥状隧道中心旁开20 mm处并稍微向前，然后用5.5 mm的钻头扩大。斜方隧道固定于锁骨，并不跨越喙突隧道。在两隧道扩髓，将直径5.5 mm的双环半腱肌腱移植物或同种异体移植物的两端用缝线编制起来。移植物的一端穿过锁骨处的锥状隧道，然后接着穿过喙突的基底部。该移植物的另一尾端穿喙突基底部下方后穿过锁骨处的斜方隧道。用两枚PEEK（8 mm×5.5 mm）螺钉（Arthrex，Naples，FL，USA）来固定移植的锁骨侧每一端。

这个过程的重点是制造韧带的足印区，包括在喙突及锁骨下，采用骨隧道而不是围绕喙突的环/吊带。这样，重建的韧带以一种自然的、更解剖学的方式取代了撕裂的韧带。

23.6.2 CC tightrope 纽扣钢板固定术的操作过程

对于tightrope固定，几乎所有的步骤都是相同，除了没有斜方隧道钻入，tightrope在关节镜下通过锥状韧带隧道固定于喙突下表面和锁骨上表面。

整个过程是在关节镜下完成的，需在锁骨外侧端做一个小切口。和双束韧带重建一样，患者是在侧卧位下，建立类似入路。诊断性关节镜进入盂肱关节寻找相关的损伤后，进入肩峰下空间。找到喙突基底后，通过前方入路清理喙突基底软组织，以方便移植物通过。

下一步，在锁骨外侧端后方做一个2 cm长的切口，这基本上是凸起的点。在锁骨上剥离斜方肌。锥状结节前方约1 cm处钻入不穿透骨皮质的小孔作为锥状隧道锁骨侧的标志。在关节镜观察下，用肩锁tightrope导向器（Arthrex，Naples，FL，USA）通过前入路放置在喙突基底部，而其另一端（钻套）放置在锁骨的预钻孔处。钻头的导向器架在这个位置，并关节镜下，一个2.4 mm的导针从锁骨上表面至喙突下钻入。接着，基于这个2.4 mm预钻隧道，用带铰刀的导向钻建立一个5.5 mm隧道。然后tightrope从锁骨侧穿到喙突基底部，通过翻转喙突纽扣钢板使其原位固定。在这个时候，助手通过下压锁骨远端使肩锁关节复位，主刀医生收紧tightrope并在锁骨端的纽扣钢板处打结将其固定。达到轻度"矫枉过正"的效果，为的是弥补术后期间的骨丢失和减少。通过多个打结，将tightrope固定在锁骨侧，然后彻底地清洗伤口后，尽可能地修复三角肌斜方肌筋膜（图23.8~图23.12）。

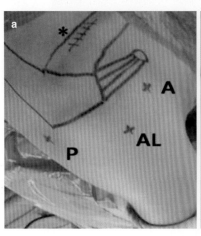
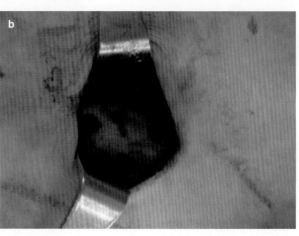

图23.8 a. 标准入路中用P代表后入路，A是前入路，AL是前外侧入路。星号旁2.0 cm是锁骨远端的切口；b. 锥状韧带和斜方韧带锁骨隧道的顶视图。前面的是斜方韧带的隧道，后面的是锥状韧带的锁骨隧道

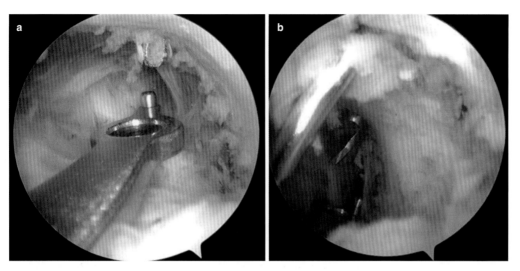

图 23.9　a. 在喙突基部安置 AC 关节 tightrope 钻孔导向器；b. 原位留有钻头的远端隧道代表锥状韧带隧道，隧道位于喙突基底。原位留有导针的近端隧道表示斜方韧带隧道口

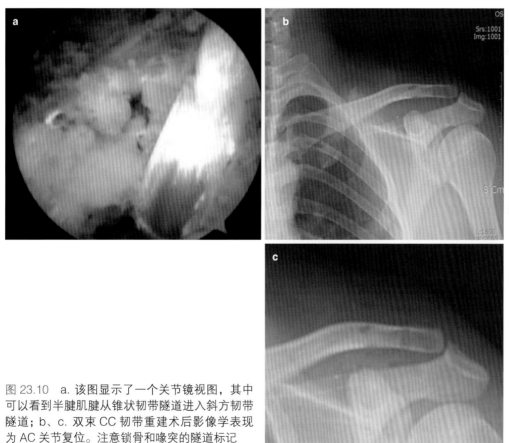

图 23.10　a. 该图显示了一个关节镜视图，其中可以看到半腱肌腱从锥状韧带隧道进入斜方韧带隧道；b、c. 双束 CC 韧带重建术后影像学表现为 AC 关节复位。注意锁骨和喙突的隧道标记

23.7　康复

术后，手臂放置 Kenny Howard 支架 3~4 周。然后，患者可以进行钟摆练习，并将手臂保持在腰部水平进行日常生活活动。术后的前 2 个月禁止肩部向上活动。

2 个月后开始进行伸展运动以及过顶活动，6 个月后恢复接触或过顶运动。

23.8　并发症

我们描述的手术方式取得了很好的疗效，并很

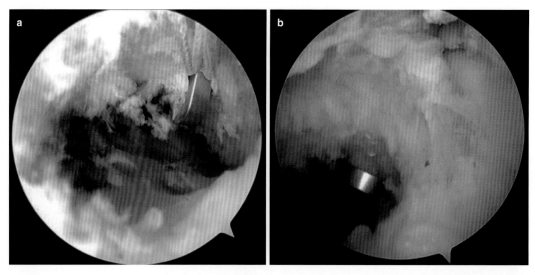

图 23.11　a. 关节镜下观察喙突基底部下方从隧道引入 tightrope；b. 关节镜下观察钢板翻转并放置在喙突基底部

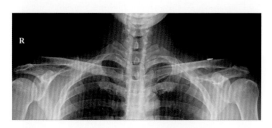

图 23.12　术后 X 线片显示左侧原位 tightrope 轻度 "矫枉过正"，AC 关节移位，以补偿后期的复位丢失

少有并发症发生。然而，并发症包括前后复位缺失、隧道位置欠佳，后期的复位失效。从理论上说，移植排斥反应、张力性移植物断裂和锁骨骨折也是可能的。

参·考·文·献

1. Rockwood Jr CA, Young DC. Disorders of the acromioclavicular joint. In: Rockwood Jr CA, Matsen Ⅲ FA, editors. The shoulder, vol. 1. Philadelphia: WB Saunders; 1990. p. 413–76.

2. Mazzocca AD, Arciero RA, Bicos J. Evaluation and treatment of acromioclavicular joint injuries. Am J Sports Med. 2007;35(2):316–29. doi: 10.1177/0363546506298022.

3. Kaplan LD, Flanigan DC, Norwig J, Jost P, Bradley J. Prevalence and variance of shoulder injuries in elite collegiate football players. Am J Sports Med. 2005; 33:1142–6.

4. Thorndike AJ. Injuries to the acromioclavicular joint: a plea for conservative treatment. Am J Surg. 1942;55:250–61.

5. Flik K, Lyman S, Marx RG. American collegiate men's ice hockey: an analysis of injuries. Am J Sports Med. 2005;33:183–7.

6. DePalma A, Callery G, Bennett G. Variational anatomy and degenerative lesions of the shoulder joint. Instr Course Lect. 1949;6:255–81.

7. Petersson C. Degeneration of the acromioclavicular joint: a morphological study. Acta Orthop Scand. 1983;54:434–8.

8. Salter EJ, Nasca R, Shelley B. Anatomical observations on the acromioclavicular joint and supporting ligaments. Am J Sports Med. 1987;15:199–206.

9. Fukuda K, Craig E, An KN, Cofield RH, Chao EY. Biomechanical study of the ligamentous system of the acromioclavicular joint. J Bone Joint Surg Am. 1986;68:434–40.

10. Bearden J, Hughston J, Whatley G. Acromioclavicular dislocation: method of treatment. Am J Sports Med. 1973;1:5–17.

11. Mazzocca AD, Spang JT, Rodriguez RR, Rios CG, Shea KP, Romeo AA, et al. Biomechanical and radiographic analysis of partial coracoclavicular ligament injuries. Am J Sports Med. 2008;36(7):1397–402. doi: 10.1177/0363546508315200.

12. Rios CG, Arciero RA, Mazzocca AD. Anatomy of the clavicle and coracoids process for reconstruction of the coracoclavicular ligaments. Am J Sports Med. 2007;35:811–7.

13. Tossy JD, Mead NC, Sigmond HM. Acromioclavicular separations: useful and practical classification for treatment. Clin Orthop. 1963;28:111–9.

14. Rockwood Jr CA. Injuries to the acromioclavicular joint. In: Rockwood Jr CA, Green DP, editors. Fractures in adults, vol. 1. 2nd ed. Philadelphia: JB Lippincott; 1984. p. 860–910, 974–82.

15. Gerber C, Rockwood CJ. Subcoracoid dislocation of the lateral end of the clavicle: a report of three cases. J Bone Joint Surg Am. 1987;69:924–7.

16. Simovitch R, Sanders B, Ozbaydar M, Lavery K, Warner JJP. Acromioclavicular Joint Injuries: diagnosis and management. J Am Acad Orthop Surg. 2009;17:207–19.

17. Mouhsine E, Garofalo R, Crevoisier X, Farron A. Grade I and II acromioclavicular dislocations: results of conservative treatment. J Shoulder Elbow Surg. 2003;12:599–602.

18. Oki S, Matsumura N, Iwamoto W, Ikegami H, Kiriyama Y, Nakamura T, et al. The function of the acromioclavicular and coracoclavicular ligaments in shoulder motion: a whole-cadaver study. Am J Sports Med. 2012;40(11):2617–26. doi: 10.1177/0363546512458571.

19. McFarland EG, Blivin SJ, Doehring CB, Curl LA, Silberstein C. Treatment of grade III acromioclavicular separations in professional throwing athletes: results of a survey. Am J Orthop. 1997;16:771–4.

20. Norrell Jr H, Llewellyn RC. Migration of a threaded Steinmann pin from an acromioclavicular joint into the spinal canal: a case report. J Bone Joint Surg Am. 1965;47:1024–6.

21. Sethi GK, Scott SM. Subclavian artery laceration due to migration of a Hagie pin. Surgery. 1976;80:644–6.

22. Graupe F, Dauer U, Eyssel M. Late results of surgical treatment of Tossy III acromioclavicular joint separation with the Balser plate. Unfallchirurg. 1995; 98(8):422–6.

23. Sim E, Schwarz N, Hocker K, Berzlanovich A. Repair of complete acromioclavicular separations using the acromioclavicular-hook plate. Clin Orthop Relat Res. 1995;314:134–42.

24. Folwaczny EK, Yakisan D, Sturmer KM. The Balser plate with ligament suture: a dependable method of stabilizing the acromioclavicular joint. Unfallchirurg. 2000;103(9):731–40.

25. Weaver JK, Dunn HK. Treatment of acromioclavicular injuries: especially complete acromioclavicular separation. J Bone Joint Surg. 1972;54A:1187–94.

26. Jones HP, Lemos MJ, Schepsis AA. Salvage of failed acromio-clavicular joint reconstruction using autogenous semitendinosus tendon from the knee: surgical technique and case report. Am J Sports Med. 2001;29:234–7.

27. Yoo YS, Seo YJ, Noh KC, Patro BP, Kim DY. Arthroscopically assisted anatomical coracoclavicular ligament reconstruction using tendon graft. Int Orthop. 2011;35:1025–30. doi: 10.1007/s00264-010-1124-3.

28. Lafosse L, Baier GP, Leuzinger J. Arthroscopic treatment of acute and chronic acromioclavicular joint dislocation. Arthroscopy. 2005;21:1017.

29. Bosworth BM. Acromioclavicular separation: new method of repair. Surg Gynecol Obstet. 1941;73:866–71.

肱二头肌腱不稳：伴或不伴肩袖损伤

Brody A. Flanagin, Kelly Fitzpatrick, Raffaele Garofalo, Gi-Hyuk Moon, and Sumant G. Krishnan

24.1 引言

肱二头肌腱疾病是引起肩关节疼痛的或功能障碍的原因之一，根据病因的不同可以被分为：①创伤；②炎症；③不稳定。肱二头肌长头腱不稳最早由 Meyer 在 1926 年提出，并可进一步分为两类：一类是伴随肩袖疾病；另一类为不伴随肩袖疾病[1]。在下文中，我们简要地总结一下肱二头肌腱不稳的病理解剖学、临床表现、诊断和治疗方法。

24.2 解剖学、生物力学和损伤机制

肱二头肌长头腱 (LHBT) 起源于盂肱关节，在盂上结节和上盂唇处较宽。其在上盂唇附着点处存在变异，可能附着于后上盂唇[2]。肱二头肌长头腱在关节内的部分在肩袖间隙内穿过盂肱关节，其后缘为喙肱韧带 (CHL)，前缘为肩胛下肌腱上缘部分。LHBT 在盂肱关节出口处由一层联合的结构包围，组成肱二头肌腱滑车，并起稳定作用。这些结构包括：喙肱韧带、盂肱上韧带 (SGHL)，以及邻近的冈上肌腱和肩胛下肌腱发出的斜行纤维束[3,4]（图 24.1）。前肱二头肌腱滑车由 CHL 内侧深部的纤维和 SGHL 组成，而后肱二头肌腱滑车由 CHL 的横向 / 浅表纤维与冈上肌腱融合组成[3-5]。滑车的底部主要由 SGHL 纤维混合肩胛下肌腱的上方而成，而滑车的顶部是由 SGHL、CHL 和斜束组成[4,5]。肱二头肌长头腱出盂肱关节，在肱横韧带下，沿着结节间沟下行，在上臂前面下行，最后融入肱二头肌腹内。肱二头肌受交感神经支配，其血供由胸肩峰动脉分支和肱动脉供给[6,7]。在盂肱关节内有一段区域血供较少，这段区域位于距离肱二头肌腱起始部 1.2~3 cm，这会导致这段区域容易发生破裂[7]。

人们普遍达成了共识：肱二头肌是肩关节常见的疼痛来源，肱二头肌的功能已经在文献中讨论过，但是仍未完全清楚。有文献报道它在不稳定的肩关节中充当一个动态稳定结构，就像一个动态压板，在肩关节外展时，可以限制肱骨头外旋[8-10]。

肱二头肌腱滑车损伤可以是退行性变也可以由创伤引起，典型的受伤机制是在手臂完全伸直时摔倒（同时处于完全内旋或完全外旋位），或者摔倒时手或者肘关节撑地，力反作用于肩关节；或者在过顶投掷运动过程中突然受强力终止[11]。Gerber 与 Sebesta 最早提出肩关节前上撞击的概念，因为肩胛下肌的上部、肱二头肌腱滑车、肱二头肌长头腱和前上关节盂边缘有接触[12]。他们认为这个现象可能会导致肩胛下肌上部（包括关节内纤维）和 / 或前方的肱二头肌腱滑车的损伤，从而导致肱二头肌不稳定。Habermeyer 等的研究也支持以上结论[13]。Boileau 等提出一个肥厚的"沙漏样"

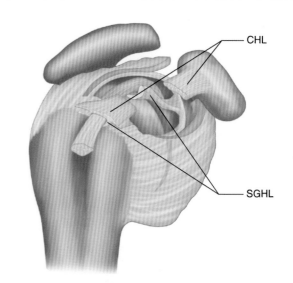

图 24.1 肱二头肌腱滑车解剖。CHL 和 SGHL 在前方与下方的肩胛下肌纤维混合，而 CHL 在后方与冈上肌前方纤维混合。斜方肌（图中未画出）形成滑车的顶部（经 Habermeyer 等[13] 许可转载）

肱二头肌腱可能导致肱二头肌腱滑车的病理性的牵拉，从而引起肱二头肌在进入结节间沟入口处不稳定的症状[14]。Baumann 等提出肱二头肌腱滑车损伤是自然进行的，最终在肩袖间隙导致相邻的肩袖撕裂[11]。

由于肩袖滑车的位置的因素，肱二头肌腱的不稳定可以表现为前内侧不稳、后外侧不稳，或者前后不稳[15, 16]。LHBT 脱位可以发生在前内侧或者后外侧，而 LHBT 半脱位可以发生在前内侧、后外侧以及前后侧[15, 16]。半脱位是指肌腱处于不正常的位置或者可以从正常的位置挪开，它能进入结节间沟但是没有越过大结节或者小结节。相反的，全脱位是指肌腱处于休息或者可以被完全从结节间沟脱出来，并跨越大结节或者小结节。此外，肱二头肌不稳定可以伴随或者不伴随肩袖损伤。前内侧半脱位可以继发于单纯的前方肱二头肌腱滑车损伤（例如盂肱上韧带）。前内侧脱位在文献中报道只有在联合冈上肌或者肩胛下肌撕裂时才会出现[3, 15-17]。肩胛下肌上部肌腱撕裂时，伴随出现 LHBT 前内侧脱位比半脱位更常见[15, 16]。Slätis 和 Aalto 提出冈上肌撕裂时，喙肱韧带撕裂是导致肱二头肌腱前内侧不稳一个关键的解剖因素。所有的前内侧脱位都伴随全层冈上肌撕裂，所有的前内侧半脱位都伴随着前方冈上肌腱部分撕裂[17]。在他们的所有前内侧脱位的病例中，他们发现肱二头肌腱都是脱位在肩胛下肌的腹侧（也就是前方）。没有报道前内侧

脱位伴随盂肱上韧带或者肩胛下肌损伤。然后，解剖学上描述 CHL 是包括肩胛下肌上缘和冈上肌前缘的全部组织，因此可能包含了 SGHL 的一部分。Walch 等提出在冈上肌全层撕裂伴随 CHL、SGHL 的深部纤维和肩胛下肌上部纤维的"隐匿损伤"时会出现 LHBT 前内侧不稳定[3]。在他们的病例中，LHBT 都处于肩胛下肌腱上部的深面（后面）。有理由推测前内侧的肱二头肌腱脱位的位置是由 CHL、SGHL 的深部纤维和肩胛下肌上部纤维的完整性决定的。

单纯的 LHBT 后外侧不稳定常常继发于后侧肱二头肌腱滑车破坏。后侧二头肌滑车主要是由 CHL 构成，但也混合了冈上肌腱的前部纤维[5, 15]。单纯的 LHBT 后外侧不稳定常伴随冈上肌腱部分或者全层撕裂，包括远侧的足印区肌腱[15]。前后侧肱二头肌不稳定是因为前方和后方的肱二头肌腱滑车损伤，并且与冈上肌腱和肩胛下肌腱同时撕裂高度相关，损伤范围至少包括上 1/3 的肌腱[15, 16]。

24.3 分型

已有好几个学者提出要将肱二头肌腱滑车损伤分型。Habermeyer 等提出肱二头肌腱滑车损伤会导致 LHBT 前内侧不稳定，并发肩关节前上撞击（图24.2）[13]。第一组是单纯的 SHGL 损伤，第二组

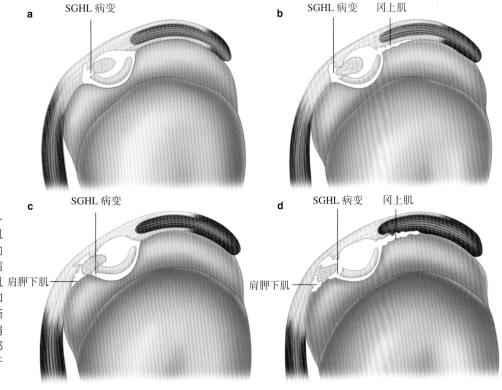

图 24.2 根据 Habermeyer 等分类的二头肌滑车病变。a. 孤立的 SGHL 病变；b. SGHL 病变和部分关节侧冈上肌撕裂；c. SGHL 病变和部分关节侧上冈上肌撕裂；d. SGHL 病变和肩胛下肌上缘和冈上肌部分关节侧撕裂（转载于 Habermeyer 等[13]）

SGHL 病变

SGHL 病变　冈上肌

SGHL 病变　　肩胛下肌

SGHL 病变　冈上肌

肩胛下肌

是 SHGL 损伤合并部分冈上肌内层撕裂，第三组是 SGHL 和部分肩胛下肌内层撕裂，第四组是 SGHL 损伤合并冈上肌内层和肩胛下肌内层同时损伤。

Bennett 提出了一个稍微详细的肩袖间隙损伤分型，适合于当前上肩袖撕裂（冈上肌和肩胛下肌）合并出现肱二头肌腱前内侧脱位或者半脱位（图 24.3）[18]。Ⅰ型是肩胛下肌撕裂，CHL 内侧纤维束不损伤；Ⅱ型是肩胛下肌不撕裂，CHL 内侧纤维束损伤；Ⅲ型肩胛下肌和 CHL 内侧纤维束都损伤；Ⅳ型是二头肌腱滑车后部损伤，包括冈上肌损伤和 CHL 外侧纤维束损伤；Ⅴ型是肱二头肌腱滑车前后部都损伤，包括肩胛下肌，CHL 内侧、外侧纤维束以及冈上肌前缘均损伤。

最近，Lafosse 等对于肩袖损伤合并 LHBT 不稳定的患者提出了一种关节镜下的分型[15]。他们的分类模式可以根据不稳的程度（半脱位 vs 脱位）、不稳的方向（前、后、前后）、LHBT 镜下表现和相邻肩袖组织的完整性来分型。这是第一个提出重视 LHBT 后外侧不稳的分型系统。

24.4 临床表现和基本体格检查

由于所有的患者都主诉肩关节痛，因此一个详细的病史对于准确诊断来说是必不可少的。对于 LHBT 不稳的患者很难去评估，因为没有一个特异的病史是针对这部分患者的。正如之前所说，肱二头肌腱滑车损伤可以由创伤或者退变引起。如果是创伤引起的，就要特别注意损伤的机制。肱二头肌腱滑车损伤受伤机制往往是摔倒时手臂伸展（同时处于内旋或者外旋位），或者摔倒时手或者肘关节着地，肱二头肌腱受反作用力，或者在手臂过顶投掷时收到很强的阻力[13]。疼痛可以向周围播散并且不是特异性的，疼痛也可以位于肩关节前方或者前外侧。有些患者可以主诉在肩关节前方一个深部的疼痛。肩关节不一定有或轻或重的响声。

对于怀疑有肱二头肌腱病变的患者进行体格检查也是很有挑战的。大量的检查方法在文献中被提出，但目前还没有一个可以作为金标准。当触诊结节间沟时可以出现疼痛，但这不是特异性的。O'Brien、Speed 和 Yergason 试验在区分肱二头肌腱病变和 SLAP 损伤时并没有表现出很好的灵敏度和特异性[15, 19]。然而，Kibler 等已经表明，Speed 试验和 Uppercut 试验联合阳性将孤立的肱二头肌长头腱病变从 SLAP 病损中较好地鉴别出来[20]。如果伴随肩袖损伤时，肩袖力量测试可以表现为疼痛和（或）力弱。尤其是当合并

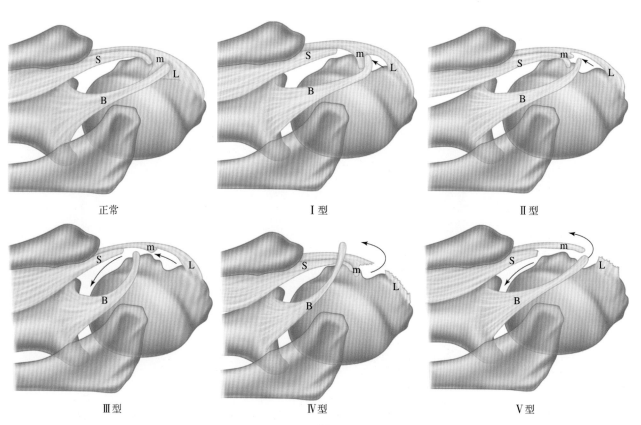

正常　　　　　　　　　Ⅰ型　　　　　　　　　Ⅱ型

Ⅲ型　　　　　　　　　Ⅳ型　　　　　　　　　Ⅴ型

图 24.3　根据 Bennett 的肩袖间隙损伤分类（转载经 Bennett[18] 许可）

SGHL 或者肩胛下肌上部损伤时，belly-press 试验会是阳性。然而肩袖检查试验阳性并不能代表肱二头肌腱滑车损伤。

Bennett 之前曾提出过一个诱发试验，叫作肱二头肌腱半脱位试验，可以更好地描述二头肌腱不稳定导致的损伤[18, 21]。这个检查要求患者患肢外展 90° 最大程度外旋，然后患肢被动开始内收和内旋，试图引起二头肌腱从鞘内半脱位。当患者在被动活动过程中感觉到疼痛，或者肱二头肌腱滑出，或者交锁，或者出现弹响，则该试验阳性。但这个试验还没有在任何文献中验证。

目前尚无文献报道诊断过顶运动员特异性肱二头肌腱滑车损伤，然而，当处理这类患者时，我们认为有必要花时间回顾患者全年的投掷运动数量、投掷运动的类型和投掷的频率。同样重要的是，确定患者投掷运动进行到哪个阶段时出现疼痛，以及出现疼痛时手臂的位置。

对于病史和查体怀疑有肱二头肌腱病变的患者，我们喜欢诊断性地注射 1% 利多卡因到盂肱关节内。方法是在无菌环境下，前入路注射，在喙突和肩峰连线中点。几分钟后，记录患者疼痛减轻的程度，这对于我们诊断肱二头肌病变有提示作用。

24.5 影像学检查

尽管有以上种种挑战，但是对于肱二头肌腱病变

或者肱二头肌滑车损伤的患者来说，一个完整的病史和体格检查至少可以提供一个准确的怀疑程度。我们认为影像学检查应该可以用来确定合适的诊断并排除一些其他病变。我们首先给患者前后位，包括内、外旋时，腋位，冈上肌出口位进行 X 线摄片。当患者肩袖间隙有"隐匿损伤"时，患者小结节上可以出现微小的囊性病变。我们还没有发现其他能特异性诊断肱二头肌滑车的基本影像学检查[3]。

MRI 对于诊断肱二头肌滑车损伤、LHBT 损伤以及肩袖病变十分有用。磁共振关节造影（MRA）对于诊断肩袖损伤和肩袖间隙病变灵敏度和特异性更高，并且，作者也在研究选择 MRA 检查评估肱二头肌滑车损伤的作用[22, 23]。最佳的 MRI 应该包括与盂肱关节相匹配的 3 个平面。因为 MRI 是静态图像，他不能提供清晰的证据证明肱二头肌腱不稳[15, 21]。我们特别注意观察 T1、T2 像的轴位和斜矢状位图像来评估肩袖间隙和肱二头肌滑车病变，这些可以提示肱二头肌腱不稳（图 24.4）。而轴位片和冠状位片对于诊断肩袖损伤更有用。轴位片首先用来评估前内侧肱二头肌腱半脱位或者脱位联合肩胛下肌上部损伤，特别是对于可能要手术的部位详细评估（图 24.5）。值得注意的是，如果患者因任何理由无法接受 MRA 检查，那么可以把 CT 关节造影作为首选的影像学检查方式。

超声检查对于骨科医生诊断肩关节疾病已经变得越来越流行。这个方法对于诊断肱二头肌腱撕裂、半

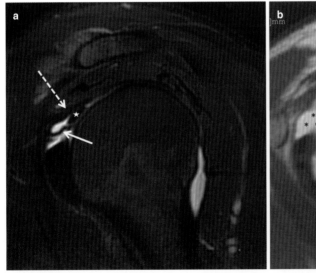
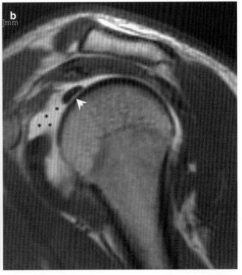

图 24.4　a. 显示肱二头肌腱（星形）、SHGL（白色箭头）和 CHL（虚线白色箭头）的斜矢状脂肪饱和 T2 加权像；b. 斜矢状脂肪饱和和 T1 加权像显示肱二头肌腱（白色箭头）和 SGHL 撕裂（黑色星）（经 Zappia 等[26] 许可转载）

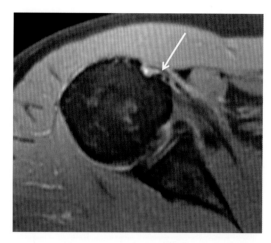

图 24.5 轴向 T2 加权与前内侧肱二头肌不稳定的患者 MRI。肱二头肌腱的长头被压扁并靠在小结节（白色箭头）上。肩胛下肌起始部轻度肌腱炎

脱位或者脱位都显示出很好的实用性，但是对于诊断小部分撕裂或者 LHBT 关节内的磨损准确性较差 [24, 25]。

24.6 疾病相关的临床表现和关节镜下病理改变

我们自然认为关节镜是诊断肱二头肌滑车损伤、不稳的金标准，尽管磁共振关节造影的敏感度和特异性很高，但它终究还是静态图像，对于肱二头肌滑车损伤和肱二头肌不稳这类动态疾病来说，如果 MRA 不是完美的与盂肱关节匹配，那么 MRA 还有一定的不足。关节镜下作者首先进入盂肱关节看到肱二头肌腱，然后进入结节间沟。然后按照 Motley 等说的进行 ramp 试验来评估前内侧不稳 [27]。然后观察肱二头

肌腱滑车的前后部有没有出现撕裂，并用探勾测试有没有前方或者后方的肱二头肌腱脱位 / 半脱位（图 24.6）。这也是 Lafosse 等提出的动态评估二头肌腱的方法 [15]。然后在轻微外展位时，分别进行内旋和外旋来测试前内侧和后外侧肱二头肌腱不稳。Walch 等提出在某些仿佛是单纯的冈上肌腱撕裂的病例中，必须要仔细观察肩袖间隙，以免"隐匿损伤"发生，包括 CHL、SHGL 或者肩胛下肌上部损伤 [3]。因为这会导致肱二头肌腱前内侧不稳，并且根据"隐匿损伤的范围"可能需要行肱二头肌腱固定或者肩胛下肌修补。在前上肩袖损伤（冈上肌和肩胛下肌损伤）的病例中，必须仔细观察肱二头肌滑车前部和后部，以观察是否有肱二头肌腱不稳。

24.7 治疗选择

治疗肱二头肌腱不稳的方法有很多，主要根据每个患者个体的目标和期望。无论是手术还是非手术，治疗目标都是希望减轻疼痛、恢复活动和力量。

和绝大部分肩关节损伤一样，首先的治疗应该包括活动的改变和 NSAIDs 类药物治疗。虽然有文献支持肩袖损伤采用物理疗法有效，但还无文献报道物理治疗对于诊断肱二头肌腱不稳的治疗有效 [28]。尽管对肩袖损伤患者，关节腔内注射糖皮质激素和一些其他药物已经成为一种常见的治疗手段，并短暂地减轻疼痛，但是我们并不认为这些注射方法可以对单纯的肱二头肌滑车损伤和肱二头肌腱不稳的患者减轻太多疼痛。

如果保守治疗效果不明显就可以选择手术治疗。手术方法可以选择全关节镜、关节镜辅助或者切开手

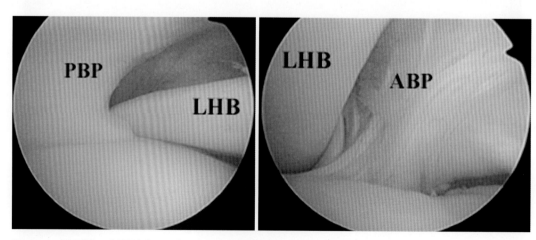

图 24.6 显示肱二头肌腱（LHB）、肱二头肌腱前滑车（ABP）和肱二头肌腱后滑车（PBP）（经许可转载 [15]）的关系的图像

术。治疗的第一步包括麻醉下的仔细检查。尽管要重现明显的肱二头肌腱弹响是很困难的，但还是要评估患者隐匿的肩关节不稳定。

一个诊断性的关节镜探查采用标准的后方观察通道。前方通道通过腰穿针由外向内建立。用探钩探查肱二头肌腱。通过 ramp 试验可以让肱二头肌腱进入关节内，从而可以在结节间沟进一步评估肱二头肌腱退行性变或者腱鞘炎，同时可以评估前方肱二头肌滑车的完整性。接下来进一步观察 LHBT 和肩袖间隙，来评估"隐匿损伤"，和（或）后方肱二头肌滑车。伴随的肩袖撕裂可以通过关节镜、小切口或者全切开来处理。关节镜肩胛下肌修补术可以根据撕裂的范围和手术医师的喜好选择通过关节内或者关节外入路来治疗。额外的肩袖病理改变包括冈上肌和（或）冈下肌病变，可以通过肩峰下间隙用标准术式来修补。

肱二头肌腱不稳合并或者未合并肩袖损伤可以通过关节镜或者切开型肱二头肌腱固定或者肱二头肌腱切断术来治疗。技术的选择主要根据手术医师的喜好来决定，而和修补肩袖损伤无关。我们不建议做肱二头肌滑车修补和肱二头肌腱复位，因为这有很高的概率出现二次撕裂和失败 [3]。目前没有随机对照研究支持肱二头肌腱固定比肱二头肌腱切断术更好 [29]。年轻的患者和（或）要求剧烈活动的（比如运动员）做二头肌腱固定效果较好，因为二头肌腱切断术更大概率会出现外形的畸形和疲劳痉挛 [30]。关节镜下或者切开行胸大肌上肱二头肌腱固定术是一种软组织技术，通过锚钉和界面螺钉固定 [31-33]。切开行胸大肌上肱二头肌腱固定术需要通过建立骨隧道、锚钉或者界面螺钉来固定 [34, 35]。临床和生物力学研究对于固定的位置或者手术技术还没有取得"金标准" [33, 35-37]。有文献报道锚钉技术行关节镜肩袖修补联合肱二头肌腱固定术取得良好的临床效果，但还是需要进一步的评估 [38]。

24.8 作者首选的治疗方法

本文的作者对于单纯的肱二头肌滑车损伤或者肱二头肌不稳的患者首选的治疗方法和 Boileau 等报道的方法相似，即行关节镜下肱二头肌腱固定术 [32]。在关节镜下通过前述方法确诊肱二头肌腱不稳后，我们首先经皮用一根 18 号穿刺针固定肱二头肌腱以防止近端回缩。然后通过前方入路，使用关节镜器械在盂上结节切断 LHBT。前外侧入路（距离肩峰前外

侧角远端 2~3 cm）放入关节镜。很重要的是，为了能在肩峰下间隙充分观察和操作，要将肩关节屈曲约 30°。在将肩峰下滑囊切除后，我们建立一个肱二头肌腱通道，位于肩峰前外侧角远端约 2 cm，沿着肱二头肌腱和肱横韧带（上臂内旋 10° 的情况下位于肱二头肌腱体表投影线的前方，图 24.7）。通过肱二头肌腱通道将肱横韧带松解，将 18 号穿刺针拔出后将 LHBT 从切口内取出（图 24.8a）。然后将肘关节屈曲超过 90° 以消除 LHBT 的张力，然后将肱二头肌腱关节腔内部分切除，将 LHBT 对折并用高强度缝线缝合。随后在结节间沟顶点下 1 cm 从肱骨前方骨皮质打入一枚 2.4 mm 定位针，打入到肱骨后方皮质（图 24.8b）；然后用 7 mm 钻沿着导针打钻，深度大约 30 mm（图 24.8c）。最后将肌腱手动放入钻好的 7 mm 孔内并适当固定，使用 Milagro® BR（DePuy Synthes，Raynham，MA）界面螺钉（直径 7 mm，长 23 mm），通过一根镍钛合金导丝将界面螺钉置入钻孔内并挤压固定肌腱。（图 24.8d）。在旋入界面螺钉时逐渐伸直肘关节来确保肌腱固定后不会张力过大（图 24.9）。界面螺钉齐平肱骨前方骨皮质。被动活动肘关节确保肱二头肌腱张力不会过大。

如果有肱二头肌腱不稳合并肩袖损伤，则采用上述的全关节镜下肩袖修补术 [39]。肱二头肌腱固定采用上述的界面螺钉固定方法或者通过 lasso 套圈技术通过肩袖并穿骨缝合。

24.9 康复锻炼

二头肌腱不稳的患者康复锻炼是多种多样的，主要是根据伴随肩袖损伤的严重程度来决定。所有肩关

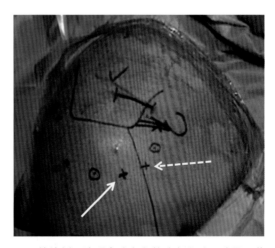

图 24.7　前外侧入路观察（白色箭头）和肱二头肌工作入路（虚线白色箭头）

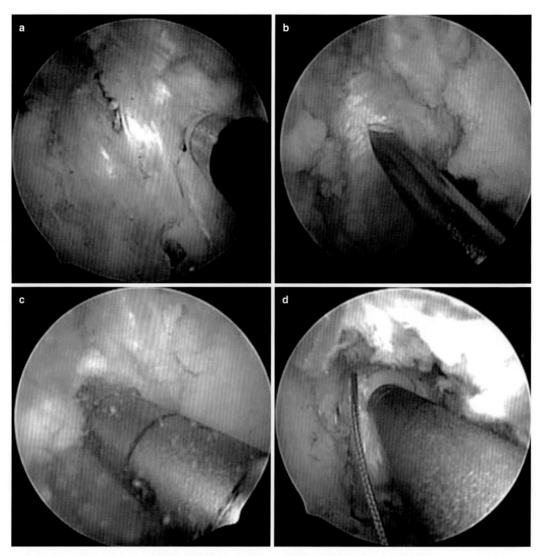

图 24.8　a. 使用射频头识别肱横韧带松解后的肱二头肌腱；b. 在二头肌腱沟顶部下方 1 cm 处放置一个 2.4 mm 的导针；c. 用 7 mm 钻头沿 2.4 mm 导针钻 30 mm 深的肱骨隧道；d. 将挤压螺钉穿在镍钛合金导丝上将肱二头肌腱固定在肱骨隧道内并完成固定

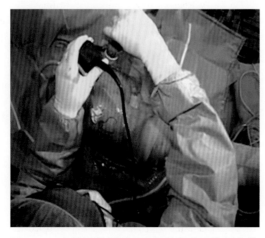

图 24.9　当螺钉拧进时，肘部被拉直至接近全伸展，以确保在固定过程中 LHBT 不会过度牵拉

节手术的康复锻炼必须要在物理治疗师的监护下进行。极少数患者单纯性肱二头肌腱切断术可以安慰性地悬吊固定 1~2 周，即可以无限制地回归体育活动，只要他们能忍受疼痛。

　　如果是做了单纯的关节镜胸大肌上缘肱二头肌腱固定术，作者术后要求患者佩带 Velpeau 悬吊带 2 周，6 周内禁止肱二头肌或者肩袖抗阻练习。术后患者立即开始肩胛骨肌肉等长训练，并进行被动和辅助下主动活动肘关节和腕关节。在 0~3 周，作者只允许患者完全的主、被动前屈和外旋活动。4~6 周开始主被动内旋活动。术后 7 周开始全范围的主被动活动。7~9 周开始轻微力量训练，第 10 周允许患者在可以忍受的情况下完全活动。患者完全康复预计是在术后 4~6 个月。

如果肱二头肌腱固定同时行肩袖修补术，我们的观点是优先进行合适的肩袖康复计划，对于肩袖修补的标准康复计划，我们并没有特别的改变，康复主要取决于每个患者不同的肩袖撕裂大小、肩袖撕裂的数量、肩袖回缩的程度、肩袖组织的质量，以及手术修补的可靠性。

参·考·文·献

1. Meyer AW. Spontaneous dislocation of the tendon of the long head of the biceps brachii. Arch Surg. 1926;13:109–19.

2. Vangsness Jr CT, Jorgenson SS, Watson T, et al. The origin of the long head of the biceps from the scapula and glenoid labrum: an anatomical study of 100 shoulders. J Bone Joint Surg Br. 1994;76:951–4.

3. Walch G, Nove-Josserand L, Levigne C, et al. Tears of the supraspinatus tendon associated with "hidden" lesions of the rotator interval. J Shoulder Elbow Surg. 1994;3:353–60.

4. Werner A, Mueller T, Boehm D, et al. The stabilizing sling for the long head of the biceps tendon in the rotator cuff interval: a histoanatomic study. Am J Sports Med. 2000;28:28–31.

5. Clark JM, Harryman 2nd DT. Tendons, ligaments and capsule of the rotator cuff. J Bone Joint Surg Am. 1992;74:713–25.

6. Alpantaki K, McLaughlin D, Karagogeos D, et al. Sympathetic and sensory neural elements in the tendon of the long head of the biceps. J Bone Joint Surg Am. 2005;87:1580–3.

7. Cheng N, Pan W, Vally F, et al. The arterial supply of the long head of biceps tendon: anatomical study with implications for tendon rupture. Clin Anat. 2010;23:683–92.

8. Kim S, Ha K, Kim H, et al. Electromyographic activity of the biceps brachii muscle in shoulders with anterior instability. Arthroscopy. 2001;17:864–8.

9. Warner J, McMahon P. The role of the long head of the biceps brachii in superior stability of the glenohumeral joint. J Bone Joint Surg Am. 1995;77:366–72.

10. Kuhn J, Huston L, Blasier R, et al. Ligamentous restraints and muscle effects limiting external rotation of the glenohumeral joint in the neutral and abducted positions. J Shoulder Elbow Surg. 2005;14:39–48S.

11. Baumann B, Genning K, Böhm D, et al. Arthroscopic prevalence of pulley lesions in 1,007 consecutive patients. J Shoulder Elbow Surg. 2008;17:14–20.

12. Gerber C, Sebesta A. Impingement of the deep surface of the subscapularis tendon and the reflection pulley on the anterosuperior glenoid rim: a preliminary report. J Shoulder Elbow Surg. 2000;9:483–90.

13. Habermeyer P, Magosch P, Pritsch M, et al. Anterosuperior impingement of the shoulder as a result of pulley lesions: a prospective arthroscopic study. J Shoulder Elbow Surg. 2004;13:5–12.

14. Boileau P, Ahrens PM, Hatzidakis AM. Entrapment of the long head of the biceps tendon: the hourglass biceps. A cause of pain and locking of the shoulder. J Shoulder Elbow Surg. 2004;13:249–57.

15. Lafosse L, Reiland Y, Baier GP, et al. Anterior and posterior instability of the long head of the biceps tendon in rotator cuff tears: a new classification based on arthroscopic observations. Arthroscopy. 2007;23:73–80.

16. Braun S, Horan MP, Elser F, et al. Lesions of the biceps pulley. Am J Sports Med. 2011;39:790–5.

17. Slätis P, Aalto K. Medial dislocation of the tendon of the long head of the biceps brachii. Acta Orthop Scand. 1979;50:73–7.

18. Bennett WF. Arthroscopic repair of anterosuperior (supraspinatus/ subscapularis) rotator cuff tears: a prospective cohort with 2- to 4-year follow-up. Classification of biceps subluxation/instability. Arthroscopy. 2003;19:21–33.

19. Holtby R, Razmjou H. Accuracy of the Speed's and Yergason's tests in detecting biceps pathology and SLAP lesions: comparison with arthroscopic findings. Arthroscopy. 2004;20:231–6.

20. Kibler W, Sciascia A, Hester P, et al. Clinical utility of traditional and new tests in the diagnosis of biceps tendon injuries and superior labrum anterior and posterior lesions in the shoulder. Am J Sports Med. 2009;37:1840–7.

21. Bennett WF. Subscapularis, medial, and lateral head coracohumeral ligament insertion anatomy. Arthroscopic appearance and incidence of "hidden" rotator interval lesions. Arthroscopy. 2001;17:173–80.

22. de Jesus JO, Parker L, Frangos AJ, et al. Accuracy of MRI, MR arthrography, and ultrasound in the diagnosis of rotator cuff tears: a meta-analysis. Am J Roentgenol. 2009;192:1701–7.

23. Chung CB, Dwek JR, Cho GJ, et al. Rotator cuff interval: evaluation with MR imaging and MR arthrography of the shoulder in 32 cadavers. J Comput Assist Tomogr. 2000;24:738–43.

24. Armstrong A, Teffey S, Wu T, et al. The efficacy of ultrasound in the diagnosis of long head of the biceps tendon pathology. J Shoulder Elbow Surg. 2006;15:7–11.

25. Gandolfo N, Bianchi S, Martinoli C, et al. Long biceps brachii instability. Role of ultrasonography. Radiol Med. 1998;96:18–22.

26. Zappia M, Reginelli A, Russo A, et al. Long head of the biceps tendon and rotator interval. Musculoskelet Surg. 2013;97 Suppl 2:S99–108.

27. Motley GS, Osbahr DC, Holovacs TF, et al. An arthroscopic technique for confirming intra-articular subluxation of the long head of the biceps tendon: the ramp test. Arthroscopy. 2002;18:1–9.

28. Kuhn JE, Dunn WR, Sanders R, et al. Effectiveness of physical therapy in treating atraumatic full-thickness rotator cuff tears: a multicenter prospective cohort study. J Shoulder Elbow Surg. 2013;22:1371–9.

29. Slenker NR, Lawson K, Ciccotti MG, et al. Biceps tenotomy versus tenodesis: clinical outcomes. Arthroscopy. 2012;28:576–82.

30. Kelly AM, Drakos MC, Fealy S, et al. Arthroscopic release of the long head of the biceps tendon: functional outcome and clinical results. Am J Sports Med. 2005;33:208–13.

31. Sekiya JK, Elkousy HA, Rodosky MW. Arthroscopic biceps

tenodesis using the percutaneous intra-articular transtendon technique. Arthroscopy. 2003;19:1137–41.

32. Boileau P, Krishnan SG, Coste JS, et al. Arthroscopic biceps tenodesis: a new technique using bioabsorbable interference screw fixation. Arthroscopy. 2002; 18:1002–12.

33. Patzer T, Rundic JM, Bobrowitsch E, et al. Biomechanical comparison of arthroscopically performable techniques for suprapectoral biceps tenodesis. Arthroscopy. 2011;27:1036–47.

34. Snyder SJ. Biceps tendon. In: Snyder SJ, editor. Shoulder arthroscopy. 2nd ed. Philadelphia: Lippincott, Williams & Wilkins; 2003. p. 74–96.

35. Mazzocca AD, Bicos J, Santangelo S, et al. The biomechanical evaluation of four fixation techniques for proximal biceps tenodesis. Arthroscopy. 2005;21:1296–306.

36. Scheibel M, Schröder RJ, Chen J, et al. Arthroscopic soft tissue tenodesis versus bony fixation anchor tenodesis of the long head of the biceps tendon. Am J Sports Med. 2011;39:1046–52.

37. Lutton DM, Gruson KI, Harrison AK, et al. Where to tenodese the biceps: proximal or distal? Clin Orthop Relat Res. 2011;469:1050–5.

38. Lee HI, Shon MS, Koh KH, et al. Clinical and radiologic results of arthroscopic biceps tenodesis with suture anchor in the setting of rotator cuff tear. J Shoulder Elbow Surg. 2014;23:e53–60.

39. Garofalo R, Castagna A, Borroni M, et al. Arthroscopic transosseous (anchorless) rotator cuff repair. Knee Surg Sports Traumatol Arthrosc. 2012;20:1031–5.

肘关节镜检查与相关解剖学

Edward S. Chang, Rachel Schneider, and Christopher C. Dodson

25.1 历史与概况

关节镜的使用可以追溯到 20 世纪初期。1931 年，Burman[1] 阐述了他在尸体标本中应用关节镜的经验。基于 Nordentoft[2] 和 Bircher[3] 膝关节镜的早期工作，通过注入无刺激性气体或液体膨胀关节，他将 3 mm 的腹腔镜（由 Han Christian Jacobaeus 在 20 年前发明[4]）应用于肘关节并显露相关的解剖结构。Burman 特别提醒：对于特定关节的解剖和生物力学条件，特别是肘关节，不利于进行安全的关节镜检。他的工作吸引了国际专家的极大兴趣，其中日本外科医师 Dr. Watanabe[5] 就是他的众多外国访学人员之一。

关节镜技术在肩、膝关节不断发展的同时，肘关节镜却被很大程度忽视。1985 年，Andrews 和 Carson[6] 发表了一篇病例回顾论文，对 12 例患者进行肘关节镜检，并得出结论：肘关节镜是安全的诊断技术，对于某些疾病而言，比如关节游离体，也是有效的治疗手段。

近年来，随着技术的不断创新和改进，肘关节镜的适应证已显著扩大：从肱骨外上髁炎的治疗到肱骨小头剥脱性骨软骨炎的清理，再到挛缩关节囊的松懈。关节镜下治疗肘关节疾病的优点在于：关节内解剖结构视野更佳、关节囊结构破坏更小、术后关节僵硬发生率更低。其主要缺点是：医源性组织损伤的风险增加，这归因于镜检术区靠近肘关节周围神经血管结构。

随着肘关节镜检适应证的扩大和广泛应用，外科医师必须去了解肘关节镜检术的相关解剖、适应证和禁忌证，入路选择和技术要点，以保证患者得到最大收益。

25.2 手术相关解剖

与任何其他外科手术一样，深度掌握肘关节的解剖知识是必须的。一般而言，体表标志易触及，可作为解剖参照。外侧的肱骨外上髁、桡骨小头和鹰嘴尖构成等边三角的边线，可在中间触及"软点"。在后方可触及肱三头肌肌腱和鹰嘴。在前方可触及肘前

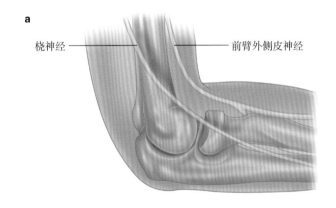

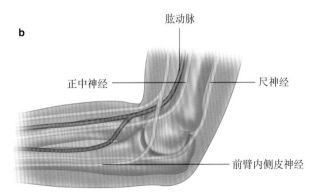

图 25.1 肘关节相关解剖。a. 肘关节外侧观；b. 肘关节内侧观

窝。在内侧可触及并识别内上髁和尺神经走行。

在浅层结构中，必须注意前臂内、外侧皮神经。前臂内侧皮神经（MABC）起源于臂丛的内侧束，伴随贵要静脉，沿着上臂尺侧前行。它在上臂的中段穿入深筋膜，此处发出分支并支配前臂尺侧的感觉。前臂外侧皮神经是肌皮神经的延续，也是其终末支。它在肘前窝的近端，从肱二头肌末端位置浅出，沿着肱桡肌外侧前行。然后它分成掌侧和背侧分支，支配前臂感觉。

肘关节的深部血管肌肉组织包括正中神经、桡神经、尺神经以及肱动脉。肱动脉可在肱二头肌和肱肌之间的近心端找到。它在肱二头肌腱内侧走行，在桡骨小头水平发出分支。正中神经在肱动脉的内侧伴行，它跨过关节表面，进入前臂深部以及旋前圆肌内。在肘关节近心端，尺神经走行于肌间隔的后方，继续走行于内上髁的后方，在指深屈肌和指浅屈肌之间进入前臂。桡神经在肱桡关节线近端 7.5 cm 处穿入外侧肌间隔，穿行于肱肌和肱桡肌之间的前间隔内。在肘关节区域，桡神经分支为浅表感觉分支与深部的前臂骨间神经。浅支在前臂穿入肱桡肌，而深支后深前臂骨间神经进入旋后肌，绕行于桡骨小头。

25.3 临床表现和体格检查

25.3.1 病史

完整全面的病史采集对于肘关节疾病的鉴别诊断十分重要。通过损伤机制、体征和症状来判断是急性损伤还是反复慢性损伤。辅助诊断的其他有效信息包括：年龄、优势手、运动水平和职业。

明确损伤的位置也有助于缩小鉴别诊断的范围[7]。引发肘关节内侧疼痛的疾病包括：肘管综合征、尺神经炎、尺神经半脱位、尺侧副韧带损伤（UCL）和肱骨内上髁炎。肘关节外侧症状的疾病包括：肱骨外上髁炎、桡骨头骨折、剥脱性骨软骨炎病损（OCD）以及外侧副韧带损伤。肘前区的鉴别诊断包括：肱二头肌远端断裂和肘前关节囊扭伤。造成肘关节后侧疼痛的疾病有鹰嘴滑囊炎或者骨折、肱三头肌肌腱病、关节游离体以及肘外翻伸直应力增加。

25.3.2 体格检查

除了所有上肢评估以外，还需要第一时间进行完整的颈椎查体。发现神经根和脊髓症状需要进一步检查，包括颈椎影像学检查。检查同侧肩部和对侧肘部也很重要。

肘关节的体格检查与其他位置的关节无特殊不同：视诊、触诊、活动度检查以及关节特殊检查。视诊首先要观察关节肿胀和饱满程度。基于查体位置，相关鉴别诊断包括：桡骨头或者鹰嘴骨折、鹰嘴滑囊炎、肱三头肌断裂、滑膜炎、尺侧副韧带损伤或者断裂，以及肱二头肌远端断裂。关节红斑需要医师注意是否存在感染或炎症。

尽管患者的症状部位会引导医生更加关注受损位置的情况，但是对于肘关节 4 个区域的触诊是很重要的。它有助于确认联合伤或者不被忽视的病理上的损害。

关节活动度一般在两个平面进行评估：屈曲和伸直、旋前和旋后。准确地记录主动和被动的活动度。Morry 等[8] 对 33 个正常人评估其日常生活中的肘关节活动度，发现肘关节屈伸 100°（30°~130°）和前臂旋转 100°（旋前 50°，旋后 50°）可基本满足绝大多数日常生活需求。活动度低于此范围者可显著影响其功能。

肘关节特殊检查通常用于评估肘关节稳定性。最常见的不稳定是外翻和后外侧旋转不稳定（PLRI）。肘外翻不稳定常见于尺侧副韧带薄弱，特别是前束薄弱[9]。由 O'Driscoll 提出的移动外翻应力试验[10] 通常被用于评估外翻的稳定性。这个操作需要由拥有检查资格的人执行，持续施加外翻压力下，将屈曲肘关节快速伸直。如果患者在屈曲 70°~120° 出现肘内侧疼痛，被认为是阳性。

后外侧旋转的不稳定可以用同侧轴移试验来评估。患者仰卧并患侧上肢过头位，前臂旋后，肘关节屈曲位，施以外翻、内翻应力。诱发症状并出现恐惧症或半脱位者为阳性表现。

25.4 影像学要点

肘关节的 3 个平面（正位、侧位、斜位）需要评估，可用于明确骨折、关节游离体、骨赘、骨软骨损伤。

MRI 等影像学检查对于肘部软组织结构的评估很有帮助。特别是侧副韧带和软骨损伤，可详细排查。无移位性骨折和伸肌总腱撕裂也可以评估。关节造影术对于诊断副韧带损伤是有效辅助技术。

25.5 适应证和禁忌证

肘关节镜检的传统适应证包括诊断性关节镜检和关节内游离体清除。随着器械和技术的进步，肘关节镜检的适应证不断扩大：包括关节囊松解术、滑膜切除术、肱骨外上髁炎、肱骨小头剥脱性骨软骨炎以及部分关节内骨折。

肘关节镜检主要的禁忌证是解剖结构异常，神经血管损伤风险高的患者[11]。其他禁忌证还包括既往尺神经前移、肘关节周围软组织感染和红斑者。

25.6 手术注意事项

25.6.1 麻醉

肘关节镜检可以选择全麻，也可以选择局麻。全麻的优点：患者体位的选择多、完全肌肉松弛。它的缺点是术后疼痛加重可能，麻醉苏醒时间更长。

局麻伴或不伴静脉镇静，包括了肌间沟阻滞和腋神经阻滞。局麻的优点：术后疼痛控制最佳，术后呕吐最小，患者体位可改变。局麻的主要缺点：不能实施开展术后神经系统检查排除神经损伤风险。在作者的医疗机构，主要使用全麻技术，患者完成神经系统检查后保留术后局部神经阻滞。

25.6.2 仪器设备

使用适用于大关节的关节镜系统（4.0 mm，30°关节镜）可获得良好肘关节内视野。小号 2.7 mm 的关节镜不作为常规应用，但是可能对于小空间结构显示很有帮助，比如外侧入路的外侧间室。肘关节套筒很

重要，能够与 4.0 mm 和 2.7 mm 关节镜相适配，利于观察和操作之间的转化，减少反复穿刺对肘关节囊和神经血管组织损伤的风险。可使用非扩张性套筒，减少关节液渗出到软组织。套管针应选用锥形钝头，从而减少神经血管组织损伤的风险。

关节镜灌注泵通过控制进出液体流量来维持腔内压力（一般是 35 mmHg）。理想的关节镜灌注泵使关节内压力恒定，腔内压力超过预设值时可通过自动减少流量而维持稳定。当腔内压力在理想状态时，泵可以自动地开启液流来避免关节压力减低和可视度下降。

作者一般结合使用手动器械（探针、抓钳、交通棒、尖锥、弯骨凿）和驱动力器械（滑膜切除器、刨切刀、磨钻、等离子电凝）。

25.6.3 患者体位选择

患者体位选择较多，每种体位均有其自身的优点和缺点。

25.6.3.1 俯卧位

患者俯卧于胸垫，手臂固定，置于手术台侧面。肩关节外展 90°，屈肘 90°。俯卧位的优点包括：肘关节屈伸操作方便，由于肘前方神经血管组织松弛，可增加前方入路的安全性。其缺点是俯卧位气道管理不佳，需要进行全麻。

25.6.3.2 侧卧位

患者侧卧位，肩关节向前屈曲 90° 置于垫板，肘关节自由屈曲。侧卧体位具有俯卧位相同的优势：手臂固定牢固，后关节囊入路，气道管理更方便。它的主要缺点是：为入肘前间室或转行开放手术时，需要重新摆放体位。

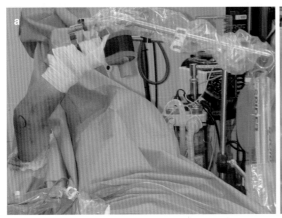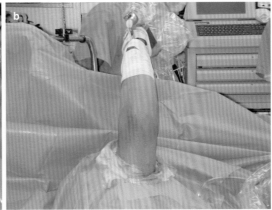

图 25.2　改良仰卧位的摆放。前臂固定于固定器中（蜘蛛臂固定器）。a. 前视图；b. 侧视图

25.6.3.3 仰卧位 / 手臂悬吊的仰卧位（作者推荐体位）

首先，肘关节镜检在仰卧位下实施，手臂放在手臂台上并且置于躯体前方。现在已经基本上被手臂悬置仰卧位取代。在这个体位下，患者肩关节外展90°，肘关节屈曲90°，前臂、手腕和手在机械牵引下保持悬吊[6]。我们对此体位做了改进，肩关节屈曲90°，使得前臂悬吊在胸部前方（图25.2 a、b）。

这个体位的优点是：由于前臂位置可调整，故肘前后间室入路方便，内外侧入路佳，肘前神经血管组织结构安全，屈肘悬吊于胸前时，肘前血管神经结构远离肘前关节囊。此外，患者仰卧位，麻醉医师易于管理气道。如果需要转行开放性手术，手臂可以从支撑架上移开并且横放在手臂台上。

25.6.4 建立入路

肘关节镜检有多种不同入路。我们最常用的有外侧中间、近端外侧、近端内侧、后外侧位和经肱三头肌入路。

25.6.4.1 外侧中间入路（直接外侧入路）

这个外侧入路建立于外侧的"软点"，处于外上髁，在桡骨头、鹰嘴中间，常用作建立肘关节入路。

这个入路也被用作在后间隔操作时的观察入路。

25.6.4.2 近端内侧入路

近端内侧入路定位于肌间隙前方，内上髁近端2 cm处。这个入路可以提供良好的前间室的视野，特别是肱桡关节。通常是建立的第一个入路。这个入路必须在肌间隔之前以免损伤到尺神经，尺神经位于肌间隔后3~4 mm处[12]。

25.6.4.3 近端外侧入路

近端外侧入路在桡骨头和肱骨小头间沟，外上髁近端2 cm处选取。这个入路用于观察肘关节内侧部、肱桡关节和侧隐窝。当此入路过于靠近端时，桡神经损伤的风险将提高。

25.6.4.4 后外侧入路

后外侧入路置于鹰嘴尖端近侧2~3 cm、肱三头肌腱外侧缘处。这个入路是用于观察鹰嘴窝、鹰嘴和滑车后部。与前臂内侧皮神经距离25 mm[13]。

25.6.4.5 直接后侧入路（经肱三头肌入路）

直接后方入路位于鹰嘴尖端近端3 cm、中线处。这个入路在肌腱交界区上方穿过肱三头肌。尽管被用作操作通道，但也可以提供观察后间室的良好视野范围。

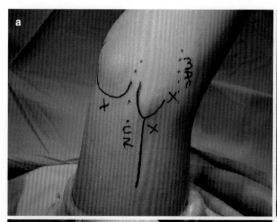
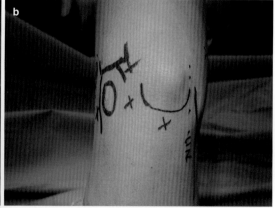
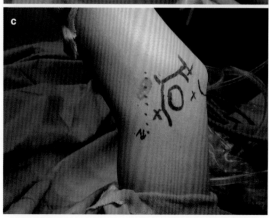

图 25.3　肘关节入路解剖。常用入路标记为"X"。a. 内侧观显示近端内侧入路。要点是入路保持在肌间隔前方。尺神经（UN）和前臂内侧皮神经（MAC）用虚线标示；b. 后侧观显示经肱三头肌入路和后外侧入路；c. 外侧观显示近端外侧入路，虚线表示桡神经

25.7 作者推荐的手术技巧

麻醉和患者体位完成后，骨性标志、神经血管组织以及入路的位置均做标记（图 25.3a~c）。通过外侧入路的软点，注射 20~30 ml 生理盐水，扩张肘关节腔。扩张关节有助于保证建立通道的安全性；然而，过度扩张将导致关节囊的破裂和难以在操作过程中维持液压。

关节囊扩张时，关节与神经血管组织的距离增加，而关节囊与神经血管组织的关系并不改变。当更换入路时，应使用交换棒。这样可以降低关节囊的反复损伤和神经血管受伤的风险。

25.7.1 前方关节镜检查

我们推荐通过近端外侧入路进入前间室并且系统检查前间室。检查关节软骨和滑膜，评估游离体的出现，检查冠突排除骨赘，检查前滑车和冠状窝了解软骨损伤。前肱桡关节检查以评估肱骨小头以及相应桡

骨小头处的软骨损伤情况。重要的是，桡神经位于或距前外侧关节囊若干毫米，因此清理需格外仔细。

可疑尺侧副韧带松弛者，前间室评估时应做外翻应力试验。经近端外侧入路，关节镜探查内侧肱尺关节时，取肘关节屈曲 70° 位，实施外翻应力试验。如果尺骨和肱骨之间的开口 > 3 mm 则提示为尺侧副韧带功能不全[14]。在前隔室内实施游离体清除（图 25.4）、关节囊松解、滑膜切除或者清理时，可在直视下建立近端内侧入路。

25.7.2 后方关节镜检查

前方关节镜检查完成，建立后外侧入路。关节镜由前方管道转向后外侧入路。我们一般保留前方关节镜入路，利于必要时再进入前方间室。检查鹰嘴用来评估骨赘的发生。评估相应部位鹰嘴窝和内后侧肱骨髁是否有软骨损伤。将关节镜沿着侧沟推进，来评估后肱桡关节和肱尺关节外侧部。

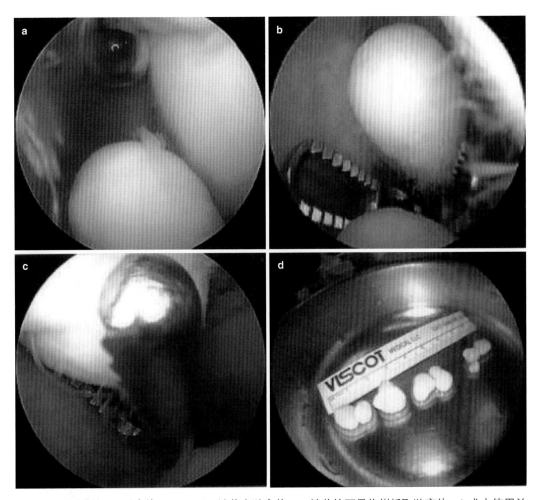

图 25.4　肘关节镜下取游离体。a、b. 显示关节内游离体；c. 关节镜下异物钳抓取游离体；d. 术中使用关节镜照相显示带标尺的取出的游离体

25.8 总结

肘关节镜是对肘关节疾病诊断、治疗的有效手段。在过去的几十年里，随着技术的改进，其适应证不断扩大。由于邻近神经血管组织，手术医生必须对相关的解剖结构有完整的认识，才能保证安全、成功地进行手术。

参·考·文·献

1. Burman MS. Arthroscopy or the direct visualization of joints:an experimental cadaver study. J Bone Joint Surg Am. 1931;13(4):669–95.
2. Nordentoft S. Ueber endoskopie geschiossener cavitaten mittels meines trokart- Endoskopes. Verh Disch Ges Chir. 1912;41:78–81.
3. Bircer E. Die arthroendoskopie. Zentralbl Chir. 1921;48:1460–1.
4. Jacobaeus HC. UeberLaparo-und thoraskopie. Wurzburg: Kabitzsch; 1913.
5. Watanabe M. Memories of the early days of arthroscopy. Arthroscopy. 1983;2:209–14.
6. Andrews JR, Carson WG. Arthroscopy of the elbow. Arthroscopy. 1985;1(2):97–107.
7. Dodson CC, Nho SJ, Williams Ⅲ RJ, Altchek DW. Elbow arthroscopy. J Am Acad Orthop Surg. 2008;16:574–85.
8. Morrey BF, Askew LF, Chao EY. A biomechanical study of normal functional elbow motion. J Bone Joint Surg Am. 1982;63(6):872–7.
9. Morrey BF, Tanaka S, An KN. Valgus stability of the elbow. A definition of primary and secondary constraints. Clin Orthop Relat Res. 1991;265:187–95.
10. O'Driscoll SM, Lawton RL, Smith AM. The "moving valgus stress test" for medial collateral ligament tears of the elbow. Am J Sports Med. 2005;33(2):231–9.
11. Walcott GD, Savoie FH, Field LD. Arthroscopy of the elbow:Setup, portals, and diagnostic technique. *The Athletes Elbow*. Philadelphia:Lippincott Williams & Wilkins; 2001. p. 249–73.
12. Abboud JA, Ricchett ET, Tjoumakaris F, Ramsey ML. Elbow arthroscopy:basic setup and portal placement. J Am Acad Orthop Surg. 2006;14:312–8.
13. Lynch GJ, Meyers JF, Whipple TL, Caspari RB. Neurovascular anatomy and elbow arthroscopy:inherent risks. Arthroscopy. 1986;2:190–7.
14. Filed LD, Altchek DW. Evaluation of the arthroscopic valgus instability test of the elbow. Am J Sports Med. 1996;24:177–81.

肱骨外上髁炎的关节镜治疗

John Jennings, Rick Tosti, and J. Milo Sewards

26.1 引言

1873 年，Runge 首次描述肱骨外上髁炎，10 年后 Morris 发现小部分网球运动员患有此病，因而提出"网球肘"[1]。自从首次提出后，网球肘的病理解剖、组织学和治疗策略的认识都在不断发展。

肱骨外上髁炎是肘部疼痛的常见病因，总体人群患病率为 1%~4%，而手工职业者却高达 20%。从事重复劳作、需要手部抓持力或操作震动工具的劳动人群特别容易患病[2-4]。网球运动员的患病率不到这部分人群的 10%。超过 50% 的网球运动员都经历不同程度的肘痛症状，这归咎于腕伸肌承受过度的离心负载，特别是单手反拍击球时[5-7]。

虽然 8%~10% 的患者最终需要手术治疗，但是大多数网球肘却是自限性过程[8, 9]。尽管已报道包括开放性手术、关节镜下、经皮穿刺等不同的手术技术已发展起来，但是并没有研究结果显示何种技术更优[9]。近来报道了关节镜下进入桡侧腕短伸肌底面入路的手术，该技术逐渐流行。它的优点包括：组织剥离少、关节内病灶处理方便、术后恢复时间短[10]。

26.2 解剖学、生物力学和疾病分型

伸肌腱，特别是桡侧腕短伸肌的起点，是结构异常的主要位置。尸体研究显示：桡侧腕短伸肌的附着点位置较其他伸肌更深。据此推测：这一解剖特点是肘关节屈伸运动时桡侧腕短伸肌与肱骨小头外侧缘磨损出现退变的主要原因[11, 12]。Tanaka 量化研究后发现肘关节伸直、前臂旋前、肘内翻应力位，其接触压力最大[12]。

在运动员中，腕伸肌周期性偏心负荷被认为是近端伸肌腱起点压力过载的主要原因。通过肌电检测、手握压力传感器、腕关节动力学和电脑模拟等手段研究发现初学者在反手击球时，腕关节常被动屈曲，这就需要前臂肌肉做逆向收缩来维持击球时腕关节的稳定[13, 14]。相反的，经验老到的球手通过伸腕关节来击球，这样更为有效。使用震动工具或者需要握力过大的活动，这些因素可导致肌腱的微小撕裂，最终发展成退行性病变。

目前网球肘尚无普适性的分型系统，Baker 等依据镜下观察其撕裂程度，提出分类系统：1 级损伤：关节囊完整；2 级损伤：关节囊部分撕裂；3 级损伤：关节囊完全撕裂[9]。然而，作者发现病灶分型与临床结果之间无显著相关性。

Nirschl 和 Ashman 依据"疼痛分级"对外上髁炎进行分类，疼痛分级依据诱发因素、症状持续时间区分（表 26.1）。研究者按照手术中的情况将肌腱变性量化成 4 个病理阶段（表 26.2）[15]。研究者推荐Ⅲ期和Ⅳ期的患者接受手术治疗，这两个期大致对应疼痛分级的Ⅵ级和Ⅶ级。

表 26.1 疼痛分级[15]

Ⅰ级	运动后轻微疼痛，持续 < 24 小时
Ⅱ级	运动后疼痛 > 48 小时并通过热疗恢复
Ⅲ级	运动伴随疼痛，不影响日常活动
Ⅳ级	运动伴随疼痛，影响日常活动
Ⅴ级	在日常生活中剧烈活动导致疼痛
Ⅵ级	休息时也出现间歇性疼痛但不影响睡眠，日常生活中轻微的活动就引起疼痛
Ⅶ级	持续性静息疼痛并影响睡眠

表 26.2 病理分型[15]

Ⅰ期	短暂性刺激
Ⅱ期	永久性肌腱变性，少于 50% 肌腱截面
Ⅲ期	永久性肌腱变性，超过 50% 肌腱截面
Ⅳ期	部分或者全部肌腱断裂

26.3 临床表现和基础体格检查

患者多在 50~60 岁出现"网球肘"，常有过度活动史或大运动量史。男女患病率相同，手工作业者特别是使用震动工具和做极大握力的工作者是高危人群[4, 16]。多可询问到活动相关的、肘关节外侧疼痛，偶可放射到前臂。症状进一步发展为握力减弱或者日常活动困难，比如剃须、握手、提袋子、举咖啡杯等。常见的主诉是：从汽车后座拿公文包、食物或者手提包时出现肘部疼痛。

检查肘关节外侧可以发现压痛点周围轻微肿胀，大约位于外上髁远端前侧 1 cm 处。在伸肘位，腕和中指关节抵抗应力做伸直运动可诱发症状。在屈肘位，上述活动可再次诱导疼痛者预示疾病更严重（图 26.1 a、b）。"椅子试验"是另一症状诱发性查体方法。当患者手旋前位姿势提起椅子后背时出现肘外侧疼痛被认为是阳性体征（图 26.2）[17]。肘关节活动范围一般保持正常，局部显著肿胀也不常见。

需要被排除其他造成肘关节侧位疼痛的原因，比如来自颈椎的神经根疼痛，肘关节活动范围内出现的捻发音和弹响，腕关节伸直力量的减低（表 26.3）。

表 26.3 肘外侧疼痛鉴别诊断

病理	病史	体格检查	影像学检查
颈椎病	神经根性痛放射至肘关节，伴颈痛	脊柱加压 / 牵拉出现症状	颈椎 XR+MRI
桡管综合征	隐匿起病的肘外侧痛	疼痛定位肱骨外上髁远端 2~4 cm	EMG+NCS[a]
PIN 受压	隐匿起病的肘外侧痛并无力	伸腕伸指无力	EMG+NCS
关节内游离体	创伤，举重	关节弹响或活动范围受限	肘关节 XR
软骨损伤	创伤，举重	关节弹响或活动范围受限	肘关节 MRI
肿瘤	恶性肿瘤病史，夜间痛，全身症状	可触及肿块	肘关节 XR+MRI
缺血性坏死	镰状细胞性贫血，嗜酒，HIV，皮质类固醇	关节积液，机械症状	肘关节 XR+MRI
剥脱性骨软骨炎	青少年，运动员，投手	关节积液，机械症状	肘关节 XR

注：PIN，骨间后神经；XR，X 线；MRI，磁共振；EMG，肌电图；NCS，神经诱导检测；a. EMG+NCS 很少诊断桡管综合征

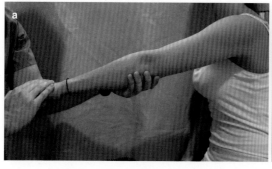
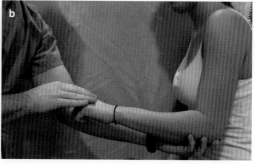

图 26.1 患者伸直（a）和屈曲肘关节（b），主动背伸腕关节对抗阻力。阳性表现为肘外侧痛。轻度者，肘关节屈曲时可能无疼痛诱发。出现疼痛者往往提示严重

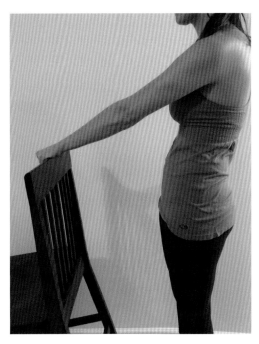

图 26.2　椅子试验。患者手臂伸直前臂旋前，握持椅子背面。阳性征：尝试举起椅子，诱发外上髁疼痛者

26.4　影像学

肱骨外上髁炎主要是通过临床诊断。标准肘关节影像学检查一般用于排除肘关节其他病变。X 线片一般是正常的，它可以发现软组织钙化或者外上髁骨赘，但并不常见[15]。其他的检查，比如超声、MRI 和 EMG 对于那些症状不典型的患者，可以排除其他病理情况。

多普勒超声和黑白超声都可用来发现肌腱撕裂、变薄、增厚、钙化，新生血管化，外侧副韧带损伤以及外上髁炎。超声和 MRI 诊断的特异性相近，但超声的灵敏度要低一些，敏感度和特异性分别为 72%~88% 和 36%~100%[18, 19]。有趣的是，Clarke 等发现，超声提示大肌腱内部撕裂或合并侧副韧带损伤的患者，非手术治疗效果更差[20]。

磁共振很少用来检查诊断肱骨外上髁炎。MRI 图像可以显示伸肌起点周围的不同程度肌腱撕裂而出现的增强信号影，但增强信号的强度并不总是与患者的病情严重程度紧密关联[21]。一般来说，在这种情况下，应明确是否有关节内病变。

26.5　特定疾病的临床和关节镜下病理学

Nirschl 和 Pettrone 将网球肘患者的桡侧腕短伸肌标本，描述为"灰色、不成熟瘢痕组织，显示有光泽，水肿和易碎"。他们对这些病理组织的研究发现"血管成纤维细胞肌腱变性"，即肌腱的微小撕裂被无序的不成熟胶原、成纤维细胞、血管组织所代替[22-24]。通过后续学者的论证发现：炎症细胞是缺乏的。然而，这个结果和正常肌腱被注射皮质激素后的表现是一致的。尚无研究能证明未注射皮质激素的病损肌腱的组织结构[25]。在关节镜下，随着疾病的严重程度，肌腱表现出不同程度的磨损、撕裂和断裂[9]。

26.6　治疗方案选择

高达 95% 的网球肘患者可以不用手术治疗而好转[15]。尽管肱骨外上髁炎最佳的保守治疗方案还没有明确，但是让患者休息并应用非甾体抗炎药，随后给予物理治疗、支具固定和封闭，也是合理的。

26.6.1　非手术治疗

26.6.1.1　物理治疗、固定和调整活动量

通过应用伸展、按摩、肌力加压以及冷热变化疗法等一系列物理治疗可获得成功的效果[15, 26-28]。向心性肌肉锻炼在提高主观疼痛感和肌力方面取得很好的效果[29]。作者推荐对抗性物理治疗。体外冲击波治疗和局部硝酸甘油贴敷等新疗法还没有长期随访数据来支持它们常规应用[28, 30]。

物理疗法包括运动特定技术和器械装备改进。相比于专业运动员，业余运动员更容易出现网球肘的症状，这表明技术水平不足是其重要原因[2, 13, 14, 31]。网球教练会教运动员当球还在运动员前面时集中核心肌群去正面拍击网球。另外，当用单手反手击球时，教练需要注重确保运动员在击球时保持腕关节的背伸。在腕关节屈曲的情况下击球会对腕伸肌产生很大的离心偏负荷。作为另一种选择，用双手反向击球也可以减少压力横穿优势手[32]。同时也需要改进装备，由低震材料(石墨或者环氧树脂) 做成的较轻的球拍和紧张性较小的或者单位面积有更多弦的球拍可以在主动活动的过程中减少腕伸肌的负荷。合适的拍柄粗细也应推荐，对于拍子周长的一个比较好的估计是手腕皱起的近端到无名指的尖端的距离。最后，在一个"更慢"的场地，比如在泥地球场打球，也可以减少腕关节负荷。

支具也可以作为网球肘的另一种治疗方法，但是它往往不作为单一治疗方法。在前上臂周围紧紧地包裹反作用带而使腕伸肌机械起点移向更远端。在理论上来说，最终运动员可以在放松近端部分肌肉的情况下活动腕关节[28, 33]。腕关节夹板是另一种选择，它限

制了腕关节的伸展。目前，没有哪种支具被证明是更优的[34]。

26.6.1.2 非甾体类抗炎药和注射剂

最近一篇综述回顾 13 项临床试验，报道局部和口服非甾体类抗炎药（NSAIDs）缓解外上髁炎症状的疗效，结果并不支持或者否认 NSAIDs 的应用。部分患者症状的缓解被胃痛、口服药导致的腹泻和局部应用导致的红斑等副作用而抵消[35]。

类固醇注射剂可以缓解肘关节疼痛并帮助更早地恢复运动或者工作，尽管它长期的收益还没有被证实[28, 36]。对比研究试验尚未发现更优的类固醇制剂，尽管所有的类固醇注射剂的风险有皮肤色素脱失、脂肪萎缩、肌腱断裂和糖尿病患者一过性血糖升高这些情况[37, 38]。

富血小板血浆（PRP）和全血注射是类固醇制剂的代替疗法，并在近几年使用得越来越频繁。Mishra 的一项有 230 个参与者的前瞻性试验显示：随访 24 个月，实验组与对照组比较效果更好[39]。Gosen 发现：相比较于应用皮质激素的人，应用富血小板血浆的人在 2 年内有更好的临床改善[40]。Thanasas 试验显示：6 个月内随访，应用富血小板血浆或全血注射，效果不相上下[41]。就目前来说，生物注射剂治疗的最佳时机、最佳浓度、最佳剂量还没有确定，并且对于部分患者而言，这个价格相对过高。

26.6.2 手术治疗

外科手术适用于经保守治疗 6~12 个月无明显改善的患者。开放、经皮穿刺和关节镜肘关节外侧手术已被证实有很好的临床效果[42]。总体而言，术后长期疼痛缓解率在 19%~100%[43, 50]，平均失败率是 5.8%[3]，而回归运动的术后康复时间平均是 66 天[42]。关节镜下松解术的成功率在 93%~100%[50]，平均恢复运动的时间是 35 天[42]。没有其他单一的技术被证明能够在症状缓解和恢复活动的时间上表现更优秀[46]。

小切口松解术最常使用，通过经肱骨外上髁的 3 cm 切口，松解桡侧腕短伸肌（ECRB）的起点。切开桡侧腕长伸肌与指总伸肌之间的间隔被切开并行骨膜下分离。显露桡侧腕短伸肌的起点并且检查和分级。部分外科医生习惯于切除病变肌腱而另一部分选择离断、清理底面并用锚钉缝合。在这两种情况下，都会打磨肱骨外上髁，刺激组织修复。为维持肘关节的稳定性，严格保护外侧副韧带至关重要。

经皮的肌腱离断术可在门诊或者手术室进行，经 1 cm 的切口完成。该手术未切除病变组织，因此存在

复发可能。它的优点在于方便和恢复时间短[43, 44]。关节镜下总伸肌起点清理术在运动损伤人群中越来越流行。它的优点包括了剥离少、康复快，还可以一期处理关节内其他病症[45]。传统上来说，可通过 2 个前方入路实施松解术，但是后侧入路可以用来清除游离体[10, 45, 47]。

26.7 作者推荐的治疗方案

作者推荐停止损伤性活动 1~2 周，对于无禁忌证者，使用一个疗程的非甾体抗炎药。随后患者开始为期 6~8 周的物理治疗，主要加强腕伸肌的抗阻肌力。治疗可联合冷热交替疗法、拉伸训练和按摩。如果因疼痛不能接受理疗或者运动员预计竞技中会过度负荷，我们可以局部注射地塞米松。局部注射疼痛最明显处，组织内多次注射可刺激出血。取决于治疗进程，开始家中训练以加强肌力或者通过电离子透入疗法和尝试第二轮地塞米松治疗。运动员或者难治性疼痛患者中，我们可选择使用富血小板血浆注射。

如果患者依从性好但非手术治疗失败，可行手术。基于上述的优点，我们偏向于关节镜下手术；但是对于解剖结构改变或者接受尺神经前移术的患者，我们不推荐这种方法。尺神经移位是相对禁忌证；只要能够在做内侧入路之前辨认尺神经位置，关节镜下手术还是可行的。我们一般不进行术前神经阻滞，因为这将影响术后患者神经系统查体。我们使用末端开放的 4.0 mm 30° 关节镜来防止液体溢出软组织。关节镜泵是压力调控的，通常预设为 30 mmHg。患者取侧卧位，肘关节屈曲置于填充垫上。上止血带，通过肘后三角（桡骨头、鹰嘴和外上髁之间的软点）向关节中注入 30~50 ml 生理盐水以推开神经血管组织远离关节。我们首先建立近端前上外侧入路，位于外上髁前表面向上 2 cm。套管针沿肱骨的前表面朝向关节中心穿刺，穿过肱桡肌、肱肌和关节囊。我们选择这个入路是由于它周围的神经相对安全。我们将关节镜置入此入路，并在距离内上髁近端 2 cm、内侧肌间隔前方建立近端内侧入路。穿刺套管沿着肱骨前表面下行与正中神经平行，以减小损伤正中神经的风险。接着关节镜插入内侧入路，开始诊断性的关节镜检查。关节前间隙可以显露并探查，包括了前关节囊、滑车、肱骨小头、桡骨小头还有内外侧沟。评估桡侧腕短伸肌（ERCB）退化的严重程度（图 26.3）。通过近端前外侧入路将刨刀和电凝器置入关节，清理桡侧腕短伸肌的底面（图 26.4）。清除退化的组织后，可用磨钻轻

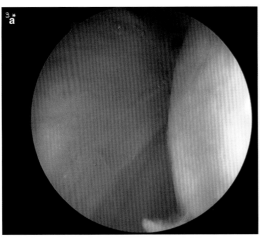
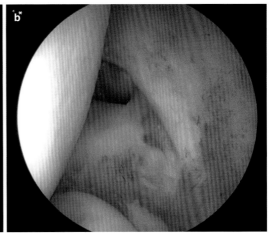

图 26.3　轻度（a）和重度（b）ERCB 退变的镜下图像

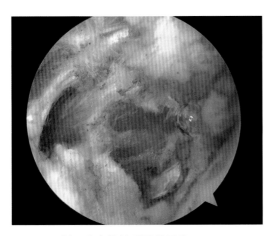

图 26.4　刨刀和电烧清理后的图像

轻打磨外上髁骨面。灌洗关节腔，缝合入路口，用软敷料包扎肘关节。

26.8　康复

对于桡侧腕短伸肌松解术后的康复锻炼，术后第一天进行主动活动的程度意见并不统一。大多数外科医生允许患者在能够忍受的范围内进行正常的活动[45, 47-49]；6 周内均禁止重体力或重复性的活动[45, 47-49]。Baker 主张只要肘关节 ROM 好，就可以进行等长加强锻炼；4~6 周开展抗阻力加强训练，术后 6~8 周活动不再受限制[9]。

26.9　优点、缺点及并发症

关节镜下松解术的优点包括在直视下清除病变组织，保留伸肌总肌腱的起点，早期恢复活动，以及能

处理关节腔内其他病变（发生率 11%~69%[9, 46, 47, 50, 51]）。

桡侧腕短伸肌的关节镜下清创术与开放性和经皮手术相比具有更多的技术挑战，在技术上有一定学习曲线。它最大并发症是医源性神经损伤，报道率是 0~14%[52, 53]。在定位近端前内侧入口时，前臂内侧皮神经的后分支是最危险的，但是尺神经的损伤后果最严重。确认患者是否有神经半脱位或者神经移位史是十分关键的。如果医生还是想要进行关节镜检查，需要在确定入路之前识别神经。在正常的肘关节，只要入路定位在肌间隔前方，尺神经一般不会被损伤。只要套针直接平行于神经通路前行，正中神经一般是安全的，很少会受到损伤。通过近端前外侧入路，前臂外侧皮神经的后支是最危险的。桡神经也有风险，但是这个入路与桡神经的距离比标准前外侧入路到桡神经的距离远，这是优先选择它的原因。

其他并发症包括了肘关节不稳定或者症状复发。如果清理手术损伤外侧副韧带，可导致肘关节外侧不稳定[9, 49, 54, 55]。但是，最常见的并发症是对病变清理不完全[15, 48]。

26.10　治疗运动员的经验

35 岁的私人教练和竞技举重运动员出现右肘外侧深部的疼痛。他主诉想要抓住砝码装到杠铃中的时候，疼痛加剧。疼痛已经影响他完成动作的能力，影响他私人教练的职业。一开始，他采用向心力加强锻炼，并使用反作用带和物理治疗，但是这个方案只达到轻微缓解。在他后续复诊中，他接受皮质激素类注射并开始新一轮的治疗，其中包括了离子电渗疗法。

经过 3 个月非手术治疗后，作者推荐他手术，他也意识到当前的治疗对他帮助不大，并对他的生活产生明显的影响。由于他的身体习惯和想要尽快地回到运动中的需求，我们选择关节镜下处理。

全麻下，患者取左侧卧位，右侧肘关节行诊断性关节镜检查。作者发现其关节囊和桡侧腕短伸肌病变，Nirschl 分级为 2 级，并且没有其他关节内病变。

使用 3.0 mm 的刨刀和关节内等离子电凝清除外侧关节囊，松解桡侧腕短伸肌起点。术后患者接受活动度自我训练的指导，以 2 周、4 周和 6 周的间隔期来复诊随访。2 周随访时，他可以无痛地进行全活动范围活动并且被允许开始他的前臂和肘关节加强活动。4 周时，他恢复常规的举重活动并不感到疼痛，术后 6 周时，即能恢复竞技性举重运动。

参·考·文·献

1. Morris HP. Lawn-tennis elbow. Br Med J. 1883;2:557.

2. De Smedt T, de Jong A, Leemput WV, et al. Lateral epicondylitis in tennis:update on aetiology, biomechanics, and treatment. Br J Sports Med. 2007;41:816–9.

3. Calfee RP, Patel A, Da Silva MF, et al. Management of lateral epicondylitis:current concepts. J Am Acad Orthop Surg. 2008;16:1619–29.

4. Shiri R, Viikari-Juntara E. Lateral and medial epicondylitis:role of occupational factors. Best Pract Res Clin Rheumatol. 2011;25:43–57.

5. Boyer MI, Hastings Ⅱ H. Lateral tennis elbow:"is there any science out there?". J Shoulder Elbow Surg. 1999;8:481–91.

6. Priest JD, Braden V, Gerberich JG. The elbow and tennis. Part 1. Phys Sports Med. 1980;8:80.

7. Morris M, Jobe FW, Perry J. Electromyographic analysis of elbow function in tennis players. Am J Sports Med. 1989;17:241–7.

8. Othman AMA. Arthroscopic versus percutaneous release of common extensor origin for treatment of chronic tennis elbow. Arch Orthop Trauma Surg. 2011;36:1269–72.

9. Baker Jr CL, Murphy KP, Gottlob CA, et al. Arthroscopic classification and treatment of lateral epicondylitis:two-year clinical results. J Shoulder Elbow Surg. 2000;9(6):475–82.

10. Lattermann C, Romeo AA, Anbari A, et al. Arthroscopic debridement of the extensor carpiradialis brevis for recalcitrant lateral epicondylitis. J Shoulder Elbow Surg. 2010;19:651–6.

11. Bunata RE, Brown DS, Capelo R. Anatomic factors related to the cause of tennis elbow. J Bone Joint Surg. 2007;89A:1955–63.

12. Tanaka Y, Aoki M, Izumi T, et al. Effect of elbow and forearm position on contact pressure between the extensor origin and the lateral side of the capitellum. J Hand Surg Am. 2011;36A:81–8.

13. Riek S, Chapman AE, Milner T. A simulation of muscle force and internal kinematics of extensor carpiradialis brevis during backhand tennis stroke:implications for injury. Clin Biomech(Bristol, Avon). 1999;14(7):477–83.

14. Blackwell JR, Cole KJ. Wrist kinematics differ in expert and novice tennis players performing the backhand stroke:implications for tennis elbow. J Biomech. 1994;27(5):509–16.

15. Nirschl RP, Ashman ES. Elbow tendinopathy:tennis elbow. Clin Sports Med. 2003;22(4):813–36.

16. Shiri R, Viikari-Juntura E, Varonen H, et al. Prevalence and determinants of lateral and medial epicondylitis:a population study. Am J Epidemiol. 2006;164(11):1065–74.

17. Gardner RC. Tennis elbow:diagnosis, pathology and treatment:nine severe cases treated by a new reconstructive operation. Clin Orthop. 1970;72:248–53.

18. Miller TT, Shapiro MA, Schultz E, et al. Comparison of sonography and MRI for diagnosing epicondylitis. J Clin Ultrasound. 2002;30(4):193–202.

19. du Toit C, Stieler M, Saunders R, et al. Diagnostic accuracy of power Doppler ultrasound in patients with chronic tennis elbow. Br J Sports Med. 2008;42(11):872–6.

20. Clark AW, Ahmad M, Curtis M, et al. Lateral elbow tendinopathy:correlation of ultrasound findings with pain and functional disability. Am J Sports Med. 2010;38(6):1209–14.

21. Walton MJ, Mackie K, Fallon M, et al. The reliability and validity of magnetic resonance imaging in the assessment of chronic lateral epicondylitis. J Hand Surg Am. 2011;36(3):475–9.

22. Nirschl RP, Pettrone FA. Tennis elbow. The surgical treatment of lateral epicondylitis. J Bone Joint Surg Am. 1979;61:832–9.

23. Chard MD, Cawston TE, Riley GP, et al. Rotator cuff degeneration and lateral epicondylitis:a comparative histological study. Ann Rheum Dis. 1994;53:30–4.

24. Nirschl RP. Elbow tendinosis/tennis elbow. Clin Sports Med. 1992;11:851–70.

25. Unverferth LJ, Olix ML. The effect of local steroid injections on tendon. J Sports Med. 1973;1:31–7.

26. Stasinopoulos D, Johnson MI. Cyriax physiotherapy for tennis elbow/lateral epicondylitis. Br J Sports Med. 2004;38(6):675–7.

27. Nirschl RP. Tennis elbow. Orthop Clin North Am. 1973;4:787–800.

28. Calfee RP, Patel A, DaSilva MF, et al. Management of lateral epicondylitis:current concepts. J Am Acad Orthop Surg. 2008;16(1):19–29.

29. Tyler TF, Thomas GC, Nicholas SJ, et al. Addition of isolated wrist extensor eccentric exercise to standard treatment for chronic lateral epicondylosis:a prospective randomized trial. J Shoulder Elbow Surg. 2010;19(6):917–22

30. Krishek O, Hopf C, Nafe B, et al. Shock-wave therapy for tennis and golfer's elbow-1 year follow-up. Arch Orthop Trauma Surg. 1999;119(1–2):62–6.

31. Eygendaal D, Rahussen FT, Diercks RL. Biomechanics of the elbow joint in tennis players and relation to pathology. Br J Sports Med. 2007;41(11):820–3.

32. Jobe FW, Ciccotti MG. Lateral and medial epicondylitis of the elbow. J Am Acad Orthop Surg. 1994;2(1):1–8.

33. Snyder-Mackler L, Epler M. Effect of standard and Aircast

tennis elbow bands on integrated electromyography of forearm extensor musculature proximal to the bands. Am J Sports Med. 1989;17(2):278–81.

34. Struijs PA, Smidt N, Arola H, et al. Orthotic devices for the treatment of tennis elbow. Cochrane Database Syst Rev. 2002;(1):CD001821.

35. Pattanittum P, Turner T, Green S, et al. Non-steroidal anti-inflammatory drugs(NSAIDs)for treating lateral elbow pain in adults. Cochrane Database Syst Rev. 2013;(5):CD003686.

36. Bisset L, Beller E, Jull G, et al. Mobilisation with movement and exercise, corticosteroid injection, or wait and see for tennis elbow:a randomized trial. BMJ. 2006;333(7575):939.

37. Labelle H, Guibert R, Joncas J, et al. Lack of scientific evidence for the treatment of lateral epicondylitis of the elbow. An attempted meta-analysis. J Bone Joint Surg Br. 1992;74(5):646–51.

38. Johnson GW, Cadwallader K, Scheffel SB, et al. Treatment of lateral epicondylitis. Am Fam Physician. 2007;76(6):843–8.

39. Mishra AK, Skrepnik NV, Edwards SG, et al. Efficacy of platelet-rich plasma for chronic tennis elbow:a double-blind, prospective, multicenter, randomized controlled trial of 230 patients. Am J Sports Med. 2013;2:463–71.

40. Gosens T, Peerbooms JC, van Laar W, et al. Ongoing positive effect of platelet-rich plasma versus corticosteroid injection in lateral epicondylitis:a doubleblind randomized controlled trial with 2-year follow-up. Am J Sports Med. 2011;39(6):1200–8.

41. Thanasas C, Papadimitriou G, Charalambidis C, et al. Platelet-rich plasma versus autologous whole blood for the treatment of chronic lateral elbow epicondylitis:a randomized controlled clinical trial. Am J Sports Med. 2011;39(10):2130–4.

42. Szabo SJ, Savoie FH, Field LD, et al. Tendinosis of the extensor carpi radialis brevis:an evaluation of three methods of operative treatment. J Shoulder Elbow Surg. 2006;15(6):721–7.

43. Cohen MS, Romeo AA. Open and arthroscopic management of lateral epicondylitis in the athlete. Hand Clin. 2009;25(3):331–8.

44. Donkow PD, Jatti M, Muddu BN. A comparison of open and percutaneous techniques in the surgical treatment of tennis elbow. J Bone Joint Surg Br. 2004;86-B:701–4.

45. Solheim E, Hegna J, Oyen J. Arthroscopic versus open tennis elbow release:3 to 6 year results of a case-control series of 305 elbows. Arthroscopy. 2013;29(5):854–9.

46. Grewal R, MacDermid JC, Shah P, King GJ. Functional outcome of arthroscopic extensor carpiradialis brevis tendon release in chronic lateral epicondylitis. J Hand Surg Am. 2009;34(5):849–57.

47. Merrell G, DaSilva MF. Arthroscopic treatment of lateral epicondylitis. J Hand Surg Am. 2009;34(6):1130–4.

48. Owens BD, Murphy KP, Kuklo TR. Arthroscopic release for lateral epicondylitis. Arthroscopy. 2001;17(6):582–7.

49. Smith AM, Castle JA, Ruch DS. Arthroscopic resection of the common extensor origin:anatomic considerations. J Shoulder Elbow Surg. 2003;12(4):375–9.

50. Greco S, Nellans KW, Levine WN. Lateral epicondylitis:open versus arthroscopic. Oper Tech Orthop. 2009;19(4):228–34.

51. Poehling GG, Ekman EF. Arthroscopy of the elbow. Instr Course Lect. 1995;44:217–23.

52. Rodeo SA, Forster RA, Weiland AJ. Neurological complications due to arthroscopy. J Bone Joint Surg Am. 1993;75(6):917–26.

53. Steinmann SP. Elbow arthroscopy:where are we now? Arthroscopy. 2007;23(11):1231–6.

54. Carofino BC, Bishop AT, Spinner RJ, et al. Nerve injuries resulting from arthroscopic treatment of lateral epicondylitis:report of 2 cases. J Hand Surg Am. 2012;37(6):1208–10.

55. Kuklo TR, Taylor KF, Murphy KP, et al. Arthroscopic release for lateral epicondylitis:a cadaveric model. Arthroscopy 1999;15(3):259–64.

投掷肘的剥脱性骨软骨炎

Kozo Furushima, Shohei Iwabu, and Yoshiyasu Itoh

27.1 引言

肱骨小头剥脱性骨软骨炎（OCD），作为儿童成长期出现的肘关节运动损伤，在日本学龄期棒球运动员中发病率接近 2%~8%。每年大约有 800 例棒球肘的患者就诊于作者的医院。但是，近来剥脱性软骨炎在与棒球运动相关性疾病中比例到达 12%。它通常的发病年龄为 11 岁，早于骨骺闭合的时间。尽管剥脱性骨软骨炎患者在出现临床体征显现之前，常出现关节活动范围减小，但是却往往被忽视。有一点令人意外的是：疾病发生时常不伴有疼痛。当病损较为严重时，多数患者会主诉投掷时出现疼痛。因为临床前期会引起关节病理改变，所以剥脱性骨软骨炎的早期诊疗极为重要。事实上，早期筛查是防治剥脱性骨软骨炎最有效的方法。因此，近来日本已经意识到筛查的重要性。

改善软骨下骨的血供和骨组织再生对病损修复是很重要的。患者一般接受保守治疗，例如制动以减小局部压力，恢复运动前进行康复治疗来改善投掷行为。对于拒绝保守治疗的患者，可采用手术治疗来改善局部血流和再建骨软骨。

这一章主要讨论剥脱性骨软骨炎的临床症状、治疗以及作者推荐的手术方案。

27.2 病因及分类

27.2.1 病因

对于青少年棒球运动员肱骨小头剥脱性骨软骨炎的病因有以下猜测：炎症反应、血液系统疾病、创伤性营养障碍、内分泌失调、基因修饰和遗传易感性。然而，对于具体病因，我们了解得还远远不够。大量的研究者报道了其病因学发现。Panner 病患者主要表现为肱骨小头骨化中心出现骨坏死，但其发病时间早于 OCD 患者。Panner 病发生于骨化中心，1~2 年内自愈，因此区别于骨软骨炎。

Konig 报告 [12] OCD 病损的发生不仅仅与外伤相关，骨与软骨的炎症可能是重要病因。因此，他把它命名为剥脱性骨软骨炎。Haraldsson 等 [3] 对婴儿尸体的肘关节标本进行造影注射后，获取相关图像，发现并没有营养血管贯穿骨骺线。肱骨小头骨化中心在二次骨化之前主要通过贯穿骨骺后部的 1~2 条血管来提供营养。因此，他们猜测这部分患者易出现因肱骨小头营养供给不足而发生局部的缺血坏死。

Neilson [7] 对 1 000 名健康男性进行影像学检查，4.1% 的患者有诊断为剥脱性骨软骨炎的影像学发现，14.6% 的患者具有血缘关系。最后，他提出遗传修饰和遗传倾向与该病相关。基于如下的情况，研究者不能完全排除遗传因素可能：OCD 可出现在滑车、桡骨小头和鹰嘴这些不同于肱骨小头的部位；患者兄弟也有 OCD；病灶部位不同于投掷肘的病损部位；膝关节髌突合并 OCD；OCD 多发生于投掷动作，这可能是桡骨小头与肱骨头之间挤压和剪切力，反复损伤软骨下骨髓、软骨、交界区所致。据推测，早期软骨下骨髓的损伤进展，诱发关节软骨出现皲裂，最终导致终末期的组织破坏。

当前，对于 OCD 的损伤过程的理解依旧是推测阶段。运动员非优势手侧出现 OCD 是非常少见的。因此，直接力学负荷，而非遗传因素或者内在因素，被认为是出现 OCD 的主要原因。

27.2.2 影像学表现

X 线片中显示的 OCD 多表现为骨骺闭合前出现肱骨小头外侧面的半透亮区。损伤逐渐累及中心区域而修复过程是由外及内的（图 27.1~ 图 27.3）。

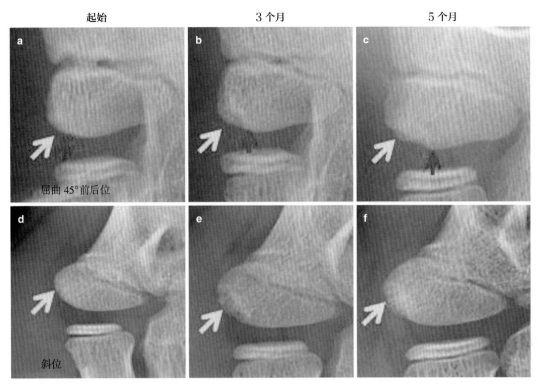

图 27.1　无症状初始阶段 OCD。上行（a~c）：45° 屈曲肘关节 AP 位片（切向视图）。下行（d~f）：斜 45° 位肘关节片。黄色箭头：病变。红色箭头：病变边界

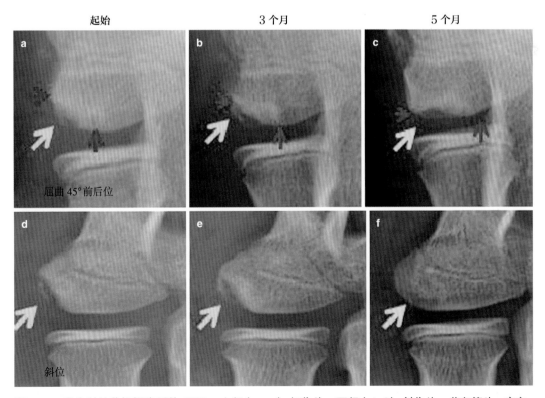

图 27.2　发生肘关节投掷痛后的 OCD。上行（a~c）：切位片。下行（d~f）：斜位片。黄色箭头：病变。红色箭头：病变边界

初始

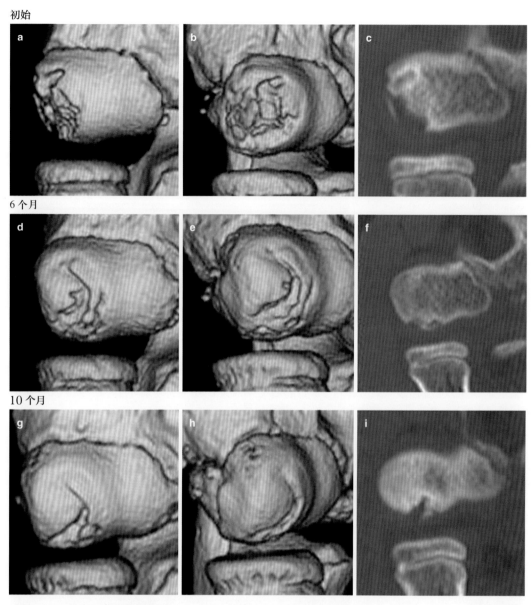

6个月

10个月

图 27.3　三维 CT 影像和冠状位片（a~i）。病变起源于肱骨小头的外侧，并蔓延至中心（初始→6个月）。病变从外部开始修复（6→10个月）

损伤或者修复的状态决定影像学的表现（图 27.4）。如果修复的过程在全部损伤恢复之前停止，那么肱骨小头的中心区就会留下病灶。骨骺线通常已经闭合（图 27.4，病例 1）。当修复的过程结束得很快，则外侧部分的修复一般不充分（图 27.4，病例 2）。当修复不提前开始，那么损伤就会从外向内使整个肱骨小头受损（图 27.4，病例 3）。这种情况下必须重建关节面。

27.2.3　推荐的分类系统

Minami 等 [5] 在 1979 年首次报道 OCD 的 X 线片

影像学分类。基于 X 线片，分类定义如下（图 27.5）：半透亮型（Ⅰ期），肱骨小头局部骨的半透亮；分离型（Ⅱ期），与周围骨组织之间有骨硬化带或病变清晰区域；游离型（Ⅲ期），病变完全脱离肱骨小头，并作为游离体存在于关节。

一般拍摄以 45° 屈肘位片，从而详细评估疾病阶段：半透亮期，外侧型和中心型；分离期，初始型和后期型；游离期，病灶内型或病灶外型。

根据病变部位，可以分为以下几种：中央型；外侧型：从肱骨外上髁的外侧壁到桡骨头上关节面的外 1/3 以内；广泛型：从肱骨外上髁的外侧壁到桡骨头关节面

病例一 15 岁　　　　　病例二 15 岁　　　　　病例三 14 岁

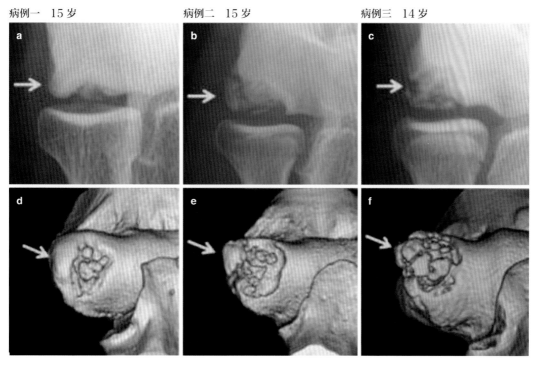

图 27.4　病变预后取决于修复停止的时间。病例 1（a、d）：侧壁修复，但中心病灶仍存在。病例 2（b、e）：侧壁未完全恢复，仍存在一些碎片。病例 3（c、f）：侧壁未恢复，病灶残留广泛

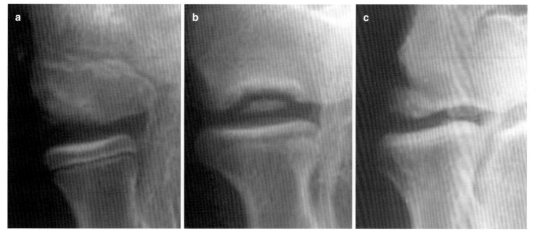

图 27.5　肱骨头 OCD 的放射学分型。Ⅰ型特征是透亮征（a）；Ⅱ型出现无移位骨块（b）；Ⅲ型出现游离体和硬化骨带（c）（Matsuura 等 [4]）

的外 1/3 以上。了解病变部位及其手术治疗范围很重要。

27.2.4　OCD 手术患者的统计学数据

　　1990~2012 年（23 年），本院 741 例 OCD 患者手术（平均年龄 14.5 岁），其中约 90% 与棒球相关。其他则患有由网球、手球、篮球或体操引起的剥脱性骨软骨炎。年龄上主要分布于 13~15 岁（图 27.6）。

　　每年约有 600 例棒球相关疾病的患者就诊作者

所在医院。过去 10 年，每年有 80~100 名剥脱性骨软骨炎患者就诊。在这些患者中，大约有一半需要手术（图 27.7）。

27.3　临床表现和基本体格检查

　　剥脱性骨软骨炎的起始症状包括：棒球训练后出现的肘关节不适、肿胀和屈伸受限。疼痛往往较轻微，

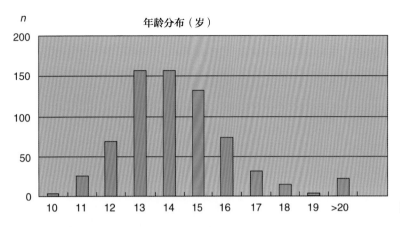

图 27.6　741 例骨质疏松症患者手术平均年龄

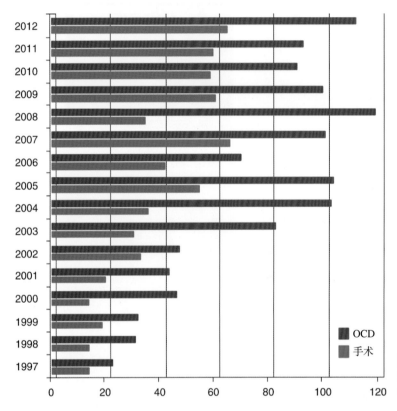

图 27.7　每年就诊的剥脱性骨软骨炎（OCD）的门诊病人数量（红色）和进行手术治疗的患者数量（蓝色）

休息后改善。其后果在于：除非病情恶化进展，否则运动员会继续打棒球，而延误就医时间。查体中，患者表现为肿胀、活动度减少，屈肘时挤压肱骨小头出现的局部压痛。由于滑液或滑囊肿胀，可及肘关节外侧软点突起。与对侧相比，患侧肘关节屈伸活动度明显受限，但前臂旋前和旋后功能基本正常。对于肘关节屈伸和前臂旋前、旋后时出现弹响、绞锁或疼痛的患者，应考虑软骨表面脱落或存在游离体可能。骨骺闭合前行保守治疗的效果更佳。当骨骺线闭合后，修复过程往往停止。

病灶周围骨硬化或肱骨小头压痛的患者常常倾向出现关节软骨不稳。在这种情况下，与 X 线片相比，

术中所见关节表面的破坏范围多超出外科医生预期。软骨变性程度也差异较大（图 27.8）。因此，难以在术前确定具体的手术方法。

27.4　影像学

27.4.1　X 线片

投掷肘患者必须做 4 个投射角度的片，尤其 45° 切线位和斜位片对剥脱性骨软骨炎的诊断是必需的，因为在单纯前后位片（AP 片）和侧位片中往往容易被遗漏（图 27.9）。

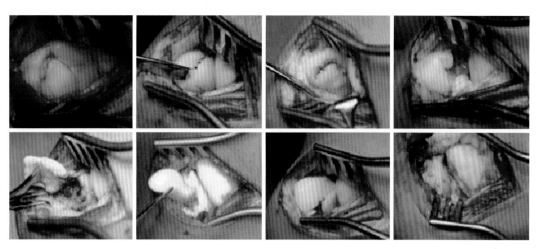

图 27.8　手术中发现的各种结果。图片显示病变处于分离期，但关节软骨呈现多种状态

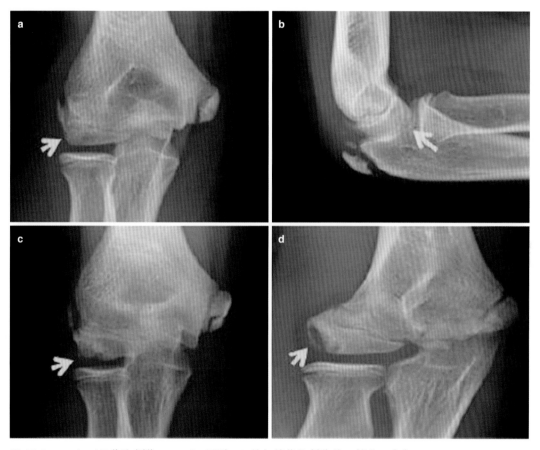

图 27.9　a、b：AP 位和侧位。c、d：屈肘 45° 的切线位和斜位片。箭头：病变

　　图 27.9 中的 X 线片是从同一患者获得的。上行的图像是前后位和侧位片，在这些片子中剥脱性骨软骨炎往往不清楚。下行的切位片和斜位片可以看出肱骨小头外侧的 OCD 病灶。初步诊断剥脱性骨软骨炎时，充分考虑运动史是重要的，诊断性检查对于发现剥脱性骨软骨炎至关重要。切线位和斜位 X 线片可用于随访保守治疗或手术治疗患者的病灶骨再生情况。

27.4.2　超声

　　其优点包括：可以早期诊断；可以同时观察软骨下骨和软骨；可以获得比 X 线片更详细的断层图像；可以发现骨性和软骨性的游离体；在肘关节的屈曲位和伸展位均可以进行观察（图 27.10）。使用便携式超声设备可以在医疗机构以外（实地工作）进行筛查。

27.4.3 CT

CT 可以观察到 X 线片中不清楚的微小病变。它有助于确认骨碎片性质、游离体位置、病灶的宽度和深度、软骨下骨形态和骨硬化的存在与否。CT 也可用于明确保守治疗和手术治疗的疗效。此外，三维（3D）CT 可明确病变范围，有助于规划手术。但是，应该注意的是：它难以检查到软骨和软骨游离体。

27.4.4 MRI

MRI 可用于发现在 X 线片上难以检测的早期剥脱性骨软骨炎。MRI 也可用于评估软骨退化、裂隙以及病变不稳。T1 加权像可显示剥脱性骨软骨炎早期阶段的低信号区域。矢状位脂肪抑制 T2 加权像显示关节软骨退化（图 27.11）。当滑膜液渗透到软骨下骨或关节软骨不连续性时，可考虑手术治疗。但是因为时间和费用问题，这个检查一般不是经常做，Nelson 等的分类方法（表 27.1）可用于使用 MRI 对剥脱性骨软骨炎进行分类。

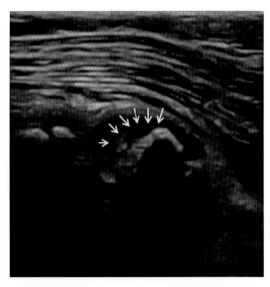

图 27.10 超声检查肱骨头 OCD（矢状位视图）。箭头：软骨下骨损伤

表 27.1 剥脱性骨软骨炎的 MRI 分级系统

分级	症状
0	正常
1	软骨完整有改变的信号
2	软骨有高信号改变
3	出现一个边缘延伸到骨软骨后面的、薄的、高信号的碎片，它的周围存在滑液
4	混合或者低信号游离体，在病变中心或者在关节中游离

诊断成像技术在这 10 年中经历巨大的技术进步。诊断技术如 3D CT 和超声正在显著地进步，MRI 精度每年提高。MRI 可用于进一步详细评估。然而，为了决定外科治疗是否应该进行，还是继续保守治疗，有必要评估局部症状和各种影像资料。

27.5 关节镜下表现

27.5.1 关节镜检查的优点

国际软骨修复协会（ICRS）根据膝关节病变的关节镜检查结果将剥脱性骨软骨炎分为 4 类（表 27.2）。Baumgarten 等提出根据肱骨小头在关节镜检查下的病

理改变对剥脱性骨软骨炎进行分类（表 27.3）。

表 27.2 国际软骨协会对剥脱性骨软骨炎的分类系统

I 期	稳定的病变，连续但软化的区域被完整的软骨覆盖
II 期	部分不连续的病变在探查时是稳定的
III 期	具有完全不连续性的病变尚未剥脱（"原位坏死"）
IV 期	软骨缺损，或缺损部位内有脱位碎片或者游离碎片的损伤

表 27.3 剥脱性骨软骨炎分类系统

分级	症状
1	完整但柔软的软骨
2	软骨上覆盖裂隙
3	出现骨暴露或者附着的骨关节碎片
4	游离但是还没有移位的骨关节碎片
5	移位的碎片还有其导致的游离体

注：Baumgarten et al.[1]，来自于美国运动医学会

这些分类通过在关节镜下探查显示病变不稳定程度。关节镜检查可用于了解软骨的状态并诊断病变以选择合适的手术方法。它用于评估病变和治疗复发性病变是很有效的，例如游离体去除（图 27.12）以及尺骨鹰嘴骨赘及滑膜皱襞的切除。

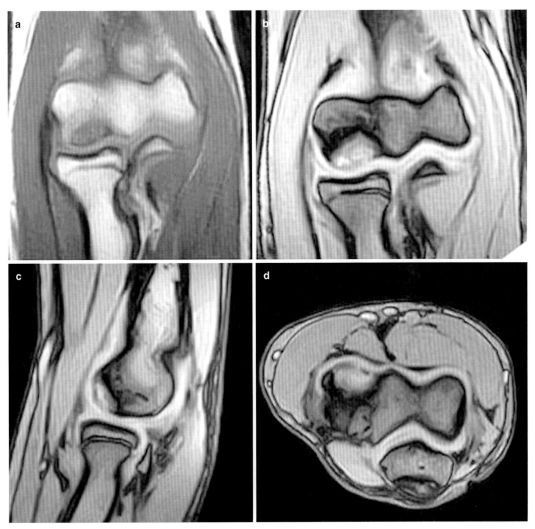

图 27.11　MRI 图像。左上角的 T1 加权图像显示低信号病变（a）。右上 / 右下 / 左下脂肪抑制 T2 加权像（b~d）显示高信号关节软骨和低信号软骨下骨

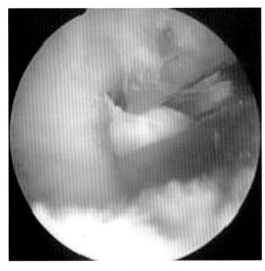

图 27.12　在关节镜下清除游离体

27.5.2　关节镜检查的体位选择

　　作者选择患者肘部前屈和仰卧位下进行肘关节镜检查（图 27.13）。仰卧位很容易摆放，并且外科医生可以按需转换为开放性手术（如骨软骨成形术）。我们将一个沙袋放在患者的肩膀下，以稳定手臂，将前臂放在扶手上，以固定上肢。

　　然后我们将 10~15 ml 的 1% 利多卡因与肾上腺素注射到关节中。在使用 23 G 针确认最佳入路位置后，我们从后侧、后外侧和软点入路实施关节镜手术。从前外侧和前内侧入路进入，特别要注意前臂的皮神经。手术刀平行皮纹进刀。然后用直钳从肌筋膜皮下直接插入关节囊以扩张入口。然后用直径为 2.7~4.0 mm 的 30° 或 70° 关节镜观察病灶。

为了进行骨移植或骨软骨成形术，我们转行开放性手术。广泛性病变进行关节表面重建时优先选择开放手术，而且它可以从理想方向重建关节面。长时间关节镜检查可能导致关节周围水肿，并且操作空间小。因此，除非小型操作，比如钻孔以外，重建手术往往不需要关节镜辅助。

27.5.3 关节镜检查的缺陷

通过关节镜检查观察到的关节软骨，即使是CT或MRI上明显、广泛的病变，按照ICRS标准也会评分为1级。应注意，如果这样的病变仅用钻孔治疗，关节炎可能会进一步进展。值得注意的是，关节镜下钻孔术可能导致关节表面的破坏，因此它不适用于病变广泛的患者。

虽然在图27.14中无软骨下骨损伤，由于软骨表面平整，因此行关节镜钻孔治疗。在这种情况下，患者术后几个月至我院复诊。X线片显示肱骨关节的关节间隙消失，桡骨头变大。在3D CT扫描上发现肱骨关节、滑车变形，以及桡骨头后外上骨赘。肘关节活动受限，伸直到45°，屈曲到90°。关节镜检显示：肱骨头和桡骨头的关节软骨被破坏（图27.15）。

如图27.16关节镜检查显示关节表面的对位良好，并且软骨表面平整、没有软化（ICRS Ⅰ）。然而，当使用探针将骨片从侧壁向下推动时，出现不稳定。这种情况下，通常使用关节镜来确认其不稳定性。仅通过评估关节软骨状况来确定手术方法是危险的，因为剥脱性骨软骨炎损伤是由关节软骨下骨髓坏死引起的。

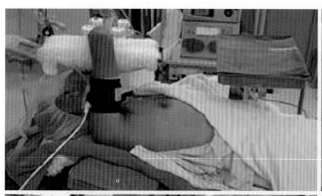
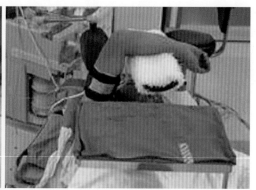
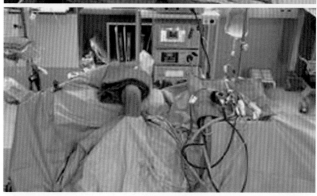

图27.13 关节镜体位。仰卧位，将沙袋放置在患者的肩关节，并且肘部固定在扶手上

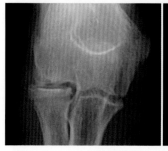
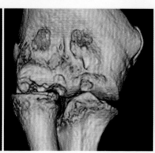
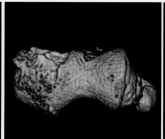
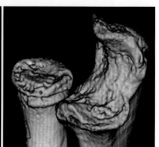

图27.14 广泛性剥脱性骨软骨炎行钻孔治疗后的病变进展

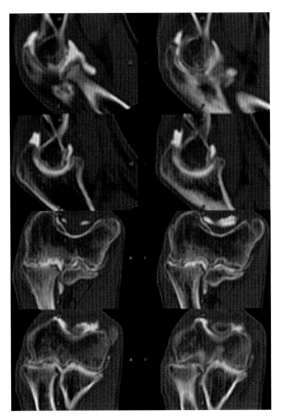

图 27.15　关节造影和 CT 扫描。肱骨头和桡骨头的关节软骨基本消失

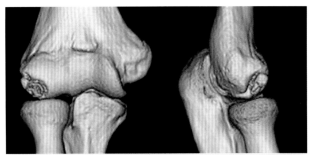

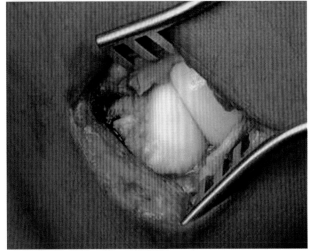

图 27.16　广泛性剥脱性骨软骨炎的关节软骨表面。注意侧壁中的小碎片和 MRI 中心软骨下骨的缺损。在术中照片中，关节软骨清洁，通过其表面判断不能确定其不稳定性。然而，当侧壁用探针向上推时，表面是不稳定的

27.6　治疗方案的选择

27.6.1　非手术治疗

　　对于学龄儿童的 OCD，首选保守治疗。特别是对于棒球运动员来说，禁止投掷和击球，禁止进场训练。如果除投掷以外的其他运动继续的话，愈合过程往往会延迟。对于范围从肱骨小头外部发展至中央区的广泛病变患者，应禁止骑自行车。如果患者出现运动时明显肿胀和疼痛，离家活动时，最好在曲肘 45° 位夹板固定（4~8 周）（图 27.17）。

　　保守治疗至少 4~6 个月。如果在影像检查中证实愈合过程，则继续进行保守治疗。在 MRI 和（或）CT 上确定软骨下骨连续的这类改变提示保守治疗反应良好（图 27.18）。

　　愈合过程在比较大的改善后减慢，这种病变是中心型，病变面积稳定，小于肱骨小头面积的 30%，在患者没有感觉疼痛的范围内，作者允许患者返回运动。游离体可能在后续情况中出现，在这种情况下，应该

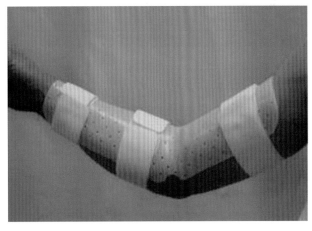

图 27.17　在肘部屈曲 45° 位夹住夹板。这个夹板在洗澡、吃饭和睡觉时要脱下

更早地清理。

27.6.2　低强度脉冲超声（LIPUS）治疗

　　LIPUS 治疗目前用作辅助骨折治疗方式。然而，目前还没有证据表明 LIPUS 是否有助于 OCD 的恢复

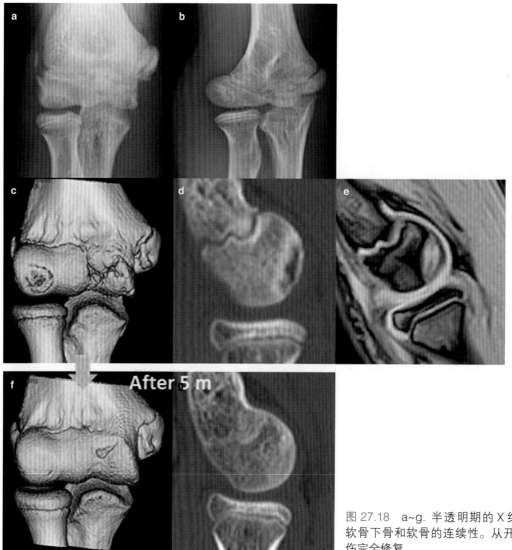

图 27.18　a~g. 半透明期的 X 线片。CT 和 MRI 显示软骨下骨和软骨的连续性。从开始治疗到 5 个月后损伤完全修复

治疗，是否可修复远期并发症。因此，如果能发现手术的病例数量减少或有利于恢复，则预计 LIPUS 对 OCD 治疗是有效的。

作者对 OCD 分期相似的用 LIPUS 和不用 LIPUS（非 LIPUS）治疗的患者进行了对比。如图 27.19 所示，LIPUS 组的修复时间需要 2 个月 3 天，而非 LIPUS 组则需要 5 个月 21 天。这一发现表明修复期可以缩短。

在另一项研究中，作者在 51 例 OCD 患者中进行 LIPUS 治疗，无论疾病阶段如何，发现 LIPUS 分别在 22 例和 29 例患者中有效和无效。有效组的修复期约为 6.4 个月，其中 14 例晚期疾病患者恢复早于常规修复期（10~12 个月）。当关节软骨的表面没有裂开时，恢复得很快。CT 检查时从病灶周围骨硬化的角度考虑患者恢复的状态。结果，在没有骨硬化的组中，35 例中的 19 例（54.3%）显示出几乎完全修复的状态。

在骨硬化组中，16 例中有 3 例（18.8%）显示出修复状态（表 27.4），组间差异显著。

表 27.4　剥脱性骨软骨炎的保守治疗

硬化改变	+	−
无效	13（81.2%）	16（45.7%）
有效	3（18.8%）	19（54.3%）
总共	16	35

注：$P < 0.05$；RR：3.3

如果选择没有外周骨硬化症的患者，则 LIPUS 可到达效果。相反，如果在半透明周围发现骨硬化，则不太可能用于保守治疗。骨硬化的图像表明修复过程

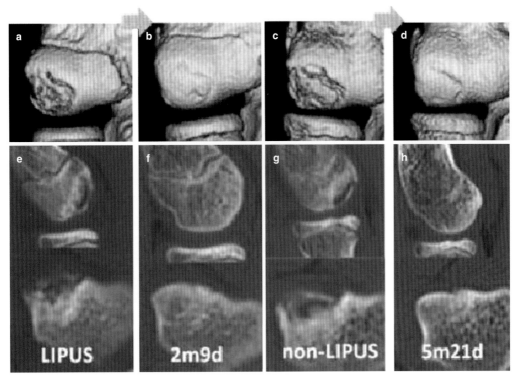

图 27.19　半透明期间剥脱性骨软骨炎患者的影像比较。a、e.进行低强度脉冲超声。整个病变在治疗开始后 2 个月零 9 天完成修复（b、f）。c、g.病变治疗仅作保守治疗（d、h）

停止，这意味着不能期望进一步的恢复。此外，在用 LIPUS 治疗的患者中出现差的结果，术中的宏观结果显示病变周围较大的软骨裂隙和异常的移动性。因此，对于病变不稳定的患者，不能期望其效果。

关于 LIPUS 对骨骺生长软骨的不良影响，报告似乎显示了它对骨长度不会产生影响。在用 LIPUS 治疗的患者中，没有人显示不成熟骨骺闭合。

27.6.3　手术治疗

对于前期 OCD 的外科治疗，各种技术如游离体去除、局部清除术、无切除钻孔术、骨软骨成形术技术和游离体重组的选择上仍有争议。

对于患有 OCD 的青年棒球运动员的治疗目的是从解剖上修复骨软骨炎，预防骨关节炎，并允许患者恢复到与受伤前相同水平的运动活动。因此，重要的是要足够地修复关节面。只根据 X 线片就准确判断能否应用外科手术是不可能的。

要选择适当的治疗方法，必须考虑年龄、疾病阶段和病变大小。然而，包括 CT 和 MRI 在内的诊断成像的精度近来有所改善。因此，可以在一定程度上规划重建方法。年龄，尤其是骨龄，对预后有重要影响，骨骺闭合前后愈合趋势有所不同。对于 ≤ 12 岁的患者，预期保守治疗。然而，对于 12 岁以上的患者，应该避免保守治疗持续 1 年及以上而没有达到预期目标的情况，这种情况下修复不会完成，就必须进行手术。对于长期治疗的患者，考虑到不打棒球的心理压力，有必要从保守治疗恢复程度的角度来确定它的局限性。

广泛的病变可能导致病变周围的软骨裂隙，游离体的分离。因此，除非在保守治疗 4~6 个月后出现改善的趋势，否则需要选择手术治疗。最理想的手术时间是骨骺线已经闭合的时期。

骨骺闭合后自发治愈的发生率降低。对于运动范围明显受限或肱骨小头关节表面明显软化的患者，由于不稳定的病变分离，应立即选择手术治疗。

如果 MRI 上的病变发现高信号区域，滑膜可能已经从关节软骨的裂缝渗入病变部位。在这种情况下，很少能够仅通过保守治疗就实现恢复。当累及部位的软骨和软骨下骨的轮廓与健康肱骨小头的轮廓不一致时，不稳定性很可能出现（图 27.20）。

对于术后评估，有一些有用的评估方法，如 Timmerman 和 Andrews 等开发的评分系统。日本骨科协会（JOA）评分（100 分）是日本常用的。

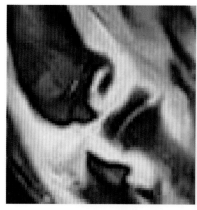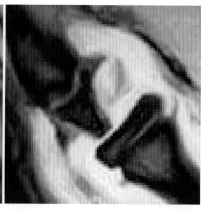

图 27.20　MRI T2 矢状图像。在 MRI 的 T2 加权图像的病变中发现高强度区域。软骨下骨的对接差

27.6.4 手术方式的选择

各种手术方法包括钻孔（微骨折）、病灶清除术、骨钉固定、镶嵌成形术、肋骨软骨移植、外侧肱骨髁突闭合楔形截骨术和自体软骨细胞移植。术前难以确定理想的手术。如上所述，影像和术中发现不一定匹配，并且在同一阶段的患者中不一定选择相同的外科手术（图 27.8）。在考虑了软骨下状态，病变不稳定和软骨变性后，手术中确定了适当的外科手术方式。因此，手术器械或设备的准备是必要的，以支持多种手术。下面阐述每种手术方法。

骨钉移植术、骨软骨成形术和肋软骨移植术的细节在第 27.7 节有描述。

27.6.4.1 钻孔术

针对根据关节软骨分类的 ICRS 量表分为半透明期、中心局部型和 1 级的患者进行钻孔。钻孔的指示范围很小。这导致了一个问题，如果使用钻孔，由于患者希望早日返回，在这样一个阶段，许多患者可以用保守治疗方法治疗。在这一阶段的一些患者太早手术会导致症状加重。因此，早期手术需要特别注意。作者一般很少进行钻孔术。

27.6.4.2 病灶清除术

病灶切除用于中心型的微小损伤。然而，对广泛深层外部病变的患者则为禁忌证。如果只是为了早日回到运动的目的，应该避免这个程序；相反，除非有令人信服的原因，否则应该在外侧肱骨髁突的骨骺生长线关闭后进行。

27.6.4.3 肱骨外侧髁楔形截骨术

1983 年，Yoshizu 报道采用闭合式楔形截骨术，目的是降低施加于肱骨小头的压力，并改善损伤区域的血运重建。矢状面上的闭合楔形截骨可改善肱骨小头的血液循环。手术损伤程度相对较高，但在早期疾

病患者中其结果稳定，对于病变或关节软骨不稳定的患者，可以将骨钉或骨软骨成形术组合在相关部位。作者没有这种手术的经验。

27.6.4.4 自体软骨细胞移植术

可以将胶原蛋白上培养的自体软骨细胞移植到软骨缺损的位置。移植物被自体过氧化物酶覆盖。然而，由于移植的组织不具有足够的厚度和强度，因此如果软骨下骨的缺陷是深的，则该方法就出现了问题。然而，还是期待有骨松质和关节软骨以及复合型移植组织出现。

27.6.4.5 其他

有游离体的患者需要进行切除术。如果肱骨小头的原始病变被大大修复，则可以单纯切除游离体来进行治疗。其他方法包括带肘肌蒂的骨钉移植、游离自体骨膜植入，以及用软线提起和固定分离的片段。

27.7 作者推荐的治疗方案

27.7.1 手术治疗

自 1990 年以来，我们主要进行游离体清除术或骨钉移植术。我们根据病理类型不同，混合各种修复技术，而不是使用单一的手术方法，引入马赛克成形术（2000 年）和肋骨软骨移植术（2005 年）（图 27.21）。

27.7.2 骨钉移植

27.7.2.1 适应证

X 线片显示软骨下骨出现半透明或分裂性病变时，使用该方法，并且病变位于软骨表面没有或有轻度变性的位置。当关节软骨退化严重时，该方法一般不使用。

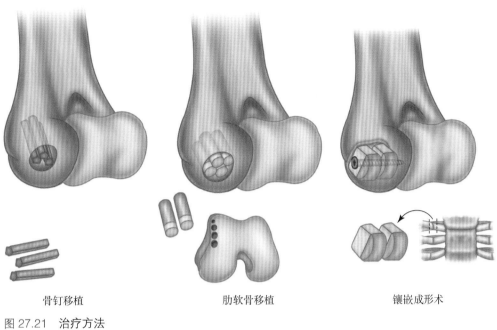

骨钉移植　　　　　　　　肋软骨移植　　　　　　　　镶嵌成形术

图 27.21　治疗方法

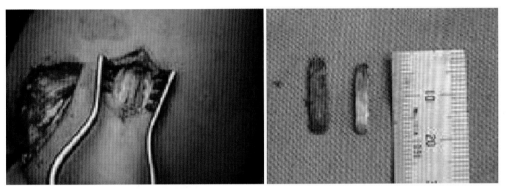

图 27.22　收集骨钉。从鹰嘴收集骨钉（大约 20 mm 长，直径 2.5~4 mm）。应避免使用骨锯进行收集以减少骨组织的坏死。将小孔像虚线一样分布而使用克氏针进行预处理，然后用骨凿收集骨钉

27.7.2.2 方法

从鹰嘴关节面采集骨钉（约 20 mm 长，直径为 2.5~4 mm）从关节面被驱动（图 27.22）。

在广泛或不稳定的病变的情况下，在准备钻孔时需要注意避免对软骨表面上的损伤或裂缝的不稳定性增加的任何可能。因此，直径为 1.2 mm 的克氏钢线用来固定从不引起任何干扰。这是将固定孔从小直径扩大到所需直径（3.2~3.5 mm）的优先方法。将骨钉推入骨骼，然后取出线并准备相同的骨孔。重复该过程。骨钉应大约低于软骨表面 1~2 mm（图 27.23）。在病变较大的情况下，需要注意避免骨钉的相互干扰，将驱动角度考虑在内。固定后，应始终确认与桡骨头的兼容性。骨钉收集部位将在 3~6 个月内完全再生。

外固定术后肢体位置应与桡骨头及可以充分覆盖桡骨头的移植物（在肘屈曲 30° ~60°时）成一定角度。

根据作者 149 例术后随访至少 2 年的结果（图 27.24）显示，回归率为 98%，残余疼痛为 4.7%。运动范围（屈曲/伸展）显示出约 10°的改善，而 JOA 评分（满分 100 分）从平均 62.5 分提高到 93.8 分，表现良好（表 27.5）。

在引入镶嵌成形术之前，患者常常出现残留疼痛。作者相信这是因为作者也在关节软骨退化的患者中进行骨钉移植。目前，作者对不能接受骨钉移植的患者使用镶嵌成形术。

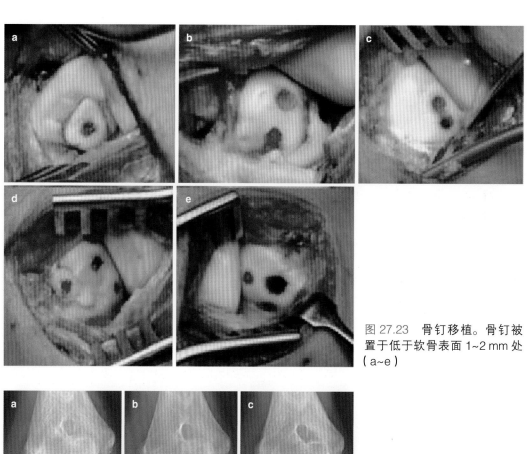

图 27.23 骨钉移植。骨钉被置于低于软骨表面 1~2 mm 处（a~e）

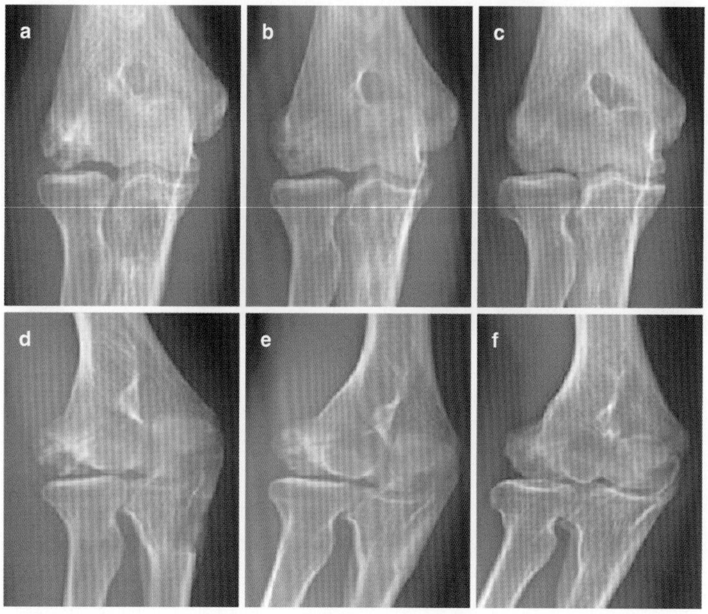

术后 1 个月　　术后 5 个月　　术后 2 年

图 27.24 骨钉移植术后 X 线片（切位图和斜位片）术后 1 个月、5 个月和 2 年（a~f）

表 27.5 植入后 2 年的表现（n = 149）

骨钉固定（n = 149）				
恢复	失败	无痛	痛	不明
146	3	135	7	4
98.0 %	2.1 %	90.6 %	4.7 %	2.7 %

		术前	术后
JOA 运动评分		62.5	93.8
ROM	屈	129.2	133.1
	伸	−12.8	−6.3

注：JOA，日本骨科学会；ROM，活动度

27.7.3 骨软骨镶嵌成形术

27.7.3.1 适应证

该方法应用于关节软骨表面出现明显变性的病例，具有分离或游离体病变的病例，具有广泛病变的肱骨小头残留侧壁和其他侧壁的病例[10]。在伴随软骨下骨软骨变性和消失的情况下，骨钉移植物不足。这种手术方法的优点是可以通过使用与软骨下骨连接的透明软骨在解剖学上重建关节软骨的退化表面。缺点是膝关节被侵入，因为移植物是从健康膝关节的外侧股骨髁的非承重部位收集的[8]。术后 1 年膝关节没有问题。手术后 2 天，我们进行了关节穿刺术来处理膝关节血肿。我们没有观察到明显的肿胀。事实上，根据我们的经验，长期来看也没有投诉的患者（图 27.25）。

常规使用直径 3~6 mm 的移植物。我们经常使用直径 4.5 mm，长度 15~20 mm 的骨软骨柱。我们移植符合病变大小的 2~5 个移植物组合（图 27.26）。

当病变中的软骨严重退化，分离和不稳定时，移植物应在刮除变性软骨后移植。当由于轻度软骨变性引起的不稳定性较低时，直径为 4.5 mm 的移植物被植入到具有相同直径的钻孔中，使得软骨表面保持完整。重要的是通过考虑移植软骨表面的倾斜度来重建肱骨头的球形表面。对于移植物表面不平坦的情况，使用外科手术刀制作符合肱骨头形状的球状。关于外部固定，我们要求持续固定在体侧位置约 2 周的时间，其中桡骨头可以压迫肱骨头和移植物造成损伤，类似于骨钉移植物。

术后 10 年　26 岁

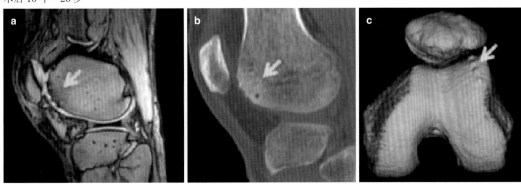

图 27.25　a~c. 供体部位：接受股骨髁外侧骨软骨移植 10 年后

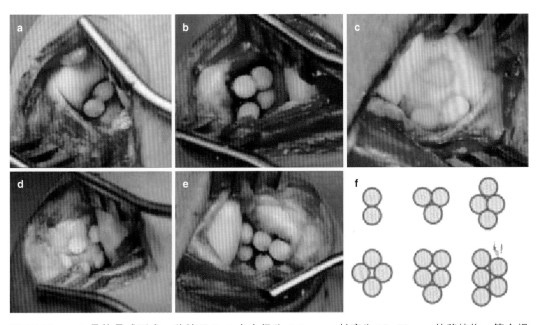

图 27.26　a~f. 骨软骨成形术。移植了 2~5 个直径为 4.5 mm，长度为 15~20 mm 的移植物，符合损伤的大小

根据我们 276 例术后随访至少 2 年的结果，恢复率为 97.8%，残余疼痛为 6.5%。运动范围（屈曲 / 伸展）平均大约改善 10°，JOA 评分从 57.1 分提高到平均 94.3 分，表现良好（表 27.6）。手术后 10 年肱骨小头表面可以有牢固的再生（图 27.27），表现出良好的预后。

表 27.6　马赛克软骨镶嵌成形术术后 2 年的表现（ *n* = 276）

马赛克软骨镶嵌成形术（ *n* = 276）				
恢复	失败	无痛	痛	不明
270	6	250	18	8
97.8 %	2.2 %	90.6 %	6.5 %	2.9 %
			术前	术后
JOA 运动评分			57.1	94.3
ROM	屈		129.8	134.1
	伸		−10.1	−4.7

对行马赛克软骨镶嵌成形术的剥脱性骨软骨炎病例的骨关节炎（OA）变化的调查结果显示，骨关节炎变化从术前发生率为 13.6% 到术后发生率上升到 65.9%。即使在手术后重返运动的情况下，也观察到 OA 的进展。在广泛病变的情况下，OA 变化有可能进展，一旦发生改变，即使手术后也可能发生变化。我们正在实施针对外侧广泛病变的混合技术。

27.7.4　混合关节成形术（骨钉固定术和马赛克软骨镶嵌成形术）

27.7.4.1　适应证

这种方法适用于范围从外侧到中心部分，肱骨小头外侧壁也被破坏（图 27.28）的外侧肱骨小头广泛性病变。这是因为在侧面，肱骨小头的强度不足以抵抗投掷时桡骨头上的压迫力。因为仅使用骨钉植入或马赛克软骨镶嵌成形术难以治疗，我们应用这种方法来治疗它。

在侧壁不稳定的存在骨软骨碎片病变的情况下，可以通过使用骨软骨片来重建侧壁。该碎片通过使用骨钉或骨钉与克氏针固定。

这种手术方法结合骨钉和骨软骨移植（混合关节成形术）。优点是通过排列完整的外侧骨软骨片关节表面对齐容易，无需清除，大的骨软骨片段可以固定而无需修整，骨钉可以轻松与骨结合等。

27.7.4.2　手术方法

首先，外侧骨软骨片用骨钉固定。在这种情况下，应使用克氏针临时固定碎片，以避免钻头引起的碎片旋转或分裂。在小骨软骨片段的情况下，在某些情况下使用克氏针固定片段。直径约 3 mm，长度 15~20 mm 的一个或两个骨钉被植入外侧骨软骨移

术后 10 年

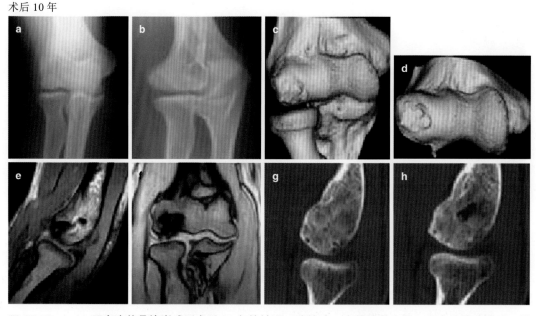

图 27.27　a~h. 马赛克软骨镶嵌成形术后 10 年的结果。移植了 4 个骨软骨支柱。患者是棒球投手，并且对于他的肘关节没有抱怨

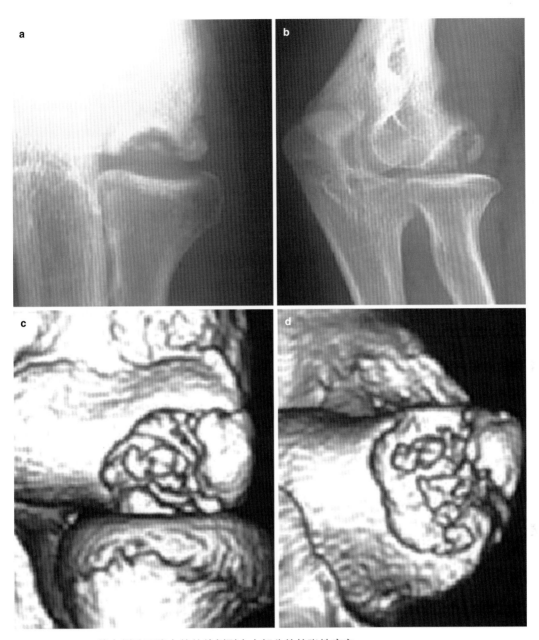

图 27.28　a~d. 伴有侧壁不稳定的从外侧到中央部分的扩张性病变

植物。接下来，将骨软骨移植物植入中心部位。该操作中的重要注意事项是避免移植物之间的干扰（图 27.29）。

该图为术后 CT 图像显示。外侧骨片骨愈合术后 1 年良好。术后 2 年，中心移植物的骨愈合也显示出一定的进展（图 27.30）。

根据作者 50 例术后随访至少 2 年的结果，回归率为 98.0%，残留疼痛为 10%。运动范围（屈曲 / 伸展）平均提高 13°，JOA 评分从 43.0 分提高到 92.2 分，表现良好（表 27.7）。这对于 OCD 的外侧扩张性病变是非常有用的手术方法。

表 27.7　混合关节成形术术后 2 年以上的表现（ n = 50 ）

混合关节成形术（ n = 50 ）				
恢复	失败	无痛	痛	不明
49	1	43	5	2
98.0 %	2.0 %	86.0 %	10.0 %	4.0 %

		术前	术后
JOA 运动评分		43.0	92.2
ROM	屈	127.4	131.3
	伸	−18.0	−9.1

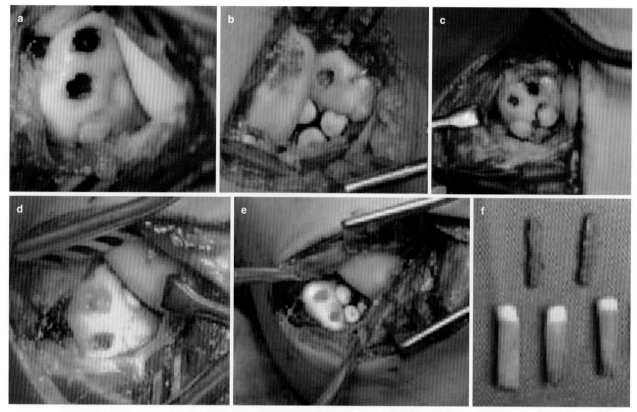

图 27.29 a~f. 混合关节成形术。一个或两个直径约 3 mm 和 15~20 mm 长的骨钉被植入外侧骨片中。将移植物移植到中央部分

术前（14岁）

术后 1 年（15 岁）

术后 2 年（16 岁）

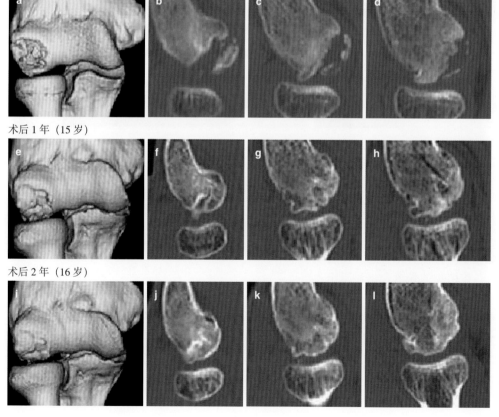

图 27.30 混合关节成形术。a~d. 术前 CT 图像显示前外侧的骨碎片和从外侧到中心部分的扩张性的病变。e~h. 术后 1 年。在外侧骨碎片和中央部位之间获得骨愈合。i~l. 术后 2 年。与术后 1 年相比，观察到进一步的骨形成

27.7.5 肋骨软骨移植

27.7.5.1 适应证

对于伴有侧壁缺损和关节破坏的外侧扩张性病变，进行之前的操作无法控制的情况下我们进行此操作（图 27.31）。

由于投掷时在肘部重复的外翻力，桡骨头部紧紧地压住肱骨小头。因此，侧壁的缺损增加了肘外翻，进一步增加了内支撑结构的负荷。因此，需要硬骨和软骨的重建。因为从膝关节收集的移植物在骨髓支柱上几乎没有强度，导致由于反复投掷而出现塌陷或骨折的风险，所以优选使用带有软骨高强度骨的肋骨[9]。肋软骨从右侧第四肋骨或第五肋骨采集（在某些情况下采集两部分）。第五肋骨是最容易使用的。

27.7.5.2 手术方式

在移植物采集中，从第四肋采集移植物是困难的，但移植物具有良好的形状。第六肋骨平坦，前方平面经常弯曲。我们从第五肋骨采集移植物。通常，通过右侧心前区的水平皮肤切口（图 27.32）到达肋骨和肋软骨部分，然后进行骨膜下分离，同时小心避免胸膜损伤。收集大约 10 mm 的肋软骨部分和 15~17 mm 的肋部分，同时保持两者的连续性（图 27.33）。

由于肱骨小头损伤在许多情况下有外侧壁的缺损和肥厚性桡骨头的缺损，它更容易从侧面挖掘移植床（图 27.34）。用外科手术刀将具有肋软骨的肋骨塑形，使其与移植床一致，以允许有肋软骨的肋骨和移植床之间充分接触。

对于移植物修剪，建立肋软骨厚度小于 5 mm，具有减少肋骨连接处断裂的优点。在肋骨部分增加骨骼接合面积可以方便地连接。长 10~15 mm 的肋骨是足够的（图 27.35）。

将软骨表面修剪成与肱桡骨关节表面一致，并用 DTJ 螺钉等固定（图 27.36）。外固定应保留 2~3 周。应遵循类似于骨钉移植病例的康复计划。

根据作者 29 例术后随访至少 2 年的结果，回归

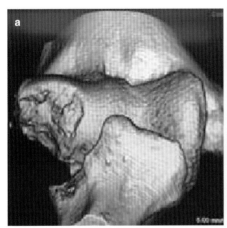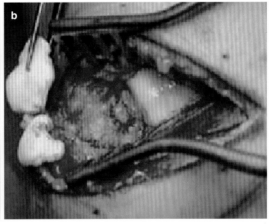

图 27.31　a、b. 外侧型损伤病例。广泛的病变伴有侧壁缺损和关节破坏

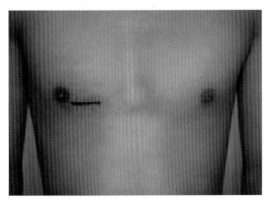

图 27.32　皮肤切口。具有肋软骨的第五肋骨通常通过右侧心前区水平皮肤切口采集

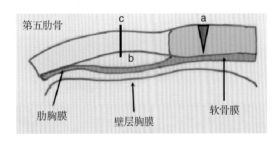

图 27.33　移植物采集方案。对于移植物采集，如果确保足够的移动性，则可以避免关节内肋骨和肋软骨在采集时的分离。这可以通过使用小型圆刀片预先切除 V 形的肋软骨来实现，该部位距离肋软骨连接处（a）大约 15 mm。接下来，使用骨锉将肋部的上下边缘分离，使得肋胸膜从肋骨的后表面（b）分离。在肋骨与接合处的距离为 2~2.5 cm 处用骨锯切断肋骨，同时用弯曲的牵开器保护胸膜以避免损伤（c）

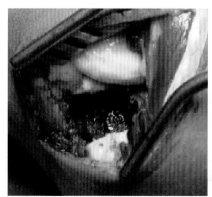

图 27.34 四边形移植床的构造

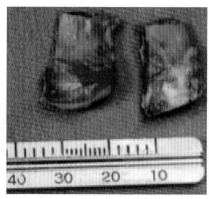

图 27.35 用外科手术刀将有肋软骨的肋骨体塑形，使其与移植床相一致，以实现带肋软骨的肋骨和移植床之间充分接触

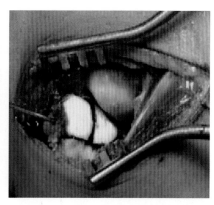

图 27.36 软骨表面应根据肱骨关节面进行修剪，并用 DTJ 螺钉等固定

率为 86.2%，残余疼痛占 10.3%。运动范围（屈曲/伸展）也显示出约 17°的改善，而 JOA 评分从平均41.5 分提高到 85.4 分，表现良好（表 27.8）。

由于这种操作方法在高度破坏性的病例中进行，所以恢复率较低是不可避免的。分数改善不佳的患者主要是由于术前骨关节炎改变造成的。

表 27.8 肋骨移植术术后 2 年的表现（n = 29）

肋骨移植术（n = 29）				
恢复	失败	无痛	痛	不明
25	4	26	3	0
86.2 %	13.8 %	89.7 %	10.3 %	0 %
			术前	术后
JOA 运动评分			41.5	85.4
ROM	屈		121.4	129.8
	伸		−20.5	−11.6

27.8 康复

康复方案在各个手术方式上基本相似。有些情况可能会根据个别情况的再生程度延长，但不能缩短。

手术后康复计划表如下：

术后 2 周：去除石膏板和拆线。活动范围（屈曲/伸展）练习和前臂旋转练习（图 27.37）。肩部、躯干、髋关节和下肢伸展。

术后 4 周：手腕/手臂屈曲（负荷 0.5 kg 以上）。

术后 6 周：手腕屈曲（负荷 1 kg 以上），并开始肱三头肌伸展。

术后 3 个月：开始协调运动，轻度练习摆动，直接向下投掷泡沫球（图 27.38）。

术后 4 个月：对网投和轻投掷/球座击球。

术后 5 个月：轻投掷和自由击球。

术后 6 个月：投掷不超过 40 米。

术后 7 个月：在投手的情况下，扔向一个站立的接球手（50%~80%）。

术后 8 个月：投手丘上投球（全速投掷）。

27.9 优点、缺点及并发症

对于这种疾病的保守和手术治疗，适当的治疗能产生良好的进程。然而，统一的治疗方法并不一定对

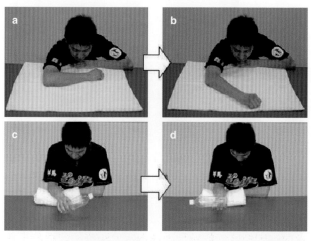

图 27.37 术后训练活动度的运动。始终应该是主动活动度（屈曲/伸展）的训练。被动运动应被禁止。a、b. 肘部屈曲伸展。c、d. 前臂旋转

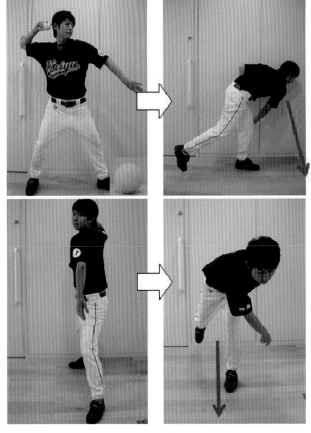

图 27.38　直接向下投掷海绵球。患者从躯干长时间旋转的肢体位置直接向下扔海绵球。这是一个抛出一个球，使其向上弹起的运动

所有的疾病都有良好的效果。根据病变大小和关节软骨状态选择手术方法很重要。

27.9.1　保守治疗重要注意事项

如果是年龄在 10~11 岁的初始侧面型病例，即使患者休息，病变也会稍微进展。我们认为这是因为血管功能不全导致坏死，需要一些时间才能在影像结果中确定再生过程。因此，即使病变处于扩张的状态，因为它处于起始的阶段，继续保守治疗也是很重要的。

27.9.2　自然恢复的进程

尽管需要必要的时间来再生，但是整个病灶不一定完全再生。因为长期保守治疗，有些患者出现再生中途停止的情况，在某些情况下，我们不得不采取手术治疗。实际上，很难辨别保守治疗的限制。根据作者的临床经验，判断是否进行手术治疗的依据是出现病变扩张，损伤周围的骨硬化明显，关节活动范围差，肱骨小头明显触痛持续。

27.9.3　快速进展的病例

对于作者有治疗经验的病例，持续的投球引起病变恶化，导致短时间内 OA 变化显著。禁止投球对于保守治疗至关重要。此外，最好是禁止上肢的击球和力量训练，因为这些也会对病变部位造成负担。

27.9.4　术后进程

在某些情况下，即使 X 线片也显示清晰的再生。除了在再生前自己决定返回训练的病例，对于手术治疗后的长期疗效，目前尚未观察到 OA 的明显改善。在 2000—2004 年作者的医院，进行了一项调查，其中 46 例允许术后随访 1 年以上，以调查 OA 变化的进展（平均 13.6 岁，年龄范围是 11~17 岁；术后 23.5 个月随访期，时间范围 12~65 个月）。X 线片检测发现发生 OA 变化的术前病例为 13.6％，术后病例为 65.9％。在包括侧位型的扩张性病变的病例中，即使进行手术治疗也可能发生 OA 变化，OA 发生的变化甚至在手术后也出现稍微进展的趋势。

27.9.5　未经治疗的剥脱性骨软骨炎

即使存在 OA 变化，患者也不一定出现疼痛，并且即使出现了活动范围较差，患者仍然继续打棒球。然而，OA 改变逐渐进展，会导致活动范围的限制、尺神经症状、运动疼痛等，这种疼痛可以对日常生活产生影响。因为他们的日常生活中的困难和长大后的工作问题，没有几个患者会要求手术治疗（图 27.39）。

27.9.6　相关症状

42.8％的病例出现并发症。其中包括 29.9％的内侧韧带损伤，26.2％的关节游离体，16.6％的滑膜综合征，13.3％的 OA 变化，13.0％的内上髁撕脱性骨折等。

27.9.7　术后并发症

在完全康复的患者中，也可以观察到活动范围受限、游离体、滑膜综合征、OA 变化进展和其他并发症。在严重的情况下，可以看到桡骨头肥大和半脱位。

27.10　竞技运动员的治疗经验

27.10.1　病例 1

13 岁的内场手，自 8 岁开始打棒球，12 岁开始出现肘关节活动范围受限。在骨科诊所接受 6 个月

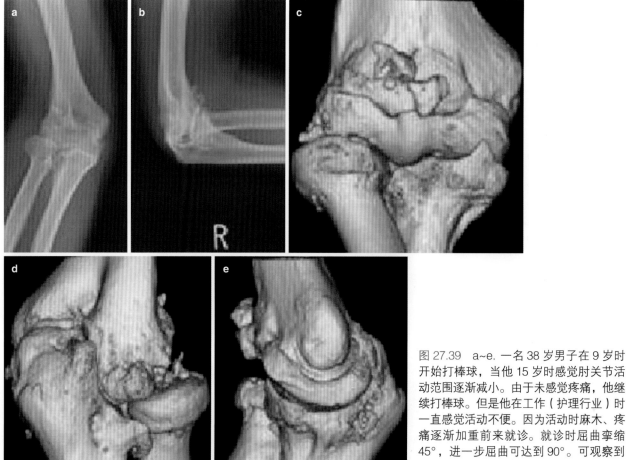

图 27.39　a~e. 一名 38 岁男子在 9 岁时开始打棒球，当他 15 岁时感觉肘关节活动范围逐渐减小。由于未感觉疼痛，他继续打棒球。但是他在工作（护理行业）时一直感觉活动不便。因为活动时麻木、疼痛逐渐加重前来就诊。就诊时屈曲挛缩 45°，进一步屈曲可达到 90°。可观察到关节内游离体、骨赘增生和桡骨头肥大

的有痛感的被动活动训练。由于肘关节活动度持续下降，患者由当地医生转诊给作者。肘关节明显肿胀。运动范围：伸展 −40°，屈曲 95°（健侧为 +15° 和 135°），旋前 45°，旋后 80°（图 27.40）。

　　3 个月后实施手术，在此期间作者等待肿胀的消退。肱骨小头后方有不规则的游离体，大面积的肱骨小头的关节软骨和软骨下骨破坏。首先确保肱桡关节的空间，通过伸直肘关节来复位肱桡对位。由于大游离体内保留软骨和骨，在肱骨小头新鲜化后游离体再移植，用鹰嘴来源的自体骨钉固定。中心部分用 4 个直径 4.5 mm 的来自于肘关节的骨软骨骨柱固定。术后 X 线片显示桡骨头的半脱位重新复位（图 27.41）。

　　因为术前长时间的挛缩，手术后肘部活动范围无明显变化。因为患者离作者远，使得定期随访困难，所以患者被禁止在家里进行被动运动，只允许主动练习。然而，因为患者父母的一个朋友的强烈推荐，患者在一个骨科诊所中接受了痛苦的按摩。关节的活动

范围进一步恶化，显示出伸展 −50° 和屈曲 80°。作者术后 8 个月时取出钉栓，并进行关节活动。手术中的活动改善不超过 30°~85°。术后 2 年 8 个月，桡骨头半脱位改善，但肱骨小头再次塌陷。观察到在肱骨小头后面残留的骨赘挤出，接触到了桡骨小头。患者因为没有感到疼痛而在玩游戏（图 27.42）。

　　术后 3 年 8 个月，运动范围：伸展 −20°，屈曲 85°，旋前 45°，旋后 90°。没有疼痛，只是运动范围受限仍然存在（图 27.43）。

　　在最初的手术中，作者认为即使是游离体也将充分地被重建。然而，作者后来意识到在这种情况下应该进行肋骨软骨移植。绝对不能做有痛的手动补救，因为它会进一步降低肘关节的运动范围。

27.10.2 病例 2

　　此为肋骨软骨移植的病例（图 27.44）。

　　隶属某棒球俱乐部的 14 岁内场手出现投掷时肘

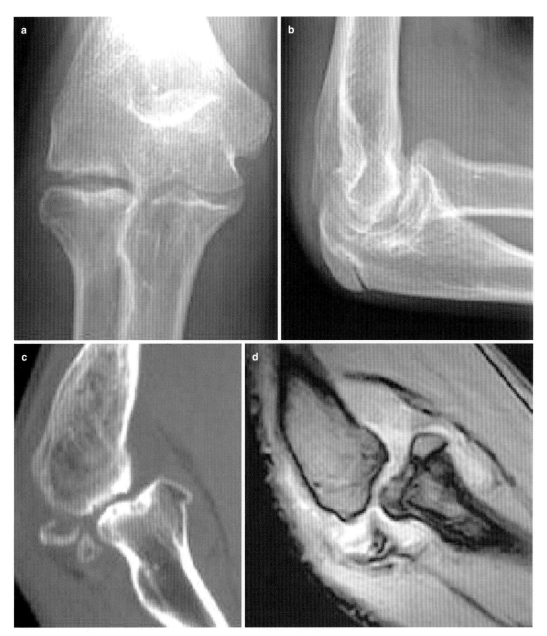

图 27.40　a~d. 在初步诊断时：X 线片图像显示扁平的肱骨小头，桡骨头肿胀和前半脱位。CT 检查肱骨小头塌陷，游离体和桡骨头肿胀、高度变形，前半脱位明显。MRI 检查滑膜炎，肱骨小头扁平和半脱位

痛，持续半年时间。疼痛逐渐发展至日常生活中。初次诊断时平片检查显示：外侧扩张性病变，进展期，累及肱骨小头外侧直至中央区。CT 发现坏死灶深达软骨下骨髓，需要进行开放手术治疗。但患者拒绝治疗，选择继续打棒球。8 个月后患者疼痛加重，来院复诊。与初次诊断时相比，病灶扩大。全关节内骨赘并骨关节炎改变，伴游离体形成。

手术时见大范围关节软骨剥脱和肱骨小头原始形态丢失。作者使用右侧第四和第五肋的软骨重建关节。术后恢复顺利，重返棒球场。手术后 2 年的 X 线片显示轻微的 OA 变化。需要引起注意的是：拖延治疗可能会导致这种骨关节炎改变，即使是年轻患者。

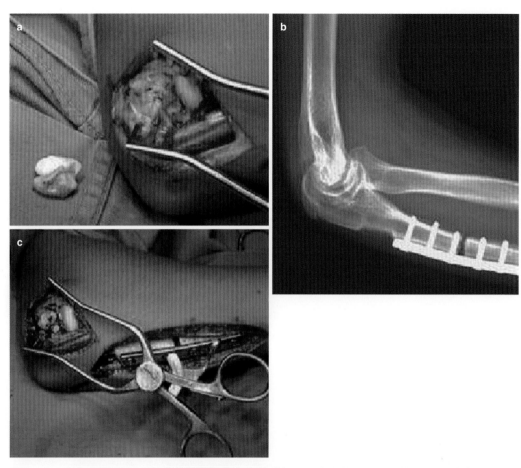

图 27.41　a~c. 手术结果：虽然软骨和软骨下骨被破坏，还存在着一团游离体。我们通过使尺骨稍微向后弯曲伸展桡骨头 4 mm，来使桡骨头脱位重新复位。清理肱骨小头上的移植床之后通过重新嫁接游离体来固定它。中心部分用骨软骨支柱嫁接。术后 X 线片显示桡骨头半脱位重新复位

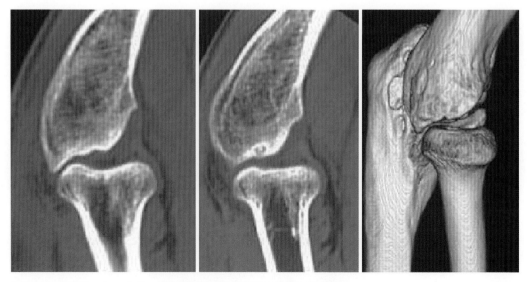

图 27.42　术后 2 年 8 个月。可以看到肱骨小头后面的挤压和接触

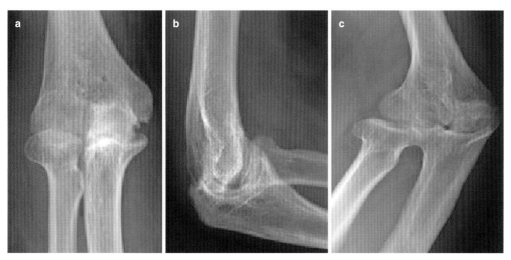

图 27.43　a~c. 术后 3 年 8 个月（17 岁）。我们观察到肱骨小头的变形和桡骨小头的肥大

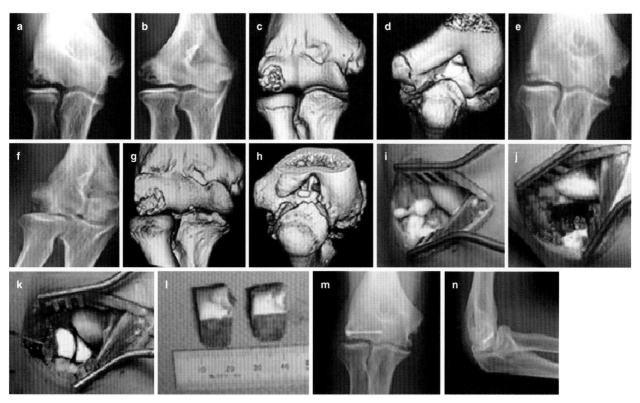

图 27.44　a~d. 初诊时的 X 线片和 CT 图像显示从外侧向中心的广泛的病灶。e~h. 初诊后 8 个月的 X 线片和 CT 图像显示病灶的骨缺损和关节周缘的骨赘。i~l. 术中显示肱骨小头游离关节软骨和裸露的软骨下骨。肱骨小头变形为四边形。塑形后的肋骨软骨移植并固定。m、n. DTJ 螺钉固定的术后 X 线片

参 · 考 · 文 · 献

1. Baumgarten TE, Andrews JR, Satterwhite YE. The arthroscopic classification of osteochondritis dissecans of the capitellum. Am J Sports Med. 1998;26:520–3.

2. Brittberg M, Winalski CS. Evaluation of cartilage injuries and repair. J Bone Joint Surg Am. 2003;85-A Suppl 2:58–69.

3. Haraldsson S. On osteochondrosis deformans juvenilis capituli humeri including investigation of intraosseous vasculature in distal humerus. Acta Orthop Scand. 1959;38:1–232.

4. Matsuura T, Kashiwaguchi S, Iwase T, et al. Conservative treatment for osteochondrosis of the humeral capitellum. Am J Sports Med. 2008;36:868–72.

5. Minami M, Nakashita K, Ishii S, et al. Twenty-five cases of osteochondritis dissecans of the elbow. Rinsho Seikei Geka. 1979;14:805–10(in Japanese).

6. Nelson DW, DiPaola J, Colville M, et al. Osteochondritis dissecans of the talus and knee: prospective comparison of MR and arthroscopic classifications. J Comput Assist Tomogr. 1990;14:804–8.

7. Neilson NA. Osteochondritis dissecans capituli humeri. Acta Orthop Scand. 1933;4:307–10.

8. Nishimura A, Morita A, Fukuda A, et al. Functional recovery of the donor knee after autologous osteochondral transplantation for capitellar osteochondritis dissecans. Am J Sports Med. 2011;39:838–42.

9. Sato K, Mio F, Hosoya T, et al. Two cases with osteochondritis dissecans of the capitulum humeri treated with costal osteochondral graft transplantation. J Shoulder Elbow Surg. 2003;12:403–7.

10. Takahara M, Ogino T, Sasaki I, et al. Long term outcome of osteochondritis dissecans of the humeral capitellum. Clin Orthop. 1999;363:108–15.

11. Schenck Jr RC, Athanasiou KA, Constantinides G, et al. A biomechanical analysis of articular cartilage of the human elbow and a potential relationship to osteochondritis dissecans. Clin Orthop Relat Res. 1994;299:305–12.

12. Konig F. Uber freie Korper in den Gelenken. Dtsch Z KIm Chir 1887;27:90–109.

过顶运动员的尺侧副韧带损伤

Elliot S. Mendelsohn, Christopher Dodson, and Joshua S. Dines

28.1 引言

肘关节尺侧副韧带（MUCL）损伤后会造成过顶投掷运动员肘关节疼痛和不稳。最早报道的 MUCL 损伤是标枪运动员[1]。最早通过放射线检查发现关节周围游离体是在职业棒球投手的肘关节[2]。职业棒球投手的投掷手的肘关节是外翻畸形，这些游离体随后被证实是造成肱桡关节面受压，从而导致"肘关节内侧应力改变"的一个原因[3]。随后棒球投手 MUCL 损伤的病例报告开始被报道[4]。一些早期的病例报告主要描述的是尺侧副韧带急性撕裂情况的外科修复[5]。第一例 MUCL 成功重建的案例是 Frank Jobe 医生为职业棒球投手 Tommy John 施行的，随后被逐渐推广。1986 年首次提出了 Jobe 技术，描述了 Tommy John 的手术或 MUCL 重建术[6]。这一原始技术在一些修改后至今仍被广泛应用。随着研究者对 MUCL 的解剖和生物力学的不断研究，更多的技术被用来最小化手术并发症，并改善预后。

28.2 解剖学、生物力学和首选分类

28.2.1 解剖学

MUCL 复合体由三个结构组成：前束、后束和横束[7, 8]。后束是肘关节囊增厚延续的部分[7]。横束不经过肱尺关节，难以在所有尸体标本中发现，对维持肘关节的稳定并无作用[8]。MUCL 起点位于肱骨内上髁的后下方[7, 8]。虽然早期认为三束来自共同起点，但是，后来发现不同束单独在内上髁有独立的起点，前束分为前、后纤维束[7, 8]。前纤维束止于尺骨高耸结节。尺侧副韧带前束的解剖学起点、止点和宽度存在很大的变异[9]。MUCL 前束的平均长度约为 27 mm，

平均宽度为 4~5 mm[8]。这种变异有一部分是为了增加止点的接触面积。它在距离关节线几毫米处广泛覆盖后向远端逐渐变细[9]。尺侧腕屈肌是屈肌肌群的主要肌肉，起源于 MUCL，其解剖学位置对维持肘关节外翻不稳起着重要的动态约束作用[10]。指浅屈肌亦有着非常重要的作用，这些肌肉的动态稳定作用可能会影响过顶投掷运动员的康复。

28.2.2 生物力学

投手肘关节的这种病理学改变是投掷过程中产生的力量造成的结果。内侧产生张力（损伤 MUCL、尺神经和屈肌肌群），外侧产生压力（导致肱桡关节炎和游离体）。剪切力形成于投掷过程的后期阶段（导致后内侧撞击和骨赘形成）。运动学研究表明，棒球投手所承受的外翻应力在投掷过程中的后期摆动和早期加速阶段最大[11]。当肩关节达到最大外旋时，肘关节外翻扭矩可达 64 Nm[11]。生物力学研究显示 MUCL 前束的平均失效负荷为 260 N[12]。每次投掷接近最大负荷均会造成 MUCL 复合体损伤[11]。这一发现强调了肘关节动态稳定性的重要性。研究表明，作为最常见的韧带重建移植物来源，掌长肌腱的失效负荷为 357 N[12]。

MUCL 是肘关节外翻不稳定最重要的静态约束韧带[13]。单纯 MUCL 前束的缺失会造成肘关节的外翻不稳[14, 15]。与外侧副韧带的等距位置相比，MUCL 起源于肱尺关节屈 – 伸轴的后方[8]。肘关节在屈曲和伸直时，由于肘关节屈曲时产生的凸轮效应，前束的前纤维和后纤维会产生反向应力[14]。MUCL 前束在肘关节伸直位至屈曲 60° 位时，其长度会有轻微的改变，但仍然维持着相对稳定。MUCL 内真正的等距纤维并不存在，但是位于其中心部分的纤维近似等距，这也是 MUCL 单束重建技术的解剖基础[16]。MUCL 后束

是肘关节外翻不稳的次级稳定结构。单纯后束的断裂不会导致肘关节外翻不稳，除非 MUCL 的前束也同样缺失 [14]。由于 MUCL 的前束是限制肘外翻不稳定的一级稳定结构，因此在行韧带重建时主要是恢复前束的功能。

屈肌肌群是限制肘外翻不稳的重要的动态约束因素。在投掷动作的早期加速和后期摆动过程中屈肌肌群的肌电活动是增加的 [17, 18]。尺侧腕屈肌是主要的动态稳定结构，而指浅屈肌是次要的稳定结构，尸体标本研究发现，在 MUCL 撕裂的情况下，单纯的尺侧腕屈肌收缩可以校正肘外翻不稳 [19]。跨关节的肌肉收缩会增加关节应力。这种作用可以增加肱尺关节的骨结构限制，作者称之为 "sloppy hinge joint"。

28.2.3 分类

MUCL 损伤通常分为急性或慢性损伤。慢性损伤是反复、过度使用造成的，没有外伤史。急性损伤是运动员在投掷或外伤时上肢承受外翻应力造成的。通常，MUCL 损伤是由于反复的过顶投掷动作造成微损伤后急性发作或外伤造成的结果。

28.3 临床表现和基本体格检查

详细的病史对评估投掷运动员的病情非常重要。他们可能会回想起某个详细的投掷运动时肘关节发出"砰"的响声。通常这个时候患者会主诉投掷速度和精确性降低，但没有明确的外伤。重要的是要诱发出运动员在投掷的哪个阶段出现症状。对于 MUCL 损伤的运动员来说，他们通常会主诉球投出去之前肘关节内侧有不适而在掷球之后疼痛会更加明显，这可能是由"外翻过伸超负荷综合征"造成的。当有麻木和针刺感时，检查者需警惕伴随的尺神经炎。是否是优势手、球员的位置、竞技水平以及非手术治疗的时间是指导治疗决策的重要因素。例如，如果症状出现在业余联赛外野手的非优势手上，可能保守治疗即可，而症状出现在高水平的职业联赛投手的优势手上的话，如果不行韧带重建手术治疗，可能意味着职业生涯的结束。

投掷过程中的缺陷可以发生于从核心到肢体远端的任何部位，因此，对过顶运动员的体格检查应从核心力量评估开始，如软垫平衡试验和单腿下蹲平衡试验。检查同侧肩关节有无旋转功能障碍是很重要的。研究表明，棒球运动员盂肱关节内旋受限与肘外翻损伤有关 [20]。在检查肘部时，肘内侧皮肤瘀斑和

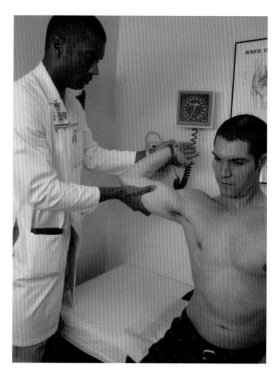

图 28.1　移动外翻应力试验

水肿是急性损伤的表现。活动度降低，明显的屈曲挛缩症状在棒球投手中很常见，但通常不会造成功能障碍。有多种检查方法可用来评估肘关节外翻不稳定。我们更喜欢 O'Driscoll [21] 所描述的移动外翻应力试验。患者取直立坐位，肩关节最大外旋位，在肘关节屈曲 30° 时开始给予外翻应力（图 28.1）。如果在屈曲 70° ~120° 范围时疼痛再次出现或出现最大痛点，则为阳性。在一组 21 例患者的资料中，通过关节镜诊断对比，该检查的敏感度可达 100%，特异度达 75% [21]。检查者同时应评估所有可疑 MUCL 损伤患者的尺神经。主要评估肘管部 Tinel 征或诱发尺侧一个半手指的麻木和针刺感。尺神经在肘关节屈曲位时自发性半脱位可能没有症状。神经电传导检查可发现，但由于神经受压通常是一个动态现象，只在投掷运动过程中才会出现，因此存在假阴性的可能。我们认为病史和体格检查结果在指导治疗时更为准确。对于急性外伤性肘外翻运动员，查体时应沿着屈肌肌群起点部位触诊肌腹。同时我们需注意肱骨内上髁炎也是过顶投掷运动员肘内侧疼痛的一个常见病因。

28.4 影像学检查

过顶运动员肘内侧疼痛时需首先行肘关节前后位

及侧位 X 线片检查。X 线片检查能够发现后内侧骨赘增生撞击，肱桡关节炎以及关节内游离体。斜位片是显露尺骨鹰嘴后内侧骨赘的最佳摄片体位，但是根据我们的经验，一个好的侧位片就已足够。应力位片现在已不受青睐，已不作为常规检查。肘关节磁共振（MRI）通常用来对比评估 MUCL 损伤和关节内病变。MUCL 自肱骨起点处撕脱后，局部液体外渗在 MUCL 和起点之间形成"T"字征，即可诊断 MUCL 撕裂[22]（图 28.2）。

非增强 MRI 具有高度特异性（100%），但敏感度低（57%）[22]，增强 MRI 造影术可将敏感度提高到92%[23]。超声检查现在也逐渐成为诊断 MUCL 损伤的替代技术[24]。

28.5 特异性临床表现和关节镜下病理

MUCL 损伤通常是长期慢性过度使用及微创伤所造成的部分损伤，全层撕裂多见于肘关节遭受外翻应力所致。尺神经炎是由于肘关节内侧不稳定后，肘关节外翻不稳定牵拉所致。

一些学者已经描述了应用关节镜技术来诊断 MUCL 损伤[25, 26]。但只有前束最前部的 25% 在关节镜下可观察到[26]。由于韧带不能完全在关节镜下看到，因此有学者通过尸体研究观察了应力条件下的内侧间隙张开程度。Field 和 Altchek 研究发现，在肘关节屈曲 70° 的情况下，切断 MUCL 前束可使肱尺关节间隙增加 1~2 mm，而整个切断 MUCL 则可使关节间隙增加 4~10 mm[26]。关节镜优势在于他可以观察到关节内病变，而通过内侧开放手术切口则难以实现。典型的肱桡关节面软骨损伤多是由于外侧压力造成的。软骨损伤可通过关节镜下微骨折术和软骨成形术进行治疗。尺骨鹰嘴后内侧骨赘可通过关节镜下清理或内侧切开入路清理（图 28.3~ 图 28.6）。

28.6 治疗

外科手术治疗 MUCL 损伤通常是行韧带重建术。而 MUCL 损伤修复术仅是尝试而已。有研究表明，MUCL 损伤修复术对于年轻的非专业运动员可能有用。Savoie 等应用锚钉修复技术对 60 例患者（平均年龄 17 岁）进行 MUCL 修复术，平均随访 5 年，优良率可达 93%，并且在 6 个月内恢复运动，其中有 4 例失败。其他的一些研究则表明，与韧带重建术相比，韧带修复术的失败率要更高[27]。

Jobe 技术是第一个描述了 MUCL 重建步骤的技术。包括在肱骨内上髁处垫高屈肌肌群、于尺骨结节和肱骨内上髁建立骨隧道、"8"字形穿入移植肌腱（通常取掌长肌腱）。在其早期报道的 16 例患者中，有 68%（10 例）的患者恢复到了其受伤前的运动水平[6]。Smith 和 Altchek 阐述了一种肌肉分离技术，从而降低了屈肌肌群切开所引起的相关并发症[28]。22 例患者应用该种方法行韧带修复或重建术，未发生神经损伤并发症，包括在正中神经和尺神经之间的安全距离进行隧道定位和移植物穿过肱骨内上髁骨道。

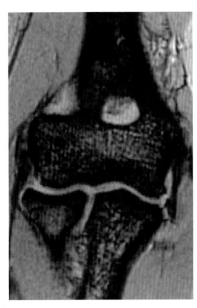

图 28.2 "T"字征

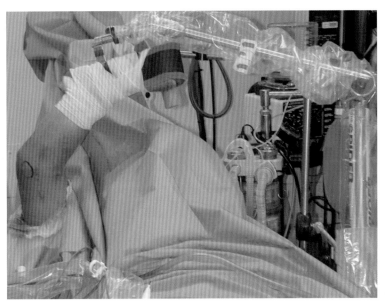

图 28.3 肘关节镜体位

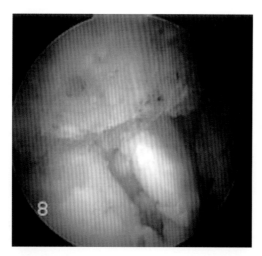

图 28.4　软骨全层损伤

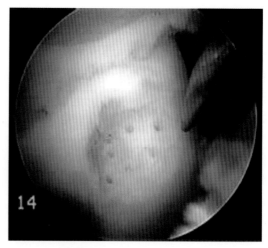

图 28.5　微骨折

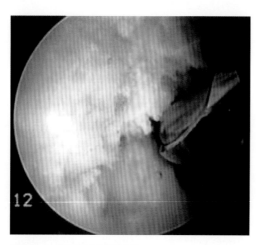

图 28.6　清理后内侧骨赘

Andrews 描述了一种改良的 Jobe 技术，其常规行经筋膜下悬吊尺神经移位。Cain 等报道应用 Andrews 的方法对 1 281 名运动员行手术治疗，其中 79% 的患者随访时间为 2 年，83% 的重建患者术后可恢复到受伤前水平，而行韧带修复的患者中，63% 的患者恢复到受伤前同一水平。运动员恢复运动平均需 11.6 个月，平均 4.4 个月后开始进行投掷训练。

Altchek 创造了一种 Docking 技术，移植物穿过尺骨隧道并远端固定，肱骨隧道由一个较大的含移植物的通道和两个较小的缝合末端穿行的出口通道组成，移植物通过两根缝合线末端拉紧并在骨桥上固定。这种方法可使肱骨内上髁的骨隧道数量从 3 个减少到 1 个。Dodson 等应用 Altchek 介绍的技术对 100 例患者行手术治疗，仅少数患者行尺神经移位术，超过 90% 的患者术后 12 个月后竞技水平恢复正常甚至更好，其中有 2 例恢复差，3 例出现术后并发症（后期尺神经移位 2 例，关节镜下粘连松解 1 例）。

另一种被称为 DANE TJ 的技术是以它的发明者的名字命名的，包括 David Altchek，Neal ElAttrache，Tommy John。这是一种混合固定技术，近端 Docking 技术固定而远端则是界面螺钉固定。Dines 等对 22 名运动员行 DANE TJ 技术手术。结果显示有 19 例达到优良，有 4 例（17%）出现了并发症，3 例进行了二次手术（2 例行关节镜下粘连松解术，1 例行后内侧骨赘清理，均获得优秀结果）。这种技术的优点包括可应用于翻修手术以及有骨隧道骨折风险或定位困难时。该技术的支持者认为此种方法可获得最佳的移植物张力。Ahmad 等介绍了一种远端和近端均采用界面螺钉固定的方法，以期能获得更为接近的韧带等长重建[29]。

在早期的 MUCL 重建术报告中，常规行尺神经移位术。然而，术后尺神经失用症的高发生率促使尺神经移位术变为选择性的。Conway 等报道了应用 Jobe 技术 13 年的总结，56 例患者行尺神经移位，68% 的患者恢复到以前的水平，24% 出现了尺神经相关症状（包括短暂性和非短暂性），其中有 13% 的患者接受了再次手术[30]。在后期的另一报道中，采用 Jobe 技术和肌肉分离技术的 83 例患者中，均未行尺神经移位术，有 82% 的患者恢复到以前的活动水平，5% 出现了短暂的神经相关症状，均未行再次手术治疗[31]。现如今，绝大多数外科医生建议选择性地行尺神经移位术。

应用生物力学研究对比研究 Docking 技术、"8"字重建技术、界面螺钉技术和悬吊固定技术（Endobutton）[32]，所有的失效负荷均要比正常 MUCL 低。Docking 技术和悬吊固定技术的失效负荷峰值最大。临床上，这些多种技术均获得了优秀的临床结果和较低的失败率，但也没有任何一种技术表现出极其优越的结果。

28.7 作者的治疗选择

作者更喜欢用 Altchek 所描述的 Docking 技术。第一步先行肘关节镜检查，如果指征明确的时候，进一步处理关节内病变，如软骨损伤或后内侧骨赘等。然后取移植物肌腱（图 28.7）。

条件允许时我们通常取同侧或对侧掌长肌腱，如果没有条件的话我们通常取对侧下肢（投掷时的支撑腿）的股薄肌肌腱。在腕横纹处行 1 cm 切口获取掌长肌腱。肌腱可见部分用 1 号爱昔邦缝线按 Krackow 技术编制标记，肌腱近端部分用取腱器取出。缝合切口并将肌腱置于湿纱布中。

上肢驱血后上止血带，在肘内侧以肱骨内侧髁为中心做 8~10 cm 皮肤切口，切口起自内侧肌肉间隙远端 1/3 至尺骨结节远端 2 cm，仔细分离并保护前臂内侧皮神经的分支，肌肉分离位置位于旋前屈肌后 1/3 与尺侧腕屈肌前纤维内侧间隙之间（图 28.8），沿着 MUCL 的前束纵行切开。

尺骨隧道位于尺骨高耸结节后 4~5 mm 处，采用

骨膜下剥离显露。使用 3 mm 电钻于尺骨高耸结节处从前向后建立尺骨隧道，隧道间的骨桥长度为 2 cm。用小的弯曲的刮匙穿过骨隧道，过线器环形带线穿过隧道并协助移植肌腱通过。在肌腱通过隧道后用缝线打结固定在股骨桥上。小心显露肱骨内上髁，除非术前计划行尺神经移位术，否则不需要解剖出尺神经。定位肱骨隧道后用 4 mm 电钻建立一纵行隧道。位于肌间隔前方用 1.5 mm 钻建立两个前方小的骨隧道，相距 5~10 mm。用 2-0 可吸收线缝合 MUCL 自然间隙。应用前面所描述的过线技术将缝线穿过小的骨隧道。

前臂仰面放置并附加内翻应力，带线的移植肌腱从前向后穿过尺骨隧道并对接拉入肱骨隧道，并将缝线穿过其中一个 1.5 mm 的隧道内，在移植肌腱的另一端进入肱骨隧道之前，通过屈伸活动肘关节来决定最佳长度。移植肌腱的另一端用 1 号爱昔邦缝线编织，拉入肱骨隧道后缝线从另外一个 1.5 mm 隧道穿出（图 28.9）。充分活动肘关节评估最佳肌腱张力后在内上髁骨桥上拉紧缝线并打结固定（图 28.10）。松止血带恢复血运。缝合旋前屈肌筋膜，逐层缝合切口。作者只

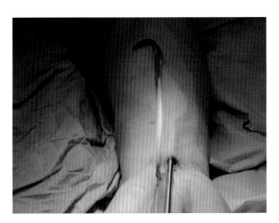

图 28.7 取掌长肌腱

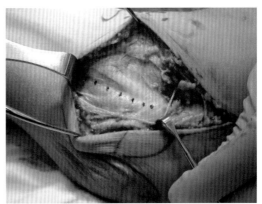

图 28.8 肌肉分离技术

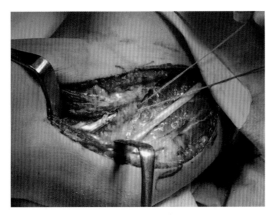

图 28.9 对接后的肌腱进入肱骨隧道

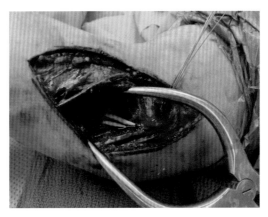

图 28.10 重建后的韧带

有在术前检查指征明确的情况下才行尺神经移位术。术后肘关节屈曲 45°位石膏固定。

28.8 康复

在术后第一次复诊拆线后，肘关节用铰链支具固定。前 3 周，作者允许肘关节的活动范围为 30°～90°，从第 3~5 周，伸直可到 15°、屈曲 115°，6 周后取下铰链支具。患者随后开始进行物理治疗，物理治疗主要是肘关节、肩关节、前臂、腕关节和手的被动活动。12 周开始，我们进行更为积极的康复计划，包括肩关节和肩胛骨的加强锻炼。通常在 4 个月后开始正式投掷训练计划。如果患者在 9 个月时投掷距离可达 180 英寸（约 4.572 m）而无痛，我们则允许开始丘上投掷训练。患者一般在术后 1 年左右可以重新回到竞技投掷运动中去。

非手术治疗可以使一些运动员重返竞技赛场。有指导的康复计划包括 2~3 个月的休息，随后逐步加强力量和投掷训练，约有 41% 的运动员在平均 24.5 周左右可恢复以前的竞技水平 [33]。

28.9 优点、手术风险和并发症

MUCL 重建术最常见的并发症是前臂内侧皮神经损伤。其他更严重的并发症包括韧带再撕裂、尺神经损伤、骨折、关节粘连、移植物位置病变、外翻过伸超负荷综合征、感染、隐神经损伤（取股薄肌肌腱）

和 RSD[34]。韧带重建翻修手术目前并不成功，在手术失败或出现并发症后能再次重返运动的约为 84%[34]。

我们总结了一些可降低并发症风险的技巧。用双极电凝仔细分离和血管阻断带保护，最大限度地降低对前臂内侧皮神经分支的医源性损伤。在骨隧道之间至少保留骨桥 10 mm，以减少医源性骨折。备螺钉固定以防骨隧道骨折急用。任何时候都要小心保护尺神经，尤其是在建立骨隧道时，要使尺神经损伤的风险最小化。在建立肱骨隧道时避免累及内上髁的后方皮质。在建立尺骨隧道行尺骨结节骨膜下剥离时要小心保护尺神经。骨隧道的定位应根据解剖标志进行。避免过多或过少的后内侧结构的切除，以尽量降低外翻不稳定和移植物应力过大的风险。

28.10 运动员治疗经验

职业和学院级运动员在 MUCL 重建后通常可获得优秀的结果。多项研究表明，顶级运动员在 MUCL 重建后有 82%~92% 可重返运动 [31, 35]。未经手术治疗的运动员在行早期保守治疗后也有较高重返运动的概率 [31]。在 MUCL 重建后，高校棒球运动员的失败率高达 26% [36]。全年棒球运动是 MUCL 损伤的首要风险因素。职业四分卫的 MUCL 损伤可以通过非手术治疗治愈 [37]。与投掷棒球相比，投掷足球可能会对肘关节造成不同的压力。在治疗运动员的这些损伤时，需仔细考虑运动员的运动类型和姿势。

参·考·文·献

1. Waris W. Elbow injuries of javelin-throwers. Acta Chir Scand. 1946;93(6):563–75.

2. Bennett GE. Shoulder and elbow lesions distinctive of baseball players. Ann Surg. 1947;126(1):107–10.

3. King JW, Brelsford HJ, Tullos HS. Analysis of the pitching arm of the professional baseball pitcher. Clin Orthop Relat Res. 1969;67:116–23.

4. Tullos HS, Erwin WD, Woods GW, Wukasch DC, Cooley DA, King JW. Unusual lesions of the pitching arm. Clin Orthop Relat Res. 1972;88:169–82.

5. Norwood LA, Shook JA, Andrews JR. Acute medial elbow ruptures. Am J Sports Med. 1981;9(1):16–9.

6. Jobe FW, Stark H, Lombardo SJ. Reconstruction of the ulnar collateral ligament in athletes. J Bone Joint Surg Am. 1986;68(8):1158–63.

7. Fuss FK. The ulnar collateral ligament of the human elbow joint. Anatomy, function and biomechanics. J Anat. 1991;175:203–12.

8. Morrey BF, An KN. Functional anatomy of the ligaments of the elbow. Clin Orthop Relat Res. 1985; 201:84–90.

9. Dugas JR, Ostrander RV, Cain EL, Kingsley D, Andrews JR. Anatomy of the anterior bundle of the ulnar collateral ligament. J Shoulder Elbow Surg. 2007;16(5):657–60.

10. Davidson PA, Pink M, Perry J, Jobe FW. Functional anatomy of the flexor pronator muscle group in relation to the medial collateral ligament of the elbow. Am J Sports Med. 1995;23(2):245–50.

11. Fleisig GS, Andrews JR, Dillman CJ, Escamilla RF. Kinetics of baseball pitching with implications about injury mechanisms. Am J Sports Med. 1995; 23(2):233–9.

12. Regan WD, Korinek SL, Morrey BF, An KN. Biomechanical study of ligaments around the elbow joint. Clin Orthop Relat Res. 1991;271:170–9.

13. Morrey BF, Tanaka S, An KN. Valgus stability of the elbow. A definition of primary and secondary constraints. Clin Orthop Relat Res. 1991;265:187–95.

14. Callaway GH, Field LD, Deng XH, et al. Biomechanical evaluation of the medial collateral ligament of the elbow. J Bone Joint Surg Am. 1997;79(8):1223–31.

15. Floris S, Olsen BS, Dalstra M, Sojbjerg JO, Sneppen O. The medial collateral ligament of the elbow joint: anatomy and kinematics. J Shoulder Elbow Surg. 1998;7(4):345–51.

16. Armstrong AD, Ferreira LM, Dunning CE, Johnson JA, King GJ. The medial collateral ligament of the elbow is not isometric: an in vitro biomechanical study. Am J Sports Med. 2004;32(1):85–90.

17. Glousman RE, Barron J, Jobe FW, Perry J, Pink M. An electromyographic analysis of the elbow in normal and injured pitchers with medial collateral ligament insufficiency. Am J Sports Med. 1992;20(3):311–7.

18. Hamilton CD, Glousman RE, Jobe FW, Brault J, Pink M, Perry J. Dynamic stability of the elbow: electromyographic analysis of the flexor pronator group and the extensor group in pitchers with valgus instability. J Shoulder Elbow Surg. 1996;5(5):347–54.

19. Park MC, Ahmad CS. Dynamic contributions of the flexor-pronator mass to elbow valgus stability. J Bone Joint Surg Am. 2004;86-A(10):2268–74.

20. Dines JS, Frank JB, Akerman M, Yocum LA. Glenohumeral internal rotation deficits in baseball players with ulnar collateral ligament insufficiency. Am J Sports Med. 2009;37(3):566–70.

21. O'Driscoll SW, Lawton RL, Smith AM. The "moving valgus stress test" for medial collateral ligament tears of the elbow. Am J Sports Med. 2005;33(2):231–9.

22. Timmerman LA, Schwartz ML, Andrews JR. Preoperative evaluation of the ulnar collateral ligament by magnetic resonance imaging and computed tomography arthrography. Evaluation in 25 baseball players with surgical confirmation. Am J Sports Med. 1994;22(1):26–31; discussion 32.

23. Schwartz ML, al-Zahrani S, Morwessel RM, Andrews JR. Ulnar collateral ligament injury in the throwing athlete: evaluation with saline-enhanced MR arthrography. Radiology. 1995;197(1):297–9.

24. Ciccotti MG, Atanda Jr A, Nazarian LN, Dodson CC, Holmes L, Cohen SB. Stress sonography of the ulnar collateral ligament of the elbow in professional baseball pitchers: a 10-year study. Am J Sports Med. 2014;42:544–51.

25. Timmerman LA, Andrews JR. Histology and arthroscopic anatomy of the ulnar collateral ligament of the elbow. Am J Sports Med. 1994;22(5):667–73.

26. Field LD, Callaway GH, O'Brien SJ, Altchek DW. Arthroscopic assessment of the medial collateral ligament complex of the elbow. Am J Sports Med. 1995;23(4):396–400.

27. Cain Jr EL, Andrews JR, Dugas JR, et al. Outcome of ulnar collateral ligament reconstruction of the elbow in 1281 athletes: results in 743 athletes with minimum 2-year follow-up. Am J Sports Med. 2010;38(12):2426–34.

28. Smith GR, Altchek DW, Pagnani MJ, Keeley JR. A muscle-splitting approach to the ulnar collateral ligament of the elbow. Neuroanatomy and operative technique. Am J Sports Med. 1996;24(5):575–80.

29. Ahmad CS, Lee TQ, ElAttrache NS. Biomechanical evaluation of a new ulnar collateral ligament reconstruction technique with interference screw fixation. Am J Sports Med. 2003;31(3):332–7.

30. Conway JE, Jobe FW, Glousman RE, Pink M. Medial instability of the elbow in throwing athletes. Treatment by repair or reconstruction of the ulnar collateral ligament. J Bone Joint Surg Am. 1992;74(1):67–83.

31. Thompson WH, Jobe FW, Yocum LA, Pink MM. Ulnar collateral ligament reconstruction in athletes: muscle-splitting approach without transposition of the ulnar nerve. J Shoulder Elbow Surg. 2001; 10(2):152–7.

32. Armstrong AD, Dunning CE, Ferreira LM, Faber KJ, Johnson JA, King GJ. A biomechanical comparison of four reconstruction techniques for the medial collateral ligament-deficient elbow. J Shoulder Elbow Surg. 2005;14(2):207–15.

33. Rettig AC, Sherrill C, Snead DS, Mendler JC, Mieling P. Nonoperative treatment of ulnar collateral ligament injuries in throwing athletes. Am J Sports Med. 2001; 29(1):15–7.

34. Andrews JR. "Failed" ulnar collateral ligament reconstruction and revision ulnar collateral ligament reconstruction. AOSSM Annual Meeting. Keystone Colorado. 2005.

35. Paletta Jr GA, Wright RW. The modified docking procedure for elbow ulnar collateral ligament reconstruction: 2-year follow-up in elite throwers. Am J Sports Med. 2006;34(10):1594–8.

36. Petty DH, Andrews JR, Fleisig GS, Cain EL. Ulnar collateral ligament reconstruction in high school baseball players: clinical results and injury risk factors. Am J Sports Med. 2004;32(5):1158–64.

37. Dodson CC, Slenker N, Cohen SB, Ciccotti MG, DeLuca P. Ulnar collateral ligament injuries of the elbow in professional football quarterbacks. J Shoulder Elbow Surg. 2010;19(8):1276–80.

单纯肘关节不稳定脱位的治疗

Tracy Webber and Jennifer Moriatis Wolf

29.1 引言

　　成人关节脱位中最为常见的类型为肩关节脱位，其次为肘关节脱位。肘关节脱位的平均年龄为30岁[1]，年发病率为6.1/10万[2]，肘关节脱位在肘关节损伤中占10%~25%[1]。单纯肘关节脱位是指不涉及桡骨头、尺骨近端或者肱骨远端的骨折，而仅仅是伴有软组织损伤的脱位，而复杂的肘关节脱位是指涉及上述损伤的脱位[2]。大多数肘关节脱位经过闭合复位后可以获得稳定固定，治疗上通常应当涵盖早期关节功能活动度的康复[1]。然而，有一小部分单纯肘关节脱位仅通过闭合复位后仍然不稳定，这类肘关节脱位通常需要手术治疗。不稳定的单纯肘关节脱位是指经过闭合复位后，肘关节活动不佳或半脱位，或者需要超过45°的伸直位支具固定的脱位类型。其原因通常是源于软组织的嵌入或者韧带的不稳。不伴骨性损伤的肘关节脱位中，通常可以通过非手术治疗联合早期功能锻炼获得康复，其中约有2%的病例会导致肘关节慢性不稳；伴有骨性损伤的肘关节脱位通常需要手术治疗[3]。

29.2 发病机制、生物力学与分类

　　肘关节脱位最常见的致病机制为落地时肘关节处于伸直位的损伤。体育运动及车祸是导致肘关节脱位最常见的因素。当肘关节处于伸直位落地时，肘关节承受轴向应力作用，体部内旋，前臂外旋，最终导致前臂反曲，在损伤的瞬间造成肘关节外翻畸形[5]。外翻、反曲以及轴向应力共同作用于肘关节，导致肘关节后脱位，即冠突位于肱骨滑车的后方。

　　从生物力学角度上看，根据O'Driscoll描述，肘关节脱位的过程为3个序贯式的阶段，被称之为"不稳定环"（ring of instability）式脱位过程。第1阶段，外侧副韧带（LCL）断裂，导致后外侧旋转半脱位，此阶段通常可以自行复位。第2阶段，外力持续作用下致前侧及后侧关节囊撕裂。在此阶段，肘关节LCL及关节囊撕裂而内侧副韧带（MCL）完整，被称为栖息状态半脱位。

　　在第3A阶段，随着MCL后束的断裂，肘关节发生后外侧旋转以及后脱位。然而此时在外翻应力的作用下，MCL前束保持完整，进而阻止肘关节向后外侧半脱位，被称为"后位减少型外翻稳定"阶段。在第3B阶段MCL完全断裂，导致内翻、外翻及旋转不稳定。关节的连续性以及肌肉收缩的作用使肘关节阻止向后方脱位进而保持稳定，称为"后位减少型稳定"[5, 6]。尽管肘关节脱位的3个阶段被描述得非常具体，但是临床上肘关节脱位往往伴随有MCL的断裂（第3A或3B阶段）。脱位时，LCL以及MCL通常会从肱骨端撕脱且常伴有肱肌的损伤。

　　肘关节脱位起初根据是否合并骨折被分为单纯或者复杂两种类型，单纯肘关节脱位占80%~90%[4]，此种类型中当韧带发生断裂时会出现骨性撕脱，包括冠突裂缝样骨折，而骨性结构大致保持完整。

　　其次，肘关节脱位根据尺骨鹰嘴的方向，被分为后侧、后外侧、外侧、内侧、前侧或者罕见类型。后侧及后外侧脱位占90%[1]，前侧以及罕见类型很少见，通常伴随高能量损伤。

　　肘关节不稳定的程度与动态稳定结构，通常指起于肱骨髁上的伸肌与屈肌的损伤程度相关[7]。当副韧带处于愈合期，这些动态稳定结构与骨性组织同时维持肘关节处于制动状态[7]。

　　肘关节脱位也能根据损伤的时间分类。2周内为急性损伤，2~6周为亚急性，慢性者通常超过6周。脱位后的时间越久越不利于闭合复位的进行[7]。

29.3 临床表现和体格检查

临床上对肘关节脱位患者进行评估时，通常从病史以及损伤的机制开始。患者合并有脑部损伤时，会严重影响肘关节脱位的评估及管理[4]。一旦确定患者无生命危险，就可开始对肘关节进行视诊。评估者应当观察肘关节有无肿胀、畸形、瘀斑或者开放性损伤。在急性期，肘关节通常有畸形或者软组织肿胀，同时询问患者疼痛的症状，麻木以及力弱情况也很重要。

完善的血管神经检查在进行闭合复位前和闭合复位后应当被完整记录。肱动脉以及肱神经的损伤虽然很少见，但是必须明确是否存在上述损伤[7]。最后，为防止漏诊，通过被动伸展患者肌肉，评估筋膜间室综合征以及疼痛情况也很重要。

肘关节评估完毕后，接着进行腕和肩关节的评估。约有 20%~25% 的患者合并上肢损伤，检查患者腕关节及前臂时，如有发现骨间膜或远端尺桡关节柔软，应该高度怀疑是否有合并伤，尤其是 Essex-Lospresti 损伤[1]。根据患者症状及体格检查，应当对患者前臂、腕关节、肩关节进行影像学检查。

肘关节脱位后，大多数的持续性或复发性脱位或者半脱位与 LCL 的损伤有关。

29.4 影像学检查

标准前后位及侧位可以判定脱位的方向及合并骨折情况[4, 7]。经过闭合复位后，应当进行前后位、侧位及斜位摄片评估闭合复位后及合并骨折情况[2]。

肘关节脱位时最常见的合并骨折类型为桡骨头骨折（5%）、冠突骨折（10%），以及内侧及外侧髁上撕脱性骨折（12%）。肘关节脱位患者中，有 12%~60% 的患者可以通过复位前及复位后摄片发现关节周围骨

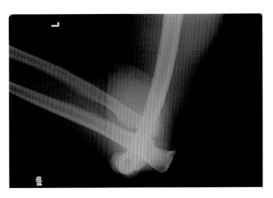

图 29.1 侧位片示不可复性单纯肘关节后脱位

折，然而，几乎 100% 的患者在术中可发现骨软骨的损伤[1]。

不稳定型肘关节脱位在经过良好的夹板固定后仍有再脱位可能，因此在保守治疗期间，在第一周及第二周应该再摄片确保肘关节无脱位。CT 检查可以评估骨折情况，但是针对单纯脱位则无必要[2]。

急性的韧带损伤可被临床诊断，因此在早期评估中，MRI 不作为必要的检查，但对于评估合并前臂及腕关节疼痛患者的骨间膜情况，MRI 检查有一定的帮助。对于肘关节慢性不稳定，MRI 检查对确定关节不稳的病理类型也有一定的帮助[4]。

为评估 MCL 损伤的程度，可在外翻应力下对肘关节进行影像学检查。伴随有 MCL 损伤的患者很可能会有肘关节外翻不稳，且预后多不佳。因此，早期诊断以及通过轻度内翻支具固定可以有效预防外翻不稳定的发生[8]。

29.5 手术指征及关节镜下病理

单纯肘关节脱位存在下列两种情况之一，即被认为有手术指征：闭合复位后持续性韧带不稳，或无法进行闭合复位。持续性韧带不稳多见于肥胖患者，多由于前臂重量过大致关节骨性部分无法对抗其自身重量，从而导致再脱位。术中通常可以发现这类患者除 MCL 和 LCL 断裂外，还伴有旋前圆肌、伸肌及屈肌起始部断裂，以上结构均需在术中修复。术后需伸直位固定 3~4 周。

因软组织嵌顿所致的复位困难，术中需进行探查松解软组织（图 29.1）。肱肌、肱二头肌、尺神经、正中神经，以及伸肌或屈肌起始部嵌入均有报道[2, 7, 9, 10]。

由于肘关节脱位的病理需要在切开的术式下才能被明确，所以针对单纯肘关节脱位关节镜检查通常不被推荐。

29.6 治疗

经过一系列的体格检查，包括血管神经情况的评估及影像学资料的采集之后，需要立即进行闭合复位。尽管理想的闭合复位应当在手术室进行操作，但大多数情况是在急诊室进行。无论在哪种情况下，都需要给予患者静脉注射短效苯二氮䓬类镇静剂及短效麻醉剂。镇静剂有肌松作用，可以防止创伤恐惧的发生[2]。复位时若触及或听见"砰"声，则意味着复位成功。

29.6.1 手法复位操作

29.6.1.1 后侧或后外侧脱位

患者仰卧位，掌心向上保持肘关节20°~30°屈曲，在复位过程中，仰卧位可防止冠突骨折的发生。内侧及外侧脱位应最先被纠正，助手抓紧患者上臂并施加收缩拮抗力，轻轻牵引且需对前臂施加进一步的屈曲力，以减少尺骨鹰嘴远端对滑车的移位[2, 7]。尺骨鹰嘴向远端牵拉可以帮助复位[4]。复位过程中避免肘关节过伸，可防止血管神经损伤[9]。

闭合复位也可在俯卧位进行，通过伸展患者肘关节，同时施加收缩拮抗力，另一只手引导冠突覆盖滑车[5]。

29.6.1.2 前脱位

前脱位的复位比较困难，因此最好在手术室进行。复位时，外侧以及内侧被矫正之后，肘关节应保持在屈曲，同时掌心向上的位置。助手牵拉上臂，术者向后方牵拉前臂，以期让尺骨鹰嘴尽可能接近滑车[2]。

29.6.1.3 罕见型脱位

罕见型脱位往往由高能量损伤造成，并且十分不稳定。此种类型脱位应当在手术室中进行。复位时，可以先复位桡骨然后复位尺骨，或者先复位桡骨和尺骨然后复位肘关节。

经过成功的复位后，在患者麻醉未苏醒时，肘关节应当被恢复至完全活动度（ROM）。检查肘关节活动度时，应当特别注意当肘关节半脱位时的屈曲度，因为这在复位后的管理中非常重要。根据 Hildebrand 报道，如果在屈曲60°至完全屈曲位肘关节不发生脱位，则被认为是稳定[4]。此外还应当进行伸直位及屈曲30°位的内翻及外翻应力试验，因为屈曲30°时可以排除鹰嘴窝对肘关节的锁定作用。进行外翻应力试验时，应在外旋位向前臂施加外翻应力，测量前臂相对肱骨的移位程度；进行内翻应力试验时，应在内旋位施加内翻应力[7]。外翻应力试验时，肘关节往往不稳定[5]。

肘关节如果在屈曲和伸直，外翻和内翻下仍然保持稳定，下一步应当评估前臂在旋前及旋后的稳定性。LCL 撕裂时，肘关节在旋前位更稳定，MCL 撕裂时，肘关节在旋后位更稳定。然而，由于大多数的脱位伴随有 MCL 和 LCL 的损伤，因此在石膏固定时，应当维持前臂处于中立位，同时肘关节屈曲90°。

理论上，单纯肘关节脱位复位后，从外观上看肘关节应当恢复至正常稳定状态。石膏固定时间应当在5~10天，超过3周则会导致关节 ROM 下降[1]。屈曲90°位固定时，后方石膏应当足够牢靠，同时前臂维持中立位[4]。

复位后，肘关节应当在同一位置进行前后位及侧位摄片，如果关节间隙增加，可能的原因为骨软骨组织嵌入或者是肘关节持续性不稳，前者需要手术治疗，后者需要支具固定[1, 7]。

手术或非手术治疗取决于复位后肘关节的稳定性。单纯肘关节脱位需要手术治疗的病例极少见，手术指征通常包括因软组织或骨软骨组织嵌入的不可复位性脱位[7]。大多数肘关节脱位经过闭合复位后能保持稳定。屈曲45°~60°时发生脱位或半脱位被认为关节不稳，在这种情况下，在保守治疗后的日后康复中，伸直位很难超过60°，并且容易发生屈曲挛缩，因此需要手术治疗。术中需成功修复主要韧带，这是早期康复及获得 ROM 的关键。

单纯脱位中，少于1%~2% 的病例会发生复发性脱位[1]。复位及石膏固定后肘关节再脱位，意味着保守治疗失败[10]。不稳定的单纯肘关节脱位最有可能损伤 MCL、LCL、前关节囊，以及不伴骨折的肘关节次级稳定结构。旋前肌群及伸肌起始部损伤的程度与肘关节不稳及再脱位的发生相关[1]。McKee 等评估了61例肘关节脱位中副韧带损伤情况，发现100% 的病例有 LCL 损伤，66% 伴随伸肌起始部断裂[11]。有理论认为，急性脱位时，外侧肘关节次级稳定结构的损伤导致复发性脱位，McKee 等的研究结果为上述理论提供了依据。Josfsson 等对单纯肘关节脱位的30例患者手术或非手术治疗方法进行随机对照研究，发现在3~7年内，患者 ROM、握力和肘关节力量上无明显差异。患者复发性脱位及关节不稳定事件在两组中均未发生[12]。

29.6.2 非手术治疗

单纯稳定的肘关节脱位的治疗包括早期夹板或悬吊制动3~5日，以及早期 ROM 的恢复。如果肘关节不稳超过60°，可以使用可调节铰链式支具固定。6~8周开始力量训练，但应当避免负重训练例如俯卧撑或过顶运动3个月[2]。制动时间过长易导致长期关节 ROM 的丧失[13]。夹板固定超过3周会导致较差的治疗效果[14]。甚至在早期功能锻炼后，ROM 伸直位仍有10°~20°的缺失[15, 16]。

29.6.3 手术治疗

单纯不稳定的肘关节脱位的手术治疗应当涵盖韧带的修复。肘关节后外侧脱位涵盖了 LCL、前关节囊、

MCL 的撕裂。治疗时，LCL 应当首先被修复，修复后需检查肘关节稳定性。如果修复后的肘关节在全关节活动度下可以保持稳定，MCL 可以不修复[17, 18]。不修复 MCL 可以减少手术创伤，并且不必移位尺神经[8]，所以常规来说，术中 MCL 不必修复。

手术时，患者仰卧位于可被 X 线穿透的手术台上。术中可用 C 臂机进行摄片观察。

手术入路可选择后正中入路，或 Kocher 后外侧入路。采用后正中入路的优势是当术中需要修复 MCL 时，可以进入肘关节内侧进行操作[2]。

Kocher 入路：全层切开皮肤，将皮下组织向外侧提升掀开，肌间隙位于肘后肌和尺侧腕伸肌（ECU）之间，伸肌起始部一般自外侧髁撕脱（有时是 50%），这有助于暴露 LCL。这种情况下，需要鉴别撕裂的 LCL。术中可以发现撕裂的 LCL 自肱骨端撕裂，其肱骨端仅留存少量组织[11]。

LCL 和伸肌起始部应首先修复，术中可使用缝合锚钉或者通过打骨隧道使用 0 号或 1 号编织非吸收缝线缝合。骨隧道可以建立在外侧尺侧副韧带的肱骨及尺骨附着区。其距离应当相等，以保证关节活动时保持持续性张力[7]。急性脱位时，撕裂的肌腱通常可以被修复（图 29.2）。少部分病例中，掌长肌腱可被作为移植物用于韧带重建[2]。如果断裂的 LCL 内部完好，则使用大的非吸收缝线缝合[7]。

LCL 修复后，肘关节应当通过全关节活动度检查稳定性。如果肘关节稳定，则无需进一步手术。如果关节不稳定，则需修复 MCL。修复 MCL 需要通过内侧入路，找到尺侧腕屈肌（FCU）后，需将其从肱骨远端牵开或纵向分开，同时保护尺神经。修复 MCL 时所采用的方法与 LCL 相同，即从内侧髁至髁上嵴。旋前屈肌如果发现撕裂，同样可以在术中修复[2]。在

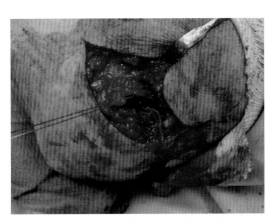

图 29.2 单纯不稳定肘关节患者术中使用缝合锚钉修复固定 LCL

肘关节内侧操作时，应注意保护尺神经。

MCL 和 LCL 修复后，肘关节同样需要通过全关节活动度检查稳定性。此时如果肘关节仍然不稳定，则需要通过铰链式或静态外固定架或跨关节针提供额外固定。铰链式固定架允许关节活动，且不对关节软骨造成影响。铰链式固定架在保证肘关节复位的同时，可以让肘关节早期进行活动[7]。除此之外，还可以使用静态固定架进行固定。跨关节针只用于无法耐受长时间麻醉，且有诸多并发症的患者。

外固定架的使用因轴向针的放置情况而定。轴向针应当置于滑车中央平行于关节[2]。固定架安装在轴向针的周围。固定架安装完毕后，轴向针就可以被移除。放置肱骨端的针时，应当使用 1~1.5 cm 切口，并钝性分离至骨表面，以避免损伤桡神经。使用外固定架复位时，可以使用 X 线进行实时观察[2]。

Micic 等报道了 20 例急性不稳定肘关节脱位患者手术治疗的效果，发现所有的韧带均在近端撕裂，除了 2 例 MCL 部分损伤。伸肌腱通常伴随副韧带一同撕裂，一些屈肌腱的撕裂在肌腱连接处[14]。

29.7 作者的治疗方案

采用后外侧入路分开肘肌及 ECU 间隙，暴露外侧髁及肘关节外侧面，移除任何嵌顿的软组织。一旦这些软组织被移除，肘关节应同轴复位。此时，使用缝合锚钉对撕裂的 LCL 在肱骨外侧髁等距离点进行修复。缝合锚钉位置的选择应当使 LCL 在各个关节活动度时张力相同。如果伸肌起始部撕裂，同样也需要修复。LCL 修复之后，检查肘关节稳定性。如果肘关节活动时不伴后侧或后外侧不稳定，则 MCL 不必修复。

肘关节不稳需要修复 MCL 时，应采用内侧切口。若手术需要，可以将 FCU 从肱骨近端掀开，此时往往可以发现 FCU 从肱骨起始部撕脱，同时注意保护尺神经。近端 MCL 撕脱可以在等距点上通过缝合锚钉固定于肱骨内髁，FCU 则修复其起始部，接着检查关节稳定性。肘关节稳定，则手术完成（图 29.3、图 29.4）。

LCL 和 MCL 修复后肘关节仍然不稳，需使用静态外固定架固定，并透视下确认同轴复位。静态外固定架需使用 3 周，3 周后拆除外固定架进行功能锻炼。

29.8 康复

为防止关节僵硬，早期关节活动度康复无论是对手术或非手术治疗都非常重要。肘关节脱位复位后需

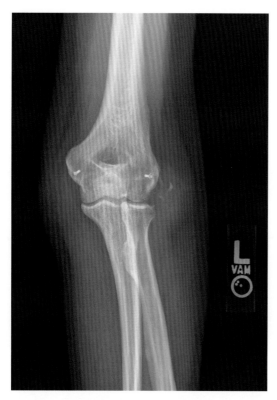

图 29.3 单纯不稳定肘关节脱位患者术后 X 线检查发现，缝合锚钉修复 LCL 和 MCL 后肘关节获得同轴复位

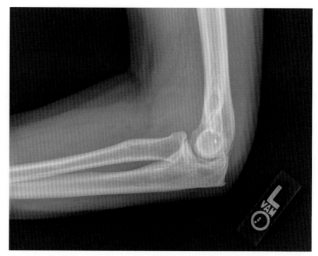

图 29.4 单纯不稳定肘关节脱位患者术后 X 线检查发现，缝合锚钉修复 LCL 和 MCL 后肘关节获得同轴复位

制动 3~10 天。不稳定的肘关节脱位需要通过手术治疗以期获得早期关节活动度训练。伤后 2 周，患者需在指导下，进行佩戴可调式 / 不可调式铰链式支具进行早期关节活动度锻炼。如果佩戴铰链式支具，角度应当设定为 5°，自肘关节不稳时算起，伸直位应当随着稳定性的增加而慢慢增加[7]。早期关节活动度锻炼并不会导致关节再脱位，或造成后期不稳[16]。

早期活动在恢复关节活动度及预防关节挛缩上具有重要作用。许多文献报道制动时间的影响，发现早期关节活动度的恢复对患者的影响具体表现为：患者更好的活动度，更少的屈曲挛缩，疼痛减少，外翻畸形减少，更早返回工作[13]。患者制动时间超过 3 周，很有可能会导致挛缩的产生[16]。患者越早活动就能获得越好的效果，因此根据患者的症状及肘关节稳定性，活动度的康复应当尽早进行。

康复对非手术或手术后仍残留有最低程度关节半脱位的患者很重要。Duckworth 等对 23 例具有轻度影像学上半脱位的患者进行 2 年的随访研究表明，积极的屈曲锻炼以及避免内翻应力对维持肘关节稳定性有效[19]。2 个月内有关节活动度缺失的患者需要进行手术治疗。患者通常需要一直锻炼 18 个月。

在开始的数周内，早期积极活动可以预防关节纤维化。如果肘关节出现僵硬，4~6 周时活动度未提高，则可以尝试使用动态肘关节夹板及定制型夹板[1]。

关节屈曲度恢复的速度快于伸展度的恢复，屈曲度的恢复通常需要 6~12 周。而伸展度则需要 3~5 个月的恢复[1]。单纯肘关节脱位中俯卧位及仰卧位通常无影响。

闭合复位术后 3~5 天及术后 2 周随访复查 X 线确保肘关节同轴复位。如果使用可调式固定架，则需中断使用 4~6 周。对于韧带修复的患者，可调式支具使用 6 周；韧带重建患者，则使用 2 个月[7]。

29.9 优点、缺点和并发症

在肘关节脱位的患者中，75%~100% 的患者可以最终获得良好的关节活动度。单纯脱位患者的预后好于合并有骨折患者的预后[1]。

单纯肘关节脱位最常见的并发症是伸直位活动度的缺失，平均缺失 10°~20°，然而针对制动少于 1 周的患者，平均关节活动度的缺失通常少于 10°[7, 12, 13]。需要手术治疗的患者往往伴随有更多软组织的损伤，及更大关节活动度的丢失。

肘关节残留不稳非常少见，但约有 35% 的患者被报道有关节不稳的症状。大多数为外翻不稳，这类患者通常预后不佳 [7]。

高达 55% 的患者可发现异位骨化，其通常无明显症状且常发生在副韧带中。大多数随访研究表明异位骨化的发生与关节活动度并无太大关系 [4, 7]。桥式异位骨化在肘关节脱位手术治疗患者当中非常罕见（少于 5%）[2]。因此，单纯肘关节脱位的患者无需预防异位骨化的发生。作者发现术后 2 个月残留关节活动障碍的患者需要进一步治疗 [7]。

尺神经功能的丧失在肘关节脱位的神经损伤中最为常见。其症状通常可以通过肘关节复位获得解决，然而仍有 10% 的患者会有持续性症状 [2, 13]。正中神经损伤罕见，但在牵拉损伤或关节卡压神经时仍能发生。如果复位后感觉异常，且症状在关节周围扩大，则需进一步检查 [7]。

肱动脉的损伤也很罕见，其通常发生于高能量损伤如开放伤及严重骨折脱位时。肱动脉的损伤在肘关节脱位时无法发现，但临床医师需警惕肘关节前脱位复位过程中所造成的肱动脉损伤。

肘关节脱位时可发生 Essex–Lopresti 损伤，通过触诊发现同侧腕关节及骨间膜柔软和不稳具有重要意义。如果怀疑合并远端尺桡关节损伤，则需警惕及进一步治疗 [2]。

即使影像学表现无骨折征象，暴力作用下不仅可引起肘关节脱位，还可引起软组织外的其他损伤。骨软骨的损伤很常见，肘关节远期功能状态与骨软骨损伤发生的程度及其脱位后的时间有关 [7]。

尽管单纯肘关节脱位预后良好，但仍有一小部分患者残留关节不稳，需要进一步通过手术进行韧带重建及外固定 [4]。

29.10 治疗运动员的经验

40% 的肘关节脱位发生于运动时。体操、摔跤、篮球和足球是最容易造成肘关节脱位的运动项目 [5]。

Carlisle 等研究发现，在 NFL 上肢损伤的患者当中有 58% 发生在肘关节，其中 5% 为肘关节脱位。防守端及进攻端的锋线球员最容易造成上肢损伤，且 75% 发生在肘关节。这些关节不稳的运动员当中，比赛期间平均受伤时间为 18 天 [20]。

单纯脱位后早期制动，同时保护肘关节避免关节不稳定的情况发生是运动员损伤管理的关键。运动员应当在早期进行关节活动度锻炼，但避免负重练习。有时需要铰链式支具以增加患者依从性。

运动员的手术及康复方式与上文提及的常规方案相同。

参·考·文·献

1. Cohen MS, Hastings 2nd H. Acute elbow dislocation: evaluation and management. J Am Acad Orthop Surg. 1998;6(1):15–23.

2. Athwal GS, Ramsey ML, Steinmann SP, Wolf JM. Fractures and dislocations of the elbow: a return to the basics. Instr Course Lect. 2011;60:199–214. Review.

3. Lil H, Korner J, Rose T, Hepp P, Verheyden P, Josten C. Fracture-dislocation of the elbow joint- strategy for treatment and results. Arch Orthop Trauma Surg. 2001;121:21–37.

4. Hildebrand KA, Patterson SD, King GJ. Acute elbow dislocations: simple and complex. Orthop Clin North Am. 1999;30(1):63–79.

5. Kuhn MA, Ross G. Acute elbow dislocation. Orthop Clin North Am. 2008;39:155–61.

6. O'Driscoll SW, Morrey BF, Korinek S, An KN. Elbow subluxation and dislocation. A spectrum of instability. Clin Orthop Relat Res. 1992;280:186–97.

7. Sheps DM, Hildebrand KA, Boorman RS. Simple dislocations of the elbow: evaluation and treatment. Hand Clin. 2004;20(4):389–404.

8. Eygendaal D, Verdegaal SH, Obermann WR, van Vugt AB, Poll RG, Rozing PM. Posterolateral dislocation of the elbow joint. Relationship to medial instability. J Bone Joint Surg Am.

2000;82(4):555–60.

9. Hallett J. Entrapment of the median nerve after dislocation of the elbow. A case report. J Bone Joint Surg Br. 1981;63-B(3):408–12.

10. Ebrahimzadeh MH, Amadzadeh-Chabock H, Ring D. Traumatic elbow instability. J Hand Surg Am. 2010;35(7):1220–5.

11. McKee MD, Schemitsch EH, Sala MJ, O'driscoll SW. The pathoanatomy of lateral ligamentous disruption in complex elbow instability. J Shoulder Elbow Surg. 2003;12(4):391–6.

12. Josefsson PO, Gentz CF, Johnell O, Wendeberg B. Surgical versus non-surgical treatment of ligamentous injuries following dislocation of the elbow joint. A prospective randomized study. J Bone Joint Surg Am. 1987;69(4):605–8.

13. Mehlhoff TL, Noble PC, Bennett JB, Tullos HS. Simple dislocation of the elbow in the adult. Results after closed treatment. J Bone Joint Surg Am. 1988;70(2):244–9.

14. Micic I, Kim S, Park IH, Kim PT, Jeon IH. Surgical management of the unstable elbow dislocation without intra-articular fracture. Int Orthop. 2009;33(4): 1141–7.

15. Schippinger G, Seibert FJ, Steinbock J, Kucharczyk M. Management of simple elbow dislocations. Does the period of immobilization affect the eventual results? Langenbecks Arch

Surg. 1999;384(3):294–7.

16. Maripuri SN, Debnath UK, Rao P, Mohanty K. Simple elbow dislocation among adults: a comparative study of two different methods of treatment. Injury. 2007;38(11):1254–8.

17. McKee MD, Pugh DM, Wild LM, Schemitsch EH, King GJ. Standard surgical protocol to treat elbow dislocations with radial head and coronoid fractures. Surgical technique. J Bone Joint Surg Am. 2005;87[Suppl 1(Pt 1)]:22–32.

18. Forthman C, Henket M, Ring DC. Elbow dislocation with intra-articular fracture: the results of operative treatment without repair of the medial collateral ligament. J Hand Surg Am. 2007;32(8):1200–9.

19. Duckworth AD, Kulijdian A, McKee MD, Ring D. Residual subluxation of the elbow after dislocation or fracture-dislocation: treatment with active elbow exercises and avoidance of varus stress. J Shoulder Elbow Surg. 2008;17(2):276–80.

20. Carlisle JC, Goldfarb AC, Mall N, Powell JW, Matava MJ. Upper extremity injuries in the National Football League: part II: elbow, forearm and wrist injuries. Am J Sports Med. 2008;38(10):1945–52.

外翻伸直过载综合征

Jin-Young Park and Seok Won Chung

30.1 引言

外翻伸直过载（VEO）综合征是一种引起肘关节内部问题和疼痛的情况，且通常出现于滥用或反复投掷用力的过顶运动中[1]。这种情况不是因为某一特定的投掷动作而是会随着时间增长愈加严重，并导致肘关节加剧改变引起疼痛和运动障碍。这些改变较为典型的表现为肘内侧松弛和伴随肘关节弥漫性骨质改变的后内侧撞击。Andrews 和 Timmerman[1] 的报告中指出需要进行外科手术的后内侧尺骨鹰嘴撞击是存在于棒球运动员中最普遍（78%）的诊断。

近些年，参与过顶投掷运动的人数快速增长，同时也随之带来 VEO 综合征人数的增加。这些损伤通常发生在棒球运动员身上。参与其他类似运动需要过多使用过顶外翻伸直动作的运动员同样也都会受到相似的影响，比如网球、羽毛球、排球、垒球、游泳。若没有适当的诊断治疗，VEO 综合征将会成为威胁过顶运动员职业生涯的损伤。

为保护过顶运动员，临床医师必须具有精确诊断和恰当治疗 VEO 综合征的能力。彻底了解涉及过顶活动的病理生理对这些具体的肘部伤痛的鉴别、诊断和治疗是必不可少的。

基于对其病理生理理解的治疗相关研究进展可以使受伤的过顶运动员[2]成功地回归比赛中。在本章中，我们将讨论关于 VEO 综合征诊断与治疗相关的最新知识，尤其聚焦在后内侧撞击（纯粹 VEO 综合征），而不是尺侧副韧带。尺侧副韧带损伤的问题已在前面的章节解决了。

30.2 病理生理

肘关节是个屈戌关节，也是在极端运动中提供稳定性的肱尺关节。在 20°~100° 弯曲时，尺侧副韧带前束是外翻压力最主要的约束结构，并且在高速投掷的加速阶段将产生接近断裂的拉伸张力。肘部在投掷动作中受到极大程度的外翻和拉伸应力。Fleisig 等[3] 在他们的生物力学研究中已证明肘部的外翻力量在斜拉时估计可高达 64 Nm，并且在投掷的前期加速阶段肱桡关节侧面可达 500 N 的压缩力。大量的外翻负荷结合迅速的肘部延伸形成关节面的拉张应力、后侧肌间的剪切力和侧板的压力。在抛掷中重复外翻压力的作用导致尺侧副韧带前束的创伤和炎症，并可能最终导致韧带松弛或功能不全。由于关节面负荷增加，尺侧副韧带损伤会加速或恶化 VEO 综合征。任何尺侧副韧带的松弛或损伤都将造成尺骨鹰嘴与鹰嘴窝内侧面代偿性增加。在这种情况下，持久外翻和扩展力可能会在后内侧产生尺骨鹰嘴骨质增生、鹰嘴窝关节损伤、由尺骨鹰嘴骨赘形成的后内侧滑车（"对吻"病变）。由于反复的外翻伸展超负荷压力，后侧室损伤包括尺骨鹰嘴骨赘和游离体[4]（图 30.1）是棒球运动员需要

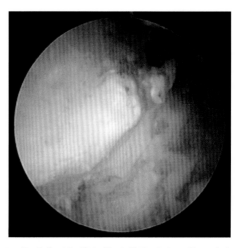

图 30.1 从关节后部截得的关节镜手术图像：过度外翻和伸展压力造成的尺骨鹰嘴骨赘

手术的最常见的诊断。

那些治疗由于后内侧室撞击导致肘部疼痛患者的外科医师应该考虑由尺侧副韧带损伤造成的潜在外翻松弛是基本病因。在过顶投掷运动员，尤其那些进行不恰当的快速有力的肘部伸展投掷技术的运动员以及那些力量、弹性素质不良的运动员，他们的 VEO 综合征病情恶化风险将大大增加。

30.3 临床表现和必要的体格检查

VEO 综合征的诊断基于对运动员深入的病史、体检和影像学研究。VEO 综合征患者通常会抱怨在投掷动作减速和持续阶段发生在肘尖部的疼痛、全速投掷时的无力和对球的失控。这与那些在投掷加速阶段在内侧产生疼痛感的内侧不稳定的患者是不同的。VEO 综合征患者当掷球出手时会注意到用力伸展时急促的后部疼痛或者锁定的感觉。这种疼痛通常会随着时间而加剧并且只在投掷时显现出来，在其他日常生活中并没有感觉。偶尔尺神经会有受压的表现，同样的压力和超负荷会导致 VEO 综合征。可表现为无名指和小指的麻痹和刺痛感，在扣动手指时动作笨拙无力。

体格检查需从视诊开始。任何肘部的肿胀、提携角度的变化（外翻增加）或正常拉伸的丧失都要仔细检查。然而在专业投掷者身上发生肘部屈曲痉挛高达 50%[5]，并且也不能被视为损伤。肘部后侧的触诊是对投掷者肘部体检的重要环节。鹰嘴和鹰嘴窝在完全伸展的状态下有压痛感，这是 VEO 综合征的前兆。另一方面，肘尖近端或远端的后部压痛感可能分别出现在肱三头肌肌腱炎或尺骨鹰嘴应力性骨折。关节活动度的末端感觉也是对投掷者体检的重要方面。正常伸直的末端感觉应是强有力的，并且在屈曲处的末端感觉是软性阻力的感觉。如果投掷运动员在屈曲末端有似骨性的末端感觉，那就要考虑是不是骨赘或游离体，并且如果在伸直时有软性末端感觉，那就要考虑是不是软组织痉挛[4]。

通常我们完成伸展急拉试验（外翻伸直过载试验）和伸展撞击试验来诊断 VEO 综合征。伸展急拉试验中，患者坐定，肩膀微微向前屈曲。检查者反复推动轻微屈曲的肘部，运用外翻压力迅速到达完全伸直状态。此环节意在重现鹰嘴窝内侧壁的鹰嘴后内侧点在撞击时产生的疼痛。乐观的情况下，后内侧的尺骨鹰嘴骨赘或鹰嘴窝附近的炎症偶尔会在体检时触及。此外，伸展撞击试验会采用对肘部连续拓展力来操作。如果

疼痛感出现在肘部后侧，并且在投掷动作中重现该疼痛或症状，那么将被认为是鹰嘴骨刺后侧撞击。

此外，评估肘关节内侧稳定性，检查尺侧副韧带是否有松弛或损伤。内侧稳定性的具体测试包括移动外翻应力试验和"挤奶"操作。移动外翻应力测试是检查者对肘关节施加恒定的外翻力，然后在手臂完全屈曲时迅速伸直肘部的试验。"挤奶"的动作是通过患者在他受伤的手臂上与另一只手接触并抓住受伤手臂的拇指来完成的。持续牵拉将外翻应力在屈曲约 60°时触诊检查尺侧副韧带。在测试过程中出现反复的疼痛与恐惧征阳性应考虑存在尺侧副韧带问题。在这种情况下，可以考虑分期治疗尺侧副韧带缺损，如韧带重建。

应仔细检查肘部其他易受损伤的结构。具体来说，尺神经的触诊，尺侧副韧带，肱三头肌内侧远端、屈旋肌，桡骨头，以及肱骨小头应确保这些结构是不参与这一过程的。尺神经也可以是肘管后内侧疼痛的来源。检查者应确保在整个运动范围尺神经在肘管内的稳定性，无尺神经卡压症状出现。

30.4 影像学检查

投掷者肘关节的标准 X 线片包括前后、外侧、轴向和患侧的两个斜位图。肘关节屈曲 110°斜轴位有助于发现内侧尺骨鹰嘴骨赘[6]。尺骨鹰嘴骨赘，存在骨软骨损伤，或游离体可以在这些 X 线片上显示。然而，没有骨赘或游离体的情况下也不能排除 VEO，因为作为先决条件，后内侧撞击先于骨赘形成。我们通常在术前进行三维 CT 扫描来准确地评估后内侧肘关节撞击的程度，并以此决定尺骨鹰嘴切除的程度。如果存在尺侧副韧带疑似损伤的情况，可通过 MRI 检查来评估肘关节尺侧副韧带及肘关节其他的病理情况。尺侧副韧带的退变可能伴随 VEO。

30.5 特定疾病的关节镜病理

VEO 的关节镜病理包括尺骨鹰嘴内侧骨赘，软骨软化，软骨损伤，或软骨松动。关节镜下治疗时，尺骨鹰嘴骨赘、游离体、不稳定的软骨或软骨缺损均应切除。

30.6 治疗方法选择

最初的治疗包括积极的休息和使用抗炎药物来缓

解疼痛和改正初始引发疾病的活动量。积极的休息包括停止投掷和避免运动引起的不适。加强锻炼，增加屈肌旋前肌的力量，通过间歇的投掷运动逐渐恢复投掷力量可以缓解症状。对于那些持续时间长，症状反复发作，那就需要更长期的休息，其次是一个更长时间的渐进的间隔投掷程序。

如果保守治疗不能有效地缓解症状，或者由于关节内游离的骨碎片有绞锁，建议手术治疗。手术治疗是用来去除骨赘、骨碎片和松动的软骨。

30.7 作者的首选治疗方案

在外科手术中最重要的一点是要分辨出哪些是尺侧副韧带损伤，甚至需要手术重建的患者。对于这些患者，我们通常会在关节镜下切除后内侧骨赘后的2周，利用对侧掌长肌腱自体移植重建尺侧副韧带。过顶运动员的尺侧副韧带重建问题已经在上一章中介绍过。

在手术治疗中，在投掷运动员 VEO 的治疗中肘关节镜手术已经取代了开放的关节切开术[7, 8]，并已被证明有良好的效果，并发症发生率低。对 VEO 的手术治疗，尤其是后内侧撞击，方法如下。

经过适当的麻醉，关节镜手术可以在仰卧、俯卧或侧卧位施行。我们倾向于全麻后俯卧位上臂90°外展及肘关节屈曲90°。常规使用止血带和具有压力控制的关节镜水泵以获得良好的视野及防止肘关节过度膨胀。

最初，所有的骨性标志和尺神经用亚甲基蓝笔标注（图30.2），通过肘关节的软点注射 20~30 ml 的生理盐水使肘关节间隙扩张。肘关节扩张可帮助器械的进入，使神经血管结构远离穿刺器械。详细的肘关节解剖知识对正确的入路建立是至关重要的，这是成功关节镜治疗的第一步。我们通常建立近端内侧入路检查前间室的情况。前外侧入路的建立需要腰穿针的帮助。在前间室，需要彻底评估是否存在游离体；肱骨小头或桡骨小头及冠状突是否存在软骨损伤；冠突窝内是否有骨赘形成。后侧间室或侧间室的游离体常移到前间室，反之亦然。因此，所有间隙必须彻底检查。软点入路是在建立关节镜入路前的注水部位，是由桡骨头、肱骨外上髁与鹰嘴尖形成的三角形的中心位置。第二个后外侧入口可放置在第一侧入口外侧近端 1 cm 处，用于清除游离体。此外，后内侧入路和转换入路需要在腰穿针定位下建立。通常后内侧入路建立在远端肱三头肌的内侧缘，需要尽可能避免损伤到附近的尺神经。通过这些入路，刨削刀可以清理鹰嘴窝的滑膜和软组织，可以清晰地暴露鹰嘴尖的骨缘以及游离体。撞击病灶也得以清理。然后，对鹰嘴骨赘予以切除。我们通常使用关节镜磨头去除尺骨鹰嘴内侧端骨赘。可以安全地切除尺骨鹰嘴骨赘的量尚不清楚。然而，达8 mm 的鹰嘴可以安全切除而不增加脱位风险[9]。我们只去除足够的骨赘而允许充分伸肘时无骨性撞击，大约为3~5 mm；术前 CT 扫描测量尺骨鹰嘴切除程度（图30.3~ 图 30.4）。一旦切除完成后且没有进一步的关节

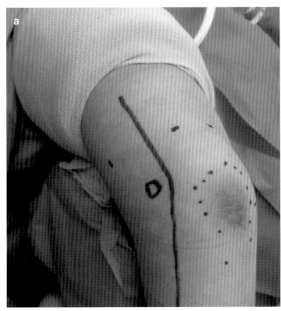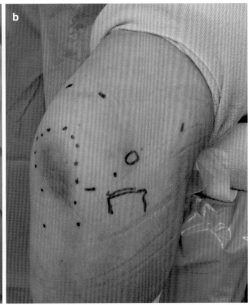

图 30.2 在俯卧位上为肘关节镜做准备。a. 内侧视图；b. 侧视图。所有的骨性标志和尺神经在术前都用亚甲基蓝笔标记

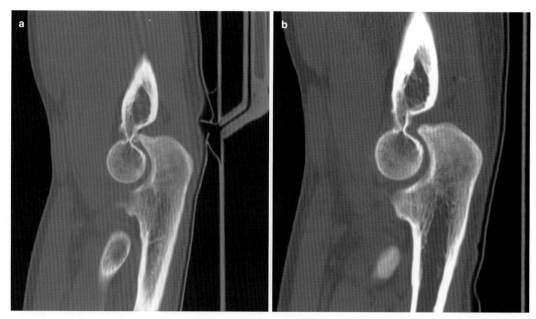

图 30.3　肘部 CT 扫描的矢状面。a. 术前；b. 骨赘切除术后

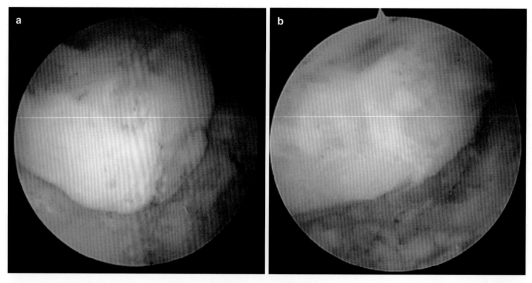

图 30.4　从肘部后面看的关节镜图像。a. 术前；b. 骨赘切除术后

内病变，关节镜仪器去除，关闭切口。敷料加压包扎，手臂在术后冷敷并抬高，不需要外固定装置。

30.8　康复

　　术后早期康复是为了保持运动范围和逐渐强化肘关节。关节镜术后的前 2 周的康复主要集中于水肿控制和活动角度的维持。从术后第 1 天起，我们就允许进行温和的运动训练。一般来说，运动范围将在 2 周后恢复正常。在术后 3 个月的时间内限制投掷动作，在此期间进行肌肉强化训练。在第 3 个月时，运动员可以开始间歇投掷项目训练。根据比赛水平和个人能力的不同，间隔投掷项目的训练可能需要几个星期到几个月的时间。一般情况下，运动员进行关节镜手术治疗 VEO 后大约 4~6 个月，可重返赛场[6]。

30.9　优点、缺点和并发症

　　关节镜治疗后的结果已证明是令人满意的，尽管已报道有许多不同的应用，包括内侧撞击、游离体取出，关节囊松解、骨软骨炎、退行性关节病。自从 Andrew 和 Carson[10] 在 1985 年用肘关节镜治疗肘关节疾病表现出良好的结果之后，许多作者都报道有相似的良好的结果[7, 8]。Reddy[7] 等报道 187 例关节镜治疗效果优良率达到 87%（后撞击 51%，游离体 31%，退行性关节病 22%），并提示 85% 的橄榄球运动员（47/55）可以回到原先同样的比赛水平。手术并发症较少，但是，有尺骨鹰嘴骨赘切除后再次复发以及由此导致尺侧副韧带损伤的报道[9]。

30.10 治疗运动员的经验

对患有 VEO 运动员的精心治疗，可以使其重返竞技体育投掷或过顶运动。当我们分析了 41 例由于患有 VEO 并经历了关节镜骨赘切除术的棒球球员（平均年龄 20.7 岁，平均随访 30.2 个月），所有的患者除了 1 例（40/41，97.6%）之外，其余都在平均 3.8 个月的时间内先后成功回到体育运动中。VAS 疼痛评分从 6.4 分降到 1.0 分，主观满意度大部分是优秀的（20 例，48.8%）或者感觉良好（20 例，48.8%）。改良肘关节评分系统结果优秀 39 例（95.1%），良好 2 例（4.9%）。

参·考·文·献

1. Andrews JR, Timmerman LA.Outcome of elbow surgery in professional baseball players.Am J Sports Med.1995;23(4):407-13.

2. O'Holleran JD, Altchek DW.The thrower's elbow:arthroscopic treatment of valgus extension overload syndrome.HSS J.2006;2(1):83-93.

3. Fleisig GS, Andrews JR, Dillman CJ, Escamilla RF. Kinetics of baseball pitching with implications about injury mechanisms.Am J Sports Med.1995;23(2):233-9.

4. DeHaven KE, Evarts CM.Throwing injuries of the elbow in athletes.Orthop Clin North Am.1973;4(3):801-8.

5. King JW, Brelsford HJ, Tullos HS.Analysis of the pitching arm of the professional baseball pitcher.Clin Orthop Relat Res.1969;67:116-23.

6. Wilson FD, Andrews JR, Blackburn TA, McCluskey G.Valgus extension overload in the pitching elbow. Am J Sports Med.1983;11(2):83-8.

7. Reddy AS, Kvitne RS, Yocum LA, Elattrache NS, Glousman RE, Jobe FW.Arthroscopy of the elbow:a long-term clinical review. Arthroscopy.2000;16(6):588-94.

8. Miller CD, Savoie 3rd FH.Valgus extension injuries of the elbow in the throwing athlete.J Am Acad Orthop Surg.1994;2(5):261-9.

9. Levin JS, Zheng N, Dugas J, Cain EL, Andrews JR, Posterior olecranon resection and ulnar collateral ligament strain.J Shoulder Elbow Surg.2004;13(1):66-71.

10. Andrews JR, Carson WG.Arthroscopy of the elbow. Arthroscopy.1985;1(2):97-107.

康复：基础

Jin-Young Park and Kyung-Soo Oh

31.1 开始训练前须知

31.1.1 肩部术后的恢复阶段

通常肩部术后恢复遵循以下几个阶段：

(1) 制动。

(2) 关节活动度。

(3) 加强肌力。

(4) 恢复至术前的运动水平。

施训者应该帮助患者达到如下目标：

(1) 恢复活动范围。

(2) 提高各个方向的肌肉力量。

(3) 正确动作模式及肌肉活动与控制时机的再教育。

(4) 恢复本体感觉。

(5) 回归正常生活、竞技及康体活动。

31.1.2 肩部训练的强度

本书指出所有训练所需力量的等级，这将在康复过程中帮助施训者和患者。

★	等级 1	<20% 力量
★	等级 2	20%< 力量 <40%
★	等级 3	力量 >40%

31.1.3 训练所需的设备

在本书介绍的训练中将用到以下设备：

(1) 患者身高 > 170 cm 时，需要一个 65 cm 的健身球。

(2) 患者身高 < 170 cm 时，需要一个 55 cm 的健身球。

(3) 三种不同弹性的弹力带（用于肌肉训练）；

(4) 健身棒。

(5) 滑轮组及带子（或者绳索）。

31.1.4 设备安装及指导

(1) 滑轮：安装在门上（图 31.1）。

(2) 健身棒：组装好分离的棒体（图 31.2）。

(3) 将弹力带固定在门把手上或用脚踩住（图 31.3）。

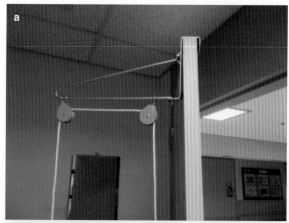

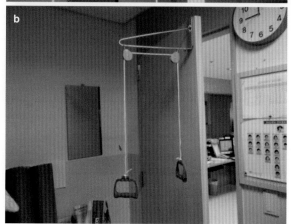

图 31.1 滑轮组

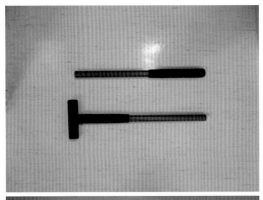

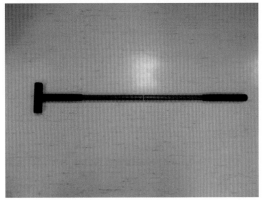

图 31.2　健身棒

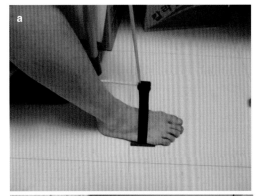

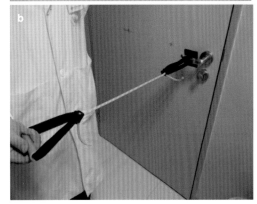

图 31.3　弹力带

31.2　肩部训练指导

31.2.1　活动度训练

以简单的等级 1 的训练来恢复肩关节活动度。步骤如下。

31.2.1.1　钟摆运动

身体前倾并将健肢置于桌面上作为支撑。患肢应在桌面以外并指向地面（图 31.4a）。移动患肢并向前做小的绕圈运动（图 31.4b）。

31.2.1.2　健侧辅助前屈训练

患肢掌心朝向头部（图 31.5a）。用对侧手抓住患肢的腕部并将其举过脸（图 31.5c）（120°）。绝不要用患肢手部发力，仅对侧手用力。在返回初始位置的时候，确保患肢没有发力。

31.2.1.3　滑轮运动

采用坐姿并抓住滑轮的两个把手。患肢的掌心应朝向脸部（图 31.6a），并且一直用对侧手来提拉患肢直到到达尽可能大的活动度（图 31.6c）。患肢在训练过程中始终不发力。当下落时，也是在对侧肢体发力引导下放下。

31.2.1.4　桌上前屈

坐于桌前，将双手置于桌上（图 31.7a）。将双手向前滑移使得身体向桌面前屈，从而达到提高活动度

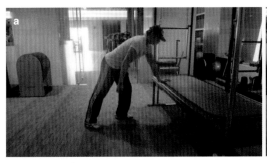

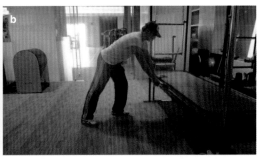

图 31.4　钟摆运动

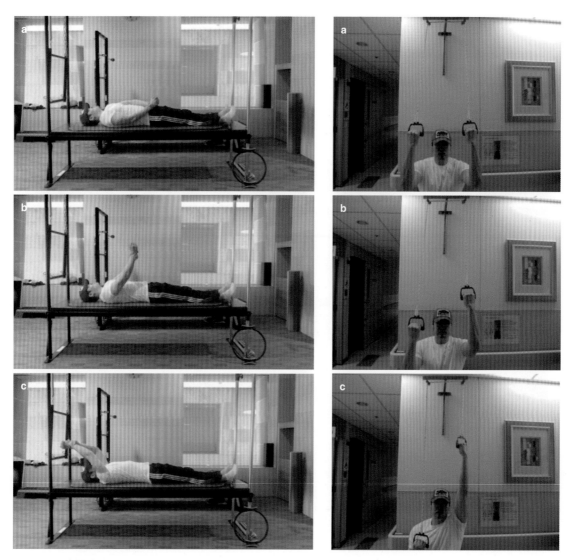

图 31.5　健侧辅助前屈训练

图 31.6　滑轮运动

的目的（图 31.7b）。

31.2.1.5　桌上外展

坐于桌旁将患肢手掌置于桌上（图 31.8a）。侧向将手推离躯干（图 31.8b）。

31.2.1.6　健身棒辅助前屈

仰卧位，双手与肩同宽握住健身棒（图 31.9a）。将双前臂举过头顶。在训练中应尽量伸直肘关节（图 31.9c、d）。

31.2.1.7　健身棒辅助肩部中立位内旋和外旋

仰卧位，双手与肩同宽握住健身棒（图 31.10a）。肘关节保持弯曲并尽可能做内旋及外旋运动（图 31.10b）。

31.2.1.8　健身棒辅助肩关节 90° 位内旋和外旋

仰卧位，双手与肩同宽握住健身棒（图 31.11a）。

保持肘部屈曲，肩关节尽可能地做内旋和外旋动作（图 31.11b）。

31.2.1.9　健身棒辅助外展和内收

仰卧位，双手与肩同宽握住健身棒（图 31.12a），肩前屈。保持肘部伸直，两侧肩膀尽可能地旋转（图 31.12b、c）。

31.2.1.10　健身棒辅助对角对侧训练

仰卧位，双手与肩同宽握住健身棒（图 31.13a）。慢慢地将健身棒从患侧的髋部移动到健侧的肩部（图 31.13b、c）。

31.2.1.11　桌上外旋

在桌旁，保持双手与肩同宽握住健身棒（图 31.14a）。两手掌向上，双侧做外旋运动。

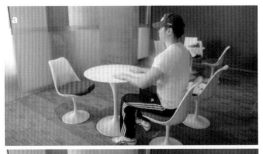
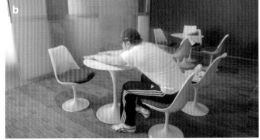

图 31.7 桌上前屈

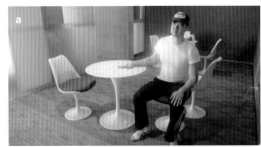
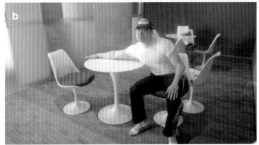

图 31.8 桌上外展

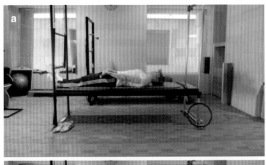
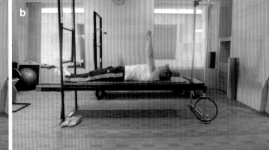
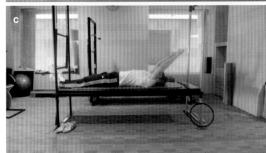
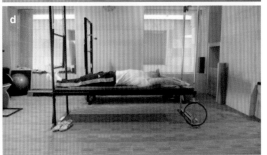

图 31.9 健身棒辅助前屈

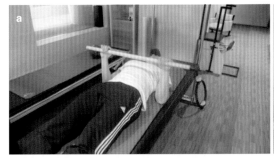
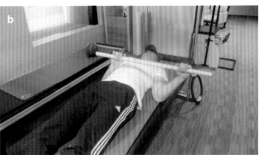

图 31.10 健身棒辅助肩部中立位内旋和外旋

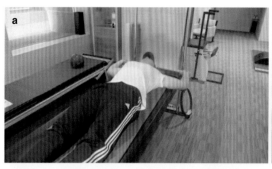

图 31.11　健身棒辅助肩关节 90° 位内旋和外旋

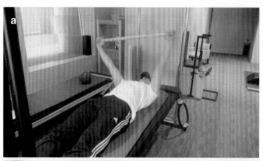

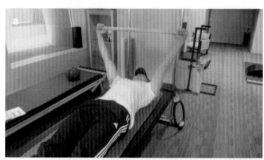

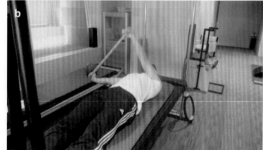

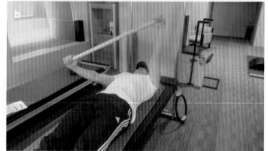

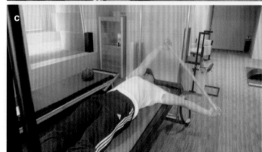

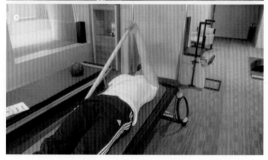

图 31.12　健身棒辅助外展和内收

图 31.13　健身棒辅助对角对侧训练

31.2.1.12 站姿前屈

站于桌前，双手放在桌面上（图 31.15a）。双手固定，保持肘部充分伸直。远离桌面使得肩关节充分前屈（图 31.15b）。尽可能试着远离桌面。

31.2.1.13 站姿外展

站于桌旁，将患肢远端放置在桌面上（图 31.16a）。保持手在桌面上并侧向推身体使其远离桌面来外展肩关节（图 31.16b、c）。

31.2.1.14 健身棒辅助仰卧全范围外旋

仰卧位，双手与肩同宽握住健身棒，患肢肩关节应被置于床面以外。使用健侧手下推健身棒以推升患侧肩关节，持续到手背碰到床面为止（图 31.17）。

31.2.1.15 外旋：站姿健身棒辅助拉伸

在背后抓住健身棒（图 31.18a）。患侧手应置于上端，使用健侧手尽可能向下拉（图 31.18b）。

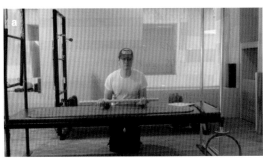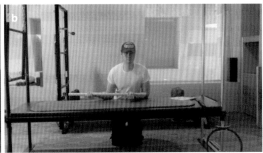

图 31.14　桌上外旋

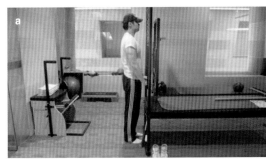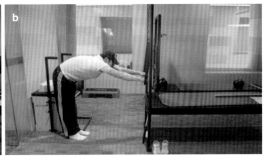

图 31.15　站姿前屈

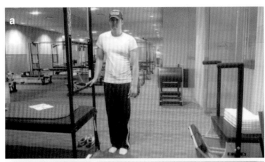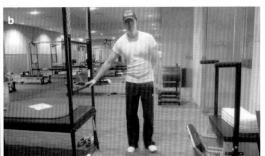

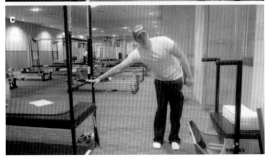

图 31.16　站姿外展

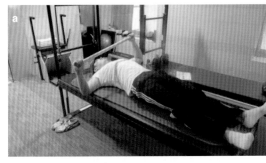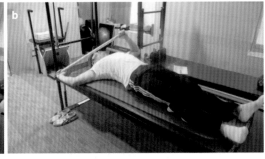

图 31.17　健身棒辅助仰卧全范围外旋

31.2.1.16 内旋：站姿健身棒辅助拉伸

在背后抓住健身棒（图 31.19a）。患肢手置于上端，使用健侧手尽可能地向上推（图 31.19b）。

31.2.1.17 侧卧拉伸

侧卧，患肩应靠近地面。患肢的肘关节应与肩关节在同一水平面（图 31.20a）。健侧手抓住患侧手腕，将其推向地面（图 31.20b）。温和持续 30 秒，30 秒训练之后，撤去健侧手掌的力量使患肢恢复到初始的位置。

31.2.2 本体感觉的训练

本体感觉是指一种能通过分布在肌肉、韧带和关节囊里的神经来告诉大脑关于现在身体运动状态的一种知觉。

当我们要摆一个姿势或者做一个动作时，这种神经感受器控制着肌肉兴奋的数量。

当你的肩关节受伤了，这种本体感觉就不能很好地工作。因此传递给大脑的信息是不准确的，从而使得你的肌肉运动过多或过少。

31.2.2.1 祈祷姿势

双膝跪地并坐在脚后跟上。双手置于双膝外侧（图 31.21a）。向前倾并保持肘部伸直（图 31.21b）。

31.2.2.2 仰卧位屈曲平衡指向训练

仰卧位，患肢抓一个轻重量的哑铃，90°屈曲肩关节（图 31.22a），保持肘部伸直并前后做 60°运动（60°~120°）（图 31.22b、c）。

31.2.2.3 侧卧位外展平衡指向训练

侧卧于地面，患肢抓一个轻重量的哑铃。患肩应在上方。外展肩关节达 90°（图 31.23a）。肩关节伸直

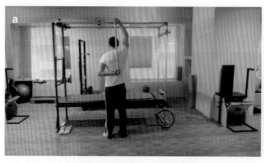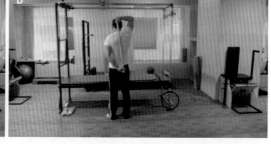

图 31.18　外旋：站姿健身棒辅助拉伸

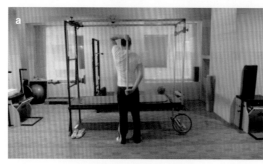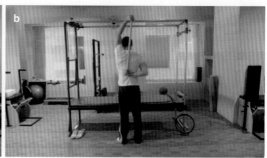

图 31.19　内旋：站姿健身棒辅助拉伸

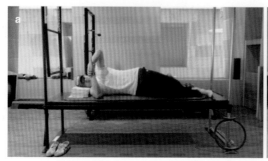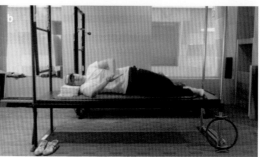

图 31.20　侧卧拉伸

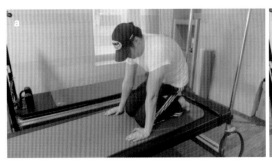
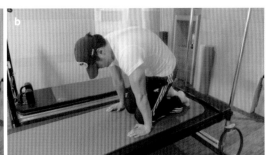

图 31.21　祈祷姿势

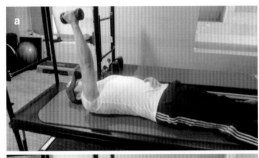
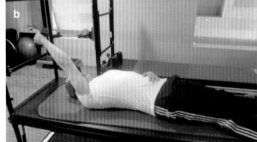
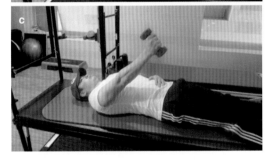

图 31.22　仰卧位屈曲平衡指向训练

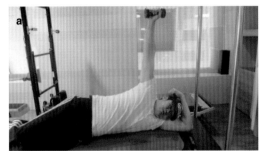
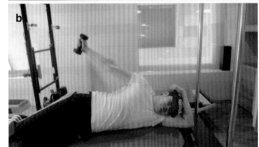
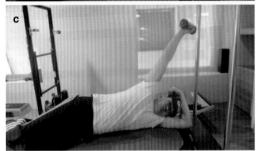

图 31.23　侧卧位外展平衡指向训练

并上推和下拉约 60° 范围（60°~120°）（图 31.23b、c）。

31.2.2.4　健身球跪趴（四点支撑 / 猎犬式）

这个训练要使用健身球。取跪姿，上身趴在健身球上。通过移动身体重心温和地训练患侧肩关节（图 31.24）。

31.2.2.5　跪趴交替手脚抬高

脸朝下，双手双膝支撑于地面（图 31.25a）。肘部应弯曲，保持脊柱挺直。抬高健肢及另一侧的腿（图 31.25b），通过移动身体重心温和地训练患侧肩关节。

31.2.3　肌力训练

康复和肌力训练是容易理解的。这是为了加强肩部周围变弱的肌肉。

31.2.3.1　坐姿外旋等长训练

坐于椅上，患肩夹毛巾卷并保持肘关节屈曲呈90°（图 31.26a）。健肢抓住患肢的手腕。试着做小阻力的患肩外旋运动（图 31.26b）。

31.2.3.2　坐姿外展等长训练

坐于椅上，患肩夹一块毛巾并保持肘关节屈曲呈

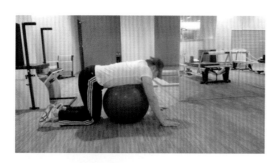

图 31.24 健身球跪趴

90°。健肢抓住患肢的上臂（图 31.27a）。试着做小阻力的患肩外展运动（图 31.27b）。

31.2.3.3 坐姿内旋等长训练

坐于椅上，患肩保持肘关节屈曲呈 90°。健肢抓住患肢的手腕（图 31.28a）。试着做小阻力的患肩内

旋运动（图 31.28b）。

31.2.3.4 坐姿变换外旋角度等长训练

坐于椅上，患肩夹一块毛巾并保持肘关节屈曲呈 90°。健肢抓住患肢的手腕（图 31.29a）。试着做小阻力的患肩外旋运动（图 31.29b）。改变外旋的角度，外旋对抗阻力。

31.2.3.5 弹力带：三角肌前束肌力训练

将一根弹力带固定在门把手上。背朝墙（图 31.30a）。从肘关节屈曲位开始推弹力带训练（图 31.30b）。

31.2.3.6 弹力带：三角肌后束肌力训练

将一根弹力带固定在门把手上。面朝墙（图 31.31a）。从肘关节屈曲位开始拉弹力带训练（图 31.31b）。

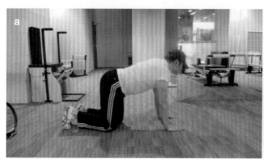
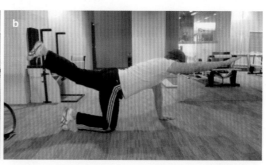

图 31.25 跪趴交替手脚抬高

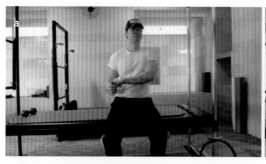
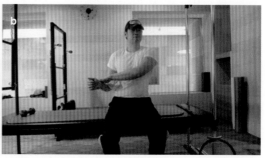

图 31.26 坐姿外旋等长训练

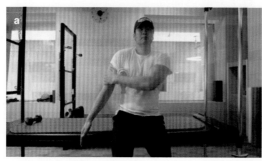
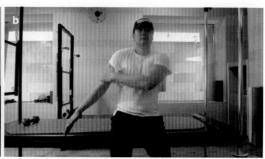

图 31.27 坐姿外展等长训练

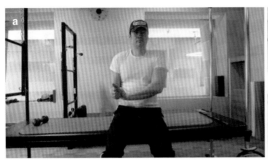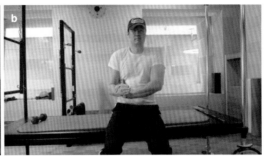

图 31.28　坐姿内旋等长训练

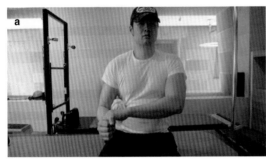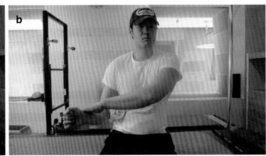

图 31.29　坐姿变换外旋角度等长训练

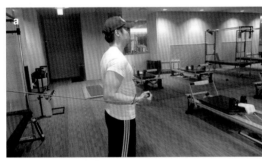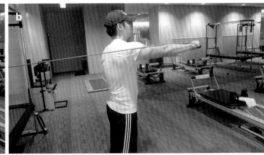

图 31.30　弹力带：三角肌前束肌力训练

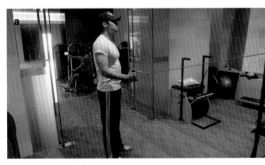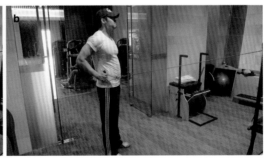

图 31.31　弹力带：三角肌后束肌力训练

31.2.3.7　弹力带：三角肌和肩胛下肌肌力训练

取站立位，患肩朝门（图 31.32a）。肘关节屈曲，抓住弹力带，患肩关节做内旋训练（图 31.32b）。

31.2.3.8　弹力带：三角肌和小圆肌肌力训练

取站立位，患肩远离门（图 31.33a）。从肘关节屈曲位开始，抓住弹力带，患肩关节做外旋训练（图 31.33b）。

31.2.3.9　弹力带：三角肌外侧束肌力训练

取站立位，患肩远离门（图 31.34a）。从肘关节屈曲位开始，抓住弹力带，患肩关节做外展训练（图 31.34b）。

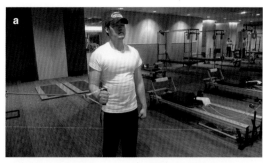
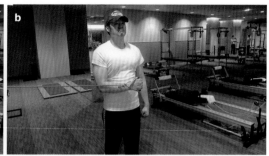

图 31.32　弹力带：三角肌和肩胛下肌肌力训练

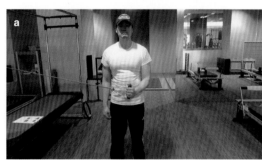
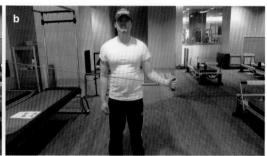

图 31.33　弹力带：三角肌和小圆肌肌力训练

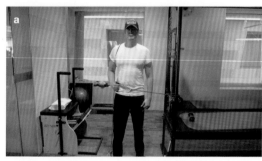
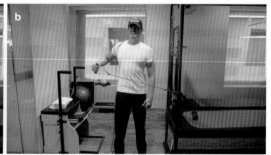

图 31.34　弹力带：三角肌外侧束肌力训练

31.2.3.10　窄握弹力带等长外旋：等级 2

取坐姿或站姿。患侧肘关节保持 90° 屈曲，患肩夹住一块毛巾（图 31.35a）。抓住弹力带，手心相对。同时向外旋转肩部（图 31.35b）。

31.2.3.11　宽握弹力带等长外旋：等级 2

取坐姿或站姿。患侧肘关节保持 90° 屈曲，患肩夹住一块毛巾（图 31.36a）。双掌向上抓住弹力带同时向外旋转肩部（图 31.36b）。当外旋完成后，将弹力带高举过头（图 31.36c）。

31.2.3.12　4 点跪趴单边肩关节前屈：等级 1

跪趴在健身球上。双手肘部伸直，双手置于地面（图 31.37a）。通过缓慢举起患肩来进行温和的训练（图 31.37b）。

31.2.3.13　上斜方肌结合外旋肌力训练：等级 2

使用两根弹力带。踩住一根弹力带并将其悬挂在患肩上。用双手掌心相对抓住另一根弹力带（图 31.38a）。外旋肩关节（图 31.38b）。

31.2.3.14　弹力带对角线模式训练：等级 2

将一根弹力带固定在门上或者墙上。取站立位将患肩远离门（或墙）。患肢抓弹力带置于对侧髋关节前（图 31.39a）。保持肘部伸直，用患肩斜向拉弹力带（图 31.39c）。

31.2.3.15　自由重量和踏板辅助对角线模式训练：等级 2

这个训练需要哑铃和踏板。将哑铃收在胸前直到上肢交叉，并做蹲位同时一只脚迈出（图 31.40a）。站在踏板上并外旋肩膀，将哑铃放于胸前（图 31.40b）。将双手举起高过头顶，做一个"Y"字形（图 31.40c）。

31.2.3.16　45° 上举：等级 2

站直将患侧的脚踩住弹力带。抓住弹力带并保

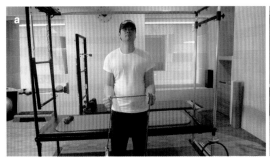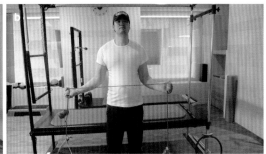

图 31.35　窄握弹力带等长外旋：等级 2

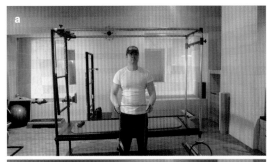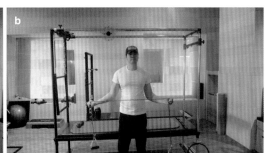

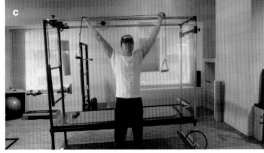

图 31.36　宽握弹力带等长外旋：等级 2

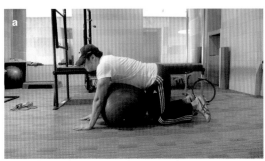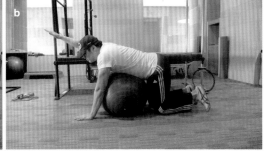

图 31.37　4 点跪趴单边肩关节前屈：等级 1

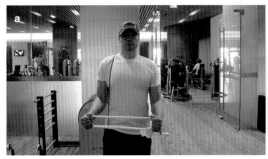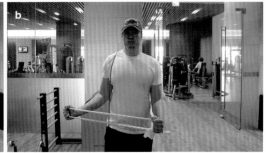

图 31.38　上斜方肌结合外旋肌力训练：等级 2

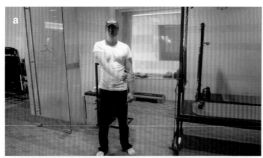

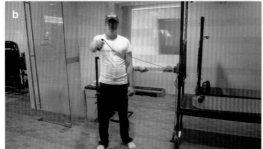

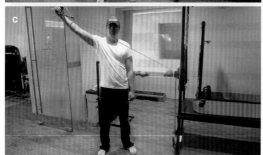

图 31.39　弹力带对角线模式训练：等级 2

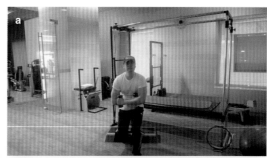

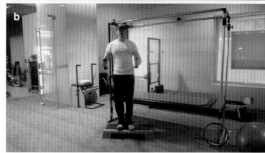

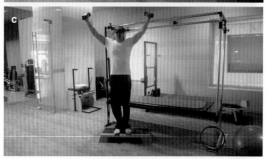

图 31.40　自由重量和踏板辅助对角线模式训练：等级 2

持拇指指向地面。保持肘部伸直，向一侧拉伸（图 31.41a）。

31.2.3.17　弹力带辅助前屈：等级 2

站直将患侧的脚踩住弹力带。抓住弹力带并保持拇指指向地面（图 31.42a）。保持肘部伸直，由身体前将其拉伸（图 31.42b）。

31.2.3.18　胸前推举：等级 2

将弹力带固定在与肩同高的门把手上，取站立位将背部朝向墙（图 31.43a）。从肘部屈曲位开始，伸直肘部来前屈患侧肩部（图 31.43b）。

31.2.3.19　肩关节后伸：等级 3

将弹力带固定在门把手上，站立位面朝墙。从肘部伸直开始（图 31.44a），肩部用力拉弹力带（图 31.44b）。

31.2.3.20　对角线模式高位外展到内收：等级 3

将弹力带固定在与肩同高的门把手上，站于墙边。患肩应靠近弹力带（图 31.45a）。在外展屈曲状态，伸肘时弹力带拉向对侧髋部（图 31.45b）。

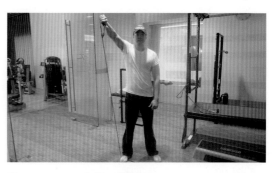

图 31.41　45°上举：等级 2

31.2.3.21　对角线模式高位内收到外展：等级 3

将弹力带固定在与肩同高的门把手上，站于墙边。患肩应远离弹力带（图 31.46a）。在内收屈曲状态，伸肘将弹力带拉向对侧髋部（图 31.46b）。

31.2.3.22　对角线模式内收到高位外展：等级 3

将弹力带固定在与腰同高的门把手上，站于墙边。患肩应远离弹力带（图 31.47a）。在内收状态，伸肘将弹力带拉（外展、前屈）向患肩（图 31.47b）。

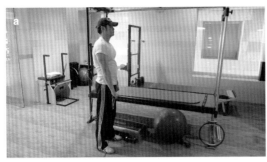
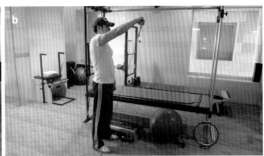

图 31.42　弹力带辅助前屈：等级 2

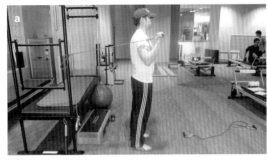
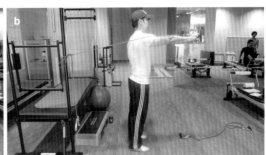

图 31.43　胸前推举：等级 2

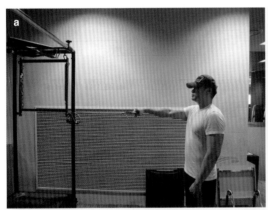
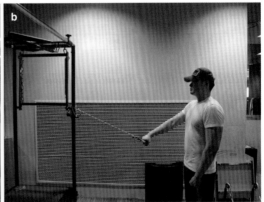
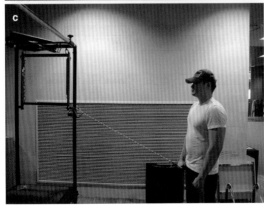

图 31.44　肩关节后伸：等级 3

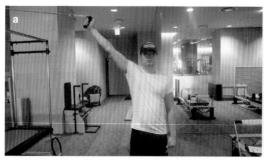
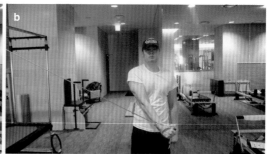

图 31.45　对角线模式高位外展到内收：等级 3

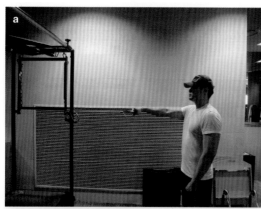
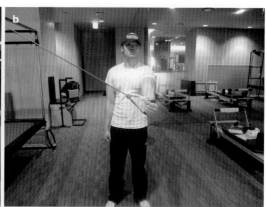
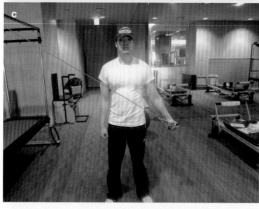

图 31.46　对角线模式高位内收到外展：等级 3

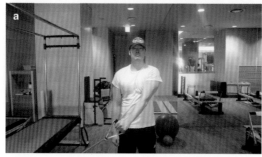
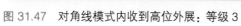
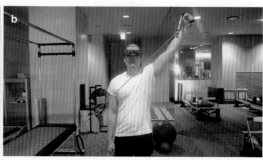

图 31.47　对角线模式内收到高位外展：等级 3

31.2.3.23 对角线模式外展到高位内收

将弹力带固定在与腰同高的门把手上，站于墙边。患肩应靠近弹力带（图31.48a）。在外展状态，伸肘将弹力带拉（外展、前屈）向另一侧肩水平（图31.48b）。

31.2.3.24 球上俯卧撑：等级2

将双膝跪于垫子上，将双手置于健身球上，保持双肘伸直（图31.49a）。屈肘并返回初始位置进行训练（图31.49b）。脊柱必须保持伸直。

31.2.3.25 弹力带辅助动态抱球：等级2

双膝双足趾置于地面，上身伏于健身球上。将弹力带固定在健身球下，双手抓住弹力带（图31.50a）。

通过伸直膝关节和双手拉弹力带进行训练（图31.50b）。

31.2.3.26 使用与不使用自由重量的健身球上挺身：等级2

双膝双足趾置于地面，上身伏于健身球上。双手自然下垂（图31.51a）。通过展开臂进行训练（图31.51b）。也可通过使用哑铃施加负荷。

31.2.3.27 球上坐姿举臂：等级2

笔直坐在健身球上（图31.52a）。举起和放下手臂，一旦习惯了，试着使用双侧同时做动作（图31.52b）。

31.2.3.28 球上平板支撑：等级2

准备动作是双脚双手置于地面，俯卧在健身球

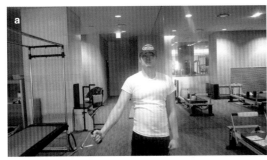
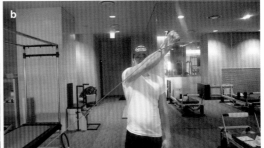

图31.48　对角线模式外展到高位内收

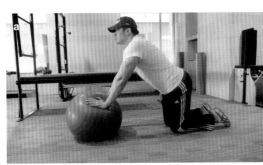
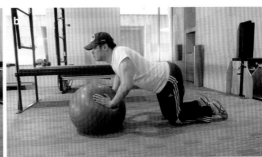

图31.49　球上俯卧撑：等级2

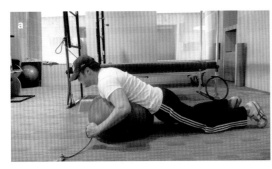
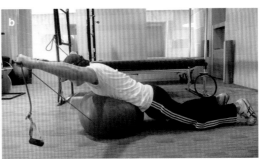

图31.50　弹力带辅助动态抱球：等级2

上（图31.53a）。当球向大腿移动时，将上身推起（图31.53b）。

31.2.3.29 球上平板支撑屈膝：等级3

将大腿置于健身球上，双手置于地面（图31.54a）。屈膝90°（图31.54b）。

31.2.3.30 球上平板支撑伸髋：等级2

双脚双手置于地面，俯卧在健身球上（图31.55a）。用单腿平衡身体，抬起另一条腿并保持膝关节伸直（图31.55b）。

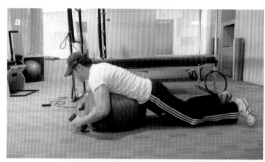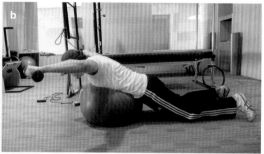

图31.51 使用与不使用自由重量的健身球上挺身：等级2

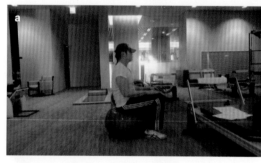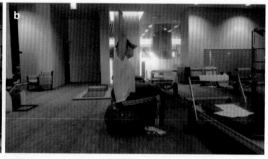

图31.52 球上坐姿举臂：等级2

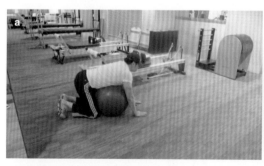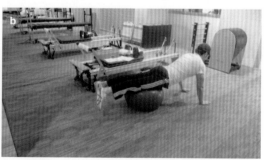

图31.53 球上平板支撑：等级2

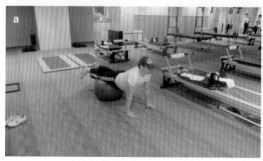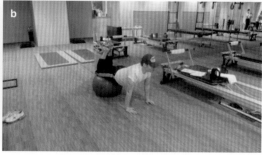

图31.54 球上平板支撑屈膝：等级3

31.2.3.31 球上臀桥推举：等级 2

双手抓哑铃并坐于健身球上。斜靠在球上至球位于背部并和颈部保持平衡（图 31.56a）。通过推哑铃来进行训练（图 31.56b）。

31.2.3.32 球上臀桥橄榄球推举

双手抓橄榄球并坐于健身球上。斜靠在球上至球位于背部和颈部并保持平衡（图 31.57a）。通过推橄榄球来进行训练（图 31.57b）。

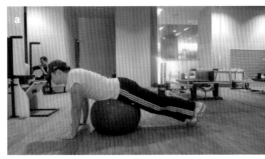
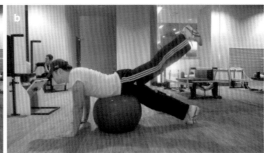

图 31.55　球上平板支撑伸髋：等级 2

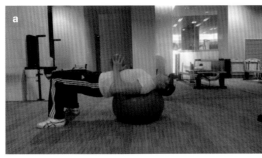
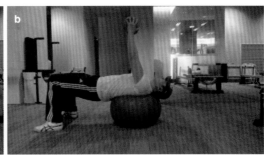

图 31.56　球上臀桥橄榄球推举

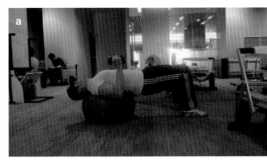
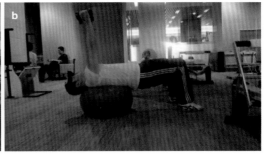

图 31.57　球上臀桥推举：等级 2

康复：进阶

Jin-Young Park and Young-Min Noh

32.1 斜方肌下部训练

32.1.1 功能

(1) 肩胛骨压低和后缩。

(2) 胸椎伸展。

(3) 肩关节功能和姿势维护的最重要角色。

起点：

- 枕骨隆突
- 枕骨上项线的内侧 1/3
- 项韧带
- 第七颈椎棘突
- 全部胸椎棘突
- 相应的棘上韧带止点

止点：

- 肩胛冈的内缘
- 肩峰内侧

32.1.2 康复训练

32.1.2.1 高位下拉

(1) 坐在器械的座位上，握距与肩同宽（图 32.2a）。

(2) 边呼气边下拉至与肩部水平（找到用肩膀下拉的感觉（图 32.2b）。

(3) 如果你反握或后倾姿势下拉，则会更多地刺激下斜方肌。

32.1.2.2 俯卧飞鸟

(1) 趴在长凳上，让你的手臂自然下垂（图 32.3a）。

(2) 肘部伸展拇指朝前，侧上举至肩高（图 32.3b）。

(3) 保持肘部姿势恢复到自然下垂位。

32.1.2.3 背起（小燕飞）

(1) 俯卧在垫子上（图 32.4a）。

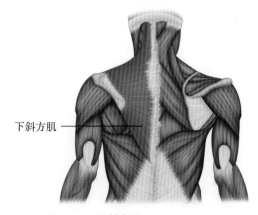

下斜方肌 ————

图 32.1 下斜方肌

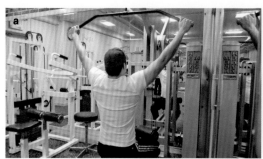
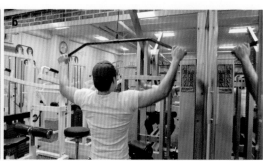

图 32.2 高位下拉

（2）抬起你的上半身，保持你的胸部距地面约10 cm（图32.4b）。

（3）两手放于体侧，双手掌心朝上远离身体。

（4）让你两侧肩胛骨往内拉，两肩胛骨内侧缘保持一个手指的宽度。

（5）当回到初始位置时，掌心保持向上，并保持阻力。

32.1.2.4 俯卧 Y 形上举

（1）趴在一个倾斜的长凳或健身球上（图32.5a）。

（2）肩外展180°和肘部微屈120°。

（3）保持你的拇指朝上，通过提拉肩部与肩胛骨内收，使手臂上举至耳朵水平（图32.5b）。

（4）当你回到初始位置，保持你的手臂的位置，在教练的帮助下，给肘部阻力。

（5）如果你徒手动作已经很熟练，可使用哑铃。

32.2 斜方肌中部

32.2.1 功能

（1）功能：肩胛骨后缩，内收，上旋。

（2）起点：

- 枕骨外隆凸起
- 内侧枕骨的 1/3 上项线

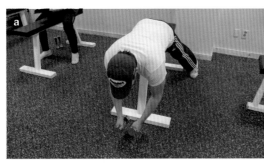
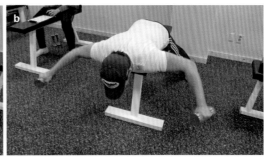

图 32.3　俯卧飞鸟

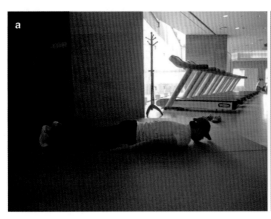
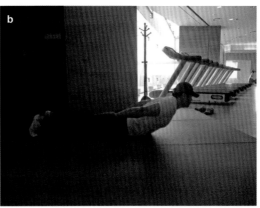

图 32.4　背起

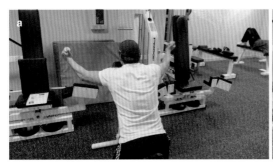
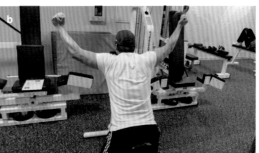

图 32.5　俯卧 Y 形上举

- 项韧带
- 第七颈椎棘突
- 胸椎棘突
- 相应的棘上韧带止点

（3）止点：

- 肩峰内侧缘
- 肩胛冈上缘

32.2.2 康复训练

32.2.2.1 坐姿划船器

（1）稍微地弯曲你的膝盖，背部挺直（图32.7a）。慢慢地往你的下胸拉，上身保持不动（图32.7b）。

（2）回到起始位置，保持你的上背部肌肉维持一定张力。

（3）在锻炼时，注意上身不要摇晃，不要让你的腰部承担负荷。回来时，尽量不要弯曲你的下背部。

（4）头部朝前，肘部贴着体侧将握把（原文为哑铃）往身体拉，最大限度地夹紧你的上背部肌肉。

（5）胸前靠垫可以防止脊柱过度前屈，对于背部疼痛者和老年人更加适合。

32.2.2.2 俯身哑铃划船

（1）双脚微屈与肩同宽，臀部后坐，直背俯身40°~50°（图32.8a）。

（2）保持头部向前，肘部贴着体侧后拉，最大限度地夹紧你的背部肌肉（图32.8b）。

（3）有效地最大限度地收缩你的上背部肌肉。尽量不要耸肩。

（4）弯曲过多会给背部造成压力。所以不要过度弯腰造成不适。

32.2.2.3 弹力带划船

（1）这个练习和划船器一样，区别在于使用弹力带。弹力带固定在你的脚上（图32.9a），手臂放在身体旁，慢慢地拉到体侧（图32.9b），然后慢慢地返回。

（2）确保不伤害你的腰部，背不要动（保持直线）。

请记住，这个练习不是锻炼你的腰部而是你的背部。

32.2.2.4 反向哑铃飞鸟

（1）这种运动锻炼三角肌后部，但它也可以锻炼到斜方肌。

（2）尽量集中最大限度地收缩上背部肌肉，而不是三角肌。

32.3 斜方肌上部

32.3.1 功能

（1）肩部的上抬和伸展。

（2）起点：

- 枕外隆凸

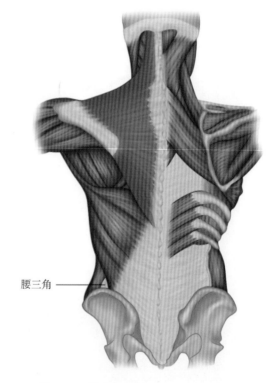

腰三角 ——

图 32.6　斜方肌上部

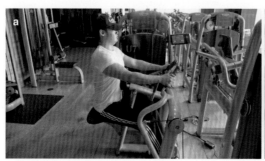
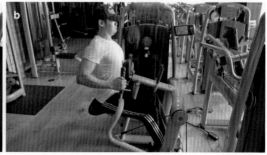

图 32.7　坐姿划船器

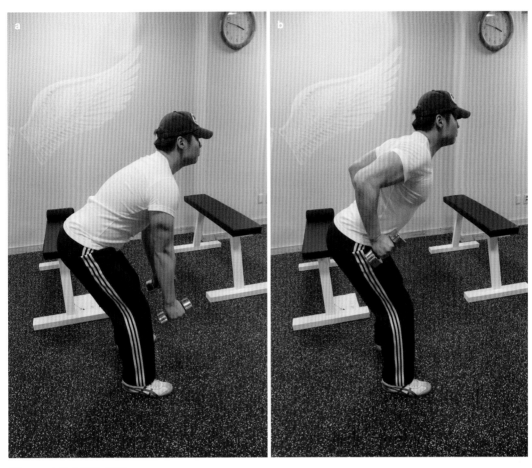

图 32.8　俯身哑铃划船

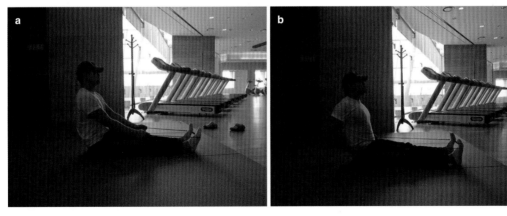

图 32.9　弹力带划船

- 枕骨上内侧 1/3
- 项韧带
- 颈椎的棘突
- 所有胸椎棘突
- 相应脊椎上的韧带止点

（3）止点：
- 锁骨外 1/3 处的横向后缘

32.3.2　康复训练

32.3.2.1　弹力带耸肩

（1）踩在弹力带上双脚与肩同宽，并使双膝微微弯曲后背挺直。

（2）保持你的后背挺直，尽你所能抬高你的肩膀。

（3）不要用你的身体及腿和腰背去代偿动作。

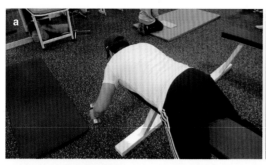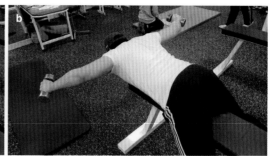

图 32.10　反向哑铃飞鸟

（4）耸肩时吸气，回到开始姿势时呼气。

32.3.2.2　杠铃耸肩

（1）这是被大家熟知的上斜方肌训练动作，站姿脚步与肩同宽，膝盖略微弯曲、后背挺直（图 32.13a）。

（2）拿住杠铃，两手宽度与肩膀同宽，耸肩时尽可能地通过收缩斜方肌抬高，最高点时停一下，然后缓慢地回到原始位置。

（3）杠铃也可以置于你的身后。

（4）耸起的时候吸气，当你回到初始位置的时候呼气。

（5）杠铃拿在身后会避免你的腰过度弯曲，但是会对这个姿势造成危险。所以从一个轻一点重量开始尝试。

32.3.2.3　哑铃直立划船

（1）直立，反手握住哑铃（图 32.14a）。

（2）举起哑铃使它刚好在你的下巴下面，确认你的双肘都高于手（图 32.14b）。

（3）停留一段时间使你的斜方肌保持收缩，吸气，同时将哑铃置于身体两侧。

（4）相对于三角肌而言，窄握对斜方肌的刺激更大。

32.3.2.4　杠铃直立划船

（1）双手窄握杠铃可以训练斜方肌，双手宽握杠铃训练三角肌（图 32.15a、b）。

32.4　前锯肌

前锯肌不是一块大肌肉，但是它对于维持肩胛骨的稳定性非常重要。在胸长神经的支配下，这块肌肉起于第一至第九（或第十）肋骨并且止于肩胛骨内缘。它由上部前锯肌、中部前锯肌以及下部前锯肌组成。这三部分拉动肩胛骨贴近胸壁。这些肌肉一起工作来保持肩胛骨处于正确的位置。

较低的部分向外旋转并且向前拉动肩胛骨较低的

部分。这使你的胳膊能够抬起。较高的部分带动肩胛骨向上。

前锯肌在肩胛骨的前伸上扮演着重要的角色，而且这个动作在投掷与摆臂上都很重要。

前锯肌透过一个向前的负荷，将肩胛骨稳定在胸廓的位置。如果前锯肌没有正确的活动，将会导致翼状肩胛的现象。如果肩胛骨不在正确的位置，在关节活动训练时，将会有疼痛的发生。这也可能导致撞击综合征或肩袖的撕裂。对运动员来说，将会导致肩关节内旋不足（GIRD）以及许多其他的问题。特别是大量使用投掷动作的棒球运动员或是排球运动员，肩胛骨周围的肌肉较弱，其中包含前锯肌，将会导致运动能力大幅下降。

在康复训练中必须要着重于训练薄弱的前锯肌，

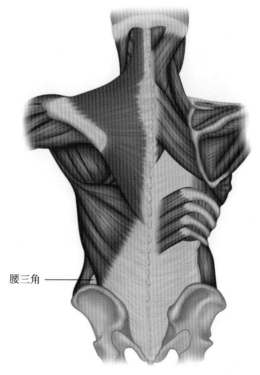

腰三角

图 32.11　斜方肌上部

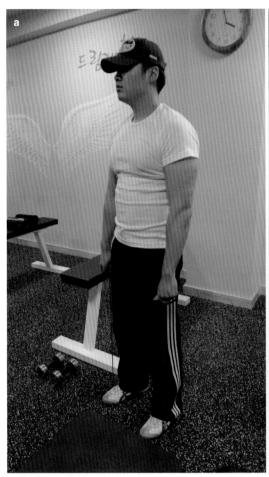
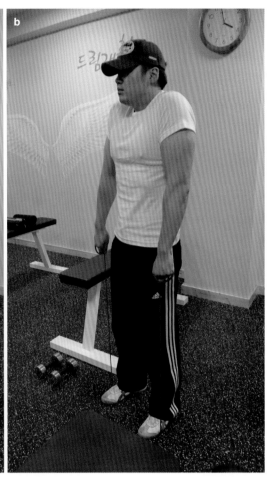

图 32.12 弹力带耸肩

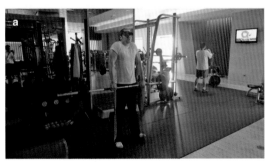
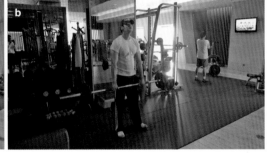

图 32.13 杠铃耸肩

并且在康复当中有很多得以改善的案例。开始治疗关节活动度之前应该要重新训练前锯肌。透过侧卧拉伸（侧卧肘屈 90°做肩关节的内旋伸展）与稳固喙突的翻书拉伸（侧卧肩关节水平开合 180°）的动作来安全地提高有 GRID 问题患者的活动度。

（1）起点：
• 第一至八或第九肋骨的外表面和上缘
• 腱膜覆盖肋间肌
（2）止点：

• 肩胛骨内侧缘的腹面

32.4.1 俯卧撑和推墙俯卧撑

这是主要的锻炼方式。这是一个常规俯卧撑动作加上带肩胛前伸的动作。俯卧撑可以有好几种姿势，也可以站立着用手推墙（图 32.16a），两手之间的宽度和高度会影响不同部分的肌肉。慢慢做，不同于一般的俯卧撑，不要用你的肘部发力而是要用你的肩胛骨（图 32.16b）。如果你没有足够的力量，可以推墙

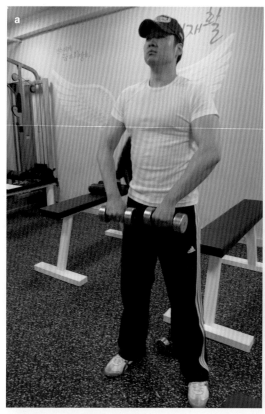
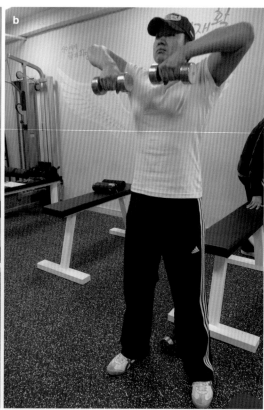

图 32.14　哑铃直立划船

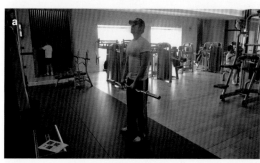
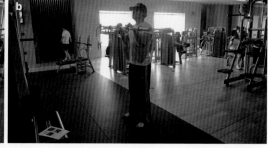

图 32.15　杠铃直立划船

或者膝盖、手肘着地来训练。当你有了一定的肌肉力量，就像膝盖不碰地板的普通俯卧撑一样的训练。

32.4.2　仰卧拉举

这是针对胸肌前部的训练，但对前锯肌也有很好的效果。在训练开始时，不要使用太重的重量。关键是要在举起哑铃的同时前伸肩胛骨。

32.4.3　哑铃肩胛前伸

可以单手或双手进行训练。根据你的肌肉力量来决定哑铃的重量。这个练习适用于一开始没有足够的肌肉力量的情况。

伸直你的手臂（图 32.18a）前伸你的肩胛（图 32.18b），动作还原后，肩胛骨应该紧紧地压实地面。

32.5　背阔肌

32.5.1　功能

（1）内收、后伸和内旋。

（2）部分作用为肩胛骨的稳定。

（3）起点。

腱膜的起点：

• 下 6 个胸椎和全部腰椎棘突和骶正中嵴

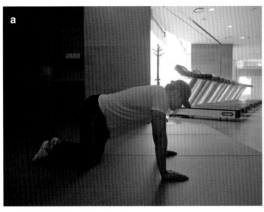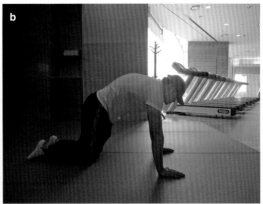

图 32.16　俯卧撑或推墙俯卧撑

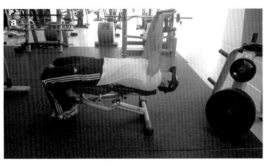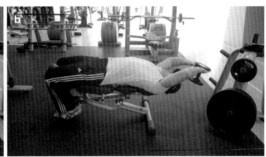

图 32.17　仰卧拉举

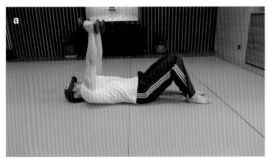

图 32.18　哑铃肩胛前伸

- 棘上韧带
- 髂嵴后部

肌肉起点：
- 肌肉纤维束起源于髂嵴的外唇（髂窝）
- 下部 3~4 根肋骨
- 肩胛骨的下角

止点：肱骨小结节嵴。

32.5.2　康复锻炼

32.5.2.1　高位下拉

（1）坐在高位下拉器前，握着手把，并保持着略比肩宽的宽度（图 32.2a）。

（2）吸气时把杠铃拉到你肩膀的位置，并感受肩部用力的感觉（图 32.20b）。

（3）让你的背部保持挺直是很重要的。当你的手肘拉倒背后时，效果更明显。

（4）展开你的肩膀，这能产生更多的刺激。

32.5.2.2　俯身哑铃划船

（1）腿张开与肩同宽，双膝微微弯曲，注意你的背部保持挺直。

（2）吸气时，将哑铃拉到你的下腹部或者骨盆旁。

（3）下放时保持对阻力的控制。

32.5.2.3　自重划船

（1）抓住横杠，拉到胸骨贴近横杠（图 32.22a）。

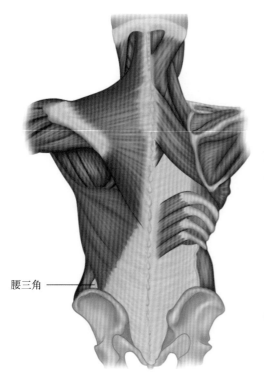

腰三角 ——

图 32.19　背阔肌

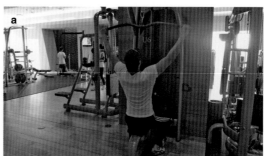

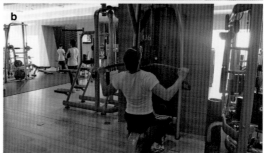

图 32.20　高位下拉

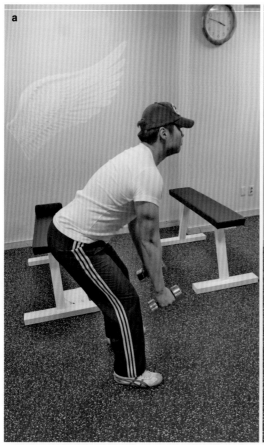

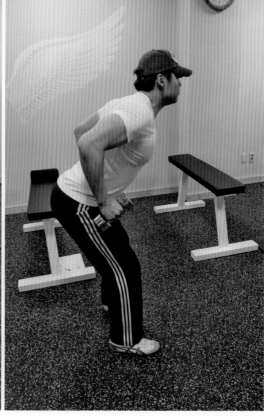

图 32.21　俯身哑铃划船

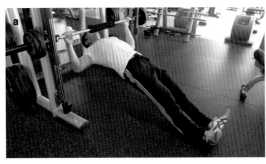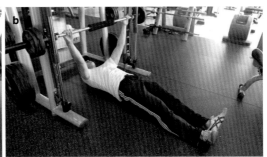

图 32.22 自重划船

（2）身体慢慢下降，使背部与地面保持平行（图 32.22b）。

32.6 胸小肌肌肉锻炼

32.6.1 解剖

（1）起点：第三、第四与第五肋骨。

（2）止点：肩胛骨喙突。

32.6.2 功能

（1）肩胛骨前伸——肩胛骨向前移动。

（2）肩胛骨下降——肩胛骨向下移动。

（3）肩胛骨下旋——肩胛骨的下角向下并向内侧旋转。

32.6.3 说明

这块肌肉在手臂抬高、肩外旋和肩胛骨上旋、后缩时被拉长。

当训练动作不对或做太多时，这块肌肉也会造成

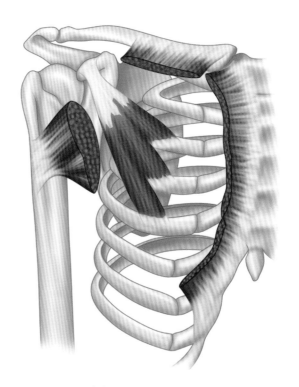

图 32.23 胸小肌

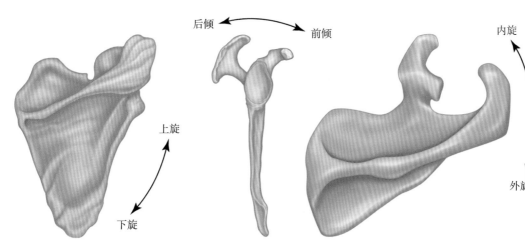

图 32.24 肩胛骨功能

卧推者肩。

32.6.4 康复训练

32.6.4.1 单侧墙角拉伸

（1）背部挺直（图 32.25a）。

（2）肘部弯曲 90°，同时肩膀外展 90°。

（3）把你的手和手臂固定在墙上 3 秒，把你的上身向前推，就像拉伸你的胸部一样（图 32.25b）。

32.6.4.2 坐姿手法拉伸

（1）坐在凳子上，背部挺直。

（2）深呼吸。

（3）施训者应该扶住肩胛骨的下边缘，用另一只手向后推肩胛骨的喙突。

（4）拉伸后维持 3 秒钟，呼气。

32.6.4.3 仰卧手法拉伸

（1）先躺下来。

（2）使用治疗床或者把毛巾垫在胸椎上，稍微抬起肩胛骨。

（3）施训者将患者的手肘弯曲 90°，并把肩膀外展 90°。

（4）然后拉伸是通过推动肩胛骨的喙突 3 秒钟来完成。

32.7 胸小肌训练

32.7.1 康复训练

32.7.1.1 胸部臂屈伸和助力臂屈伸

（1）站在双杠中间，通过握住手柄来保持平衡。

（2）双臂伸直，膝盖弯曲，脚踝交叉。降低手臂，向前和向下降，直到你的上臂与地面保持平行（图 32.28a）。

（3）然后回到最初的位置（图 32.28b）。尽可能地多做几次，以提高肌肉耐力。重复 3 组。要增加肌肉的大小，每组 12~15 次练习，重复 3 组。

（4）如果做不了臂屈伸，尝试助力臂屈伸，在相同的位置放下你的手臂，直到上臂与地面平行，当回到初始位置时，以器械辅助。

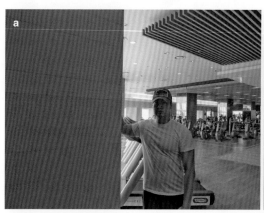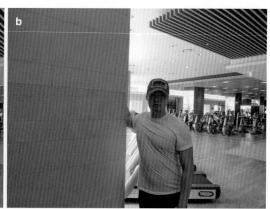

图 32.25　单侧墙角拉伸

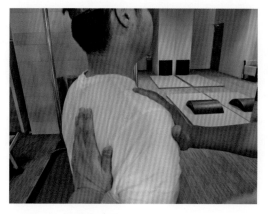

图 32.26　坐姿手法拉伸

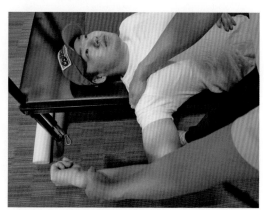

图 32.27　仰卧手法拉伸

32.7.1.2 哑铃仰卧拉举

（1）躺下，背与脚紧贴在地板上（图 32.29a）。

（2）双手握着哑铃，拇指指向头部。肘部轻微弯曲，把手臂举到你的胸部上方（图 32.29b）。

（3）深呼吸，慢慢把哑铃超过头顶。确保臀部紧贴在地板上。

（4）上臂与身体平行时，停止动作。

（5）呼气，把哑铃举到最初位置时，重复 3 组，每组 12~15 次。

32.7.1.3 蝴蝶机飞鸟（夹胸）

（1）坐在器械上，坐稳、腰贴近靠背。

（2）抓住握把，肘部弯曲 90°，将上臂平行于地面，保持前臂靠紧靠垫（图 32.30a）。

（3）呼气，慢慢地将靠垫推到胸前（图 32.30b）。

（4）停在最大收缩点上，然后张开手臂并吸气。

32.8 胸大肌训练

32.8.1 锁骨头（胸肌上部）

32.8.1.1 解剖

（1）起点

锁骨部分：

· 锁骨靠近胸骨端的 1/2 的前表面

（2）止点

肌肉在止点前旋转接入止点。

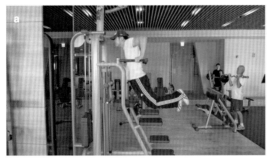
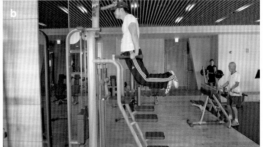

图 32.28　胸部臂屈伸与助力臂屈伸

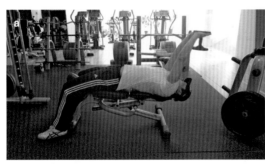
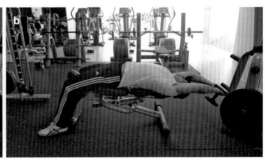

图 32.29　哑铃仰卧拉举

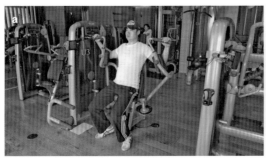
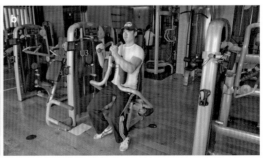

图 32.30　蝴蝶机飞鸟

- 肱骨结节间沟外侧唇下端（3层）

32.8.1.2 功能

（1）前屈。

（2）水平内收。

（3）内旋。

（4）内收。

（5）外展。

32.8.1.3 高姿俯卧撑

（1）俯卧位，上身以物品垫高，双臂支撑，手臂与肩部同宽（图32.32a）。

（2）保持身体平直，即使在锻炼中也要记得保持髋部与腿部是一条直线。

（3）当吸气时，继续降低手臂直到胸快触碰到地。然后暂停1~2秒。呼气并伸直手臂，恢复原状。

（4）当降低手臂的同时，手肘点应远离身体并且锻炼时应缓慢并充分地伸展到位。

（5）将弹力带缠在背上用双手压住以增加阻抗。

（6）肩痛患者可以通过双手外旋45°，以降低阻力。

32.8.1.4 上斜（哑铃）卧推

（1）在一个倾斜15°~45°的长凳上躺下（图32.33a）。

（2）双手与肩同宽握住杠铃或哑铃。吸气时，上推并伸肘，呼气时还原。

32.8.2 胸骨头（胸肌中部）

32.8.2.1 解剖

（1）起点。

胸肋部分：

- 胸骨的前表面1/2的宽度（第六至第七肋软骨）
- 所有的真肋软骨

（2）止点：

肌肉在止点前旋转接入止点。

- 肱骨结节间沟外侧唇下端（3层）

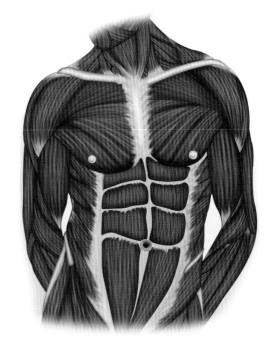

图32.31 胸大肌锁骨头

32.8.2.2 功能

肩部：

（1）前屈。

（2）水平内收。

（3）内旋。

（4）内收。

（5）外展。

肩胛骨：

（1）下旋。

（2）下降。

（3）外展。

32.8.2.3 钻石俯卧撑

这种练习可以强化胸大肌的内侧部。

（1）从一般的俯卧撑姿势，伸开手指并聚拢双手（图32.35a）。

（2）双手拇指和示指相互触碰呈钻石形，并伸出

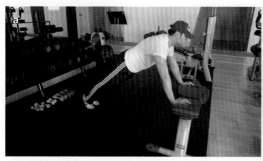
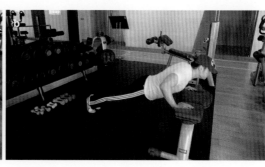

图32.32　高姿俯卧撑

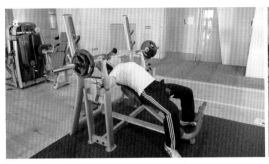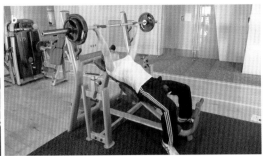

图 32.33　上斜（哑铃）卧推

肘约 90°以免施加过多压力。

32.8.2.4 宽距俯卧撑

这个练习是加强胸肌外部和三角肌。下降程度越大，拉伸目标肌肉越多。

（1）手指张开置于身体外侧 45°，尽可能展开你的手臂（图 32.36a）。展开超过肩宽 20~25 cm，将对旋转肌群产生较小压力。

（2）当吸气时，弯曲手臂直到胸部将要贴近地板。在此位置保持 1~2 秒，然后呼气，回到起始位置。

（3）肌肉力量较强者，可尝试低姿俯卧撑；肌肉力量较弱者，可尝试高姿俯卧撑。

32.9　胸大肌下部

（1）起点：

腹部：

- 腹外斜肌的腱膜

（2）止点：

肌肉在止点前旋转接入止点。

- 肱骨结节间沟外侧唇下端（3层）

32.9.1　力量训练

32.9.1.1　低姿俯卧撑

（1）俯卧，将腿部用物品垫高，双臂与肩同宽。

（2）让你的身体保持平直，在锻炼时也要注意让髋和腿在一条直线上（图 32.37a）。

（3）当吸气时，持续下降手臂直到胸部快贴近地板时。然后维持 1~2 秒。呼气并伸直手臂回到原位（图 32.37b）。

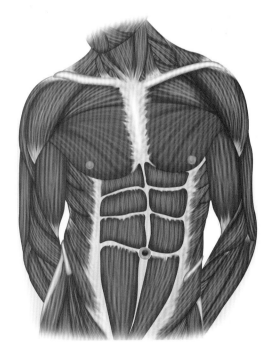

图 32.34　胸大肌胸骨头

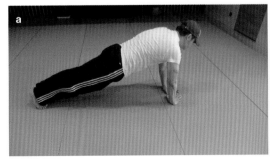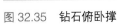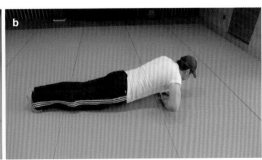

图 32.35　钻石俯卧撑

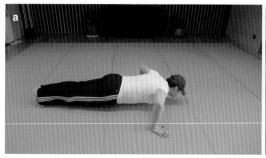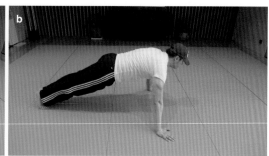

图 32.36　宽距俯卧撑

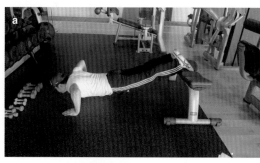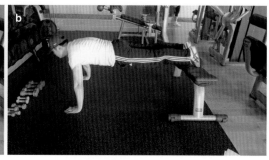

图 32.37　低姿俯卧撑

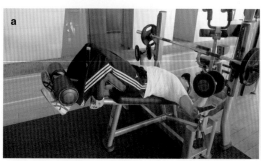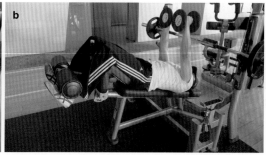

图 32.38　下斜哑铃飞鸟

（4）当手臂下降时，手肘应指向身体外侧，并缓慢地运动直到完全展开。

（5）如果对这个动作熟练，可以使用健身球。

（6）肩痛患者可通过双手向外旋转 45° 降低阻力。

32.9.1.2 下斜哑铃飞鸟

下斜哑铃飞鸟是张开手臂成为拱形，然后再像拥抱般把双臂聚合回胸前的训练。

（1）双手握住哑铃坐在长凳上。

（2）把哑铃放在胸侧，躺下来。把下巴向后收。

（3）稍微调整后背，不要过多弓背。

（4）握住哑铃并展开手臂形成拱形（图 32.38a）。

（5）保持好手肘的角度，呼气，并仅用肩膀的力量，像拥抱的动作一样将哑铃聚合回到胸前（图 32.38b）。

（6）当吸气时，哑铃往下降。

32.10　肩胛提肌和菱形肌训练

32.10.1　解剖

（1）起点：
- 寰椎和枢椎横突
- 第三、四颈椎体的横突结节后侧

（2）止点：
- 肩胛骨上角及肩胛骨脊柱缘三角形的平滑表面

32.10.2　功能

（1）肩胛骨上提，外展。

（2）肩胛骨下旋。

（3）右往左时颈部的旋转。

（4）右往左时颈部的屈曲。

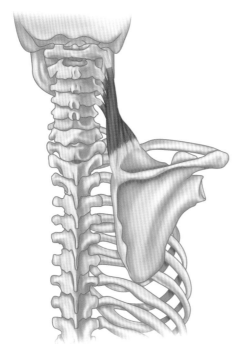

图 32.39 提肩胛肌

32.10.3 说明

这块肌肉主要使肩胛骨下角上提和下旋。它主要防止肩胛骨产生动力障碍，在康复中很重要。此外，这块肌肉在颈部运动中起着重要作用，并且与颈部僵硬和肩部疼痛有关。

32.10.4 康复训练

32.10.4.1 肩胛提肌拉伸

（1）坐在椅子上让你的后背挺直。

（2）将手放在后背上，使肘关节指向天花板（图32.40a）。

（3）用另一只手帮忙，使头向前、向侧边倾斜（图 32.40b）。

32.10.4.2 杠铃耸肩

（1）双脚站立手握杠铃与肩同宽（图 32.41a）。

（2）通过耸肩来举起杠铃的同时伸直手臂。

（3）当落回原位时，给予阻力。

32.10.5 菱形肌训练

功能：

（1）通过拉向脊椎来使肩胛骨内收。

（2）上提肩胛骨。

起点：

• 第二至五胸椎棘突和棘突韧带的附着处（主要）

• 项韧带的下部（次要）

• 第七颈椎和第一胸椎的棘突

止点：

• 上部：肩胛骨的内侧缘（主要）

• 下部：肩胛骨的下角（主要）

• 肩胛骨脊柱缘的平滑三角形表面基底（次要）

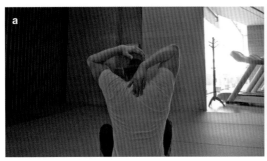
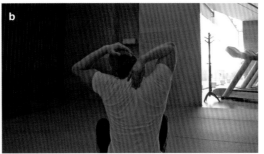

图 32.40 肩胛提肌拉伸

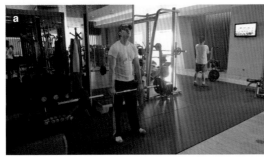
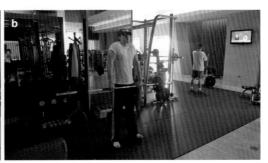

图 32.41 杠铃耸肩

32.10.6 康复训练

32.10.6.1 夹背

（1）准备练习时保持站立位并挺直后背。

（2）下颌应该微微地后收并且肩部应略微向后（图32.42a）。

（3）缓慢地收紧菱形肌，尽可能用力地夹紧背部（图32.42b）。

（4）之后放松，回到起始动作。

32.10.6.2 背起（小燕飞）

（1）俯卧在垫子上（图32.43a）。

（2）抬起上半身并保持胸部远离地面大约10 cm（图32.43b）。

（3）双手应该远离身体并且拇指朝上。

（4）聚拢两边肩胛骨，两边肩胛骨的内缘维持在1个手指宽。

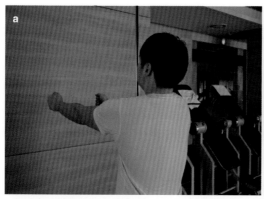
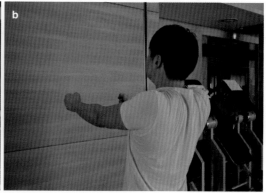

图 32.42　夹背

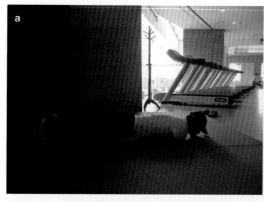
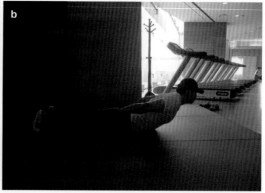

图 32.43　背起（小燕飞）

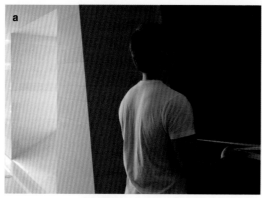
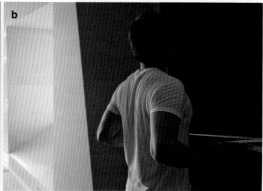

图 32.44　弹力带后拉

（5）当返回到起始位置时，保持掌心向上并给予阻力。

32.10.6.3 弹力带后拉

（1）站姿并保持后背挺直，抓住稳妥固定的弹力带另一端，双肘屈曲 90°（图 32.44a）。

（2）缓慢地双臂向后拉，收缩菱形肌，聚拢肩胛骨，尽可能地夹背（图 32.44b）。

（3）然后放松，恢复到起始位置。

32.11 三角肌前束

32.11.1 功能

（1）肩关节外展。前束的作用是肩关节的水平内收和内旋。

（2）起点：

- 前上方表面锁骨 1/3 处
- 肩峰的侧上方
- 肩胛冈后缘的下唇（肩胛骨的下角）

止点：

- 肱骨侧面的三角肌粗隆

32.11.2 康复训练

32.11.2.1 弹力带前平举

（1）把弹力带踩在脚下面或固定在柱子上。采取站姿较为有效，因为可以避免背部与腿部的晃动。

（2）两脚站立与肩同宽，向前屈肩关节至 90°（或鼻子的高度），再慢慢回到最初的位置。

（3）在练习过程中不要晃动腿部和背部，并且体验恢复过程中的阻力。

（4）肘部可以略微屈曲但是角度必须固定。

（5）向下放时吸气，向上抬时呼气。

32.11.2.2 哑铃前平举

（1）这是一个加强三角肌前束的典型训练。双脚站立与肩同宽，膝盖微曲，背部挺直（图 32.47a）。然后举起你的手臂直到与地面平行，举得越高，目标肌肉受到的刺激越大。

（2）尽可能在最高处停留，再慢慢地下降手臂。可以先尝试单手做或者双手一起做。

（3）尽可能地收缩三角肌，避免脖子紧张和身体晃动。

32.11.2.3 阿诺德推举

（1）采取站姿或坐姿皆可。手持哑铃稍宽于肩，手心朝向你的脸（图 32.48a），把哑铃举过头顶，同时手腕旋转 180°（外旋到内旋）（图 32.48b）。

（2）从肘部向前开始，上举直到肘部充分伸展。

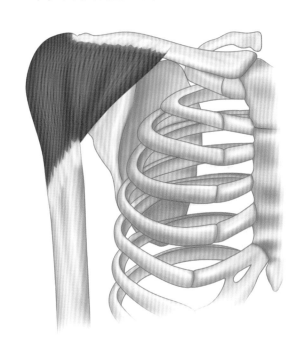

图 32.45　三角肌前束

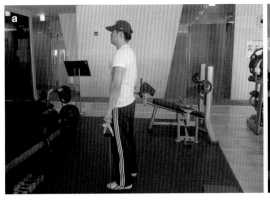
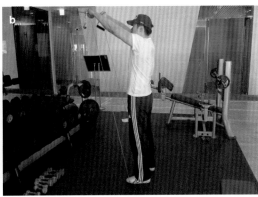

图 32.46　弹力带前平举

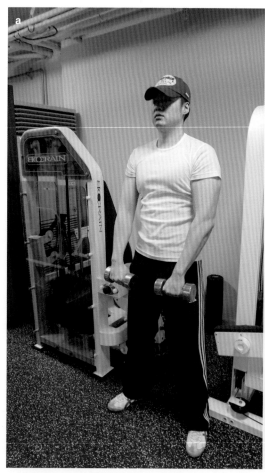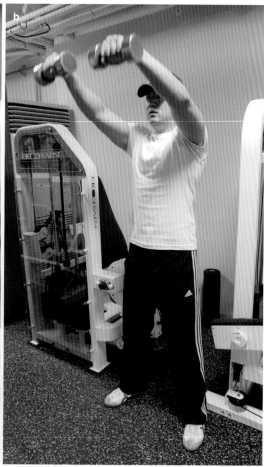

图 32.47　哑铃前平举

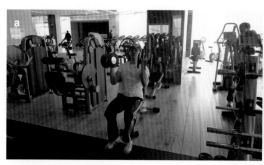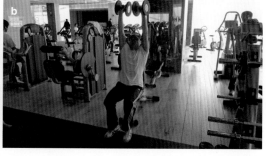

图 32.48　阿诺德推举

（3）这个练习可以使前部和外侧肌肉得到刺激。

（4）建议撞击综合征患者使用。

32.12 三角肌后束

32.12.1 功能

（1）这是肩膀外展最重要的肌肉。三角肌后束作用于水平后伸和外旋，以及上臂过伸。

（2）对于肩胛骨的稳定起着部分作用。

（3）起点：

- 锁骨外侧 1/3 处前上方表面
- 肩峰的外侧缘上表面
- 肩胛骨后缘的下唇

止点：

- 肱骨外侧的三角肌粗隆

32.12.2 康复训练

32.12.2.1 弹力带三角肌后束训练

（1）双膝跪地，背部挺直，双眼直视地面。

（2）一手将弹力带固定于地面，另一手握住弹力带。

（3）吸气，将手举起到肩膀高度。保持外展80°~90°的姿势。

（4）如果手臂高举过头部，斜方肌和三角肌后束会得到更多的刺激。

（5）注意别让你的背部过度弯曲。

32.12.2.2 俯身哑铃飞鸟

（1）这是最基础又独特的三角肌后束训练动作。

（2）将背部前倾与地面平行。吸气，抬起手臂抡一个大弧线（图32.51b）。

（3）如果手臂高过头部，斜方肌和三角肌中束会得到更多的刺激。

（4）如果拇指指向地面，后部会更加强。

32.12.2.3 后肩划船

（1）这个训练对三角肌后束施加刺激。可以使用拉力器或弹力带，拉到眼睛高度（图32.52a）。

（2）如果手臂高度不足，三角肌后束将得不到足够的刺激。尽可能让手臂平行（图32.52b）。

32.12.2.4 坐姿后肩划船

（1）坐姿，肩部外展90°，眼睛直视前方，两臂与地面平行（图32.53a）。三角肌后束慢慢收缩用力，拉起弹力带，再带有阻力的恢复原位。

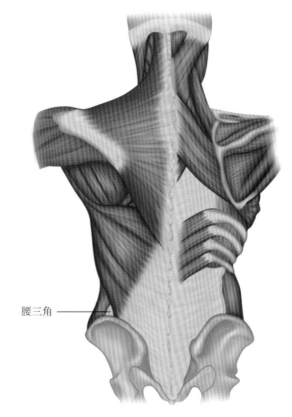

图 32.49　三角肌后束

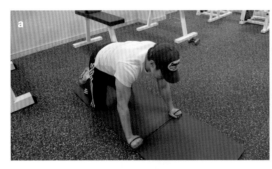

图 32.50　弹力带三角肌后束训练

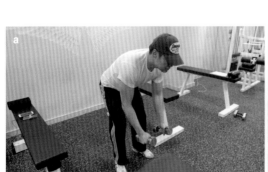

图 32.51　俯身哑铃飞鸟

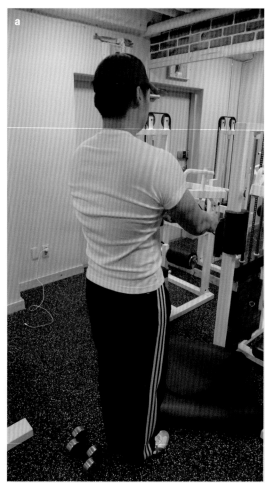
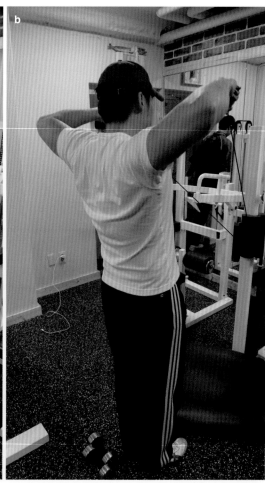

图 32.52　后肩划船

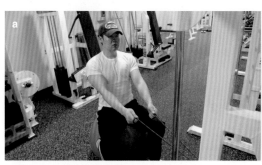
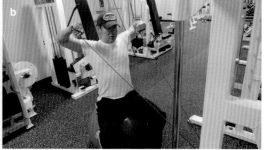

图 32.53　坐姿后肩划船

（2）确认不要过多内收肩膀，也不要过度晃动腰背。

（3）拉起时呼气，恢复原位过程中吸气。

32.13　肱二头肌

32.13.1　功能

（1）功能：前臂旋后和肘部屈曲。

（2）起点。

短头：

• 喙肱肌的喙突顶点

长头：

• 关节盂的盂上结节上部

　－20% 关节盂

　－50% 上唇

　－30% 混合区

（3）止点：
- 桡骨粗隆（肱二头肌腱膜）

32.13.2 康复训练

32.13.2.1 哑铃肱二头肌弯举

（1）站立与肩同宽，膝盖微屈。手握住哑铃、手心朝前（旋后姿势）（图 32.55a）。

（2）手肘停留在腰两侧，举起哑铃。举起动作完成时，手腕应该朝向前方（图 32.55b）。

（3）慢慢地放低哑铃让肱二头肌感到阻力。上举时吸气。

（4）不要晃动背部，确保肘部没有倾斜，保持哑铃在身体两侧。

（5）也可以拳眼向上来做，这被称为锤式弯举，对肱二头肌外侧的刺激会更好。

32.13.2.2 弹力带肱二头肌弯举

（1）与肱二头肌弯曲类似，用两脚踩住弹力带。

（2）保持上臂靠近身体，不要使前臂倾斜（图 32.56a）。

（3）当伸直手臂时，伴随着阻力慢慢下降，使阻力有效刺激肌肉（图 32.56b）。两脚踩稳弹力带时，才能较安全地用双手拉起弹力带。

（4）慎选弹力带的强度以免背部受到损伤。确保拉长与收缩能够正常进行。

32.13.2.3 杠铃肱二头肌弯举

（1）握住杠铃与肩同宽，慢慢举起杠铃直到前臂碰到肱二头肌。

（2）像哑铃肱二头肌弯曲练习，握法不同可以影响不同的肌肉区域。

（3）宽握杠铃会使肱二头肌的短头得到更多的刺激，窄握会使肱二头肌的长头得到更多的刺激。

32.13.2.4 坐姿托臂弯举

由于不能晃动身体，这个训练只刺激肱二头肌。曲杠、杠铃或哑铃都可以用。

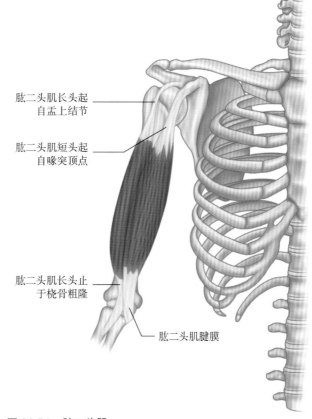

图 32.54　肱二头肌

肱二头肌长头起自盂上结节

肱二头肌短头起自喙突顶点

肱二头肌长头止于桡骨粗隆

肱二头肌腱膜

32.13.2.5 坐姿弯举

将肘部靠在大腿内侧，就像托臂弯举，非常有利于消除晃动和专注肱二头肌的训练。其训练肌肉高效是众所周知的。

32.14 肱三头肌

32.14.1 功能

（1）功能：前臂伸展和肩关节伸展（长头）。

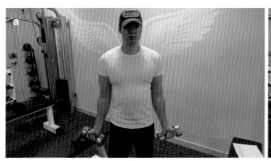
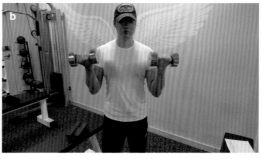

图 32.55　哑铃肱二头肌弯举

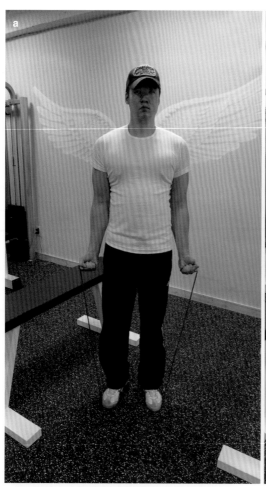
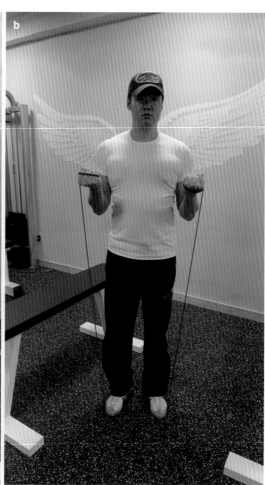

图 32.56　弹力带肱二头肌弯举

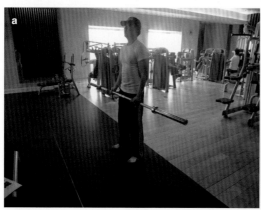
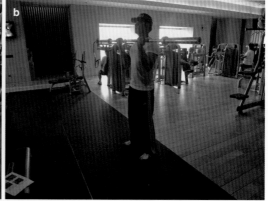

图 32.57　杠铃肱二头肌弯举

（2）起点：

长头：

- 肩胛骨的盂下粗隆结节

外侧头：

- 肱骨体后表面小圆肌止点和斜向近端间

内侧头：

- 肱骨的后表面，桡神经沟下方。

肱骨内侧缘：

- 全长内侧肌间隔

（3）止点：

- 尺骨鹰嘴的最下部表面

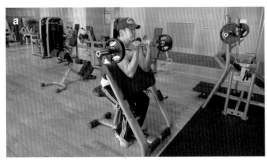
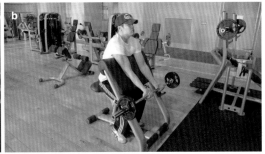

图 32.58　坐姿托臂弯举

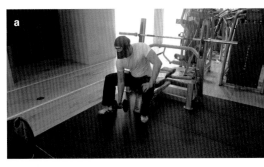
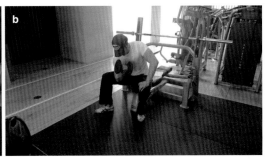

图 32.59　坐姿弯举

32.14.2　康复训练

32.14.2.1　双杠臂屈伸

（1）这个练习对于发展肱三头肌的体量是有效的，特别是肘部。

（2）握住双杠，完全伸肘。通过弯曲肘部降低身体，尽量使身体直立（图 32.61b）。

（3）身体越直，会给肱三头肌越多的刺激，越向前倾，就会给胸部肌肉越多的刺激。

（4）降低身体以施加肱三头肌的阻力（离心收缩）（图 32.61 a）。

（5）通过把身体提升到 3/4 的水平，可以获得更好的效果。

32.14.2.2　背后臂屈伸

（1）这个练习有在任何地方把手垫高就可以做的

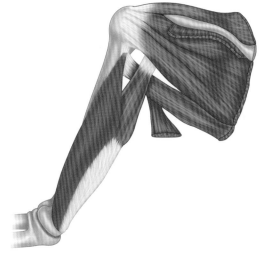

图 32.60　肱三头肌

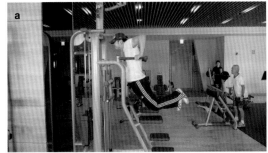
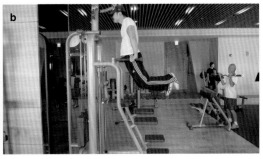

图 32.61　双杠臂屈伸

优势。在这个训练里，把脚放在地上以减轻负荷，因此推荐给初学者。

（2）双手在背后斜撑起身体，双脚放在地板或杠上（图32.62a）。

（3）屈肘，尽可能地降低身体（图32.62b）。要锻炼肱三头肌，在完全屈曲前停住。

（4）通过从伙伴（或施训者）上把重量放在大腿上，锻炼强度会增加。

32.14.2.3 哑铃臂屈伸

（1）发展肱三头肌上部。

（2）双膝弯曲，一条腿在前，而另一只手放在凳子上（促使平衡）（图32.63a）。

（3）握住哑铃，从肘关节屈曲位，伸肘到肩膀水平（使前臂与地面平行）（图32.63b）。

（4）在伸直位置停一会儿，然后缓慢地降低到初始状态。也可以通过使用拉力器来锻炼。

（5）为了更多地训练肱三头肌，再往上举时外旋手臂，在放下时内旋手臂。

32.14.2.4 肱三头肌拉力器下压

（1）这是动用到肱三头肌全部活动范围的基本练习。

（2）站在器械的旁边，用手抓住高于头部的握把。将手肘稳固地置于身体的两侧。

（3）将握把下压，使手肘完全伸直。感受肱三头肌的最大收缩。

（4）不要移动身体，不要身体前倾借自己的体重去下压。

（5）通过改变抓握的宽度与身体和器械之间的站位来变化。也可以尝试反握。

32.14.2.5 肱三头肌颈后臂屈伸

（1）这个动作锻炼了整个肱三头肌并区分三个头。

（2）单手拿哑铃，从背后往上伸直手臂，在头旁边停一下。然后手臂往下放回原位。

（3）感受肱三头肌的最大拉伸，并收缩肌肉来恢复。

（4）上臂应该紧靠耳朵，可以看镜子检查姿势是否正确。

32.14.2.6 弹力带俯身臂屈伸

（1）开始坐在椅子或凳子上，收腹，身体前倾。

（2）双手拿住弹力带，拇指向下，让手肘完全伸直。

（3）注意别让背部过度弯曲。

（4）腹部支撑着一个球，有助于降低脊柱的压力。

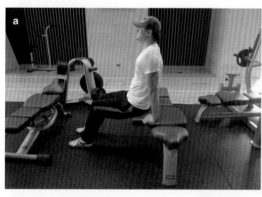
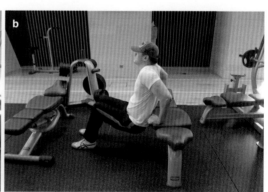

图32.62　背后臂屈伸

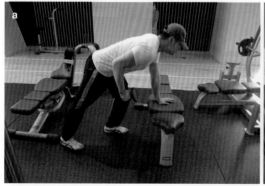
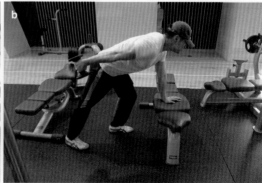

图32.63　哑铃臂屈伸

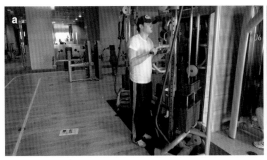
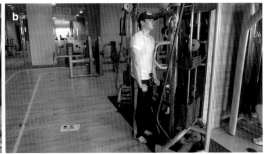

图 32.64 肱三头肌拉力器下压

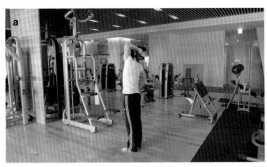
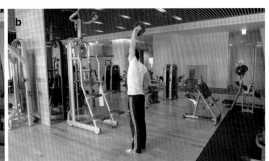

图 32.65 肱三头肌颈后臂屈伸

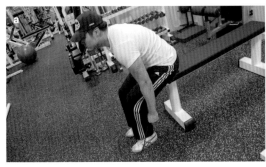
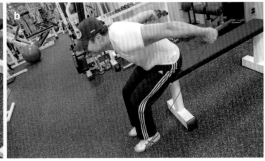

图 32.66 弹力带俯身臂屈伸

32.15 盂肱关节

32.15.1 康复训练

32.15.1.1 弹力带低位划船

（1）将弹力带绳固定在门把或柱子上。

（2）双膝微微弯曲，面向门。拿起弹力带把手（图 32.67a）。

（3）先从背部向后拉，肘部向后。在最大的拉伸阶段，肘部应该处于 90° 的弯曲状态。慢慢地回到起始位置（图 32.67 b）。

这一运动主要增强背阔肌，其次是斜方肌中部和菱形肌。

32.15.1.2 刷墙运动

（1）双脚与肩同宽，背对墙站。

（2）离墙约一步站立，保持头部，臀部和背部在腿后面，并碰到墙。把手、肘和前臂放在墙上（图 32.68a）。

（3）吸气，双手和肘部向上滑动，直到双手齐肩。

（4）保持这个姿势几秒钟，然后慢慢地将手臂沿着墙壁向后移到起始位置（图 32.68b）。

32.16 肩胛骨

32.16.1 康复训练

32.16.1.1 旋转

（1）将弹力带的一端系在杆子或门把上，抓住

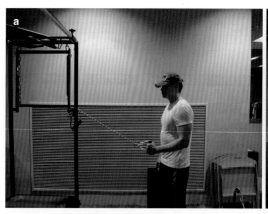
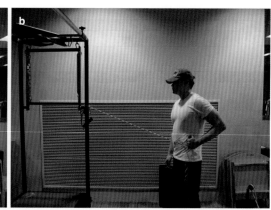

图 32.67　弹力带低位划船

另一端。往后退直到弹力带绷紧，手臂被伸直（图 32.69a）。

（2）保持手臂伸展，向后夹紧肩胛骨。然后把手臂向后弯曲，直到肘部弯曲 90°（图 32.69b）。

（3）最后，保持肘关节弯曲在 90°，内旋前臂，直到手背朝向天花板（图 32.69c）。

32.16.1.2 回缩

（1）在地板上坐直，弹力带绑在双脚上，保持双腿、双脚并拢。确保运动过程中背部挺直。

（2）抓住弹力带的把手，保持弹力带的张力（图 32.70a）。

（3）让身体笔直，然后，把手臂拉向胸部（图 32.70b），再慢慢地将手臂恢复到起始位置。

32.16.1.3 桌上回缩/前伸（手肘俯卧撑）

（1）面朝下趴在桌子上，前臂放在桌子上支撑身体。腿要伸直，手肘应该是 90°（图 32.71a）。

（2）训练时通过弯曲肘部和降低身体来感受肩胛骨的张力（图 32.71b）。

（3）停顿一会儿，然后慢慢回到起始位置。当复位时，肩胛骨也会感到张力。

32.16.1.4 时钟运动

（1）站立，手臂伸直，手掌贴着墙。

（2）手指指向 8 点钟的位置。用力按住墙壁 10 秒钟，然后将手臂移到 9 点钟位置，再按 10 秒。

（3）在每个整点位置（8 至 4 点钟位置）重复这个动作，到 4 点钟位置完成。在运动中感受到肩胛骨的回缩。

32.16.1.5 哑铃冲拳

站立与肩同宽，膝关节稍微弯曲。反手握住一对哑铃，把它们置于肩膀同一平面上。同时掌心相对（图 32.73a）。

将一只手臂前伸，旋转哑铃，让掌心朝向地面（图 32.73b）。当伸出手臂时，稍微转体以增加力度。

回到起始位置，用另一手臂重复出拳。连续进行出拳，不应间断。

32.16.1.6 加强俯卧撑

俯身趴下，双手放在地板上。手应该比肩宽稍宽（图 32.74a）。

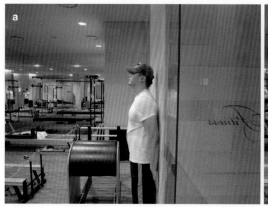
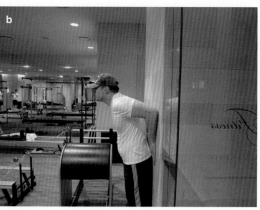

图 32.68　刷墙运动

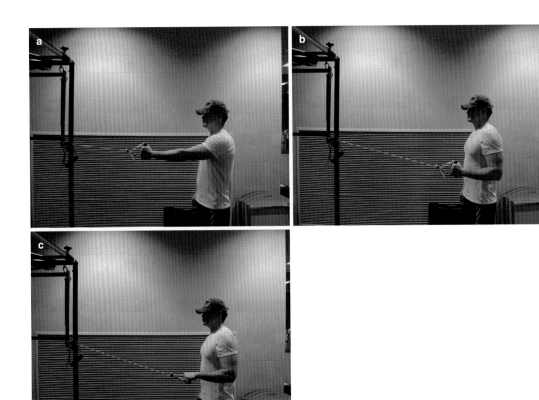

图 32.69　旋转

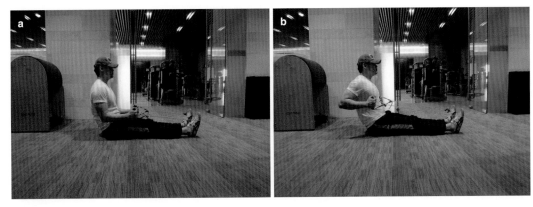

图 32.70　回缩

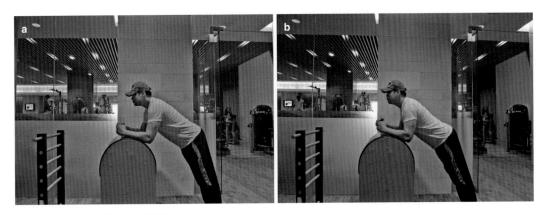

图 32.71　桌上回缩（手肘俯卧撑）

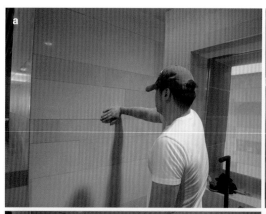
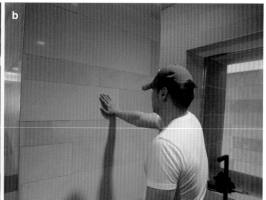
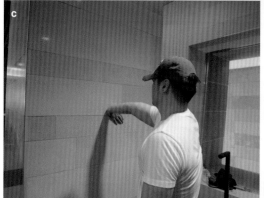

图 32.72　时钟运动

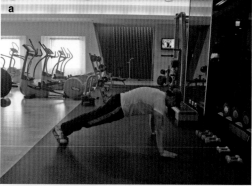

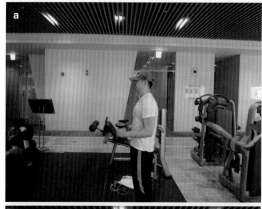
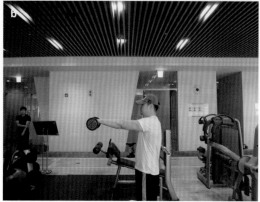

图 32.73　哑铃冲拳

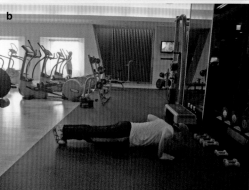
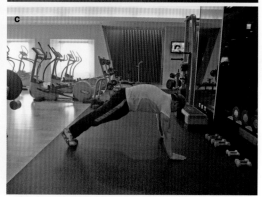

图 32.74　加强俯卧撑

身体从脚踝到头部保持挺直。收紧腹部，在整个练习过程中保持张力。

像一般的俯卧撑一样降低身体，直到胸部几乎触及地面。暂停，尽可能快地重新回到起始位置（图32.74b）。

当回到起始位置时，将上背部推向天花板。运动是非常小的，但尽可能多地推动身体（图32.74c）。

32.17 臀大肌

32.17.1 解剖

（1）起点：
- 髂骨后臀线
- 髂嵴
- 髂后上棘
- 骶骨下后部和尾骨侧面
- 竖脊肌腱膜
- 覆盖臀中肌的臀肌腱膜

（2）止点：
- 髂胫束的筋膜
- 下部深层纤维
- 介于股外侧肌与大收肌之间的臀肌粗隆

32.17.2 功能

- 髋关节外旋
- 髋关节后伸
- 大腿外展

32.17.3 康复训练

32.17.3.1 臀桥训练
（1）仰卧并使膝关节弯曲，让双脚放在地面上。

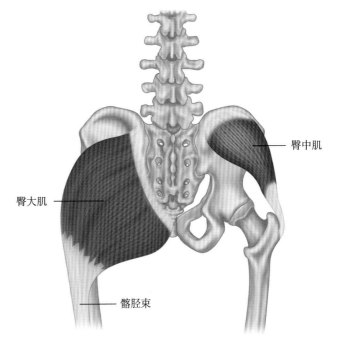

图 32.75 臀大肌

（图中标注：臀中肌、臀大肌、髂胫束）

双臂放在身体两侧，掌心向下（图32.76a）。

（2）腹肌发力并推动骨盆向上至最高点。

（3）让两侧肩胛骨充分接触地面，呼吸然后通过收缩臀肌来抬高臀部（图32.76b）。

（4）同时将脚跟紧贴地面来稳定双腿。身体应该从肩膀到膝关节保持一条直线。保持这个姿势，控制底部并重复此动作。

32.17.3.2 跪姿屈膝抬腿
（1）单膝跪地支撑身体轻微抬起（图32.77a）。

（2）尽可能高地抬起腿然后缓慢地回到开始的姿势（图32.77b）。

（3）用相同的练习方式锻炼另一条腿，重复上述步骤。

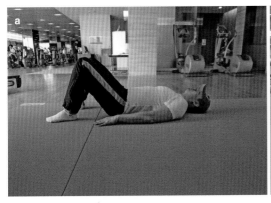
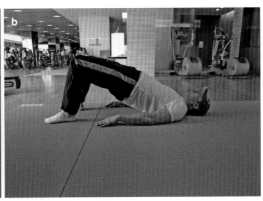

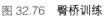

图 32.76 **臀桥训练**

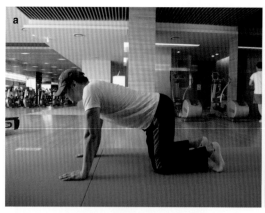
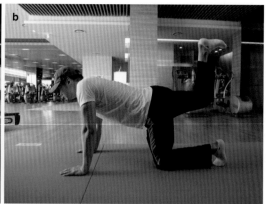

图 32.77　跪姿屈膝抬腿

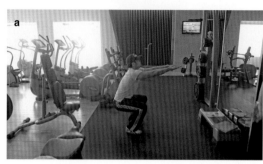
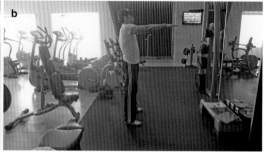

图 32.78　深蹲

32.17.3.3 深蹲

（1）这个练习从站立姿势开始（图 32.78a）。可以使用杠铃。

（2）将臀部收回并弯曲膝关节（图 32.78b）。运动深度将会决定运动负荷。

这个练习可以增强臀大肌、股四头肌和腘绳肌肌力。

32.18 臀中肌

32.18.1 解剖

（1）起点：

- 髂嵴与臀后线之间的髂骨外表面
- 前腹臀线
- 覆盖臀肌筋膜的外表面

（2）止点：

- 大转子侧面斜嵴

32.18.2 功能

- 髋关节外展
- 大腿旋内

32.18.3 康复练习

32.18.3.1 侧卧蚌式抬腿

（1）侧卧，膝关节保持弯曲并且臀部弯曲成 30°（图 32.80a）。

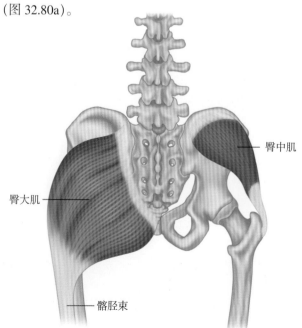

图 32.79　臀中肌

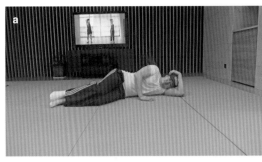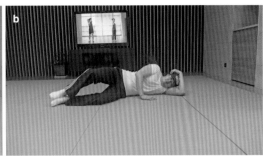

图 32.80　侧卧蚌式抬腿

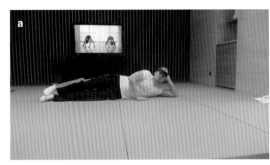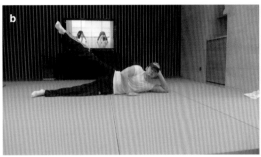

图 32.81　侧卧抬腿

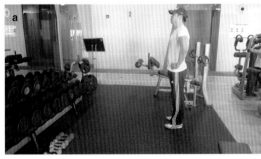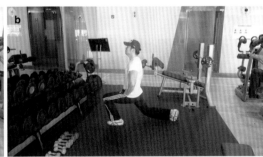

图 32.82　弓步蹲

（2）脚跟并拢保持骨盆不变，通过收缩臀中肌打开膝关节（髋部外展）（图 32.80b）。

（3）缓慢重复练习 10~15 次，然后换另一侧。

32.18.3.2 侧卧抬腿

（1）侧卧并保持膝关节和臀部伸展（图 32.81a）。

（2）缓慢提起腿并保持膝关节伸展，臀中肌有收缩感（图 32.81b）。

（3）缓慢重复练习 10~15 次，然后换另一侧。

32.18.3.3 弓步蹲

（1）双脚与肩同宽站立，双手叉腰，两眼平视前方，后背直立（图 32.82a）。

（2）向前跨一大步一个脚跟先着地，下一步应该让后脚的脚跟充分抬离地面。

（3）降低身体，深呼吸，直到膝关节屈曲至 90°，并使重心保持在前脚跟（图 32.82b）。

（4）通过前脚脚跟提高身体起身到开始位置，同时呼气。

这个练习可以增强臀中肌、股四头肌和腘绳肌肌力。

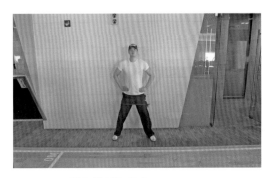

图 32.83　弹力带侧向行走

32.18.3.4 弹力带侧向行走

（1）准备一个弹力带，把它放在膝关节上方并绕在大腿上。

（2）与肩同宽站立，膝关节微屈，后背直立。

（3）右脚向旁迈步大约与肩同宽的距离。然后，左脚向内迈步直到两脚距离再次与肩同宽。

（4）在练习中膝关节应该与脚保持在一条直线上。仔细感觉训练中臀肌的收缩。

32.19 股四头肌

32.19.1 解剖

（1）股直肌

1）起点：

- 前侧头：髂前下棘
- 后侧头：髋臼后缘上部沟槽

2）止点：

- 髌骨底部

（2）股外侧肌

1）起点：

- 转子间线近端阔筋膜
- 大转子前壁和下壁边界
- 臀肌粗隆外侧缘
- 臀大肌肌腱
- 粗线外侧缘近一半
- 外侧肌间隔在股外侧肌和股二头肌短头之间

2）止点：

- 髌骨外侧
- 膝关节囊腱状扩张部

（3）股内侧肌

1）起点：

- 转子间线的下半部
- 粗线内侧缘
- 内侧髁线上部
- 长收肌与大收肌的肌腱
- 内侧肌间隔

2）止点：

- 髌骨内侧缘
- 股四头肌腱
- 膝关节囊腱膜

（4）股中间肌

1）起点：

- 股骨体上 2/3 的前部与侧表面

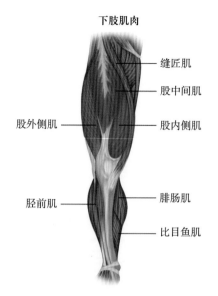

下肢肌肉

缝匠肌
股中间肌
股外侧肌
股内侧肌
腓肠肌
胫前肌
比目鱼肌

图 32.84　股四头肌

- 外侧肌间隔下部

2）止点：

- 股四头肌深部肌肉的前表面腱膜

32.19.2 功能

- 伸膝
- 屈髋（仅股直肌）

32.19.3 康复练习

32.19.3.1 前深蹲

（1）这个练习增强了臀大肌、股四头肌和腘绳肌。

（2）这个练习从站立位开始，重量（通常为杠铃）举在体前（图 32.85a）。

（3）臀部向后并弯曲膝盖（图 32.85b）。蹲的深度将会决定运动负荷。

32.19.3.2 弓步蹲

（1）双脚与肩同宽站立，双手叉腰，两眼平视前方，后背直立（图 32.86a）。

（2）向前跨一大步一个脚跟先着地，下一步应该让后脚脚跟充分抬离地面。

（3）降低身体，深呼吸，直到腿成 90°并使重心保持在前脚跟（图 32.86b）。

（4）提高身体起身到开始位置，通过前脚脚跟，同时呼气。

这个练习增强了臀中肌、股四头肌和腘绳肌。

32.19.3.3 坐姿腿屈伸

（1）坐在器械上把腿放在垫子下面双手握住两边的把手。确保你的膝盖成 90°（图 32.87a）。

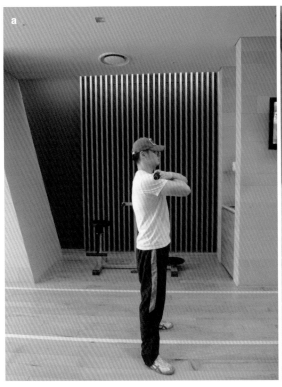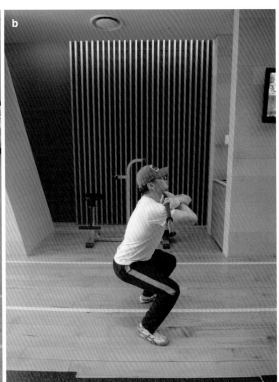

图 32.85　前深蹲

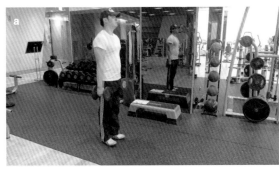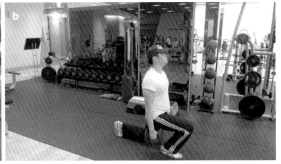

图 32.86　弓步蹲

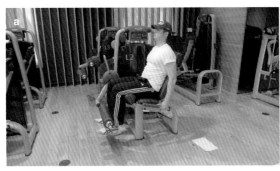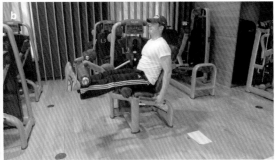

图 32.87　坐姿腿屈伸

（2）运用股四头肌，在呼气时最大限度地伸直腿。在练习过程中，身体的其他部位应该保持在座位上。在收缩位置停顿几秒（图 32.87b）。

（3）吸气时返回到最原始的位置。限制你的膝关节不要超过 90°。

32.19.3.4 股四头肌等长收缩

（1）开始这个练习需要仰卧并且在你的膝关节下方放置一卷毛巾，并使你的膝盖放松（图 32.88a）。

（2）缓慢地伸直膝关节，尽可能地收紧股四头肌（图 32.88b）。

（3）保持几秒钟然后缓慢地回到初始位置。

32.20 腘绳肌

32.20.1 解剖

（1）股二头肌

1）起点

长头：

• 坐骨粗隆中下部

• 骶结节韧带的下部

短头：

• 在大收肌和股外侧肌间的股骨粗线外侧缘

• 外侧肌间隔

2）止点

• 腓骨头的外侧面

• 附着于胫骨外侧髁上的肌腱

• 分为两个部分

• 包括膝关节的腓侧副韧带

（2）半腱肌

1）起点

• 坐骨结节的中下部

• 连接两个肌肉相邻表面的腱膜，其长度约为 7.5 cm

2）止点

• 胫骨内侧表面近端粗隆

（3）半膜肌

1）起点

• 股二头肌和半腱肌起点：坐骨结节相邻上部和侧面。

2）止点

• 胫骨内侧髁上的内侧髁关节面。

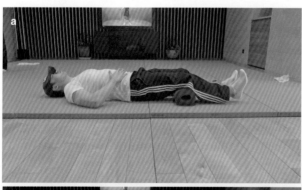
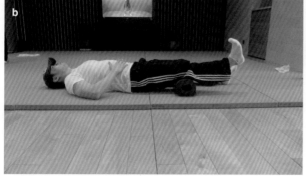

图 32.88　四头肌等长收缩

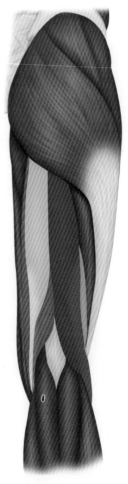

图 32.89　腘绳肌

- 股骨外侧髁的后侧面，形成了内侧半月板和后囊后角的斜腘韧带的一部分
  - 膝后方关节囊和内侧半月板
  - 前深头部：胫骨外侧髁
  - 直接头部：胫骨远端内侧髁的后侧结节
  - 末端：腘肌的纤维膨起处
- 纤维膨大

32.20.2 功能

半腱肌和半膜肌在身体近固定时伸髋；当膝关节弯曲时，他们还会屈膝和内旋下肢。

股二头肌的长头在开始走路时伸髋；在膝关节弯曲时，短头和长头还会屈膝和外旋下肢。

32.20.3 康复训练

32.20.3.1 直腿硬拉

（1）反握杠铃，双脚与肩同宽（或小于肩宽），保持身体直立，膝关节应稍微弯曲（图 32.90a）。

（2）吸气时，保持背部挺直，屈髋，放低杠铃（图 32.90b）。

（3）呼气时，通过伸髋恢复到初始位置。

32.20.3.2 跪姿弹力带伸髋

（1）用双手分别握住弹力带，把弹力带勾在你的脚上。

（2）跪下来，把双手放在地板上（图 32.91a）。

（3）当呼气时，蹬腿，静待几秒钟，然后慢慢回到最初的位置（图 32.91b）。

32.21 臀部和躯干

32.21.1 康复训练

32.21.1.1 登阶运动

（1）站在踏板前面，双脚与肩同宽。可以把手臂放在身体两侧或臀部（图 32.92a）。

（2）单脚站上踏板，控制动作（图 32.92b）。用踏板上的腿发力把自己拉上踏板（图 32.92c）。两脚都站上踏板，略作停顿。

（3）用对侧脚从踏板上走下来，然后另一脚跟着下来，回到起始姿势。

重复这个动作，每次都要交替前腿。

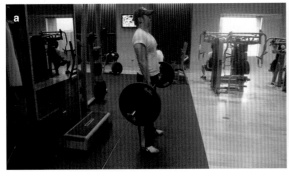
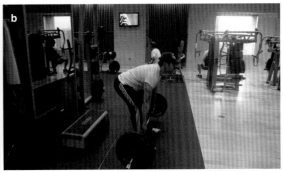

图 32.90　直腿硬拉

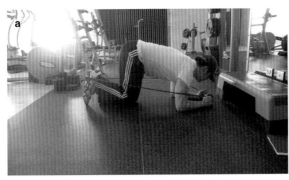
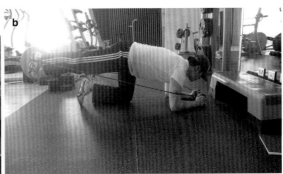

图 32.91　跪姿弹力带伸髋

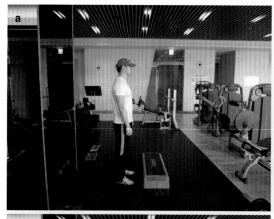
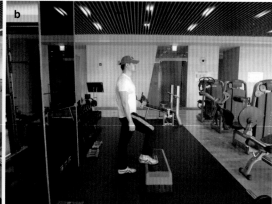
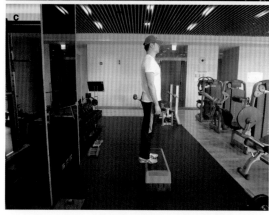

图 32.92　登阶运动

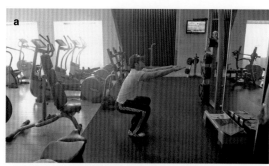
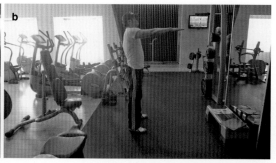

图 32.93　深蹲

32.21.1.2 深蹲

（1）这个练习从站姿开始（32.93a）。可以负重杠铃。

（2）将臀部向后坐，弯曲膝关节（图 32.93b）。运动的深度决定了运动的负荷。

这项运动可增强臀大肌、股四头肌和腘绳肌肌力。主要肌肉为股四头肌；协同肌为臀大肌；稳定肌为腘绳肌。

32.21.1.3 弹力带站姿后踢腿

（1）把带子一端系在柱子上，另一端固定在一个脚踝上（图 32.94a）。

（2）面对带子的附着点，保持平衡。

（3）保持头部和胸部挺直，尽可能地将腿对抗阻力向后移动，同时保持膝关节伸直（图 33.94b）。

32.21.1.4 俯卧挺身

（1）开始时，脸朝下趴在地板上，身体和双腿伸直以及双臂前伸（图 32.95a）。

（2）慢慢地抬起胸部、肩膀和手臂，尽可能抬到最高处，让脚趾一直保持接触地面（图 32.95b）。

（3）然后，慢慢地把胸部、肩膀和手臂放在地板上，但不要在地板上休息。

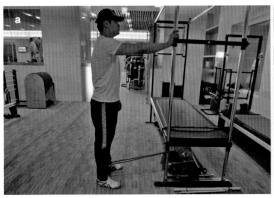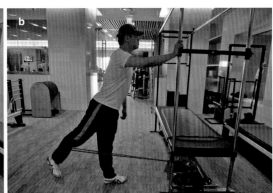

图 32.94　弹力带站姿后踢腿

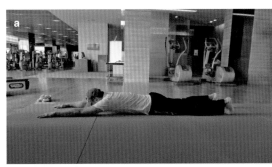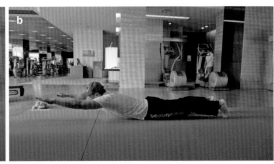

图 32.95　俯卧挺身

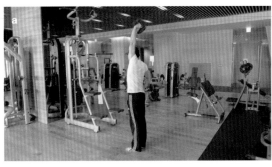

图 32.96　颈后臂屈伸

（4）在整个运动过程中，一定要保持背部肌肉的张力。

32.22　塑形训练

32.22.1　上臂塑形训练

32.22.1.1　颈后臂屈伸

（1）站立并与肩同宽，单手持哑铃，缓慢向上举直至手臂完全伸直（图 32.96a）。

（2）让上臂贴近头部。吸气时，将哑铃置于头部后侧，直至前臂碰到肱三头肌。上臂应该保持不动，只有手肘移动（图 32.96b）。

（3）呼气时，用肱三头肌举起哑铃，回到开始的姿态。

32.22.1.2　侧向拉伸

（1）站立与肩同宽，膝关节微屈。

（2）将手放在同侧的髋关节上以支撑脊柱（图 32.97a）。

（3）举起对侧手臂并将手放在头后。借此姿势让

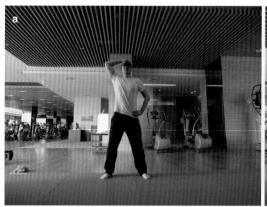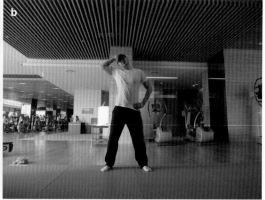

图 32.97　侧向拉伸

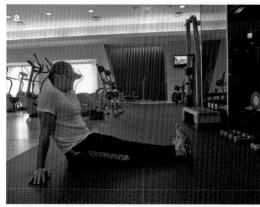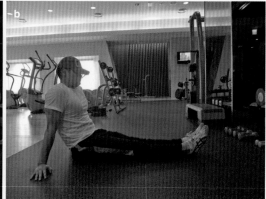

图 32.98　踝泵

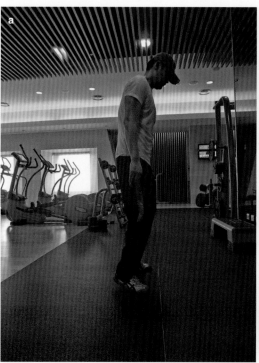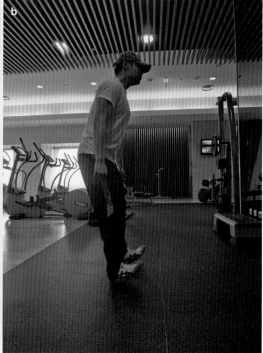

图 32.99　摇摆站立

上半身侧倾（图 32.97b）。

（4）确保体重均匀地分布在两条腿上。

32.22.2 踝泵

（1）坐在地板上，膝关节伸直，双手放在身体旁边的地板上。

（2）向前推脚趾，好像踩在一辆汽车的刹车上（图 32.98b）。

（3）然后把脚趾向身体拉 2 秒（图 32.98a）。

通过收缩和放松小腿肌肉来舒缓小腿肌肉。

这个练习对于伸展和放松你的小腿肌肉是必要的。

32.22.3 摇摆站立

（1）双脚站立与肩同宽，膝关节稍微弯曲。

（2）把躯干固定下来，抬起脚跟，用脚趾支撑身体的重量（图 32.99a）。

（3）然后抬起脚趾来和脚跟保持平衡（图 32.99b）。

这个练习是为了通过收缩与放松小腿肌肉来柔和腿部线条。

臀部略微往后的姿势，会让平衡变得更容易些。

32.22.4 空中蹬自行车

（1）平躺在地板上，双腿朝向天花板，双手放在臀部或腰部，上臂平放在地板上（图 32.100a）。

（2）双脚在空中旋转（图 32.100b），像骑自行车一样（图 32.100c）。

这个练习的优点是在任何地方都可以轻松完成。

32.22.5 站立前屈

（1）站立时，双脚的宽度是肩宽的 2 倍，双臂平伸，双腿伸直（图 32.101a）。

（2）随着吸气和呼气，慢慢弯曲躯干 90°（图 32.101b）。

（3）呼气，并用双手握住脚后跟（图 32.101c），然后，弯曲肘部，放松肩部，伸展上半身，屏住呼吸。

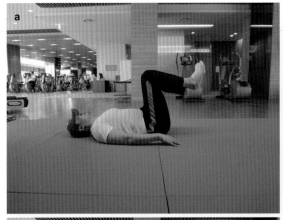
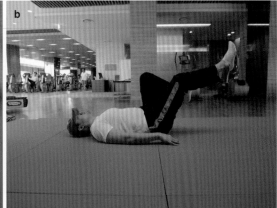
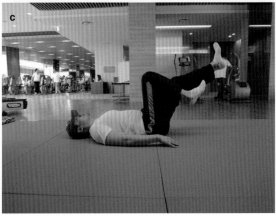

图 32.100　空中蹬自行车

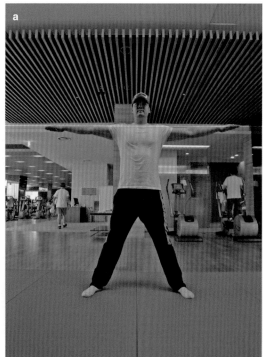
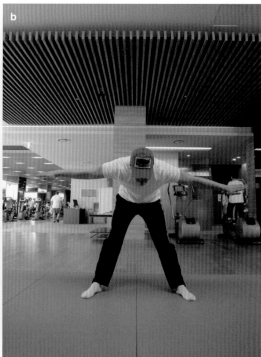
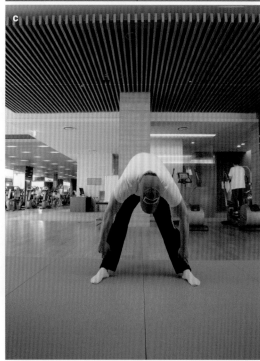

图 32.101　站立前屈

康复：投掷运动员

Jin-Young Park and Jae-Hyung Lee

33.1 投掷运动员的身体特征

过顶运动员是进行独特而复杂动作的运动员。因此，重复与投掷球有关的动作会造成肩关节损伤，并且也会使邻近的组织面临额外的伤病情况。同时，过顶投掷的动作，在投球动作的末期会造成过大的压力。在这段时间内，球在投掷时的角速度（每秒转动的角度）几乎达到 7 000° /s（在 1 s 中旋转大约 19.5 圈）旋转的动作会对肩关节前部施加相当于投手体重的质量和 1.5 倍体重的内应力。这些问题也发生在其他运动中，如美式足球、垒球和网球。

运动医学涉及与运动相关损伤的防护和治疗。肩关节损伤有多种病因，如肌肉疲劳，肌肉力量不足，肌肉力量失衡，活动度受限，软组织灵活性不佳，投球动作变化，静态力稳定性退化。

33.1.1 体格检查

经常把手臂抬过头顶的投手有着独特的身体特征，如肩关节活动受限，肩胛骨位置异常，关节松弛，肌肉力量不足，本体感觉发展的不足。值得注意的是，这种独有的特征应该被考虑为获得更好运动成绩的适应性变化。

33.1.2 运动员不适

忍受由投掷运动引起伤痛的运动员，通常在放松的状态下不会感到疼痛，但当投掷时会感到疼痛。这使得运动员在运动时犹豫和不安。研究表明，这种疼痛大多数仅限于手臂过头的动作，而其他动作不会引起不适。

通常，这种损伤发生在练习时，尤其是重复做投球动作时（图 33.1）。大多数职业球员遭受这些慢性

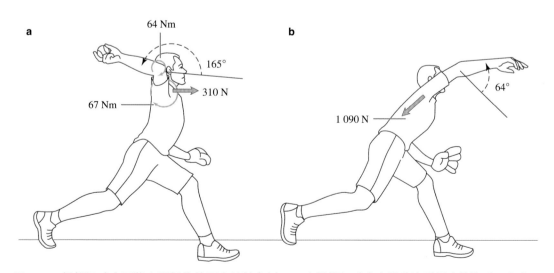

图 33.1　投掷运动中可能出现损伤的两个关键实例。a. 当投掷运动中肩关节达到最大外旋时。在这一时刻，67 Nm 的内旋扭矩和 310 N 的前部力量作用于肩部；b. 释放球时，肩部开始减速。此时的力包括 1 090 N 的压力，以防止肩关节半脱位

伤病的折磨随着时间的推移，症状逐渐显现。

最开始这些症状不能被肉眼察觉，投手经常忽视这些损伤而且投球动作不受影响。但随着症状加剧，投手经常表示在投球时肩部有不易讲明的不适感，同时伴随肩关节僵硬，像被什么东西夹住一样。他们也表示热身困难而且关节力弱。在这个情况下持续运动，投掷动作的速度下降，疼痛也更加严重。慢性疼痛会对投掷能力产生负面影响，这导致受影响的投手使用损伤显现前的异常技术动作，造成关节内结构过度使用，并严重损害身体。

以往经验表明，近期比赛中的投球数，每回合中的投球数，都可以用来确认投手的易疲劳度。

随着症状的发展，患者可以定位疼痛的来源，但当其表现为正常的投掷疼痛时，不易通过基本的医学检查来区分两者。慢性损伤的表现最常见于手臂过头的动作，尤其是投球的后半阶段和球离手的时候。这些阶段对肩关节造成的压力最大。

33.1.3　活动度

最容易观察到的由投掷动作引起的症状是肩关节活动受限。大部分的投手都会增加手臂外旋，但是同

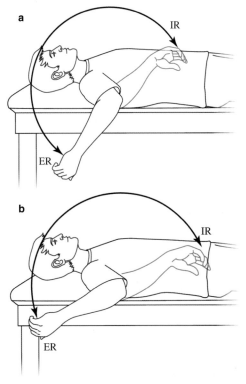

图 33.2　总体运动概念。相对于非优势肩（b），投掷运动员的优势肩（a）有更大的外旋（ER）和较小的内旋（IR）。然而，总的运动（外部和内部旋转）是相等的

时他们需要减少手臂的内旋。这些特点不仅限于棒球投手，也同样见于其他运动中，如网球等。这主要是由于以下原因：首先，长时间的投球动作，使相关的骨骼为了拉回手臂而产生变形，但这又反而限制了肩膀的活动。其次，肩关节前部会变松，而后部会变紧，这就限制了肩关节的活动（图 33.2）。

然而研究表明，让受伤的肩关节与未受伤的肩关节进行对比，会发现两者活动度并没有明显差异。因此，可以观察到关节囊收缩并不影响关节内旋。此外，有一种理论认为，由于肩关节后部肌肉的不正常收缩，引发小肌肉损伤的发生，同时活动度减小。最后，还有一种理论认为，由于骨骺板的适应性变化，使年轻的棒球运动员的活动度与常人不同。以上提到的观点都表明，肩关节损伤可能有多种原因，肩关节活动度受限可以补救，运动员应该不断尝试将他们的动作调整到一个正常的活动度。

33.1.4　肩胛骨的位置

肩胛骨的问题应该在经常使用手臂进行投掷或重复类似动作运动员中检查，如投手，甚至弓箭手。让患者站在镜子前和向后看，检查肩胛骨的位置和变形或位置不对称。如果这个方法很难分辨出问题，那么每只手都可以用 1 kg 或 2 kg 的重量来进行垂直运动，来检查肩胛运动正常与否。同时也发现许多运动员在肩部不对称的情况下，导致肩胛向外侧移位和肩胛骨的下缘在运动时偏移向外。这种现象的发生是由于缺少控制肩胛骨位置的肌肉的康复，如果在这种情况下继续运动的话，它会导致肩关节前部的疼痛，也会导致肩关节内部的软骨损伤。下面的照片是国家级射箭运动员肩胛骨的 3D CT 扫描（图 33.3）。

这个运动员用他的右臂拉弦，造成右肩胛骨扭曲。如果运动员继续以这种方式进行运动，就有可能导致永久性的损伤，从而导致运动表现变差。在这一点上，许多运动员需要数月的时间来恢复，增强肌肉，

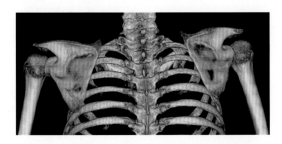

图 33.3　三维 CT 扫描显示右肩异常的肩胛位置

并调整上升的肩胛骨，如图 33.4 所示。

然而，如果没有采取任何行动来应对这个问题，之前发现的问题可能发展到无法康复的情况。

33.1.5 肌肉力量

职业棒球投手，每一个赛季都要进行长达 8 个月的持续训练，这表明肌肉力量有明显的丧失。虽然这种力量的丧失可以通过肩关节的体能训练来减少。在赛季中期，手臂外旋的力量减少了大约 16%，接近赛季末的时候减少了 21%。这些问题对肩关节肌肉没有太大的影响，但正因为如此，肌肉的疲劳度可能会增加。如果这些症状持续下去，最终关节的稳定性将会下降，有可能会导致肩峰下撞击综合征的发生。

33.1.6 本体感受

过顶运动员的关节更加松弛，这会暴露出各种各样的问题，导致肩关节依赖本体感受。当运动员感到疲劳时，本体感受能力将会降低；然而，它可以在短暂休息 10 分钟后恢复。

33.2 过顶投掷项目运动员伤害的预防原则和治疗方案

现在预防和治疗损伤的一般原则已经成熟，因此，正确掌握防治方案的基本知识，并在临床上进行实践是十分重要的。一般损伤的预防和治疗方案如下：

(1) 维持关节活动度。

(2) 维持肩部肌肉的力量与耐力。

(3) 加强神经肌肉控制能力。

(4) 维持核心肌群和下肢肌群的稳定性。

(5) 非赛季的练习与训练。

(6) 在赛季中，维持大肌肉群和肌肉控制力。

33.2.1 维持关节活动度

第一条原则是，保持肩关节适当的投掷运动。需要过顶摆动动作的运动员，肩关节一般都有过度的外旋能力，这让身体后部可以有进一步的运动，但内旋的运动受限，限制了身体前部的动作。即便如此，双臂仍要保持同样的关节活动度。也就是说，即使患侧手臂受到限制，并且来回摆动的动作增加，它也将会增加到 170° 的活动范围，而活动范围正常的手臂也会是 170°。因为这只是用身体去继续代偿肩关节的活动方式，它不应该成为一个关注点。因此在赛季结束后，活动度将会与一开始不同。所以，

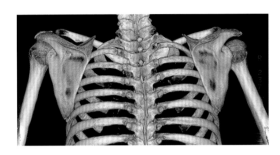

图 33.4 康复后右肩肩胛位置的矫正

康复中应该考虑动作幅度的平衡，不要过度的拉伸身体去增加活动度。

如果损伤持续存在或未接受完整的康复训练，恢复关节活动度是十分重要的。不同类型的损伤中，康复的方法和时间都不同，但要注意的且最重要的是，在没有恢复到完全的活动度之前，尝试同样的投掷运动是非常危险的。因此，教练和医生必须在伤者完全恢复之前禁止他们投球。

33.2.2 保持肩部肌肉组织的力量

重复的投掷动作会对肩部关节、韧带和肌肉造成损伤，因为它在这些区域持续施加压力。因此，加强肩关节（为了保持肩胛骨在身体的正确位置），肘部和手腕的肌肉是很重要的。也许你见过运动员在比赛结束后，一边用弹力带或哑铃锻炼一边看比赛，这是非比赛日提高运动员的比赛能力的一种训练方法。

每个运动员都可以确认他们需要锻炼哪些肌肉，但是所有的球员不应该排除肩关节肌肉、肩胛提肌和斜方肌下部。这些肌肉不是用来提高投球能力的，而是在投掷动作时保护运动员的身体，同时提供基本的耐力。

内在肌肉和外在肌肉通过肩胛骨在投掷动作中协调运作。保持肩胛骨与肱骨头的协调，可以提高投掷动作的快速性。在投掷的时候肩胛骨的位置也影响着盂唇。

33.2.3 加强神经肌肉控制

如果在投掷中用很大的力量，关节和韧带就会松动继而不能稳定运动，随后投掷动作就会出现不稳定。当关节以不稳定的方式运动时，关节或肌腱内的软骨可能受到损伤。为了避免这样，运动员必须对肌肉的运动做出适当的控制。肌肉控制是过顶运动员运动损伤和治疗方案中的一个重要因素，也是康复中最重要的组成部分之一。在良好的肌肉的控制下，可以防止在高速投掷运动中可能发生的肩部肌肉与周围骨

骼的磨损伤害。因此，肌肉控制对以手臂过顶动作为主的运动员是非常重要的。

肌肉的控制可以通过节奏稳定性训练，无神经肌肉反馈控制训练，闭链运动和增强式训练来提高。

如果康复训练做得正确到位，就可能发展平衡肩关节的肌肉，在高强度的投掷运动中防止损伤。

33.2.4 核心肌肉和下肢的训练

在投掷中，下肢承担了超过50%的力量。核心肌肉练习和下肢训练不仅能使手臂在身体周围平稳地运动，而且能使肩部在投球时处于稳定状态，同时对于肘部和手的自然摆动至关重要。如果下半身肌肉无力，缺乏耐力，或者肌肉控制能力不强，运动员就不能正常地投球。所以一位优秀的运动员应拥有强大的下肢力量。

核心肌群训练是保持运动链的一个重要因素。对于非运动员在减重和饮食控制上也是很重要的，因为它增加了代谢。但是很明显，如果下半身的力量没有被传递到手臂上，就不会有好的投球。如果核心肌肉不够强大，腿部力量的传导将从腰部停止，这意味着力量就要重新来源于上肢。那么很明显，投球的速度和力度都会降低。

偶尔忽略这些现象的运动员会试图利用手臂的力量来保持球的速度，然后手脚两端会产生不平衡的力量。如果这个动作继续，它可能会损伤手臂，并可能导致投掷动作变形。

总之，腿和身体在投掷运动稳定性中起着重要的作用。身体缺乏灵活性，非主导的臀部肌群的无力，髋外展肌和腰肌肌力的下降可导致运动链的破坏。这将在投掷的加速阶段导致脊柱前凸并形成异常的动作姿势（肩关节前向运动比下肢迟缓），这被称为"慢手"。"慢手"可能会出现过度外旋、外展肩关节，这可能损伤关节盂唇。

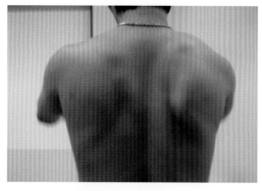

图33.5　右肩胛前倾（SD Ⅰ型）

33.2.5 非赛季期的安排

当然，非赛季期对运动员身体的休息、康复和治疗是很好的，也是为下个赛季的做准备。虽然他们在季后赛开始时有一个突破，但仍需一步步地加强身体整体的肌肉，并努力调整和保持它。虽然在休息期间有一些公开露面，但保持耐力和加强肌肉仍然是很重要的，这样球员在赛季中，就不会感到疲劳或虚弱。

赛季末，即使球员不上场，也应该继续接受物理治疗。进行游泳、高尔夫、骑自行车和慢跑等娱乐活动是很有用的。这一时期至下赛季之前可以看作是恢复损伤的宝贵时间。

33.2.6 赛季中的维持

除了非赛季期，在赛季中保持肌肉控制、肌肉力量和耐力也是很重要的。一个这么长的赛季的重复运动会降低运动员的运动表现。

必须进行全身的肌肉强化和有规律的计划，仔细检查肩部关节和肌肉。肩关节或肘关节疲劳或肌肉无力可能导致受伤，因为它们使关节不稳定，因此，肌肉保养在赛季中是必不可少的组成部分。

33.2.7 肩胛肌肉稳定性（肩袖肌群的平衡）训练

肩袖肌群的康复是最容易被运动员所忽视的。许多肩部疼痛都是由于肩胛运动异常和缺乏康复。肩胛骨运动障碍常可分为3个亚型：

Ⅰ型是肩胛骨前倾斜，导致肩胛骨下缘突起，使肩胛骨回缩困难。它和胸大肌、胸小肌和前锯肌缺乏弹性有关（图33.5）。

从三维CT扫描可以看出，如左侧显示，与正常人（右）相比，肩胛骨与胸壁分离（图33.6）。

Ⅱ型是肩胛骨内侧缘突出，因为肩关节内旋转增加。这大多发生于薄弱的上、中、下斜方肌和菱形肌。从下面的图片可以看出，右侧肩胛骨的Ⅱ型运动障碍是可见的（图33.7）。

随着三维CT扫描的使用，从图中右侧可见，向胸廓前旋转的肩胛骨与正常左侧的肩胛骨（图33.8）。

Ⅲ型是肩胛骨突出的内侧缘上角由肩胛骨向上平移的变化所导致。这种现象在手臂提着重物垂直移动的时候可以很容易地在身体上观察到。许多运动员的Ⅲ型肩胛运动障碍是因为前锯肌减弱（图33.9）。

此外，使用三维CT扫描可以看出，左侧肩胛骨似乎向上移动，这跟正常人的肩胛骨是完全不同的（图33.10）。

前倾（AT）

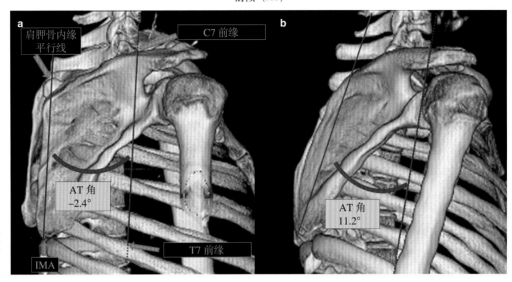

图 33.6 a. 3D-CT 扫描可见正常肩胛骨位置。b. 三维 CT 扫描（SD Ⅰ型）发现前倾

内旋（IR）

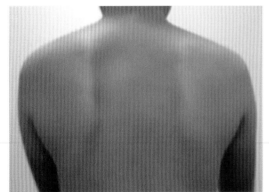

图 33.7 右肩胛内旋（SD Ⅱ型）

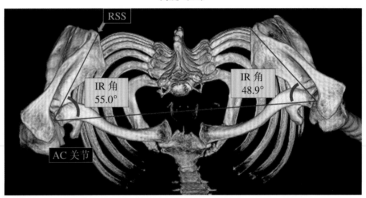

图 33.8 三维 CT 扫描示右肩胛骨内旋转（SD Ⅱ型）

上移（ST）

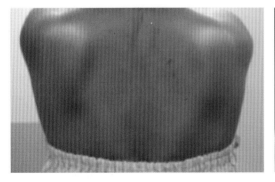

图 33.9 左侧肩胛上移（SD Ⅲ型）

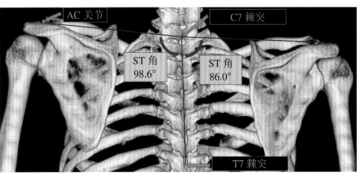

图 33.10 三维 CT 扫描示左侧肩胛骨上移（SD Ⅲ型）

对于患有肩胛运动障碍症状的球员，用 3~4 个月时间来让肩胛骨恢复位置是完全可行的。当肩胛骨恢复到正常位置时，运动员将感受到肩部的疼痛消失。

33.3 康复过程

康复不仅治疗投掷运动员的疼痛和炎症，并且保持和提高肌肉力量和耐力。而且也有助于恢复本体感觉、活动度和对神经肌肉的控制。

运动医学的发展促进了康复方法的发展，使运动员更快的康复。这使得运动员可以长时间保持最佳状态。

33.3.1 急性期

刚刚受伤或手术后的第二天被认为是急性期。最初，运动员不能参加比赛。急性期的持续时间取决于损伤的程度和受损组织的自愈能力。

在受伤或手术后，ROM 会减少。为恢复 ROM 需要按照医嘱立即进行拉伸。必须循序渐进地进行康复计划，强度参照逐渐增加的活动度渐渐增强。这个时期禁止运动员独自进行康复，而且需要教练或物理治疗师的帮助（是很关键的）。早期的拉伸应该是温和的被动拉伸（运动员应在教练员的辅助下锻炼自己的力量，运动员除了自身的力量训练需要额外加上教练员的力量训练）。

33.3.2 重建 ROM 的练习

对肩后部肌肉的灵活性练习（灵活性训练）应该在一开始就进行。肩部由于重复极限的纵向离心运动而受伤，导致内旋减少（图 33.11）。在这种情况下，水平位身体交叉内收拉伸和仰卧拉伸可以被用作增加内旋的拉伸方式（图 33.12）。

进行睡眠位拉伸时应避免过度拉伸。重复的放松拉伸效果优于紧张拉伸。柔和地重复是值得表扬的。如果拉伸后关节囊，出现后半脱位，则不应进行此练习。

肩关节的前屈活动度应扩大到与上述类似的程度。在仰卧位下有节律地进行手臂 90° 水平外展并外旋 90° 的稳定性训练（图 33.13）。

前臂的 ROM 应该也会像上面一样扩大。早期应该禁止单臂抬高动作。在教练员或物理治疗师的协助下，可以前屈 100°（图 33.14 和图 33.15）。超过这个范围可能会引起疼痛。在抬臂的同时，应该施加一定的阻力来加强肩部肌肉（图 33.16）。

当关节活动达到一定程度，同时组织出现愈合时，要进行负重练习。手脚放松平躺，由教练员在双肩同时施力（图 33.17）。如果他们慢慢地来回摆动身体，肩关节肌肉就会收缩，这就会使关节稳定下来。这项练习是手掌放在地板上，并进一步向肩部施加压力。

随后的练习可以由手撑在健身球上，让手臂承受重量并维持平衡。

在没有教练或物理治疗师的情况下，初次锻炼应该在完成肌肉强化和肌肉平衡后进行。

让运动员闭眼，治疗师被动屈伸、外旋和内旋运动员的手臂，如果动作能够达到预期，就可以回到

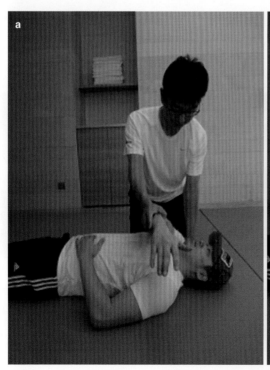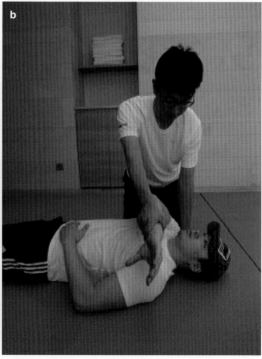

图 33.11　a. 水平位身体交叉内收拉伸；b. 临床医生也可以在内旋时进行拉伸

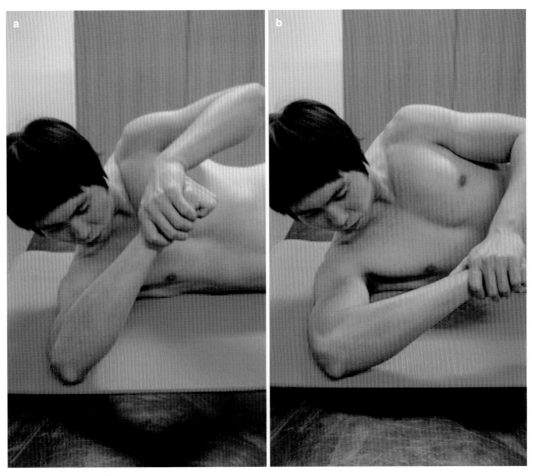

图 33.12　利用睡眠位拉伸以增加内旋

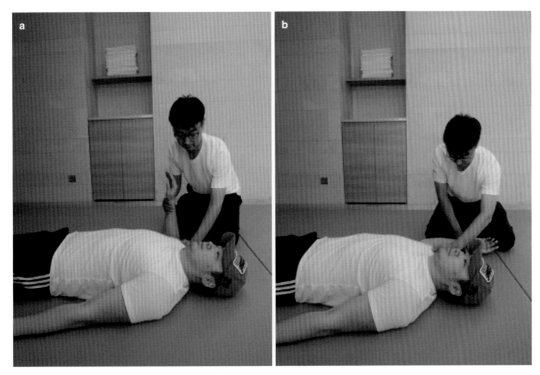

图 33.13　手臂被动内旋、外旋 90° 和正中位外旋 90° 的节律稳定训练

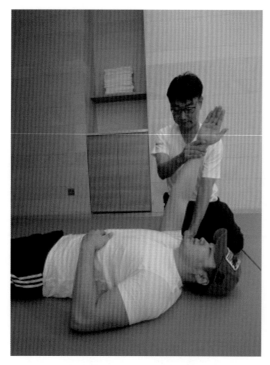

图 33.14 肩胛面弯曲手臂屈伸至 100°

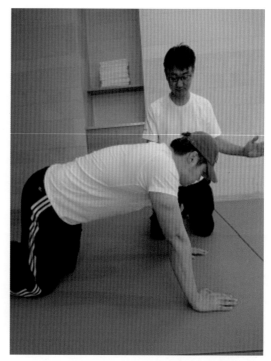

图 33.15 四肢支撑时，进行节律负重稳定性训练

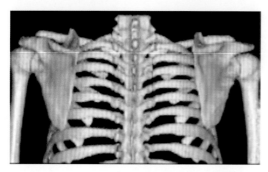

图 33.16 3D－CT 扫描获得的实际的肩胛位置

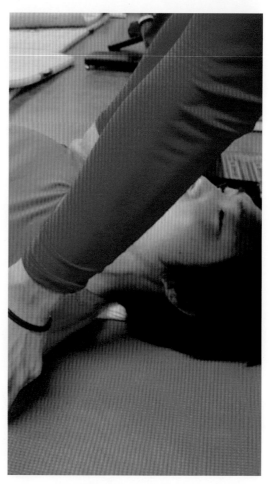

图 33.17 在助理教练辅助下进行肩部负重训练

原位。然后，进行主动训练，直到达到要求的 ROM，再恢复至原位。在 ROM 的康复中，物理治疗师应适当地对运动员进行起始动作演示，工作位置的演示和回归原位的演示是有必要的。

冰敷、高压刺激、离子电泳、超声波和服用非甾体抗炎药可以根据需要减少疼痛和炎症。离子导入疗法是有益的，特别是消除疼痛和炎症。

33.3.2.1 肩胛骨增强训练

在运动员放松或运动的时候，应该由教练或物理治疗师检查背部肩胛骨的位置或其运动轨迹。如果运动员肩部出现圆肩形态，头部前倾或颈部竖直，这表明肩胛部的收缩肌或颈部的伸肌阻碍了肩部的灵活性。最坏的情况是肩胛骨前伸或前倾。如果肩胛骨前倾，肩部 ROM 将受到影响。

上述的肩胛骨位置，可由胸小肌、上部斜方肌、肩胛提肌的收缩引起，也可由下部斜方肌、前锯肌和深层颈部屈肌群的弱化引起。人们注意到这个问题使得投球时手臂更易疲劳而且伴随短暂的疼痛。严重者，会因肩部压迫导致动脉闭塞或皮肤发绀等皮肤症状。

胸小肌缩短、喙突疼痛和肩胛骨运动障碍是投手常见的症状，并伴有喙突和肩胛运动障碍。也有肩部前端疼痛的运动员，为了放松紧张的胸小肌，把毛巾放在肩胛骨之间躺下。将双肩从顶部推到地板上，逐渐放松紧张的胸小肌。

肩关节和肩胛骨可以进行次级量的肌肉强化训练，训练应该从无痛的等长运动开始。等长运动应该从小 ROM 角度到大的 ROM 角度进行。

33.3.2.2 桌面上的肩胛收缩和伸长训练

如图 33.18 所示，伸出肘部，手放在低于腰部的桌子上。然后重复轴向负荷，锻炼肩胛骨的收缩和伸张。

33.3.2.3 肩部时针运动

将手放在墙上，如图所示，移动手指从 12 点到 6 点的位置，再从 6 点到 12 点的位置，以使肩胛骨上下运动（训练肩胛的上下活动）。

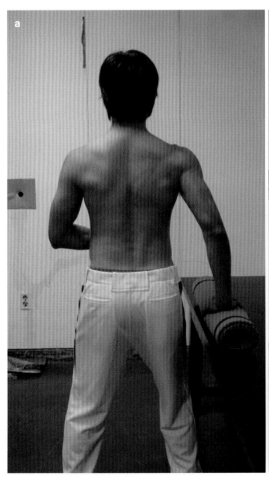 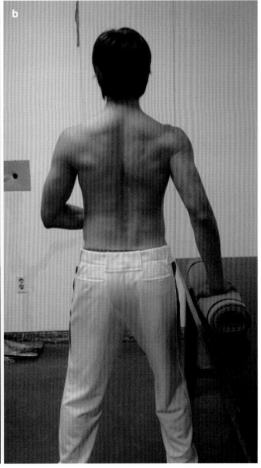

图 33.18　肩胛收缩和伸长训练

从9点到3点的位置，再从3点到9点的位置，不停地重复前后方的训练（训练为肩胛骨伸长和收缩）（图33.19和图33.20）。

如果肩关节疼痛不明显，运动变得熟练，可以增加伸长和收缩量，使肩胛骨有充分的运动（图33.21）。

当可以很顺利地进行肩胛骨的伸长/收缩运动和上/下运动，就可以开始旋转训练。回缩伸长的肩胛骨并向下运动，可以加强肌肉的收缩和肩胛骨向下的移动。

急性期可以轻松进行基本的闭链运动，在运动中不会出现疼痛（图33.22）。刚开始时，手的位置不应高于肩。如果手部或肘部超过肩高，会造成肩峰下撞击或关节内的盂肱部撞击。随着疼痛消退、ROM的增加，或肩部稳定的建立，可以在墙和手之间放置一个球，以增强主动控制训练。

将保龄球大小的球放在墙上，手臂外展90°，旋转手腕从一边到另一边（图33.23）。

当高过肩部时，不发生肩关节疼痛和关节僵硬，可以进行擦墙运动。

33.3.2.4 擦墙运动（图33.24）

收缩肩胛骨并屈肘90°，毛巾放在墙上与肩同高，如图向斜上方移动毛巾。

如果手臂、肩胛骨和肩部肌肉没有疼痛，可以施加力量以增强耐力。

33.3.2.5 坐位俯卧撑（图33.25）

坐姿，伸直双腿，做支撑来抬高和降低身体。

在这段时间内，下肢和核心肌肉锻炼可以在不过度负荷的情况下进行。首先，增加灵活性，持续地弯曲，伸展下肢，增强身体旋转的力量以增加核心肌肉的灵活性。

核心和下肢的训练应按以下顺序进行：

（1）核心训练/肩胛收缩。

（2）身体旋转/肩胛收缩。

（3）单腿站立/对角线方向的身体旋转。

33.3.2.6 髋部伸展和身体旋转（图33.26）

伸展身体并且重复上下台阶的运动。

如图旋转身体，用单脚或双脚不断地弯曲和伸展臀部。

33.3.3 维护阶段

运动员有足够的肌肉力量和适当的肌肉平衡，达到接近正常的被动活动度时，此时，维持阶段就开始了。下肢与核心肌肉的力量和稳定性是将力量从下半身传递到手臂的重要因素。

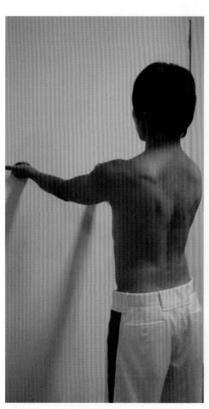

图33.19 肩胛时针训练（外旋）

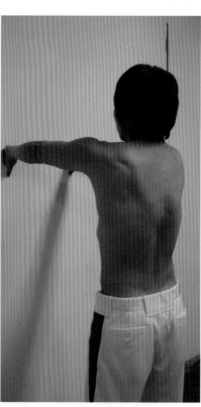

图33.20 肩胛时针训练（内旋）

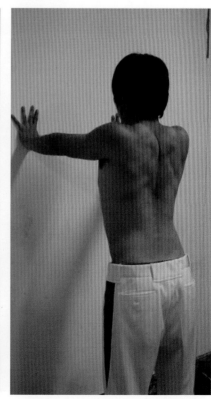

图33.21 肩胛时针训练（中位）

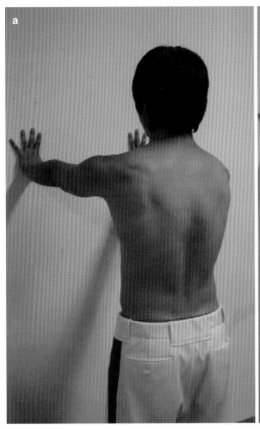
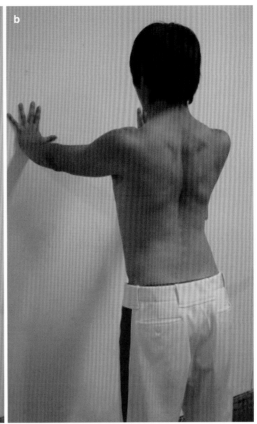

图 33.22　肩胛骨在墙壁上的收缩 / 伸长训练

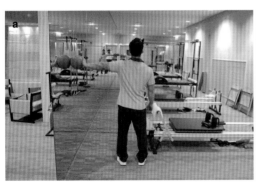
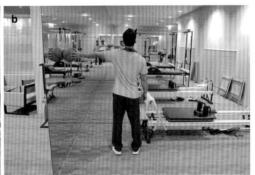

图 33.23　肩胛骨的主动控制训练

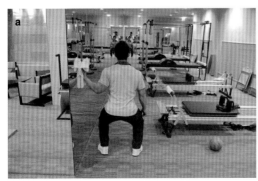
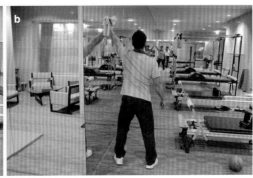

图 33.24　擦墙训练

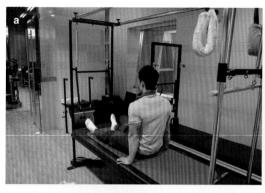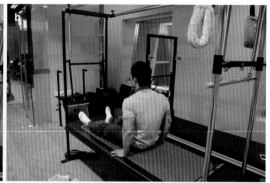

图 33.25　坐姿俯卧撑训练

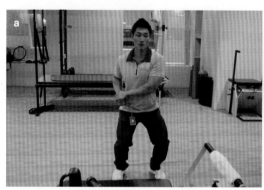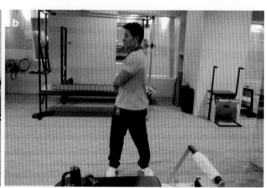

图 33.26　伸髋和身体转动

在维持阶段训练必须增加下肢力量与核心肌肉稳定性的训练。在维持阶段，本体感觉和运动感觉应该得到恢复。当运动员使用他们的手臂时，关节周围的肌肉应该得到很好的发展来维持稳定。特别是在运动活动度的末端，关节可以处于一个适当的位置，可以破坏其稳定，所以恢复不使关节盂滑出正常位置是康复的关键，或者不使背部出现异常的肩胛骨运动也同样重要。

一般来说，在赛季中，受伤的球员在几天内就会开始训练。加强静态稳定性有助于正常的关节运动，维持和产生个人所特有的神经肌肉控制能力，并提高和加强对基本耐力的恢复和竞赛强度，可以被看作为维持阶段的目标。

在此期间，康复计划强调肌肉的平衡和等张力量的恢复。此外有选择地训练肌肉可以改善肌肉平衡性和对称性。

加强肩部的外旋、肩胛骨的前伸、回缩和下方平移是对投掷项目运动员的基础训练。球员可能表现出薄弱的外旋力量，但是在一个侧卧或划船位置的外旋动作是可以做到的。两种运动方法都有旋后肌肉活动（图 33.27 和图 33.28）。这两种方法都是起始于后部肌腱末端的活动。

在急性期进展中，通过闭眼时运动关节，使运动的范围的末端保持稳定。在中间阶段，在治疗师的帮助下被动运动后，做可接受的抗阻运动。在某些训练中，治疗师可以控制阻力，使运动员的肌肉适当收缩以进行康复。

当提及恢复肌肉力量和神经肌肉控制训练时，患臂在桌上做外旋动作，然后慢慢地抬起患侧手臂，并将手臂旋转到45°左右。如果疼痛减轻了，那么就从 90° 外旋的姿势开始，内旋和外旋应用管状弹力带进行训练。

加强肩胛周围肌力和增强神经肌肉控制能力，增加肩关节稳定性的训练非常重要。因此，应另外进行划船运动来改善肌肉力量或附加等张训练。

如果需要额外维持平衡训练的话，可以在中间训练阶段插入一个额外的闭链式练习。

在训练球上练习，在球或桌子上进行俯卧撑训练。肩部和身体的稳定都是由康复治疗师控制的。

把后背贴在墙上，检查两个肩胛骨是否都贴紧墙壁，并且找出他们是否处于正确的位置（图 33.29）。

利用墙壁和小球进行能力训练（图 33.30）。开始

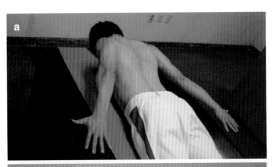

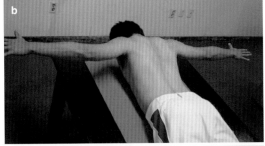

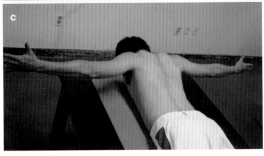

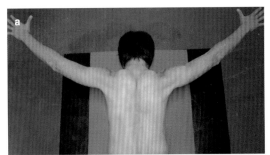

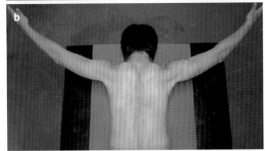

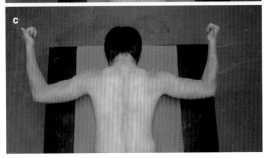

图 33.27　肩稳定运动 I：先温和地收缩肩胛骨（a）和屈臂 90°（b），然后慢慢地从外部旋转（c）来挤压肩胛骨

图 33.28　肩稳定运动 II：从肩胛骨的温和收缩开始，手臂伸超过 100 度（a），外旋（b）挤压肩胛骨，屈曲双肘（c）进一步挤压肩胛骨

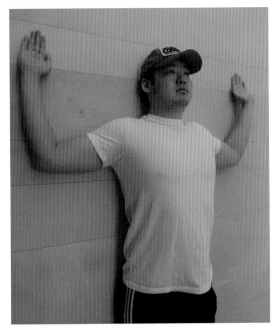

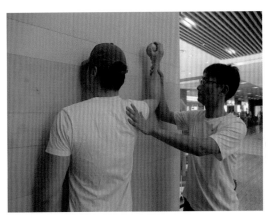

图 33.29　靠墙直臂上举，以促进肩胛骨适当收缩和后倾

图 33.30　靠墙外展 90° 并外旋 90°，做节律稳定的闭链运动

时手里抓住一个小球去做稳定性训练。对于额外的轴向收缩练习，桌子、滑动垫、毛巾，或者任何表面不规则的物体都可以使用。

33.3.3.1 肩关节前倾训练

在投掷的位置上旋转手臂，当肩胛骨回缩的时候，抬升并放下哑铃。

肩胛骨的稳定性对于以投掷运动员是十分关键的，因此，应当强化肩胛骨周围的肌肉训练（图33.31）。

33.3.3.2 使用弹力带进行低位划船运动

在肘关节伸展的位置，反复向后拉弹力带到背部。此训练有助于增强前锯肌的肌力（图33.32）。

如下所示，在肩关节外展90°时手持弹力带。然后屈肘，后伸肩关节以重复肩胛骨的收缩运动（图

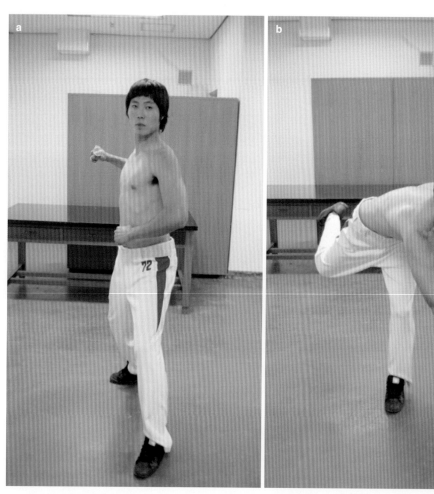

图 33.31　肩部抛投练习

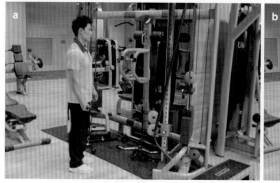
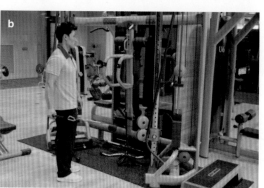

图 33.32　低位弹力带练习 I

33.33）。

33.3.3.3 用弹力带进行身体与肩胛骨训练

如图所示，肩关节前倾的姿势下，前伸身体和同侧的髋部，在肩关节外展并外旋下，重复肩胛骨的回缩练习（图 33.34）。

33.3.4 进阶阶段

第三阶级的康复计划是准备回归到实际的体育活动中去。为了达到这个目标，不应存在疼痛和力弱，并且具备较好的关节活动度，均衡的关节囊移动，徒手肌力测评（超过 4/5 的正常范围），上肢和肩胛骨关节耐力，以及足够强的静态稳定性。为了在此阶段取得进展，需要把手臂放在一个舒适的位置，并且一直伸展后部的肌肉。

在 90° 的外展位置，做内旋和外旋的训练，用管状弹力带做高速离心收缩训练。在起始位置时，将手臂放于桌上，然后在没有任何外力的帮助下轻微地进行手臂的旋转。如果不存在疼痛，说明强度就足够了，把手臂旋转到 90°。这样一来，动作就可以毫无困难地进行了。

可根据个人需要进行超强度的上身力量训练。一般练习包括器械卧推极限等张收缩练习、坐位划船和背阔肌下拉。在卧推和坐位划船练习中，运动员应避免伸展手臂，以尽量减少肩关节囊的压力。在运动员头部前方进行背部下拉，以尽量减少上肢牵引，避免完全伸展。

为了分配上肢的力量，应该在这段时间内进行增强式训练，胸部传球，头顶投掷，双手交替侧掷，使用一个 3~5 磅（1 磅 =0.45 kg）的医学训练球。

经过 10~14 天的双手训练后，建议进行单手训练。单手的递增式训练包括棒球式的投掷，减速投球和静力下在半弧形墙壁的连击，使用一个 2 磅的球，在手臂外展 90° / 外旋 90° 的姿势下进行。然后，墙上的击球动作在外展 90° / 外旋 90° 的位置上进行。这些运动对需要过顶的运动员上肢有帮助（图 33.35a）。

动态稳定性训练和神经肌肉控制性训练应该是被考虑的，在外旋的运动中，运动员独特位置下的功能和灵敏度也是被考虑的，当运动员的手臂旋转在 0° 时使用一个管状弹力带，可以采用向心和离心的被动抗阻运动。在关节外展 90° / 外旋 90° 的位置进行稳定性节律训练，来对抗治疗师或器械的阻力（图

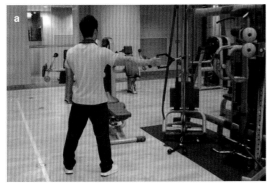
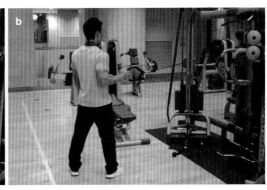

图 33.33　低位弹力带练习 Ⅱ

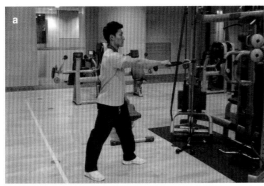
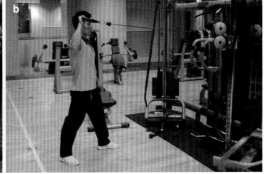

图 33.34　使用弹力带的身体和肩胛练习

33.35b）。

稳定性节律训练可以在外展 90°／外旋 90° 位置下对墙连击来进行训练。这些训练方法的内容是为了取得肩关节的动态稳定性。

在投掷运动中，疲劳会增加，肩关节或肘关节的受伤的风险也会增加，肌肉耐力训练也会受到重视。耐力训练在轻重量下应重复进行，如对墙击打、轻击球、手臂对墙环转、上肢循环训练或等张训练（图 33.36）。

Murray 通过分析投掷球的动作，研究了整个身体的疲劳情况。当肌肉疲劳时，外旋减少，随后降低了球速，增加了膝关节的伸展，同时减少了肩关节的内收力矩。由于肌肉疲劳，本体感觉受到影响。当出现肌腱处的疲劳，当投手抬起手臂时，肱骨头将会被上移。

在少棒联盟运动员中，肌肉疲劳是造成肩关节损伤的主要原因。因此，耐力训练是过顶运动员训练最重要的组成部分。

33.3.5 回到正常运动阶段

在最小的疼痛或压痛、完全恢复的关节活动度、平衡的关节囊活动、良好的本体感觉、动态稳定，以及所有康复方案完成后，运动员即可回到正常运动阶段。

回到开始投掷的时候，使用远投的训练计划，旨在延长投球的距离并增加投球数。

球员从 30~45 英尺（1 英尺约等于 0.30 m）的距离开始投球，随后增加到 60、90 和 120 英尺。在远投的训练计划结束后，投手开始投手丘的投球计划，而场员（野手）则在自己的位置继续进行远投的训练。

投手丘上投球包括投球次数的增加，活动强度的增加，以及投出不同类型的球。一般情况下，球员每周投球 3 次，每隔一天休息一天。在这之后，在进入下一阶段之前，重复 2~3 次。

在间歇投掷过程中，应以较低的强度训练肩袖和肩胛周围的肌肉群。每周应该进行 3 次肌肉力量训练、爆发力训练和神经肌肉控制训练，并与间隔专项训练项目（ISP）在同一天进行。在间隔专项训练项目开始前，运动员必须热身和伸展一次并在结束后热身和伸

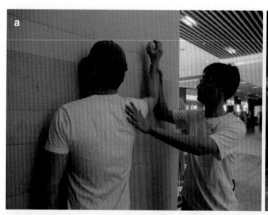
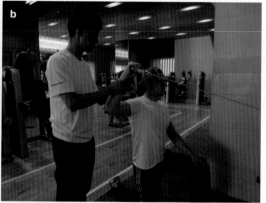

图 33.35 节奏稳定练习期间手臂外展 90° 并外旋 90°，击墙练习

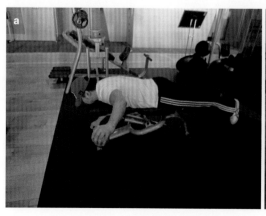
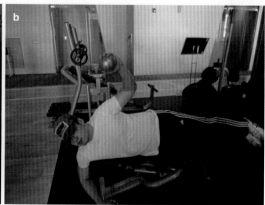

图 33.36 针对外旋耐力和肩胛收缩肌的击球练习

展 2 次。

这些方法有助于充分的热身运动，维护必须关节的关节活动度，确保上肢的柔韧性。

不投掷的那一天用来锻炼下肢、心血管系统、身体核心稳定能力、关节活动度、后侧肩袖肌群和肩胛骨肌群。这个循环重复 1 周，第七天休息。在休息日，运动员需进行轻度的关节活动度训练与和力量训练。

33.4 投掷运动员的常见问题

33.4.1 后上部关节盂内撞击综合征

后上部关节盂撞击（内部撞击）是过顶投掷运动员最常见的情况，原因是肩关节前部过度松弛所致。康复计划的主要目标是维持动态稳定性，控制肱骨头前移，并恢复后部肩袖肌肉的灵活性。由于它的前移，所以需要谨慎地伸展前方和下方肩部结构。同样重要的是确定肩胛骨的位置。如果肩胛骨的前倾增加，后上唇和冈上肌后部会发生接触并出现内部撞击。在这种情况下，需要特别关注中、下部斜方肌，前锯肌，并且强化离心肌力。

在 ITP 棒球比赛开始后，医生或教练员需要及时对运动员的运动情况进行监控。在发生内撞击的运动员中，手臂经常跟随肩胛抬升时发生迟滞（滞后，过度水平外展）。这种过度兴奋导致了关节囊前部的过度松弛和后盂唇的内部撞击。解决这种内部撞击的首选方法是通过非手术治疗。

33.4.2 肩峰下撞击综合征

对于大部分年轻的投掷运动员而言，出现撞击综合征的情况相对较少。但过度松弛和盂肱关节动态稳定性下降，可能会发生肩峰下撞击综合征。

非手术治疗是通过肩胛骨周围强化来应对应内部撞击。

与没有经受过撞击的患者相比，患有撞击综合征的患者后倾角似乎更小。康复方案应包括胸小肌拉伸、加强下斜方肌以使肩胛后倾，并进行姿势训练以减少肱骨头前移。肩胛骨过度伸展会增加前倾，减少肩峰与肱骨间的间隙。如果康复治疗使肩胛骨向后收缩，空间将会增加。

撞击综合征的治疗可以选择是否进行肩峰下注射，注射药物可以减轻疼痛和炎症，这有助于在一定时期的休息后进行康复。

33.4.3 过劳性肌腱炎

特别是在赛季初，运动员没有处在最佳状态。在此期间，运动员的过劳性肌腱炎的症状表现在肩袖或肱二头肌长头腱。

运动员常常将肱二头肌疼痛描述为结节间沟位置的疼痛。在过顶投掷期间，肱二头肌的长头腱是适度活动的。肱二头肌长头的肌腱炎一般是次要问题，大多数情况下，主要的是不稳定、SLAP 或其他问题（SLAP 损伤是指肩胛盂缘上唇自前向后的撕脱，累及肱二头肌长头腱附着处）。针对这个问题的康复方案重点是增强肌肉的动态稳定性训练。

肱二头肌的长头是当关节囊受到刺激时最先产生反应的肌腱。肱二头肌的长头由于过度松弛或肩关节囊炎症而变得更加活跃。非手术康复治疗包括控制投掷次数，建立动态稳定性，以及减少肱二头肌长头的炎症。

33.4.4 后肩袖肌腱炎

要成功治疗肩袖肌腱炎，区分内部撞击是一个至关重要的因素。一些主观上的观点认为，后肩袖肌腱炎使疼痛在球释放阶段或减速阶段时产生。内部撞击使得运动员在动作晚期或初期加速阶段有疼痛感。在投掷动作中，肩袖前侧承受过大的力量，肌肉收缩以防止肩袖前半脱位。运动员经常会经历冈下肌无力、下斜方肌、中斜方肌和外旋肌紧张。

对于康复治疗来说，应加强外旋肌离心力量和下斜方肌力量。在减速阶段，小圆肌出现最大随意收缩的 84%，肌电图（EMG）显示斜方肌下部为 78%，所以在进行肌肉强化训练时应该特别注意（肌电图是应用电子仪器记录肌肉静止或收缩时的电活动，及应用电刺激检查神经、肌肉兴奋及传导功能的方法。通过此检查可以确定周围神经、神经元、神经肌肉接头及肌肉本身的功能状态）。

33.4.5 细微不稳定性的获得

在投掷期间，关节囊前部在动作结束前和早期加速阶段承受巨大的张力。这种张力导致胶原蛋白被逐渐拉伸，关节囊前部松弛。一些研究人员认为，重复的关节囊前部紧张会导致关节囊前部松弛，并使内部撞击更严重。即使避免过度伸展，同一职业棒球运动员赛季后与赛季前相比，会有超过 5° 的肩关节外旋。

外旋增加，使得盂肱韧带整体向前延伸，随后增加肩关节向前向下的平移。前移可导致肩袖内侧部分与后上关节盂之间的碰撞。

关节囊折叠术和关节囊热挛缩减少关节松弛，而不会产生太大的张力。这种类型的康复手术应该可以恢复稳定的 ROM、肌肉力量和神经肌肉控制。在手术后，可以进行被动运动，但是应该避免过度的拉伸。过多的外旋、上举或后伸应该受到限制。在 6 周内，应该达到 75° 外旋，8 周时 90° 外旋和 90° 外展。通常在 6~8 周，应达到外旋角度为 170°~180°。对于过顶投掷运动员，特别是投手，必须达到 115° 的外旋。

应进行渐进的 ROM 练习，但在 12 周之前不能获得完整的 ROM。运动员不应该自主伸展到 115°~120° 外旋。他们的正常运动应该通过基于康复计划的功能活动来获得，例如肌肉增强训练。对于在手术后康复的过顶投掷运动员来说，在获得全部外旋时遇到困难是一个常见的现象。

33.4.6 SLAP 损伤

SLAP 损伤是关节盂缘的关节盂唇 – 肱二头肌腱复合体的脱离。这种损伤有各种各样的起因，如摔落事故、牵引、车祸和其他运动等。Ⅱ 型 SLAP 损伤常见，还可以发现肱二头肌肌腱和后上盂唇从关节盂剥离的现象。

保守治疗通常不能治疗有上关节盂不稳定或潜在不稳定性的 Ⅱ 型和Ⅳ型 SLAP 损伤。手术后，在康复初期，重点是控制恢复上关节盂组织的强度。在规划康复计划时，需要考虑损伤的大小或位置以及缝线数量。Ⅱ 型 SLAP 损伤术后，重返赛场约需 9~12 个月。

33.4.7 肱三头肌肌腱炎

肱三头肌肌腱炎的发生是因为在肘部后侧的肱三头肌肌腱的炎症和肿胀。它通常因肘部反复伸展运动的刺激而发生。治疗方法如下：维持运动范围，增加灵活性，恢复肌肉力量。

33.5 结论

过顶投掷运动员由于在投球时产生的力量而发生各种病变。治疗时应充分了解病情，康复训练要稳步有序地进行。ROM、灵活性、肩袖和肩周强化、姿态和动态稳定性应成为预防损伤和康复计划的核心。康复计划应考虑个人情况、赛季、运动员能力和损伤类型。

附录

专业名词缩略词英汉对照

ABER	abduction, external rotation position	外展外旋
AC	acromioclavicular joints	肩锁关节
AIGHL	anterior inferior glenohumeral ligament	盂肱前下韧带
AP	anterior–posterior	前后位
AT	anterior tilting	前倾
CA	coracoacromial ligament	喙肩韧带
CC	coracoclavicular interval	喙锁间距
CHL	coracohumeral ligament	喙肱韧带
DCO	distal clavicular osteolysis	锁骨远端骨溶解
DCR	distal clavicle resection	锁骨远端切除术
DVT	deep vein thrombosis	深静脉血栓形成
ECRB	extensor carpi radialis brevis	桡侧腕伸肌
ECU	extensor carpi ulnaris	尺侧腕伸肌
ER	external rotation	外旋
ESWT	extracorporeal shock wave therapy	体外冲击波疗法
EUA	examination under anesthesia	麻醉下检查
FCU	flexor carpi ulnaris	尺侧腕屈肌
GH	glenohumeral ligaments	盂肱韧带
GIRD	glenohumeral internal rotation deficit	肩关节内旋障碍
GLAD	glenolabral articular disruption	盂唇关节内撕裂
HAGL	humeral avulsion of the glenohumeral ligament	盂肱韧带肱骨侧撕裂
IGHL	inferior glenohumeral ligament	盂肱下韧带
IMA	inferomedial angle	肩胛骨下角
IR	internal rotation	内旋
LCL	lateral collateral ligament	外侧副韧带
LHBT	long head of biceps tendon	肱二头肌长头腱
LIPUS	low–intensity pulsed ultrasound	低频超声
LIPUS	low–intensity pulsed ultrasound	低强度脉冲超声
MABC	medial antebrachial cutaneous nerve	前臂内侧皮神经
MDI	multidirectional instability	多向不稳定
MGHL	cord–like middle glenohumeral ligament	盂肱中韧带

NSAIDs	nonsteroidal anti-inflammatory drugs	非甾体抗炎药
OA	osteoarthrosis	骨关节炎
OCD	osteochondritis dissecans	剥脱性骨软骨炎
PASTA	partial articular-sided supraspinatus tendon avulsion	部分关节侧冈上肌肌腱
PEMF	pulsed electromagnetic field	脉冲电磁场
PRO	protraction	前伸
PRP	platelet-rich plasma	富血小板血浆
RCT	rotator cuff tear	肩袖撕裂
ROM	range of motion	活动度
RSS	root of the scapular spine	肩胛冈内侧
SAT	the scapular assistance test	肩胛骨辅助测试
SHR	scapulohumeral rhythm	肩胛骨肱骨节律
SLAP	superior labrum, anterior-posterior lesions	上盂唇由前向后损伤
SRT	scapular retraction test	肩胛骨回缩测试
ST	superior translation	上移
TENS	transcutaneous electrical nerve stimulation	经皮神经电刺激
TOE	transosseous-equivalent repair	经骨等效修复
TOS	thoracic outlet syndrome	胸廓出口综合征
UCL	ulnar collateral ligament	尺侧副韧带
UN	ulnar nerve	尺神经
UR	upward rotation	上旋
VAS	visual analog scale	视觉模拟评分
VEO	valgus extension overload syndrome	外翻伸直过载综合征